Schädel-Hirn-Verletzung

Epidemiologie und Versorgung –
Ergebnisse einer prospektiven Studie

Herausgeber:

Eckhard Rickels, Klaus von Wild,
Paul Wenzlaff, Wolfgang J. Bock

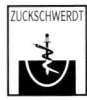

W. Zuckschwerdt Verlag
München Wien New York

Titelbild: ZNS – Hannelore Kohl Stiftung

Auslieferungen W. Zuckschwerdt Verlag GmbH

Brockhaus Commission	Österreich:	USA:
Verlagsauslieferung	Maudrich Verlag	Scholium International Inc.
Kreidlerstraße 9	Spitalgasse 21a	151 Cow Neck Road
D-70806 Kornwestheim	A-1097 Wien	Port Washington
		11050 New York

Bibliografische Information Der Deutschen Bibliothek
Die Deutsche Bibliothek verzeichnet diese Publikation in der Deutschen Nationalbibliografie;
detaillierte bibliografische Daten sind im Internet über http://dnb.ddb.de abrufbar.

© 2006 by W. Zuckschwerdt Verlag GmbH, Industriestraße 1, D-82110 Germering/München.
Printed in Germany by grafik + druck, München

ISBN-13: 978-3-88603-896-1
ISBN-10: 3-88603-896-3

Inhalt

1 Vorwort

Sicherlich hat die medizinische Versorgung von Schädel-Hirn-Verletzungen in der Bundesrepublik Deutschland ein hohes Niveau erreicht. Es fehlen jedoch bisher exakte Daten zur Epidemiologie, zum (Qualitäts)Management der Versorgungsabläufe, zu den postakuten und langfristigen Krankheitsverläufen und zur funktionellen Neurorehabilitation, zur sozialen Wiedereingliederung und weitgehend auch zu den dadurch verursachten Kosten.

Zwar werden Daten von verschiedenen Stellen erfasst, eine Zusammenführung und Gesamtübersicht lässt sich jedoch daraus nicht erstellen. Das Jahrbuch des Statistischen Bundesamts 1998 weist eine Anzahl von 276 584 Patienten auf, die wegen einer akuten Schädel-Hirn-Verletzung (SHV), klassifiziert nach dem zu dieser Zeit noch gültigen ICD-9, stationär in einem Krankenhaus behandelt wurden. Das entspricht einer SHV-Inzidenz von 337/100 000 Einwohnern und ist damit genauso hoch wie in den Jahren 1994–1997 (siehe (1, 2)). Jedoch scheint auch die Verschlüsselung und Dokumentation der Diagnosen nach ICD-9 bzw. ab 1999 nach ICD-10 keine validen Daten zu liefern, da die Nennung der Diagnosen beeinflusst wird durch beispielsweise klinikinterne Verfahrensweisen oder durch mehr oder weniger willkürlich gewählte Gewichtungen der die Patienten behandelnden (Fach-)Ärzte. Eine bekannte weitere Fehlerquelle ist die unzureichend differenzierte Aufschlüsselung und Zuordnung der Diagnosen. Es existieren erstaunlicherweise auswertbare weiterführende Datensammlungen weder bei Versicherungen, Berufsgenossenschaften noch anderen Sozialleistungsträgern.

Daher gilt es festzuhalten, dass es derzeit in Deutschland keine ausreichend verlässlichen Daten zur Häufigkeit der akuten Schädel-Hirn-Verletzungen und ihren langdauernden Krankheitsverläufen gibt, einschließlich der mentalen, kognitiven und verhaltensneurologischen Beeinträchtigungen. Entsprechend fehlen exakte Anhaltszahlen zum (Qualitäts)Management in der Akutbehandlung und Rehabilitation nach SHV. Dieses gilt in besonderer Weise für die so genannten leichten und die mittelschweren Schädel-Hirn-Verletzungen.

Desgleichen sind zu den epidemiologischen Daten sind auch weiterführende Informationen zu Prozessverläufen und Versorgungsergebnissen, bezogen auf das deutsche Gesundheitssystem, kaum zu finden. Es ist zu klären, ob es ein verlässliches Messinstrument zur hinreichend genauen Abschätzung und Vergleichsmöglichkeit der Verletzungsschwere einer akut eingetretenen Hirnverletzung gibt. Ist eine nach der heute allgemein gebräuchlichen GCS-Klassifikation (Glasgow-Coma-Scale) als leicht eingestufte Schädel-Hirn-Verletzung tatsächlich leicht, sodass sie klinisch und prognostisch als eine nur minimale, nicht weiter bedeutungsvolle Hirnschädigung – im Sinne einer Gehirnerschütterung (Commotio) – mit regelhaft ausgezeichneter Früh- und Spätprognose einzuschätzen ist? Es stellt sich auch die Frage, ob der Unterschied von nur je einem Punkt Differenz auf der Glasgow-Koma-Skala von 13 gegenüber 14 und 15 Punkten einem klinisch verifizierbaren und relevanten Verletzungsmuster bezüglich Patientenmorbidität, Krankheitsverlauf und Outcome entspricht? (Zur GCS siehe Kapitel 3 und Anhang B1) Weiterhin ist unklar, inwieweit sich Patienten mit leichten und mittelschweren Hirn-verletzungen wirklich funktionell neurologisch und mental-kognitiv erholen und ob sich die familiäre und berufliche Wiedereingliederung so problemlos gestaltet, wie es weitläufig angenommen wird. Auch ist unbekannt, bei wie vielen Patienten es zu einer sekundären Verschlechterung kommt, sodass rückwirkend die Schwere der erlittenen Hirnschädigung als verkannt bezeichnet werden muss oder aber als Folge einer (vielleicht vermeidbaren) sekundären Komplikation. Viele unbeantwortete Fragen stellen sich außerdem zum Themenkomplex der Kosten, die direkt und indirekt durch Schädel-Hirn-Verletzungen in der Gesellschaft entstehen und diese in zunehmendem Maße belasten.

Die Projektinitiatoren *Rickels* und *Lehmann* sowie *von Wild* waren aufgrund ihrer jahrelangen Erfahrung in der Akutbehandlung und posttraumatischen Frührehabilitation überzeugt, dass diese Fragen unbedingt am Beginn des dritten Jahrtausends einer sorgfältigen und objektiven Überprüfung bedurften und von den in der regionalen Notfallversorgung und Neurorehabilitation tätigen Ärzten zu beantworten sein müssten, wenn es darum geht, das Sozial- und Gesundheitssystem den tatsächlichen Bedürfnissen anzupassen bzw. die gegebene Leistungsfähigkeit auf dem Boden bestehender gesetzlicher Voraussetzungen und Versorgungsalgorithmen zu beurteilen. Dieses war auch ein besonderes Anliegen von Frau *Hannelore Kohl*, ihrer Stiftung und des KURATORIUM ZNS, weshalb das Studienvorhaben gemeinsam geplant und durch die großzügige finanzielle Unterstützung die Studie selbst erst möglich und durchführbar wurde.

Während der Vorüberlegungen zu dieser Untersuchung wurde schnell klar, dass eine die gesamte Bundesrepublik umfassende Studie weder finanzier- noch durchführbar sein würde. Es entstand daraus das im Folgenden vorgestellte Konzept, bevölkerungsbasiert in zwei demografisch definierten Gebieten, die aufgrund eigener Erfahrung über eine vergleichbare Qualität der Patientenversorgung und posttraumatischen Rehabilitation verfügen, eine kontrollierte prospektive Untersuchungsreihe anzustreben. Auf dieser Datenbasis sollte es möglich sein, auf die Gesamtpopulation in Deutschland hochzurech-

nen und so die notwendigen Rückschlüsse für die Prävention von Schädel-Hirn-Verletzungen und auf die derzeitige Versorgungsqualität während der Akutbehandlung und holistischen Neurorehabilitation von Schädel-Hirn-Verletzten zu ziehen.

An dem hier vorgestellten Projekt beteiligten sich 32 Akutkliniken in den Regionen Stadt und Landkreis Hannover inklusive Stadt Celle und Münster-Stadt inklusive einem rund 30 km großen Radius. Insgesamt 28 weiterversorgende Rehabilitationseinrichtungen, die mit den ausgewählten Akutkliniken zusammenarbeiten, nahmen ebenfalls an diesem Vorhaben teil.

Eine kleine Arbeitsgruppe von Neurochirurgen und Unfallchirurgen sowie in der neurologisch-neurochirurgischen Früh- und Langzeit-Rehabilitation erfahrene Ärzte ließen ihr Wissen einfließen und koordinierten die verschiedenen Erwartungen und Fragestellungen an eine solche Studie. Die ZNS Hannelore-Kohl-Stiftung für Verletzte mit Schäden des zentralen Nervensystems engagierte sich dabei aktiv auch personell vom Beginn an mit den Herren *Bock*, *Meyer* und *Wiechers*.

Entwicklung von Design und Methodik des Projektes, praktische Ausführung, Monitoring und Statistik erfolgte in interdisziplinärer Zusammenarbeit durch das ZQ, einer Einrichtung der Ärztekammer Niedersachsen. Die Steuerung der Studie nahm ein Beirat wahr.

Der Beirat, die Initiatoren der Studie und das Zentrum für Qualität und Management im Gesundheitswesen bedanken sich an dieser Stelle sehr herzlich für das entgegengebrachte Verständnis und die produktive Mitarbeit der beteiligten Kliniken. Wir wissen diese Hilfe in einer Zeit knapper werdender personeller Ressourcen zu schätzen. Wir verstehen auch die wenigen Klinken, die ihre Mitarbeit einstellen mussten, da die Arbeitskraft neben der alltäglichen Arbeit für solche Studien nicht mehr ausreichte.

Wir freuen uns, diesen Bericht nach siebenjähriger Tätigkeit jetzt der Öffentlichkeit vorstellen zu können. Es gelang, 97 % aller Patienten, die wegen einer SHV ein Krankenhaus aufsuchten, hinsichtlich des Versorgungsweges zu analysieren. Bei 67 % aller Patienten konnte nach einem

Jahr eine Nachbefragung zum Gesundheitsstatus und zu möglichen Restbeschwerden erfolgreich durchgeführt werden. Die gewonnenen Daten dokumentieren die gesundheitspolitische Bedeutung der SHV als Faktor, der gewaltige Ressourcen im Rettungswesen, der Notfall- und Intensivbehandlung und -diagnostik bindet und sehr hohe Kosten verursacht. Hinter diesen Zahlen stehen aber Einzelschicksale; Wünsche und Lebenswege werden abrupt unterbrochen und oft beginnt ein langer Leidensweg.

Die Initiatoren dieser Erhebung sehen ihr Interesse darin, dass das Datenmaterial und die hier dargelegten Studienergebnisse zum (Qualitäts) Management von Patienten mit akuten Schädel-Hirn-Verletzungen von möglichst vielen Institutionen und aus unterschiedlichen Blickwinkeln diskutiert und genutzt werden. Die Benutzung des hier vorgestellten Dokumentationsinstruments (Datensatz, Erhebungsbögen) – in der Originalversion oder nach Modifizierung – ist jedem Interessierten freigestellt, wobei um die Angabe der Quelle gebeten wird. Wir bitten daher, das Zentrum für Qualität und Management im Gesundheitswesen (ZQ) in Hannover entsprechend über ihre Verwendung zu informieren.

Ohne die beispielhafte Kenntnis und praktische Erfahrung in Methodik und das von wissenschaftlichem und persönlichem Interesse gezeichnete Beharrungs- und Umsetzungsvermögen unseres Koautors, Herrn *P. Wenzlaff*, wäre der Studienbericht in der jetzt vorliegenden Form weder denkbar noch druckfertig zu erstellen gewesen. Dafür möchten wir ihm ausdrücklich an dieser Stelle besonders herzlich danken. Danken möchten wir in diesem Zusammenhang auch Herrn *M. Wester* für seine gewissenhafte Betreuung und Herrn *W. Zuckschwerdt* für die sorgfältige, qualitätsvolle Ausstattung und Fertigstellung des Buches in so kurzer Zeit.

Wir hoffen, dass mit dem jetzt erstmals vorgelegten Datenmaterial die umfassende Versorgung der Patienten nach akuten Schädel-Hirn-Verletzungen in der Bundesrepublik Deutschland qualitativ in den Bereichen Struktur, Behandlungsmanagement und Behandlungsergebnis noch weiter verbessert werden kann und auch die Präventionsmaßnahmen zur Unfallverhütung neue Impulse erhalten.

Hannover/Münster im Juni 2006

Eckhard Richels, Klaus von Wild

1.1 Beteiligte Personen und Einrichtungen

1.1.1 Beirat des SHT-Projekts

Herr Prof. Dr. med. Wolfgang J. Bock
Neurochirurgische Universitätsklinik Düsseldorf
E-mail: bock@med.uni-duesseldorf.de

Herr Dr. med. Wolfgang Gobiet
Neurologische Klinik in Hessisch-Oldendorf

Herr PD Dr. med. Uwe Lehmann
Medizinische Hochschule Hannover und
Universitätskliniken des Saarlandes
Homburg/Saar, Abteilung für Unfall-, Hand-
und Wiederherstellungschirurgie

Herr Prof. Dr. Dr. med. Klaus Mayer
Neurologische Universitätsklinik Tübingen

Herr Prof. Dr. med. Eckhard Rickels
Medizinischen Hochschule Hannover
Neurochirurgische Klinik
seit 2005: Neurochirurgische Klinik, Universität
Ulm
E-mail: eckhard.rickels@medizin.uni-ulm.de

Frau Dr. Brigitte Sens
Zentrum für Qualität und Management im Ge-
sundheitswesen, Einrichtung der Ärztekammer
Niedersachsen, Hannover

Herr Prof. Dr. med. Klaus von Wild
Clemenshospital GmbH, Akademisches Lehrkrankenhaus der Westfälischen Wilhelms-Universität Münster, Neurochirurgie
E-mail: kvw@neurosci.de

Herr Prof. Dr. med. Hansdetlef Wassmann
Westfälische Wilhelms-Universität, Universi-
tätsklinikum Münster,
Klinik und Poliklinik für Neurochirurgie
wassma@mednet.uni-muenster.de

Herr Paul Wenzlaff
Zentrum für Qualität und Management im Ge-
sundheitswesen, Einrichtung der Ärztekammer
Niedersachsen, Hannover
E-mail: paul.wenzlaff@zq-aekn.de

Herr Rolf Wiechers
KURATORIUM ZNS/Hannelore-Kohl-Stif-
tung in Bonn

1.1.2 Projektmanagement

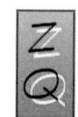

*Zentrum für Qualität und Management im Ge-
sundheitswesen*
Einrichtung der Ärztekammer Niedersachsen,
Hannover
Herr Paul Wenzlaff
Frau Dr. Brigitte Sens
Frau Dr. med. Christine Gernreich, MPH
Herr Frank Glowienka-Wiedenroth
Frau Astrid Drömann
Frau Sandra Heidrich

1.1.3 Förderer des Projektes

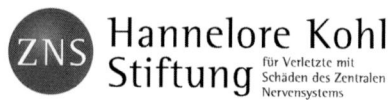

KURATORIUM ZNS/Hannelore-Kohl-Stif-
tung in Bonn

World Federation of Neurology Research and
Education Foundation
President *James F. Toole, M. D.*
Wake Forest University, Winston-Salem,
NC/USA

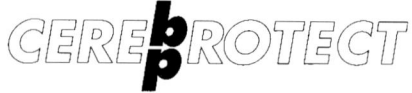

Förderverein für neurotraumatologische
Rehabilitation e. V. (Cerebprotect)
Vorsitzender: *Prof. Dr. med. Klaus von Wild*
48155 Münster

1.1.4 Buchautoren

Herr Prof. Dr. med. Eckhard Rickels

Herr Prof. Dr. med. Klaus von Wild

Herr Paul Wenzlaff

Herr Prof. Wolfgang J. Bock

Gastautoren:

Frau Iris Brandes, Dipl.-Kfm., MPH
Abteilung für Epidemiologie, Sozialmedizin und
Gesundheitssystemforschung, Medizinische
Hochschule Hannover
E-mail: brandes.iris@mh-hannover.de

Herr Frank Thomas Möllmann
Klinik und Poliklinik für Neurochirurgie, Westfälische Wilhelms-Universität, Universitätsklini-
kum Münster
E-mail: frank.moellmann@ukmuenster.de

Herr Prof. Dr. Dag Moskopp
Klinik und Poliklinik für Neurochirurgie, Westfälische Wilhelms-Universität, Universitätsklini-
kum Münster
E-mail: dag.moskopp@mednet.uni-muenster.de

Herr Dr. Bernhard Rieger
Klinik und Poliklinik für Neurochirurgie, Westfälische Wilhelms-Universität, Universitätsklini-
kum Münster
E-mail: riegerb@mednet.uni-muenster.de

Herr Prof. Dr. med. Hansdetlef Wassmann
wassma@mednet.uni-muenster.de

1.1.5 Beteiligte Einrichtungen

Anmerkung:
**Unter der Leitung der teilnehmenden Einrich-
tungen sind die Personen aufgeführt, die im Jahr
2000 ihre Zustimmung zur Teilnahme ihrer Einrichtung an dem Projekt gaben und auch während der Hauptprojektphase diese Funktion
wahrnahmen.**

Akutkrankenhäuser in der Region Hannover

Kreiskrankenhaus Großburgwedel, Burgwedel
Chirurgie
Leitung: *Herr Dr. med. van Eilste*
Ansprechpartner/-partnerin:
Herr Dr. med. Geißler, Frau Eli, Herr Baur

Robert-Koch-Krankenhaus Gehrden, Gehrden
Klinik für Anästhesiologie
Leitung: *Herr Dr. med. Martens*
Ansprechpartner/-partnerin:
Herr Dr. med. Martens

Unfallchirurgie
Leitung: *Herr Dr. med. Weiß*
Ansprechpartner/-partnerin:
Herr Dr. med. Meyer-Rath

Kreiskrankenhaus Springe, Springe
Chirurgie/Unfallchirurgie
Leitung: *Herr Dr. med. Lohaus*

DRK-Krankenhaus Clementinenhaus, Hannover
Chirurgie
Leitung: *Herr Dr. med. Kuthe*
Ansprechpartner/-partnerin:
Herr Dr. med. Kronhardt

Henriettenstiftung, Hannover
Klinik für Mund-, Kiefer- u. Gesichtschirurgie
Leitung: *Herr Prof. Dr. Dr. med. G. Gehrke*
Ansprechpartner/-partnerin:
Herr Dr. med. Schäfer, Herr Dr. med. Fürstenau
Klinik für Neurologie
Leitung: *Herr Prof. Dr. med. Haferkamp*
Ansprechpartner/-partnerin: *Herr Prof. Dr. med.
Haferkamp*
Unfallchirurgie und chirurgische
Wiederherstellung
Leitung: *Herr Prof. Dr. med. Lobenhoefer*
Ansprechpartner/-partnerin:
Herr Dr. med. Uffmann, Herr Dr. med. Frey

Kinderkrankenhaus auf der Bult, Hannover
Kinderchirurgie
Leitung: *Herr Dr. med. Hofmann*
Ansprechpartner/-partnerin:
Herr Dr. med. Kohlhase

Klinikum Hannover Nordstadt, Hannover
Unfallchirurgie
Leitung: *Herr Dr. med. Westermann*
Ansprechpartner/-partnerin:
Herr Dr. med. Klanke
Neurologische Klinik
Leitung : *Herr Prof. Dr. med. Weinrich*
Ansprechpartner/-partnerin:
Herr Dr. med. Hörnschemeyer-Decker
Anästhesie und Intensivmedizin
Leitung: *Herr Prof. Dr. med. Jantzen*
Ansprechpartner/-partnerin:
Frau Dr. med. Westerhausen
Hals-Nasen-Ohren-Klinik
Leitung: *Herr PD Dr. Dr. med. Welkoborsky*
Ansprechpartner/-partnerin:
Herr Dr. med. Bertram

Medizinische Hochschule Hannover, Hannover
Kinderchirurgie
Leitung: Herr Dr. med. Petersen
Ansprechpartner/-partnerin:
Herr Dr. med. Lehmann, Herr Dr. med. Richter
Unfallchirurgische Klinik
Leitung: Herr Prof. Dr. med. Tscherne
Ansprechpartner/-partnerin:
Herr Dr. med. Lehmann, Herr Dr. med. Winny
Neurochirurgie
Leitung: Herr Prof. Dr. Dr. med. Samii
Ansprechpartner/-partnerin:
Herr Dr. med. Lehmann, Herr Dr. med.
Hinojoska, Frau Dr. med. König

Städtisches Krankenhaus Siloah, Hannover
Chirurgie
Leitung: Herr Prof. Dr. med Köckerling
Ansprechpartner/-partnerin:
Herr Dr. med. Hruby

Vinzenzkrankenhaus, Hannover
Unfallchirurgie
Leitung: Herr Dr. med. Heuer
Ansprechpartner/-partnerin:
Herr Dr. med. Albrecht

Agnes-Karll-Krankenhaus, Hannover-Laatzen
Neurologische Klinik
Leitung: Herr Dr. med. Lorenz
Ansprechpartner/-partnerin:
Herr Dr. med. Metz
Klinik für Anästhesiologie und
operative Intensivmedizin
Leitung: Frau Heckmann
Ansprechpartner/-partnerin:
Frau Heckmann
Chirurgie
Leitung: Herr Dr. med. Reutschik
Ansprechpartner/-partnerin:
Herr Dr. med. Areldt

Kreiskrankenhaus Neustadt am Rübenberge,
Neustadt am Rübenberge
Chirurgie/Unfallchirurgie
Leitung: Herr Dr. med. Schweitzer
Ansprechpartner/-partnerin:
Frau Dr. med. Rybarsch

Allgemeines Krankenhaus Celle, Celle
Unfallchirurgie
Leitung: Herr Prof. Dr. med. Oestern
Ansprechpartner/-partnerin:
Herr Dr. med. Schröder, Frau Dr. med. Meyer-
Bekel, Herr Dr. med. Marks

Ev. Diakoniewerk Friederikenstift, Hannover
Unfallchirurgie
Leitung: Herr Prof. Dr. med. Decker
Ansprechpartner/-partnerin:
Herr Dr. med. Bibrach

Akutkrankenhäuser in der Region Münster

St.-Vincenz-Hospital, Coesfeld
Chirurgie/Unfallchirurgie
Leitung: Herr Dr. med. Illgner
Ansprechpartner/-partnerin:
Herr Dr. med. Illgner, Herr Dr. med. Jacoby, Herr
Dr. med. Trottenberg

Ev. Krankenhaus Lengerich GmbH, Lengerich
Chirurgie/Unfallchirurgie
Leitung: Herr Dr. med. Brockmüller
Ansprechpartner/-partnerin:
Herr Dr. med. Fallbrock

St. Marien-Hospital, Lüdinghausen
Anästhesiologie u. Intensivmedizin
Leitung: Herr Dr. med. Kaiser
Ansprechpartner/-partnerin:
Herr Dr. med. Kaiser, Herr Dr. med. Teigel
Chirurgie
Leitung: Herr Dr. med. Löbker
Ansprechpartner/-partnerin:
Herr Dr. med. Teigel

Clemenshospital GmbH, Münster, Akademisches
Lehrkrankenhaus der Westfälischen Wilhelms-
Universität Münster
Klinik für Unfall-, Hand- und Wiederherstel-
lungschirurgie
Leitung: Herr Prof. Dr. med. Rieger
Ansprechpartner/-partnerin:
Herr Dr. med. Wetterkamp
Kinder- und Jugendklinik
Leitung: Herr Dr. med. Uekötter
Ansprechpartner/-partnerin:
Herr Dr. med. Hoovey

Klinik für Anästhesiologie und
operative Intensivmedizin
Leitung: *Herr Prof. Dr. med. Scherer*
Neurochirurgie
Leitung: *Herr Prof. Dr. med. von Wild*
Ansprechpartner/-partnerin:
Herr Dr. med. Hoffmann

Raphaelsklinik Münster, Münster
Chirurgie/Unfallchirurgie
Leitung: *Herr PD Dr. med. Möllenhoff*
Ansprechpartner/-partnerin:
Herr PD Dr. med. Möllenhoff

Westfälische Wilhelms-Universität, Universitäts-klinikum Münster
Klinik/Poliklinik für Neurochirurgie
Leitung: *Herr Prof. Dr. med. Wassmann*
Ansprechpartner/-partnerin:
Herr Möllmann, Herr Dr. med. Rieger
Hals-Nasen-Ohren
Leitung: *Herr Prof. Dr. med. Stoll*
Ansprechpartner/-partnerin:
Herr Prof. Dr. med. Stoll
Klinik/Poliklinik für Kinderheilkunde
Leitung: *Herr Prof. Dr. med. Kurlemann*
Ansprechpartner/-partnerin:
Herr Prof. Dr. med. Kurlemann
Mund-Kiefer-Gesichtschirurgie
Leitung: *Herr Prof. Dr. med. Joos*
Ansprechpartner/-partnerin:
Herr Dr. med. Martini, Herr Dr. med. Seper

Herz-Jesu-Krankenhaus Hiltrup, Münster-Hiltrup
Chirurgie
Leitung: *Herr Dr. med. Scherf*
Ansprechpartner/-partnerin:
Herr Dr. med. Junker, Herr Dr. med. Helwig

Marien-Hospital Steinfurt, Steinfurt
Anästhesie/Intensivmedizin
Leitung: *Herr Dr. med. Ejeilat*
Ansprechpartner/-partnerin:
Herr Dr. med. Ejeilat, Herr Dr. med. Ruta

St.-Franziskus-Hospital GmbH, Münster
Chirurgie
Leitung: *Herr Dr. med. Schulz*
Ansprechpartner/-partnerin:
Herr Dr. med. Stechmann

Ev. Krankenhaus Johannisstift, Münster
Chirurgie
Leitung: *Herr PD Dr. med. Schmidbauer*
Ansprechpartner/-partnerin:
Herr Dr. med. Nöschel

St.-Elisabeth-Hospital Beckum, Beckum
Chirurgie
Leitung: *Herr PD Dr. med. Schomacher*
Ansprechpartner/-partnerin:
Herr Dr. med. Aymanns

Franz-Hospital Dülmen, Dülmen
Chirurgie
Leitung: *Herr Dr. med. Höß*
Ansprechpartner/-partnerin: *Herr Dr. med. Höß*

Josephs-Hospital Warendorf, Warendorf
Unfallchirurgie
Leitung: *Herr Dr. med. Doht*
Ansprechpartner/-partnerin:
Herr Dr. med. Isaak

Marienhospital Oelde, Oelde
Chirurgie
Leitung: *Herr Dr. med. Hacker*
Ansprechpartner/-partnerin:
Herr Dr. med. Hacker

Rehabilitationseinrichtungen

Anmerkung:
**Aufgeführt sind die Rehabilitationseinrichtun-
gen, in denen Patienten im Rahmen des Projektes (= Regionen und Unfallzeitraum) behandelt
und dokumentiert worden sind.**

Clemenshospital GmbH, Münster
Spezialabteilung für neurotraumatologische
Frührehabilitation der Klinik für
Neurochirurgie
Leitung: *Herr Prof. Dr. med. von Wild*
Ansprechpartner/-partnerin:
Herr Dr. med. Hoffmann

Johanniter-Ordenshäuser Bad Oeynhausen, Bad Oeynhausen
Neurologische Abteilung
Leitung: *Herr Dr. med. Kleff*
Ansprechpartner/-partnerin:
Herr Dr. med. Dittmar

Klinik am Rosengarten, Bad Oeynhausen
Neurologie
Leitung: *Herr Dr. Dr. med. Wehking*
Ansprechpartner/-partnerin:
Frau Dr. med. Eichten, Herr Dr. med. Nolting

*Klinikum für Rehabilitation Bad Oeynhausen,
Bad Oeynhausen*
Neurologie
Leitung: *Herr Dr. med. Griese*
Ansprechpartner/-partnerin: *Herr Sabassy*

*Neurologisches Rehabilitationszentrum Fried-
horst, Bremen*
Neurologie
Leitung: *Frau Dr. med. Ritz*
Ansprechpartner/-partnerin: *Frau Dr. med. Ritz*

Zentralkrankenhaus Bremen-Ost, Bremen
Neurologische Frührehabilitation
Leitung: *Herr Prof. Dr. med. Schwendemann*
Ansprechpartner/-partnerin:
Herr Dr. med. Ebke

Krankenhaus Lindenbrunn, Coppenbrügge
Neurologische Abteilung und
Klinische Neurophysiologie
Leitung: *Herr Prof. Dr. med. Hofferberth*
Ansprechpartner/-partnerin:
Herr Dr. med. Uhlmann

*Neurologisches Rehazentrum für Kinder
und Jugendliche, Geesthacht*
Neurologie
Leitung: *Herr Dr. med. Blumenthal*
Ansprechpartner/-partnerin:
Herr Dr. med. Dehnerdt

Klinik Holthausen, Hattingen
Klinik für Neurochirurgische Rehabilitation
Leitung: *Herr Prof. Dr. med. Ischebeck*
Ansprechpartner/-partnerin:
Frau Dr. med. Osenberg

*Neurologische Klinik Hessisch-Oldendorf,
Hessisch-Oldendorf*
Neurologische Abteilung
Leitung: *Herr Dr. med. Gobiet*
Ansprechpartner/-partnerin:
Herr Dr. med. Gobiet, Herr Ionescu

Maria Frieden Telgte, Telgte
Klinik für Geriatrische Rehabilitation
Leitung: *Frau Dr. med. Elkeles*
Ansprechpartner/-partnerin: *Herr Ostendorf*

2 Einleitung

Der „Schlaganfall" hat als schicksalhafte Erkrankung im Bewusstsein der Bevölkerung einen festen Platz. Obwohl zahlenmäßig ebenso häufig, gilt dies für die „Schädel-Hirn-Verletzungen" (SHV) nicht.

Dies ist besonders kritisch, da die Schädel-Hirn-Verletzung primär eine Verletzung der jüngeren Menschen ist, die, im Allgemeinen sonst gesund, durch den Unfall von einer Sekunde auf die andere unerwartet aus ihrem sozialen Umfeld und vor allem auch aus ihrer Ausbildung bzw. aus ihrem Berufsleben herausgerissen werden. Dauerschäden durch diese Erkrankung bedeuten also nicht nur einen lang andauernden Leidensweg für den Einzelnen und seine Familie, sondern auch permanente soziale Folgekosten durch Leistungs- und Erwerbsminderungen, Arbeitsausfälle oder Dauerpflege.

Im Gegensatz zur allgemeinen gesellschaftlichen Wahrnehmung spielt jedoch die Versorgung von Patienten mit Schädel-Hirn-Verletzungen in der Medizin eine große Rolle. Deshalb hat die medizinische Versorgung von Schädel-Hirn-Verletzten – und hier insbesondere die Versorgung der schweren Schädel-Hirn-Traumen – in der Bundesrepublik Deutschland ein hohes Niveau erreicht, wie in dem Gutachten zur Akut- und Rehabilitationsversorgung Schädel-Hirn-Verletzter des Ministeriums für Arbeit, Gesundheit und Soziales (MAGS) des Landes Nordrhein Westfalen (3, 4) belegt wird. Das in der Welt beispielhafte luft- und bodengestützte Rettungssystem in der Bundesrepublik Deutschland, das, zu jeder Zeit verfügbar, die fachgerechte Behandlung des Verunfallten durch einen Notarzt bereits am Unfallort gewährleistet, bietet damit die für den Rettungstransport in die am besten geeignete Klinik notwendige Voraussetzung auch bezüglich einer fachkundigen Einschätzung der Art und Schwere der vorliegenden Verletzungen vor Ort (DIVI-Richtlinien). Die flächendeckende Dichte an unfallchirurgischen und neurochirurgischen Kliniken und Spezialabteilungen soll eine optimale, unfallortnahe akute medizinische Versorgung der Unfallopfer garantieren.

Jedoch gibt es immer wieder Berichte über Todesfälle, weil spezialisierte Kliniken wegen Überlastung in Bereichen der operativen Kapazität oder Intensivbehandlung eine Notfalloperation nicht durchführen konnten und daher die Behandlung des Verunfallten ablehnen mussten.

Es ist auch nicht allen Beteiligten klar, wie groß die tatsächliche Inzidenz für die isolierte SHV und für eine SHV im Rahmen von Mehrfach-Organverletzungen und Polytraumen in Deutschland ist. Die per definitionem festgelegten Kategorien der Verletzungsschwere nach den bei uns gebräuchlichen Scoresystemen, z. B. des RTS Revised Trauma Score (RTS), Injury Severity Score (ISS), dem Polytraumaschlüssel (PTS) und der Triss Methode mit RTS, ISS, Patientenalter und Verletzungsmuster (vergleiche hierzu (5, 6)) bedingen zwangsläufig den Versorgungsablauf, ohne dass erwiesen ist, dass diese Schweregradeinteilungen und Definitionen der Einzelverletzungen den tatsächlichen Verlauf der Verletzungen und begleitender Komplikationen korrekt widerspiegeln. Ebenso fällt eine Diskrepanz zwischen den von verschiedenen Fachgesellschaften im interdisziplinären Konsens veröffentlichten Leitlinien zur Versorgung von Patienten mit Schädel-Hirn-Traumen und der Versorgungswirklichkeit auf. In der Summe gilt sicherlich für Deutschland, dass Unfallverletzte heute gute Chancen haben, durch eine adäquate Krankenhausbehandlung auch eine schwere Gehirnverletzung zu überleben. Hierbei machen die akuten Schädel-Hirn-Verletzungen 19,59 % aller Unfallverletzungen aus (2).

Dies setzt zwangsläufig voraus, dass geeignete Maßnahmen für die erforderliche neurologisch-neurochirurgische Rehabilitation eingeleitet und durchgeführt werden müssen (7), um das Ausmaß bleibender Behinderungen zu minimieren und den Hirnverletzten wieder in Beruf und Gesellschaft zu integrieren. Das betrifft in erster Linie die Behandlung und Beseitigung von mental-kognitiven, verhaltensneurologischen Folgespätschäden, aber auch die typischen sensomotorischen neurologischen Funktionsstörungen.

Die langfristigen gesellschaftlichen Folgekosten nach SHV sind derzeit in Deutschland noch nicht erfasst und absehbar. Dabei vertreten unterschiedliche Kostenträger ihre durchaus unterschiedlichen Interessen in der Versorgungskette, und der Blickwinkel der gesetzlichen Versicherungen zeigt nur die halbe gesellschaftliche Wahrheit, da Renten oder Ausfall an Produktivität durch den Tod oder eine frühzeitige Invalidität so nicht in die Berechnungen einfließen. *Jenny Berg*, Stockholm Health Economics, hat für Europa die wirtschaftlichen Folgekosten für SHV zusammengestellt und auf diese und andere Schwierigkeiten der Diagnose- und Kostenzuordnung nach ICD-10 und DRGs für die Schädel-Hirn-Verletzungen eindrücklich hingewiesen (8).

Wegen bisher fehlender Daten zur Epidemiologie, zu den Versorgungsverläufen, zur langfristigen Morbidität, zum Status der sozialen und beruflichen Wiedereingliederung sowie zu den Folgekosten kann auf die Frage nach dem (Qualitäts)Management aller beteiligten politischen und medizinischen Stellen keine evidenz-basierte Antwort gegeben werden.

Einige Fachgesellschaften haben sich der systematischen Erfassung von Daten zu Schädel-Hirn-Traumen angenommen, mit jedoch oft unterschiedlichen Intentionen. So rekrutiert die Deutschen Gesellschaft für Unfallchirurgie primär ihre klinischen Daten zur SHV aus Notarztprotokollen. Auch das European Brain Injury Consortium (9) hat die Verläufe und die Ergebnisse ausschließlich auf die Erfassung des (Qualitäts)Managements schwerer und mittelschwerer Schädel-Hirn-Verletzungen in den ihm angeschlossenen Zentren beschränkt und schließt damit im Ergebnis nur eine kleinere Subpopulation ein. Ausländische Datensammlungen wie die der amerikanischen Nationalen Koma-Datenbank beruhen wiederum auf der statistischen Auswertung weniger Zentren (10). Eine uneingeschränkte Übertragung ausländischer Daten ist aufgrund unterschiedlicher Strukturen der Rettungs- und Gesundheitssysteme weder möglich noch sinnvoll. Für das vorliegende Projekt stellte sich bei der Betrachtung aller Schädel-Hirn-Verletzungen insbesondere die Frage nach den Besonderheiten leichter SHV hinsichtlich Morbidität, Krankheitsverlauf und Folgeschäden in Bezug zur Wiedereingliederung.

Hier treffen sich die ausgewiesenen Interessen der ZNS Hannelore-Kohl-Stiftung mit den Projektzielsetzungen einer Analyse der qualitativen Versorgung und der hieran beteiligten Strukturen in Deutschland.

Übergeordnetes Ziel dieser Studie ist eine Zustandsbeschreibung der medizinischen Versorgung von Patienten nach akuter SHV für einen definierten Zeitabschnitt auf der Basis multizentrisch, prospektiv und kontrolliert gewonnener Daten bezüglich:

– Inzidenz der akuten SHV – wie viele Verletzungen gibt es überhaupt?

– Wie groß ist das zahlenmäßige Verhältnis von leichten zu mittleren und schweren SHV?

– Stimmen die Vorstellungen der Alters- und Geschlechterverteilung in einer sich wandelnden Gesellschaft noch mit der Wirklichkeit überein?

– Ursachen für die Traumen – ist trotz aller protektiven Maßnahmen der Verkehrsunfall noch immer die Hauptursache der Schädel-Hirn-Verletzungen?

– Wirkungsgrad vorhandener Versorgungsstrukturen? Werden sie genutzt – wie ist die Versorgung am Unfallort, in welches Krankenhaus kommen die Patienten und wie kommen sie dorthin?

– Wie sind die Versorgungswege?

– Gibt es genügend Intensivbetten?

– Kommt jeder Patient in ein für ihn adäquates Krankenhaus – gibt es Kapazitätseinschränkungen?

– Versorgungsergebnisse – welches sind die unfallbedingten langfristigen Funktionsbeeinträchtigungen höherer zerebraler Leistung – welche Beschwerden und Probleme beklagen Patienten – oder ihre Angehörigen – nach einem Jahr?

– Ist die als leicht angenommene Schädel-Hirn-Verletzung auch für den Patienten eine leichte SHV, d. h. eine Verletzung ohne Folgen, gewesen?

– Evaluation der Qualität der existierenden Versorgung dieser Patienten – insbesondere die Frage, ob Leitlinien sich in der Wirklichkeit der Versorgung wiederfinden lassen?

– Identifikation von Verbesserungspotenzialen?

– Kostenabschätzungen. Auch wenn es nicht primäres Ziel der Studie ist, eine Kostenanalyse zu ermöglichen, so sollte doch gefragt werden, ob die Beobachtungen Abschätzungen über die Kosten ermöglichen, insbesondere Kosten, die nicht direkt durch die gesetzlichen Versicherungen erstattet werden.

In den Vorüberlegungen zu dieser Untersuchung wurde schnell klar, dass eine die gesamte Bundesrepublik umfassende Studie nicht finanzierbar und durchführbar ist. Es entstand daraus die Idee, in demografisch definierten Gebieten eine Untersuchung anzustreben, auf deren Datenbasis es möglich wird, auf die Gesamtpopulation in Deutschland hochzurechnen.

Daraus entwickelte sich das hier vorgestellte Projekt, welches sich zur Klärung der Machbarkeit auf insgesamt 32 Akutkliniken in den Regionen Stadt und Landkreis Hannover inklusive Stadt Celle und Münster Stadt inklusive eines rund 30 km großen Radius beschränkt. Insgesamt 28 weiterversorgende Rehabilitationseinrichtungen, die mit den ausgewählten Akutkliniken zusammenarbeiten, beteiligten sich ebenfalls an diesem Vorhaben. Neu bei der Vorbereitung der Untersuchung war die Einbindung der unterschiedlichen

Gruppen der an der Patientenbehandlung Beteiligten von Anfang an. Neurochirurgen, Unfallchirurgen und Rehabilitationsmediziner ließen ihre unterschiedlichen Erfahrungen einfließen und koordinierten die verschiedenen Erwartungen an eine solche Studie unter Einbindung der ZNS Hannelore-Kohl-Stiftung.

Die Entwicklung von Design und Methodik des Projektes erfolgte über mehrere Monate am Zentrum für Qualität und Management im Gesundheitswesen (ZQ). Dieses Studiendesign fand die Billigung des niedersächsischen und nordrhein-westfälischen sowie der kirchlichen Datenschutzbeauftragten. Im ZQ erfolgte die Zusammenführung der Kompetenzen, die praktische Durchführung und die statistische Aufbereitung der Daten, die von Mitarbeitern der beteiligten Kliniken und Einrichtungen mit Hilfe standardisierter Dokumentationsbögen (siehe Anhang) aufgezeichnet wurden. In den ausgewählten Gebieten wurde über 12 Monate jeder Patient jeden Alters in die Population eingeschlossen, dessen Anamnese und Untersuchung eine Schädel-Hirn-Verletzung nach dem ICD-10 und zumindest ein vegetatives Krankheitssymptom aufwies. Nach dieser einjährigen Rekrutierungsphase folgte eine Nachbefragung durch die Kliniken, in der alle Patienten über ihre familiäre, berufliche und soziale Situation schriftlich befragt wurden. Erfolgte keine schriftliche Antwort, wurde telefonisch mit dem Patienten oder seinen Angehörigen Kontakt aufgenommen. Diese Kontaktaufnahme mit jedem Patienten mindestens ein Jahr nach dem Unfall ermöglichte die Abfrage und Beurteilung des Wiedereingliederungserfolges.

Die hier vorgestellte Studie verwendet nur Daten aus der Routineversorgung. Diese bilden die Grundlage für einen nationalen und internationalen Vergleich bezüglich der Sicherstellung der Versorgung von Patienten nach akuter SHV für die Bereiche der Akutversorgung, Neurorehabilitation und die soziale und berufliche Wiedereingliederung der Verletzten. Mit der Kalkulation von direkten und indirekten Kosten schließlich soll ein weiterführender, notwendiger Beitrag zur politischen Entscheidungsfindung geleistet werden.

3 Projektkonzept und -methodik

Im Kapitel 3 wird das Projektkonzept von der Planung, über die Methodik bis zur Projektorganisation beschrieben. Die Umsetzung, Durchführung und deren Kommentierung bzw. Bewertung werden in den korrespondierenden Unterkapiteln des nachfolgenden Kapitels 4 „Kommentar und Bewertung des Projekts" abgehandelt.

3.1 Projektentwicklung

3.1.1 Hintergründe für das Projekt

Bei einem Schädel-Hirn-Trauma (SHT), handelt es sich um eine geschlossene oder offene Schädelverletzung mit Beteiligung des Gehirns. Ein SHT kann bei Unfällen im Straßenverkehr, im Berufsleben, im häuslichen Bereich oder bei sportlicher Betätigung geschehen.

Die Versorgung von Patienten mit einem leichten SHT wird ambulant wegen eines meist aktuellen Unfalls und der Möglichkeit zur sofortigen Einleitung von diagnostischen und therapeutischen Maßnahmen überwiegend von Notaufnahmen in Krankenhäusern, aber zu einem geringen Prozentsatz auch von niedergelassenen (Spezial)Praxen wahrgenommen. Die Akutversorgung hoher Schweregrade übernehmen Kliniken, wobei davon auszugehen ist, dass je nach Organisation und Größe der Kliniken der Versorgungsablauf eines Notfall-Patienten innerhalb der Häuser unterschiedlich strukturiert sein kann.

Volkswirtschaftliche Konsequenzen sind bei verbleibender Morbidität nach einem SHT durch den Verlust an Leistungsfähigkeit, Mobilität oder Lebensqualität je nach Schweregrad der Erkrankung zu beachten. Die zu betrachtenden Kosten umfassen einerseits direkte Kosten – beispielsweise für Arznei-, Heil- und Hilfsmittel, für ärztliche Leistungen, für Labor- und radiologische Untersuchungen, für Krankenhausaufenthalte und für Kuren – und andererseits indirekte Kosten – beispielsweise wegen verminderter Leistungsfähigkeit in der Schule oder am Arbeitsplatz, wegen Mobilitätsverlusten, eingeschränkter Berufsfähigkeit und Invalidität und wegen des Zeit- und Kostenaufwandes von betreuenden Personen.

Exakte Daten zu Epidemiologie, Versorgungsgeschehen oder zur langfristigen Morbidität und sozialen sowie beruflichen Wiedereingliederung von Schädel-Hirn-Verletzten – insbesondere bei leichten und mittelschweren Fällen – existieren derzeit nur partiell oder gar nicht. Schätzungen gehen in Deutschland immer noch von 200 bis 300 Patienten mit einem SHT auf 100 000 Einwohner jährlich aus.

Die mangelhafte Datenlage lässt eine Beurteilung der Angemessenheit der Versorgungsstrukturen für Patienten mit einem SHT in der Bundesrepublik Deutschland nur eingeschränkt zu. Ohne zuverlässig erhobene Daten ist die Planung der Akutversorgung oder die bedarfsgerechte Bereitstellung von Rehabilitationsplätzen nicht möglich; ebenso ist eine Evaluation der Effektivität der medizinischen Versorgung dieses Patientenkollektivs bisher nicht geschehen.

Vor diesem Hintergrund wurde im Jahr 1999 unter Federführung von Herrn Professor Dr. med. *Eckhard Rickels* in der Neurochirurgischen Klinik der Medizinischen Hochschule Hannover die Idee für ein Projekt, das systematisch und übergreifend die medizinisch-klinischen Versorgungsabläufe bei Patienten mit einem SHT, gleich welchen Schweregrades, in einer definierten Region prospektiv erfassen und dokumentieren sollte, entwickelt. Die so gewonnenen Ergebnisse sollen in die zukünftige (Qualitäts) Entwicklung von Versorgungsstrukturen und -abläufen einfließen.

3.1.2   Zielsetzungen des Projektes

Das übergeordnete Ziel des vorliegenden Projekts ist die Beschreibung des Ist-Zustandes der Versorgung von Patienten mit einem SHT in einer definierten Region und für einen definierten Zeitraum (ein Jahr, 2000/2001) bezüglich

– Inzidenz der Schädel-Hirn-Verletzungen,

– Ursachen für die Traumen,

– Schweregrad der Verletzungen,

– vorhandenen und genutzten Versorgungsstrukturen,

– Versorgungsprozessen,

– Versorgungsergebnissen,

– Evaluation der Qualität der existierenden Versorgung dieser Patienten und

– Identifikation von Verbesserungspotenzialen.

Die Versorgungsabläufe oder -prozesse sollen, beginnend mit der Versorgung nach einem Trauma am Unfallort, über die Akutversorgung in einer Akutklinik mit eventueller nachfolgender stationärer Aufnahme (unter Umständen sogar auf einer Intensivstation) bis zur Entlassung des Patienten, sei es aus der Akutklinik bei leichteren Fällen oder aus der Rehabilitationsklinik bei schweren Fällen, transparent dargestellt werden. Der Ausgang und somit die Effektivität der Versorgung wird durch die Bewertung dieser Behandlungsergebnisse aus einer ergänzenden Nachbefragung ein Jahr nach dem Unfall beurteilt. Die Ergebnisse dieses Projekts sollen der Optimierung der Versorgung und zielorientierten Verteilung der vorhandenen Ressourcen im solidarisch finanzierten Krankenversicherungssystem nützlich sein.

Darüber hinaus soll der methodische Ansatz des Projektes ebenso bewertet werden. Die genutzten Instrumente – Erhebungsbögen, Datenflüsse, Datenbank – sollen analysiert und ihre Eignung für Routinedokumentationen oder gar als Basis für ein bundesweites SHT-Register diskutiert werden. Ferner soll die Übertragbarkeit der Ergebnisse dieser Untersuchung auf die gesamte Bevölkerung und das Gesundheitssystem Deutschlands analysiert werden.

3.1.3   Leitung und Lenkung des Projektes

Bereits vor dem Projektbeginn wurde der SHT-Beirat etabliert, der wesentlich an der Vorbereitung mitarbeitete (Mitglieder siehe Kapitel 1.1 „Beteiligte Personen und Einrichtungen"). Dieses Gremium fungierte als Projektvorstand und übernahm die Steuerung, Weiterentwicklung und Vertretung des Projektes nach außen. Der Beirat verfügte über Diskussions- und Entscheidungskompetenzen bezüglich der zielorientierten Projektorganisation und -entwicklung, der Entwicklung von Fragestellungen, Auswertungen und Statistikkonzepten, der Ausführung von Sitzungsbeschlüssen, der Verabschiedung von Publikationen und Öffentlichkeitsarbeit.

Der Beirat setzte sich zusammen aus den beiden Vorsitzenden als Vertreter der beiden Modellregionen (siehe 3.2.2) und ihrer Vertreter, einem Vertreter der ZNS Hannelore-Kohl-Stiftung als Finanzier des Projektes und zwei Vertretern des Zentrums für Qualität und Management im Gesundheitswesen (ZQ), Einrichtung der Ärztekammer Niedersachsen, als Verantwortliche für die methodische Umsetzung des Projektes. Weitere Personen, die mit bestimmten medizinischen Kenntnissen und Erfahrungen bei der Versorgung von Patienten mit einem SHT wesentlich zu einer erfolgreichen Konzeption und Umsetzung des Projektes beitragen können, werden bei Bedarf als Gäste zusätzlich eingeladen; allerdings besitzen diese kein Stimmrecht.

Die Entscheidungen des Beirats sind durch ein entsprechendes Regelwerk geregelt. Es fanden pro Jahr mindestens zwei Beiratstreffen in den Räumen der Projektzentrale (ZQ) in Hannover statt, wobei Fragen zur aktuellen und weiteren Entwicklung des Projektes diskutiert und entsprechende Entscheidungen getroffen wurden. Die Beiratssitzungen wurden protokolliert, die Protokolle waren einstimmig zu genehmigen (Konsensus).

3.2 Projektbeschreibung

Im Folgenden werden der Projekttyp, die Modellregionen, die beteiligten Kliniken und Abteilungen und die Zielpopulation/das Patientenkollektiv dargestellt.

3.2.1 Projekttyp

Bei dem Projekttyp handelt es sich um einen gemischten Typus. Einerseits wird das Projekt als epidemiologische Forschung am Menschen, andererseits aber auch als Machbarkeitsstudie für eine Routinedokumentation durchgeführt. Zugleich sind im Projekt Verfahren zur systematischen Qualitätsverbesserung berücksichtigt.

3.2.2 Modellregionen

Es werden zwei Regionen modellhaft betrachtet. Die Stadt Hannover mit dem angrenzenden Landkreis (= Region Hannover) und die Stadt Münster mit der angrenzenden Versorgungsfläche (Abbildung 1 und 2). In beiden Modellregionen ist die höchste Versorgungsebene, eine universitäre Einrichtung, im Zentrum der gesamten regionalen Versorgungsfläche lokalisiert. Im Bereich Hannover ergibt sich diese Konstellation durch die vorgegebene Regionalisierung durch den Landkreis. Zudem wird die Region Hannover um den Landkreis Celle und seine angrenzende Versorgungsfläche erweitert, um als ländliche Region gegebenenfalls als Vergleichsregion für die Region Münster zu dienen. Die Region um Münster wurde dementsprechend an das Hannoveraner Modell angepasst (Umkreis mit gleichem Kilometerradius wie die Region Hannover). Die Region Hannover soll dabei als Beispiel für eine mehr städtische Region, die Region Münster als Beispiel für eine mehr ländliche Region stehen.

Exakte Daten zur Inzidenz von Schädel-Hirn-Traumen, insbesondere leichten und mittleren,

existieren nicht. Schätzungen gehen von etwa 200 bis 300 Fällen, unabhängig vom Schweregrad, auf 100 000 Einwohner pro Jahr aus (11).

Für die Planungen vor Projektstart ergaben sich nachfolgende Kalkulationen für die beiden Regionen. Bei einer Einwohnerzahl von 516 157 in Hannover-Stadt und 595 837 in Hannover-Landkreis (Stand 31.12.1998, Niedersächsisches Landesamt für Statistik) sind für diese Region 2200 bis 3300 Fälle innerhalb einer geplanten einjährigen Erhebung zu erwarten. In der Stadt Münster leben 264 489 Menschen, im zirkulären Umland wohnen in 25 ausgewählten Gemeinden weitere 491 887 Personen (Stand 31.12.1998, Landesamt für Datenverarbeitung und Statistik, Nordrhein-Westfalen). Somit ist für die Region in und um Münster innerhalb eines Jahres mit 1500 bis 2300 Patienten zu rechnen. Damit ergibt sich als Summe für beide Regionen eine Zahl von 4000 bis 5500 Personen mit einem SHT, gleich welchen Schweregrades.

3.2.3 Beteiligte Kliniken und Abteilungen

Innerhalb der beiden definierten Modellregionen sind anhand eines Klinikverzeichnisses alle Krankenhäuser identifiziert worden, in denen eine Versorgung von traumatischen Notfällen und damit auch von Patienten mit einem SHT stattfindet.

Für die Region Hannover nehmen somit acht Krankenhäuser in Hannover-Stadt und acht Krankenhäuser aus dem Landkreis Hannover einschließlich eines Krankenhauses in der Region Celle am Projekt teil.

In der Region Münster finden sich sechs Krankenhäuser in der Stadt Münster und zehn Krankenhäuser im Umland von Münster.

Eine Versorgung von Patienten mit Schädelverletzungen – insbesondere bei leichter Symptomatik – kann durch verschiedene medizinische Professionen erfolgen, abhängig unter anderem auch von krankenhausinternen Regelungen zur Patientenversorgung (d. h. Aufnahme- und Weiterleitungsbestimmungen). Nachfolgende (Fach-) Abteilungen wurden durch das Projekt angesprochen und eingebunden:

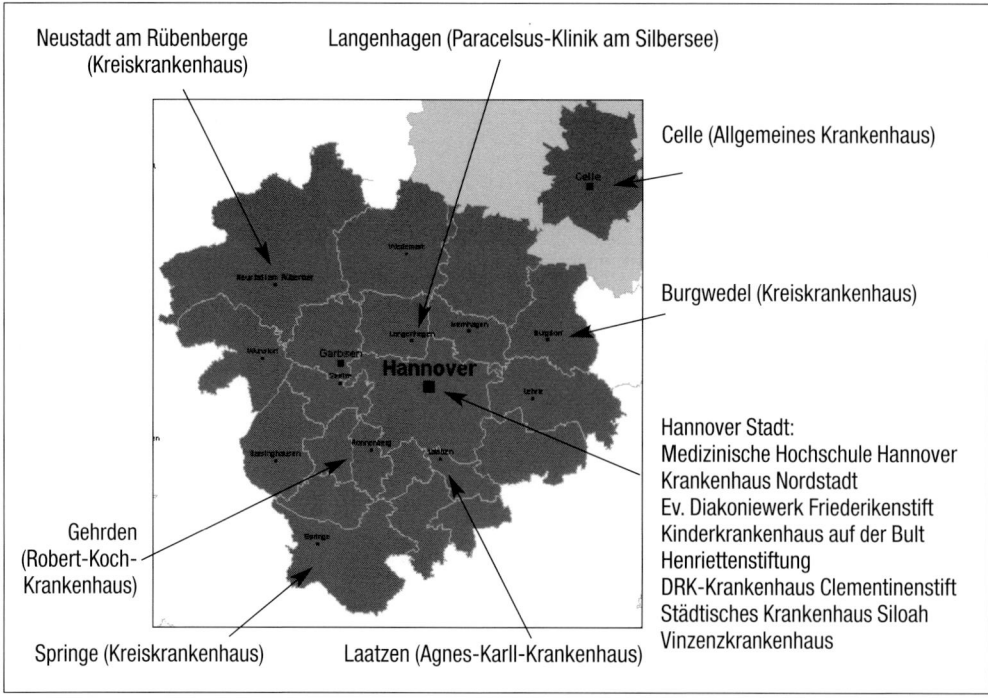

Abbildung 1. Modellregion Hannover.

– unfallchirurgische Abteilungen,

– allgemeinchirurgische Abteilungen,

– internistische Aufnahmen,

– neurologische Abteilungen,

– neurochirurgische Abteilungen,

– Abteilungen für Zahn-Mund-Kiefer-Chirurgie,

– Abteilungen für Hals-Nasen-Ohren-Heilkunde und

– pädiatrische Abteilungen.

Die entsprechenden Abteilungen in den teilnehmenden Krankenhäusern sind vor dem Beginn der Datenerhebung über das Projekt informiert worden, selbst wenn sie nicht direkt an der Dokumentation beteiligt waren, damit Patienten mit leichteren oder zusätzlich zum SHT gravierenden andersartigen Verletzungen nicht unentdeckt bleiben, sondern den chirurgischen Abteilungen zur Aufnahme in die Studie zugeführt werden.

Die Kliniken, welche die rehabilitative Versorgung der Patienten leisten, wurden ebenfalls in das Projekt integriert. Da die in Frage kommenden Rehabilitationskliniken jedoch räumlich fast alle außerhalb der definierten Regionen liegen, wurden diese zum einen über ein Klinikverzeichnis in einem erweiterten Radius der beiden Regionen und zum anderen vor allem über eine Befragung in den teilnehmenden Häusern nach den Patientenströmen im Falle einer Einleitung einer Rehabilitation identifiziert. Auf diese Weise wurden insgesamt 28 Rehabilitationskliniken ermittelt.

Alle an dem Projekt beteiligten Kliniken, Abteilungen und Personen sind in der entsprechenden Liste in der Einleitung aufgeführt (siehe 1.1 „Beteiligte Personen und Einrichtungen“).

3.2.4 Zielpopulation

Zielpopulation sind Patienten, die innerhalb des Projektzeitraums ein leichtes, mittelschweres oder schweres Schädel-Hirn-Trauma erlitten ha-

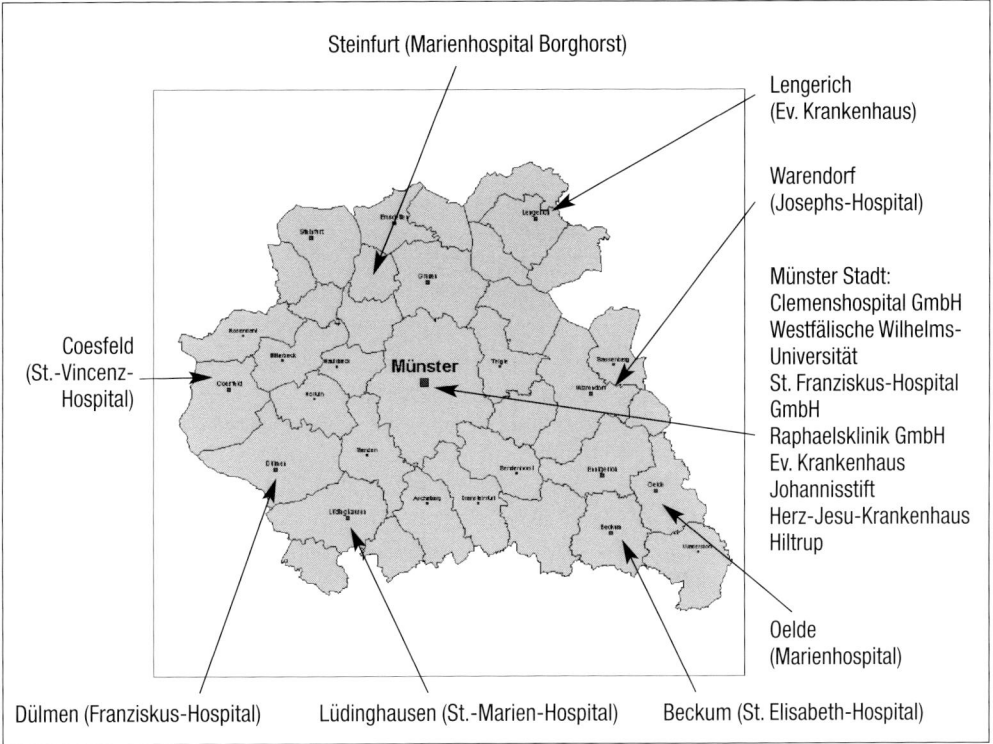

Steinfurt (Marienhospital Borghorst)

Lengerich
(Ev. Krankenhaus)

Warendorf
(Josephs-Hospital)

Münster Stadt:
Clemenshospital GmbH
Westfälische Wilhelms-
Universität
St. Franziskus-Hospital
GmbH
Raphaelsklinik GmbH
Ev. Krankenhaus
Johannisstift
Herz-Jesu-Krankenhaus
Hiltrup

Coesfeld
(St.-Vincenz-
Hospital)

Münster

Oelde
(Marienhospital)

Dülmen (Franziskus-Hospital)   Lüdinghausen (St.-Marien-Hospital)   Beckum (St. Elisabeth-Hospital)

Abbildung 2. Modellregion Münster.

ben und in einer der teilnehmenden Kliniken ambulant oder stationär versorgt wurden.

Die Identifikation von Patienten erfolgte mit Hilfe einer definierten Liste von Symptomen und ICD-10-Diagnosen. Die Patienten wurden eingeschlossen, falls bei der Angabe oder dem Befund einer Kopfverletzung mindestens eines der in Frage kommenden Symptome vorlag oder einer der in Frage kommenden ICD-10-Codes als Diagnoseschlüssel zutraf.

Folgende Symptome dienten als Einschlusskriterium:

– Übelkeit oder Erbrechen,

– Kopfschmerzen,

– Bewusstlosigkeit mit anterograder/retrograder Amnesie,

– Bewusstseinstrübung bzw. Beeinträchtigung der Bewusstseinslage,

– Gesichts- und/oder Schädelfraktur,

– fokales neurologisches Symptom.

Nachfolgende ICD-10-Codes sind ferner als Einschlusskriterium definiert:

– S02: Fraktur des Schädels und der Gesichtsschädelknochen, ohne S02.5: Zahnfraktur,

– S04: Verletzung von Hirnnerven,

– S06: intrakranielle Verletzungen,

– S07: Zerquetschung des Kopfes,

– S09: sonstige und nicht näher bezeichnete Verletzungen des Kopfes.

Der Projektzeitraum war auf ein Jahr datiert, beginnend mit dem 01. März 2000.

Die Rekrutierung der Zielpopulation erfolgte ausschließlich über die teilnehmenden Akutkliniken in den Projektregionen in dem Projektzeitraum (Akut-/Erstversorgung). Dabei ist der Wohnort eines Patienten nicht relevant.

3.3 Datenbasis

Im folgenden Unterkapitel werden zunächst die verwendeten Erhebungsinstrumente vorgestellt. Anschließend erfolgt eine kurze Darstellung der zur Bewertung der Schwere der Erkrankung bzw. zur Beurteilung des Behandlungserfolges verwendeten Skalen- und Scoresysteme.

Die Erhebungsinstrumente sowie die ausführlichen Beschreibungen der verwendeten Skalen- und Scoresysteme im Sinne von Formblättern finden sich im Anhang.

3.3.1 Erhebungsinstrumente

Zur Erfassung der SHT-Patienten und ihrer initialen Versorgungsverläufe sind Daten vom Unfallort, von der Erstversorgung in der Akutklinik, einem erforderlichen stationären Aufenthalt und einer durchgeführten stationären Rehabilitation zu erheben. Diese müssen von unterschiedlichen Personen in unterschiedlichen Einrichtungen zu unterschiedlichen Zeitpunkten und zum Teil über längere Zeiträume dokumentiert werden. Da mit dem Projektstart in den Modellregionen weder eine einheitliche Routinedokumentation noch eine kompatible IT-Infrastruktur vorlag, wurde ein papierbasiertes Dokumentationsinstrument entwickelt. Dieses besteht aus drei standardisierten Dokumentationsbögen, die jeweils in den relevanten Einrichtungen/Abteilungen vorlagen und dort ausgefüllt wurden. Die erforderliche Zusammenführung aller Dokumentationsbelege eines Patienten (12, 13) fand in der Datenzentrale ZQ (Zentrum für Qualität und Management im Gesundheitswesen, Einrichtung der Ärztekammer Niedersachsen) unter Einhaltung der erforderlichen Datenschutzforderungen statt (siehe 3.4.5).

Aufbau und Inhalte der Dokumentationsbögen

Die drei Bögen „Initialversorgung", „Stationäre Versorgung, Akutklinik" und „Rehabilitation"

dienen der Erhebung der Datenbasis und weisen alle drei die folgenden einheitlichen Charakteristika auf:

– Jeder Dokumentationsbogen hat einen Umfang von einer Seite.

– Jeder Bogen kann von der ausfüllenden Person eindeutig kodiert werden. Eine umfassende Ausfüllanleitung ist entwickelt worden.

– Der Aufbau der Fragen erfolgt von oben nach unten chronologisch.

– Die Felder sind mit Kreuzen oder Daten und Uhrzeiten auszufüllen. In einigen Feldern war ein auf der Rückseite näher definierter Schlüsselcode einzutragen.

– Die Bögen können von einer einzelnen Person komplett ausgefüllt werden. Das Ausfüllen muss nicht zeitgleich mit der gegebenenfalls mehrtägigen oder mehrwöchigen medizinischen und rehabilitativen Versorgung erfolgen, sondern kann zum Ende der jeweiligen Versorgungsphase stattfinden.

– Jeder einzelne Bogen hat drei Durchschläge: Das Original, versehen mit einem Feld, in dem schriftlich oder mittels eines Patientenaufklebers die Patientenidentifikation (Name, Geburtsdatum, Adresse und weitere Informationen zu dem Patienten) festgehalten werden können, verbleibt in der Klinik in einem separat für die Studie angelegten Ordner. Der erste Durchschlag wird an die Datenzentrale, das ZQ in Hannover, postalisch weitergeleitet. Der zweite Durchschlag ist für die Patientenakte vorgesehen und der dritte Durchschlag soll bei Verlegungen den entsprechenden Unterlagen beigefügt werden, damit die weiterbetreuende Klinik unter anderem darüber informiert ist, dass es sich um einen Projektpatienten handelt, für den ein Bogen ausgefüllt werden muss.

– Der Durchschlag für die Datenzentrale, dem ZQ, ist im Namens- und Adressfeld aus Datenschutzgründen schwarz unterlegt, sodass im ZQ lediglich die Patientenidentifikation (Kodiernummer = „Pseudonym") bekannt ist und eine Zusammenführung von Daten aus verschiedenen Bögen ermöglicht (siehe Unterkapitel 3.4.5).

Die erfragten Parameter werden zur Beschreibung des Ist-Zustandes herangezogen.

Erhebungsinstrument „Initialversorgung"

Der Dokumentationsbogen „Initialversorgung" dient zur Erfassung von Daten zur Anamnese, zum Unfallhergang und zur Erstversorgung. Außerdem werden Daten zu den klinischen Befunden und zu den diagnostisch-therapeutischen medizinischen Maßnahmen am Unfallort – sofern eine notärztliche oder ärztliche Versorgung am Unfallort stattfand – und in der initialversorgenden Klinik erhoben. Abschließend wird nach der Diagnosestellung, nach dem weiteren medizinischen Vorgehen nach Abschluss der Initialversorgung in der Klinik und gegebenenfalls nach der Todesursache gefragt.

Das gesamte Erhebungsinstrument „Initialversorgung" findet sich im Anhang A1.

Erhebungsinstrument „Stationäre Versorgung, Akutklinik"

Der Dokumentationsbogen „Stationäre Versorgung, Akutklinik" dient der Erfassung von Daten zu den klinischen Aufnahmebefunden bei der Aufnahme auf eine Intensivstation und/oder auf eine Normalstation. Außerdem werden Daten zum weiteren diagnostisch-therapeutischen medizinischen Vorgehen auf der Intensivstation und/oder auf der Normalstation, zu Komplikationen und gegebenenfalls zu Operationen erhoben. Abschließend werden klinische Befunde bei der Entlassung aus der Akutklinik, Empfehlungen für die weitere medizinische Behandlung, der Ort, wohin die Patienten nach Abschluss der akutklinisch-stationären Versorgung entlassen oder verlegt werden, und gegebenenfalls die Todesursache erfragt.

Das gesamte Erhebungsinstrument „Stationäre Versorgung, Akutklinik" findet sich im Anhang A2.

Erhebungsinstrument „Rehabilitation"

Mit dem Erhebungsinstrument „Rehabilitation" werden Daten zur stationären Rehabilitation eines Patienten, falls diese notwendig war, erhoben. Zunächst wird nach anamnestischen, klinischen, diagnostischen, therapeutischen und prognostischen Befunden zum Zeitpunkt der Aufnahme in eine Rehabilitationsklinik gefragt. Anschließend werden Daten zum Verlauf der Rehabilitation, zu den therapeutischen Maßnahmen und zu eventuellen Komplikationen im Rahmen des Rehabilitationsaufenthaltes erhoben. Abschließend werden Daten zu klinischen, therapeutischen und prognostischen Befunden, Empfehlungen für die weitere medizinische Behandlung nach Abschluss der stationären Rehabilitation, die Versorgungsform, in die die Patienten entlassen oder verlegt werden, und gegebenenfalls die Todesursache erfasst.

Das gesamte Erhebungsinstrument „Rehabilitation" findet sich im Anhang A3.

3.3.2 Skalen- und Scoresysteme

Die Erfassung und Bewertung klinischer Merkmale mit Hilfe von Skalen- und Scoresystemen stellen einen wesentlichen Teilbereich des diagnostischen Handelns dar. Skalen- und Scoresysteme versuchen, klinische Befunde hinsichtlich ihres Schweregrades zu erfassen. Es handelt sich also um Ordnungssysteme, bei denen definierte Zustände bestimmten Zahlen zugeordnet werden. Der Wunsch nach Quantifizierung und Objektivierung schuf eine Vielzahl von Skalen und Scores, insbesondere für solche Erkrankungen, die häufig auftreten und bei denen sich eine große Zahl an therapeutischen Möglichkeiten bietet – so auch bei Störungen nach Schädel-Hirn-Traumen. Es gibt einfache und komplexe Skalen und Scores, die eindimensional und mehrdimensional sind. Die meisten komplexen Skalen und Scores setzen sich aus Unterscores zusammen, die z. B. ein Symptom der Erkrankung mittels verschiedener Kategorien charakterisieren.

Die Vielzahl existierender unterschiedlicher Scores macht die Auswahl teilweise schwierig. Die Anforderungen an die Skalen und Scores sind vielgestaltig: Sie sollen objektiv, relevant, komplex und einfach handhabbar sein.

Die Verwendung von Skalen- und Scoresystemen bieten die folgenden Vorteile:

– Vereinheitlichung von Definitionen,

– Vereinheitlichung von Sprache und Kommunikation,

– Vergleichbarkeit von Erkenntnissen.

Die im Rahmen dieses Projektes verwendeten Skalen- und Scoresysteme sind vom Beirat analysiert und festgelegt worden. Als entscheidende Kriterien gelten die einfache Handhabung und die Möglichkeit der internationalen Verbreitung und Anerkennung, um internationale Vergleiche anstreben zu können.

Eine wesentliche Intention zur Verwendung derartiger Bewertungssysteme auf den standardisierten Dokumentationsbögen des Projekts ist zum einen die Erfassung ihres Bekanntheitsgrades und der Nutzung (Ist-Analyse), zum anderen damit auch gleichzeitig ihrer Weiterbreitung und Verwendung als einheitliche Bewertungsmaßstäbe für alle an der Versorgung der SHT-Patienten beteiligten Personen und Einrichtungen.

Nachfolgend sind die verwendeten Skalen- und Scoresysteme kurz beschrieben, eine genaue Zusammensetzung mit den entsprechenden Punkteverteilungen findet sich in den Anhängen B1 bis B7.

Glasgow-Koma-Skala (GKS; Glasgow Coma Scale, GCS)

Die international anerkannte Glasgow Coma Scale dient der Einschätzung der Schwere eines Schädel-Hirn-Traumas bezüglich der vorliegenden Bewusstseinsstörung. An Dimensionen werden die Augenöffnung (spontan – Aufforderung – auf Schmerz – keine), die verbale Antwort (orientiert – verwirrt – inadäquat – unverständlich – keine) und die motorische Antwort (Aufforderung – auf Schmerz gezielt – auf Schmerz ungezielt – Beugekrämpfe – Streckkrämpfe – keine) betrachtet. Die jeweils mit Punkten versehenen Ausprägungen für die drei Dimensionen werden addiert und ergeben den GCS-Wert. Je niedriger der GCS-Wert ist, desto schwerer ist das SHT. Mit Hilfe des GCS-Wertes erfolgt auch die Zuteilung des SHT zu den drei Kategorien leichtes, mittleres und schweres SHT ((14); siehe Anhang B1).

Für Kinder gilt eine modifizierte Glasgow Coma Scale. Diese ist um die Dimension Augensymptome erweitert, außerdem wird die Dimension der verbalen Antwort altersgerecht betrachtet.

Im Projekt wird die GCS im Rahmen der Initialversorgung am Unfallort und in der initialversorgenden Klinik, in einer Akutklinik bei der Aufnahme auf eine Intensivstation, bei der Aufnahme auf eine Normalstation, der Entlassung und bei einer Aufnahme in einer Rehabilitationsklinik erhoben.

Injury Severity Score (ISS)

Der international anerkannte Injury Severity Score erhebt das Vorhandensein und die Schwere aller Verletzungen, wodurch die Prognose des Patienten hinsichtlich des Überlebens abgeschätzt werden kann. Es werden die vorhandenen Verletzungen in den Körperregionen Kopf/Hals, Gesicht, Thorax, Abdomen/Becken, Extremitäten und Haut bezüglich ihrer Schwere in geringfügige Verletzung, moderate Verletzung, schwere nicht lebensbedrohliche Verletzung, schwere lebensbedrohliche Verletzung und kritische Verletzung mit fraglichen Überlebenschancen eingeteilt und mit einer mit zunehmender Schwere steigenden Punktzahl versehen. Die jeweiligen Punktzahlen werden quadriert. Der ISS selbst ergibt sich aus der Summe der Quadrate der drei schwersten Verletzungen, unabhängig von der betroffenen Körperregion. In Studien konnte der Zusammenhang zwischen der Schwere der Verletzungen und der Mortalität deutlich gezeigt werden: Patienten mit Werten über 50 Punkten hatten sehr geringe Überlebenschancen, wohingegen Patienten mit Werten unter 10 Punkten fast nie verstarben ((15); siehe Anhang B2).

Der ISS wird im Rahmen der Initialversorgung in der initialversorgenden Klinik erhoben.

Koma-Remissions-Skala (KRS)

Mit der Koma-Remissions-Skala wird die Besserung eines Patienten nach einem Koma anhand der Reaktionen auf unterschiedliche Umweltreize beurteilt. Für die Testung werden verschiedene Sinnesmodalitäten ansprechende Reize verwendet. Beobachtet, bewertet und bepunktet

werden sechs getestete Dimensionen. Die Er-
weckbarkeit und die Aufmerksamkeit auf einen
beliebigen Reiz, die motorische Antwort, die Reaktion auf einen akustischen Reiz, die Reaktion
auf einen visuellen Reiz, die Reaktion auf taktile
Reize und sprechmotorische Antwort. Je eingeschränkter die Reaktion auf die verschiedenen
Reize ist, desto niedriger ist die jeweils vergebe-
ne Punktzahl. Der KRS ist die Summe der
Punktzahlen aller sechs getesteten Dimensionen
im Vergleich zu der maximal erreichbaren
Punktzahl, in der eine Tetraplegie, Taubheit und
Blindheit individuell berücksichtigt werden (siehe Anhang B3).

Der KRS wird bei der Entlassung aus der Akutklinik und bei der Aufnahme in einer Rehabilitationsklinik erhoben.

Funktionaler Selbstständigkeitsindex
(Functional Independence Measure, FIM)

Mit dem FIM kann insbesondere bei Patienten
mit spinalem Trauma mit neurologischen Defizi-
ten die Selbstständigkeit oder Unabhängigkeit
bei der Bewältigung alltäglicher Lebensaufga-
ben beurteilt und im Verlauf kontrolliert werden. Insgesamt werden 18 Lebensbereiche aus
sechs Kategorien betrachtet: Bezüglich der
Selbstversorgung Essen/Trinken, Körperpflege,
Waschen/Duschen/Baden, Ankleiden oben, Ankleiden unten und Intimhygiene, bezüglich der
Kontinenz die Blasenkontrolle und die Darm-
kontrolle, bezüglich Transfers Bett/Stuhl/Roll-
stuhl, Toilettensitz und Duschen/Badewanne, bezüglich der Fortbewegung Gehen/Rollstuhl und
Treppensteigen, bezüglich der Kommunikation
akustisch-visuelles Verstehen und verbaler-non-
verbaler Ausdruck und bezüglich der kognitiven
Fähigkeiten soziales Verhalten, Problemlösung
und Gedächtnis. Diese 18 Lebensbereiche werden jeweils bezüglich der erforderlichen Hilfestellung zu ihrer Bewältigung bepunktet, wobei
eine totale Hilfestellung mit einem Punkt und
eine völlige Selbstständigkeit mit sieben Punkten bewertet wird. Der FIM ergibt sich aus der
Summe der Punkte zur Selbstständigkeit oder
Unabhängigkeit bei der Bewältigung der 18 Lebensbereiche des alltäglichen Lebens und
spiegelt damit insgesamt die Selbstständigkeit

oder Unterstützungsbedürftigkeit eines Patienten wieder (siehe Anhang B4).

Der FIM wird bei der Entlassung aus der Akutklinik, bei der Aufnahme in einer Rehabilitationsklinik und bei der Entlassung aus einer Rehabilitationsklinik erhoben.

Frühreha-Barthel-Index (FRB)

Der Frühreha-Barthel-Index setzt sich aus dem
Frühreha-Index und dem Barthel-Index zusammen und berücksichtigt bei der Beurteilung der
Selbstständigkeit bei alltäglichen Aufgaben
eventuell vorhandene klinische Behandlungen
und Befunde.

Der Frühreha-Index prüft das Vorhandensein
klinischer Behandlungen und Befunde in sieben
Dimensionen. Intensivmedizinisch überwa-
chungspflichtiger Zustand, absaugpflichtiges
Tracheostoma, intermittierende Beatmung, beaufsichtigungspflichtige Orientierungsstörung,
beaufsichtigungspflichtige Verhaltensstörung,
schwere Verständigungsstörung und beaufsichtigungspflichtige Schluckstörung. Diese Behandlungen und Befunde werden bei Nichtvorhan-
densein mit null Punkten und bei Vorhandensein
mit – 25 bis – 50 Punkten bewertet. Der Führe-
ha-Index ergibt sich aus der Summe der Bewertungen der sieben Dimensionen und hat Minus-
werte oder ist gleich Null.

Der Barthel-Index beurteilt, ob die zehn alltäglichen Aufgaben Essen und Trinken, Umsteigen
aus dem Rollstuhl ins Bett und umgekehrt, persönliche Pflege wie Gesichtwaschen und Zähne-
putzen, die Benutzung der Toilette beispielsweise zur Körperreinigung und zur Wasserspülung,
Baden/Duschen, Gehen auf ebenem Untergrund, gegebenenfalls Fortbewegung mit dem
Rollstuhl auf ebenem Untergrund, Treppensteigen, An- und Ausziehen, Stuhlkontrolle und
Harnkontrolle nicht möglich, nur mit Unterstützung möglich oder selbstständig möglich sind. Es
werden für alle zehn alltäglichen Aufgaben
Punkte in Fünferabständen verteilt, wobei die
Selbstständigkeit höher bewertet wird. Der Barthel-Index setzt sich aus der Summe der Punkte
für alle zehn alltäglichen Aufgaben zusammen.

Der FRB setzt sich aus der Addition von Frühreha-Index und Barthel-Index zusammen und

kann einen Minuswert haben (siehe Anhang B5).

Der FRB wird bei der Aufnahme und bei der Entlassung aus einer Rehabilitationsklinik erhoben.

Glasgow-Outcome-Skala (GOS)

Bei der Glasgow-Outcome-Skala handelt es sich um eine international verbreitete Skala, die bei Patienten nach einem Schädel-Hirn-Trauma Anwendung findet und schnell und leicht den Behinderungsgrad in einem Punktwert wiedergibt. Je nach dem, ob der Patient verstorben ist, ein persistierender vegetativer Status vorliegt oder der Patient eine schwere, eine mäßige oder eine minimale/keine Behinderung hat, werden Punkte zwischen eins und fünf entsprechend des vorliegenden Zustandes verteilt ((16); siehe Anhang B6).

Die GOS wird bei der Entlassung aus einer Rehabilitationsklinik erhoben.

Disability Rating Scale (DRS)

Mit der Disability Rating Scale wird die Beeinträchtigung des Patienten für die Bewältigung des alltäglichen Lebens bei verschiedenen Aspekten beurteilt. Bei der Beurteilung der Wachheit und der Aufmerksamkeit kommt ein modifizierter GCS zur Anwendung. Es werden die Augenöffnung, die verbale Antwort und die motorische Antwort bepunktet. Bei der Beurteilung der kognitiven Fähigkeit zur Selbstversorgung werden diese bezüglich Ernährung, Körperpflege und Ankleiden bepunktet, wobei motorische Defizite unberücksichtigt bleiben. Außerdem wird die Abhängigkeit von anderen und die Arbeitsfähigkeit bzw. Schul- oder Ausbildungsfähigkeit bepunktet. Bei allen vier Aspekten werden mit zunehmender Einschränkung mehr Punkte vergeben. Der DRS ergibt sich aus der Summe der Punkte aus den genannten vier Aspekten, wobei die Schwere der vorliegenden Beeinträchtigung direkt mit der Höhe der Punktzahl korreliert ((16, 17); siehe Anhang B7).

Der DRS wird bei der Entlassung aus einer Rehabilitationsklinik erhoben.

3.4 Datenmanagement

Neben der Aufgabe des Projektmanagements (siehe 3.6) ist das Zentrum für Qualität und Management im Gesundheitswesen (ZQ) in Absprache mit dem SHT-Beirat für das gesamte Datenmanagement von der Organisation der Datenerhebung in den teilnehmenden Krankenhäusern über die Überwachung der Datenqualität bis hin zur Einhaltung von Datenschutzbestimmungen verantwortlich.

3.4.1 Datenfluss (Abbildung 3)

Die vom ZQ an die teilnehmenden Krankenhäuser und Abteilungen verteilten Erhebungsbögen wurden von den dortigen Ärztinnen und Ärzten prospektiv angelegt und ausgefüllt. Die jeweils monatlich gesammelten Erhebungsbögen wurden postalisch an das ZQ weitergeleitet. Im ZQ erfolgten elektronische Datenerfassung, elektronische Speicherung auf einem zugangskontrollierten Server und eine erste elektronische Überprüfung der Datenqualität (Plausibilitätskontrollen). Bei Abweichungen der Angaben innerhalb der Erhebungsbögen und bei fehlenden Erhebungsbögen im Rahmen der Versorgungskette erfolgte die Erstellung eines so genannten Fehlerprotokolls und eine postalische Benachrichtigung an die teilnehmenden Krankenhäuser und Abteilungen mit der Bitte um Korrektur bzw. Nachtrag oder Nacherhebung.

Der Datenfluss bei der Patientennachbefragung ist in dem Kapitel 3.5 dargestellt.

3.4.2 Datenerhebung

Die Datenerhebung erfolgte in den teilnehmenden Krankenhäusern und Abteilungen vor Ort prospektiv mittels der in Kapitel 3.3. dargestellten standardisierten Erhebungsinstrumente durch die jeweiligen Ärztinnen und Ärzte.

Die langjährigen Erfahrungen des ZQ mit den landes- und teilweise bundesweit etablierten Verfahren der Perinatalerhebung und der Neonatalerhebung sowie der Qualitätssicherung Mukoviszidose (18–21) haben gezeigt, dass eine erfolgreiche und qualitativ hochwertige Doku-

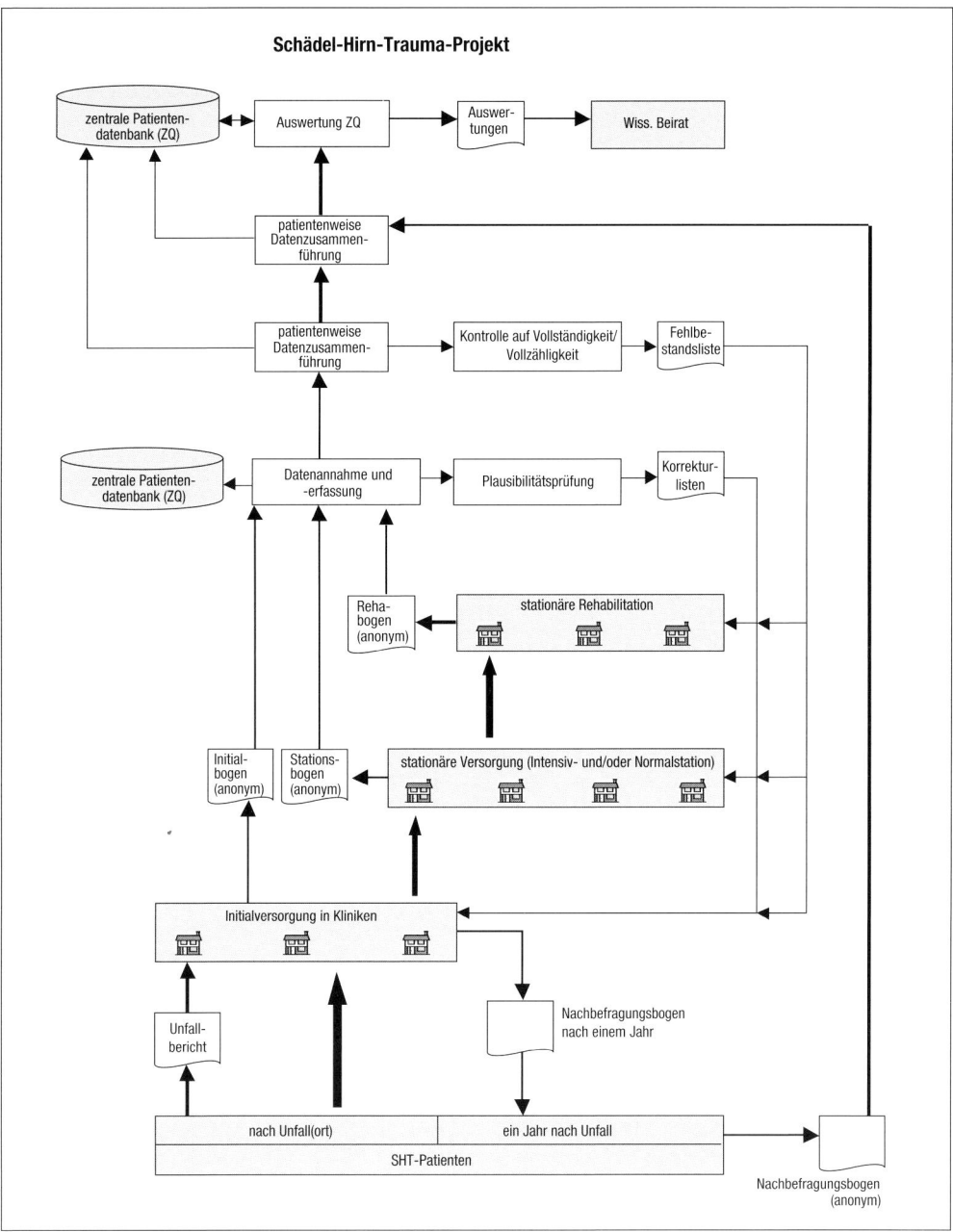

Abbildung 3. Datenfluss.

mentation dann gewährleistet ist, wenn die Daten von den Personen erhoben werden, die
direkt mit den versorgten – und damit zu doku-

mentierenden – Patientinnen und Patienten in
Kontakt treten. Die Motivation zur Dokumentation mit dem Ziel der Versorgungs- und Quali-

tätsverbesserung muss sozusagen von der Basis der Ärztinnen und Ärzte getragen werden. Dazu sind entsprechende Informationen und Schulungen zum Projekt und seinen Zielen vor Ort durchzuführen.

Für die Gewährleistung eines reibungslosen Dokumentationsablaufes im Rahmen des Projektes in den teilnehmenden Krankenhäusern und Abteilungen war von den Chefärztinnen und Chefärzten je ein so genannter „Kümmerer" für das Projekt aus der eigenen ärztlichen Belegschaft benannt worden. Dieser „Kümmerer" diente zum einen als Ansprechpartner für das Projekt innerhalb seiner medizinischen Abteilung. Sie/er wurde vom ZQ eingehend über das Projekt informiert, war im Besitz eines Dokumentationsmanuals, in dem das Projekt und vor allem der Umgang und die Inhalte mit den Erhebungsbögen detailliert dargestellt sind, und war für die Organisation der Dokumentation in seiner Abteilung und die postalische Versendung der ausgefüllten Erhebungsbögen verantwortlich. Zum anderen war sie/er auch Ansprechpartner vom ZQ bei Fragen zu der Projektumsetzung innerhalb der Abteilung, bei nachzureichenden und nachzuerfassenden Daten und bei der späteren Patientennachbefragung ein Jahr nach dem Unfall (siehe 3.5).

3.4.3 Datenerfassung

Die im ZQ eingegangenen ausgefüllten Erhebungsbögen wurden elektronisch mit ihrer Krankenhausnummer, Abteilungsbezeichnung und vor allem mit der in 3.4.5 dargestellten Kodierung registriert.

Die elektronische Erfassung erfolgte in einer standardisierten und eigens dafür entwickelten Datenbank. Die Datenfelder der Eingabemasken sind deckungsgleich mit den Erhebungsinstrumenten (Bögen).

Für die spätere Auswertung wurden die Daten mittels der Patientenidentifikation zusammengeführt und in eine SPSS-Systemdatei transponiert.

3.4.4 Datenqualität

Als Faktoren für die Datenqualität wurden Plausibilität der Daten, Vollständigkeit der Datensätze und Vollzähligkeit der Datensätze definiert und angefordert.

Plausibilität der Daten

Bei der Plausibilitätskontrolle wurden bereits im Hintergrund der Eingabemaske der ZQ-Datenbank nichtplausible Angaben auf den Dokumentationsbögen – fehlende Antworten, unlogische Antworten wie nicht mit dem Leben zu vereinbarende Laborwerte, in Antwortschlüsseln nicht vorgegebene Antworten, nicht deckungsgleiche Antworten – erkannt, in den Bögen markiert und in einem so genannten Fehlerprotokoll elektronisch dokumentiert. Dieses Fehlerprotokoll wurde zeitnah postalisch an die „Kümmerer" in den Kliniken mit der Bitte um Korrektur bzw. Nachtrag zurückgeschickt. Bei Ausbleiben einer entsprechenden Korrektur oder eines Nachtrages wurde mit dem „Kümmerer" telefonisch Kontakt zur Bearbeitung aufgenommen.

Vollständigkeit der Datensätze

Die Vollständigkeit der Datensätze bezieht sich auf die lückenlose Dokumentation der gesamten ambulanten und stationären Versorgung einzelner Patientinnen und Patienten in einem Krankenhaus und gegebenenfalls in einer Rehabilitationsklinik. Bei allen drei Erhebungsinstrumenten finden sich in einem abschließenden Block Fragen zum weiteren medizinischen Vorgehen oder zur weiteren Versorgung. Entsprechend den dortigen Angaben wurde im ZQ das Vorhandensein der Daten der weiteren oder der vorherigen medizinischen Versorgung elektronisch überprüft. Bei Fehlen von Daten wurden die verantwortlichen „Kümmerer" informiert und postalisch um Nacherfassung einzelner Erhebungsinstrumente zu den Patientinnen und Patienten gebeten und aufgefordert, gegebenenfalls mit externer Hilfe.

Vollzähligkeit der Datensätze

Eine weitere wichtige Qualitätsanforderung an die erhobenen Daten ist die Vollzähligkeit der Datensätze. In diesem Zusammenhang ist gemeint, dass alle Patientinnen und Patienten mit einem Schädel-Hirn-Trauma, auf welche die medizinischen Einschlusskriterien zutreffen und die in dem Projektzeitraum mit einem der teilnehmenden Krankenhäuser Kontakt hatten, auch tatsächlich dokumentiert worden sind. Die Gewährleistung dieser Vollzähligkeit war ebenfalls eine Hauptaufgabe der „Kümmerer".

3.4.5 Datenschutz

Um die Daten zu einer Patientin oder zu einem Patienten aus verschiedenen Dokumentationsbögen und gegebenenfalls aus verschiedenen Krankenhäusern eindeutig zu einem Fall zusammenführen zu können, um nachzuerhebende Daten eindeutig einem Fall zuordnen zu können und um im Rahmen der in dem Kapitel 3.5 dargestellten Patientennachbefragung in den Krankenhäusern Adressen und gegebenenfalls Telefonnummern einzelner Patientinnen und Patienten eindeutig wieder auffinden zu können, ist in Abstimmung mit dem niedersächsischen Datenschutzbeauftragten ein Verfahren der Pseudoanonymisierung mit Referenzlisten entwickelt worden. Dieses Verfahren ist ebenfalls mit dem Datenschutzbeauftragten in Nordrhein-Westfalen und mit den Datenschutzbeauftragten der kirchlichen Einrichtungen diskutiert worden. Von allen Datenschützern ist dieses Verfahren ohne Bedenken bezüglich der Einhaltung der Datenschutzbestimmungen bei der Weitergabe persönlicher und medizinischer Daten genehmigt worden.

In den Krankenhäusern wurden bereits durch die dokumentierende Person die Daten zu dem Unfalltag, zu dem Geschlecht, zu dem Geburtstag und zu dem Namen in eine Kodierung überführt und auf den Erhebungsbögen dokumentiert. Diese Referenzlisten dienen der Pseudonymisierung, die in den Kliniken eine eindeutige Patientenzuordnung und im ZQ eine eindeutige Fallzuordnung ermöglichen. Die Kodierung setzt sich wie folgt zusammen: siehe Kasten unten.

Aus praktischen Gründen ist auf dem Deckblatt eines jeden Erhebungsbogens ein Feld vorgesehen, in dem in den Krankenhäusern die üblichen Etiketten mit Patientendaten aufgeklebt werden können. Diese Deckblätter wurden von dem „Kümmerer" in dem klinikeigenen Projektordner mit den Patientenbögen gesammelt und nach dem Unfalltag sortiert abgeheftet, womit ein schnelles und eindeutiges Wiederauffinden der Patientinnen und Patienten gewährleistet war.

Der erste Durchschlag eines jeden Erhebungsbogens, der an das ZQ zur Datenerfassung weitergeleitet wurde, ist in dem entsprechenden Bereich geschwärzt, sodass gewährleistet ist, dass lediglich die Kodierung, aber nicht nähere Daten zur Personenidentifikation an das ZQ weitergegeben wurden.

3.5 Patientennachbefragung

Eine weitere Kernfragestellung des Projektes war es, die Langzeitauswirkungen eines Schädel-Hirn-Traumas auf das gesundheitliche und soziale Befinden der Patientinnen und Patienten zu ermitteln.

Daher fand etwa 12 bis 15 Monate nach dem Unfallereignis eine schriftliche Patientennachbefragung statt. Als Ziel war vorgegeben, dass von ≥ 60 % der Patienten Angaben zu dieser Patientennachbefragung vorliegen; zwischenzeitlich verstorbene Patienten wurden nicht berücksichtigt. Angestrebt wird dabei eine mög-

Unfalltag	Geschlecht	Geburtstag	Pat.-Initialen
Tag – Monat	weibl./männl.	Tag – Monat	Vor- /Nachname
(tt mm)	(w/m)	(tt mm)	jeweils erster Buchstabe

lichst repräsentative Verteilung bezüglich SHV-Schweregrad, Einrichtungen, Alter und Versorgungsverläufen.

3.5.1 Erhebungsinstrumente

Als Erhebungsinstrument kam ein einseitiger Fragebogen mit einem kurzen Anschreiben und mit insgesamt elf Fragen auf der Vorder- und der Rückseite zur Anwendung. Eine Telefonnummer zur Kontaktaufnahme bei Unklarheiten der Fragen und zu dem Verfahren war angegeben.

Es wurde um allgemeine und nähere Angaben zu seit dem Unfall bestehenden Beschwerden, weiteren ambulanten und stationären Behandlungen und dem Erhalt von Hilfsmitteln, der Ausstellung eines Schwerbehindertenausweises und der Berentung aufgrund des Unfalls gebeten. Es wurden die Veränderungen der Wohnsituation und der schulischen bzw. beruflichen Entwicklung erhoben. Zusätzlich wurde die subjektive Einschätzung der Patientinnen und Patienten bezüglich ihres Zurechtkommens im alltäglichen, sozialen und beruflichen Leben im Vergleich zur Zeit vor dem Unfall erfragt und eine Gesamteinschätzung der Veränderung des Lebens nach dem Unfall erhoben. Dieses Erhebungsinstrument ist im Anhang A4 dargestellt.

Auch diese Nacherhebungsdaten werden mittels entsprechender Eingabemasken in der zentralen Datenbank im ZQ gespeichert. Über die oben dargestellte Patientenidentifikation (siehe 3.4.5) ist die eindeutige Zuordnung der erhobenen Daten zu den bereits vorhandenen elektronischen Daten aus der Phase der initialen medizinischen Versorgung nach dem Unfall möglich.

3.5.2 Schriftliche Patientennachbefragung

Das ZQ übersandte im monatlichen Turnus den „Kümmerern" in den Kliniken die bereits im ZQ vorbereiteten Unterlagen für die schriftliche Patientennachbefragung von den Patientinnen und Patienten, deren Unfall 12 Monate zurücklag. Zu den vorbereiteten Unterlagen gehörten ein mit der Patientenidentifikation versehener Fragebogen mit dem Anschreiben und ein adressierter und vorfrankierter Umschlag für die Rücksendung des Fragebogens. Der Fragebogen

und der Rücksendeumschlag befanden sich in einem vorfrankierten Umschlag, der ebenfalls mit der Patientenidentifikation versehen war. In den Kliniken wurden anhand dieser Patientenidentifikation in dem für das Projekt angelegten Ordner mit den Originalerhebungsbögen die dazugehörigen Namen und Adressen der Patientinnen und Patienten ermittelt, auf den Briefumschlag mit den Unterlagen übertragen und postalisch versendet.

Als Absender der Patientennachbefragung trat die Klinik auf, in der die Patientinnen und Patienten zuletzt im Rahmen der Versorgung ihres Schädel-Hirn-Traumas behandelt wurden.

3.5.3 Telefonische Patientennachbefragung

Zur Erreichung der Repräsentativität und eines Rücklaufs von mindestens 60 % war als weiterführende Maßnahme ein Konzept der zielgerichteten telefonischen Patientennachbefragung ausgearbeitet worden und zur Anwendung gekommen (siehe 4.5.3).

Als Basis des Interviews diente der standardisierte Fragebogen aus 3.5.2. Außerdem wurde zu jeder Patientin und jedem Patienten, mit denen telefonisch Kontakt aufgenommen wurde, ein Protokoll angelegt, aus dem ersichtlich wurde, wann und wie oft versucht wurde, telefonisch Kontakt aufzunehmen, mit wem gesprochen wurde, ob an der telefonischen Patientennachbefragung teilgenommen wurde und wie lang die Gespräche etwa gedauert haben. Das ZQ unterstützte die „Kümmerer" in den Kliniken mit Listen von ausgewählten (Zufallsprinzip) Patientinnen und Patienten ohne schriftliche Beantwortung der Nachbefragung, um die erwähnte Repräsentativität zu erreichen.

Die die telefonische Patientennachbefragung durchführenden Personen wurden vorab informiert, geschult und erhielten einen Gesprächsleitfaden. Aus diesem Gesprächsleitfaden ging unter anderem hervor, dass die Befragung bei Zustimmung auch mit den telefonisch erreichten Angehörigen durchgeführt werden kann, bei allen minderjährigen Patientinnen und Patienten mit den Erziehungsberechtigten durchgeführt werden muss, und dass bei jeder Patientin und jedem Patienten maximal sechsmal an verschiedenen Tagen zu verschiedenen Uhrzeiten ein telefonischer Kontaktierungsversuch unternommen werden soll. Die Unterlagen der telefonischen Patientennachbefragung wurden monatsweise gesammelt an das ZQ zurückgeschickt.

3.5.4 Datenschutz

Unter Beibehaltung des Verfahrens der Pseudonymisierung ist die Patientennachbefragung als elementarer Bestandteil des Projektes von den Datenschützern genehmigt worden.

Aus Datenschutzgründen dürfen Mitarbeiter des ZQ, zumal wenn diese direkt an dem Projekt mitwirken, die Namen, Adressen und Telefonnummern der Patientinnen und Patienten nicht erfahren. Dieses Problem tritt nicht bei der schriftlichen Patientennachbefragung auf, aber erstmals bei der telefonischen Patientennachbefragung. Als unbedingt einzuhaltende Regelung

wurde von den Datenschützern auferlegt, dass eine externe Person die telefonische Patientennachbefragung in einem Krankenhaus nur ausführen darf, wenn sie nicht im ZQ oder an dem Projekt im ZQ mitarbeitet, mit den hauseigenen Datenschutzbestimmungen vertraut gemacht und zur Schweigepflicht von dem Krankenhaus verpflichtet wird.

3.6 Projektmanagement

Die Aufgabe des Projektmanagements übernahm das ZQ in Abstimmung mit den Diskussionsergebnissen und den Beschlüssen des Beirates. Zeitlich gliederte sich das Projekt in vier aufeinanderfolgende, teilweise sich überschneidende Phasen. Das ZQ lenkte das Projekt mittels (halb)jährlich mit dem SHV-Beirat abgestimmter Projektpläne (siehe Abbildung 4 als Beispiel).

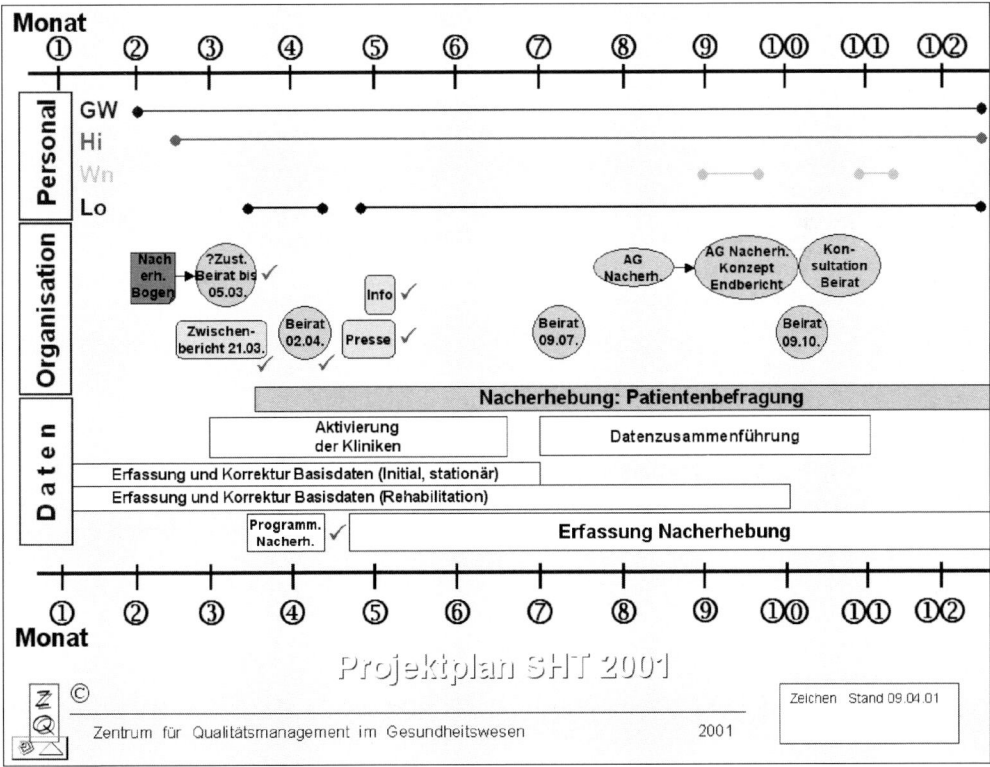

Abbildung 4. Projektplan des Projektes SHT.

3.6.1 Vorbereitung des Projektes

Im Jahr 1999 fanden insgesamt fünf Arbeitsgruppensitzungen statt, wobei in der fünften Sitzung der Beirat konstituiert wurde. Die Hauptarbeiten für das ZQ waren (in Zusammenarbeit mit der Arbeitsgruppe/des Beirats) dabei:

– Erarbeitung des Projektkonzeptes,

– wissenschaftliche Recherchen,

– Erstellung der Erhebungsinstrumente,

– Entwicklung einer EDV-gestützten Datenerfassung,

– Anfertigung eines Plausibilitätskataloges,

– Erstellung eines Anwendungsmanuals,

– Entwicklung des Ablaufkonzeptes,

– Anzeigen des Projektes vor Ethikkommission und zuständigen Datenschutzbeauftragten zur Genehmigung,

– Rekrutierung der Krankenhäuser und medizinischen Fachabteilungen mit Benennung des „Kümmerers",

– Information, Schulung und Anweisung des in den Krankenhäusern beteiligten Personals,

– Prätestung der Erhebungsinstrumente mit Korrekturen.

3.6.2 Basisdatenerfassung in den teilnehmenden Krankenhäusern und Abteilungen

In den Jahren 2000 (Projektbeginn 01.01.2000) und 2001 bestand die Hauptprojektphase entsprechend der Planung aus der Basisdatenerfassung. Dazu wurden nachfolgende Aufgaben erledigt:

– Basisdatenerfassung der SHT-Patienten und ihrer initialen Versorgung durch die teilnehmenden Krankenhäuser und medizinischen Abteilungen,

– Datenspeicherung, Prüfung auf Plausibilität, gegebenenfalls Einforderung von Korrekturen (ZQ),

– Durchführung von Korrekturen und Nacherfassung, Ermittlung der Vollzähligkeit (ZQ),

– Prüfung auf Vollständigkeit und Vollzähligkeit mit gegebenenfalls Anforderung von Nacherfassungen (ZQ),

– regelmäßige Kontaktaufnahmen mit den „Kümmerern" (ZQ, SHT-Beirat),

– intensive Prüfung in den Rehabilitationskliniken auf etwaige Behandlung von in Frage kommenden Patientinnen und Patienten aus den Modellregionen (ZQ),

– Durchführung von (sechs) Beiratssitzungen, von denen zwei Sitzungen bereits die Patientennachbefragung vorbereiteten (ZQ, SHT-Beirat),

– Erstellung eines Zwischenberichts nach einer Projektlaufzeit von sechs Monaten im Hinblick auf den Endbericht. Zwischenbericht mit einer kurzen Darstellung des Projekts, dessen Ablauf und einem ausführlichen deskriptiven Ergebnisteil. Zusätzlich wurde eine kurze klinikeigene Statistik zur Mitteilung an die teilnehmenden Krankenhäuser und medizinischen Abteilungen angefertigt (ZQ, SHT-Beirat),

– Durchführung zahlreicher aktueller Zwischenauswertungen für Vorträge auf internationalen Kongressen und Fachtagungen (ZQ für Beiratsmitglieder),

– Öffentlichkeitsarbeit mit Pressemitteilungen, erste Veröffentlichungen mit Informationscharakter (ZQ, SHT-Beirat).

3.6.3 Patientennachbefragung

Die zweite Phase des Projektes war nach Projektplan für die Durchführung der Nachbefragung ein Jahr nach dem Unfall mit einem SHT und der Vorbereitung der Auswertung vorgesehen. Als Aufgaben waren dazu festgelegt:

– Abschluss der Basisdatenerfassung (Vollzähligkeit, Zusammenführung) (ZQ),

– Festlegung der Nachbefragungsmethodik (ZQ, SHT-Beirat),

– Versendung der Unterlagen für die schriftliche Patientennachbefragung (Krankenhäuser, ZQ),

– teilweise Durchführung einer telefonischen Nachbefragung (bei Bedarf) (Krankenhäuser, ZQ),

– Datenspeicherung, Rücklaufkontrolle, Durchführung von Testverfahren zur Rücklauferhöhung (ZQ),

– Durchführung von (weiteren sechs) Beiratssitzungen mit Diskussion des Abschlusses der Basiserfassung und Vorbereitung der Abschlussauswertung (= 2) (ZQ, SHT-Beirat).

3.6.4 Auswertungsphase

Die abschließende Projektphase (bis 31.12.2002) diente dem Abschluss der Datenerhebungen und der Auswertung der Ergebnisse

– Abschluss Basisdatenerhebung (inklusive Korrekturen) (ZQ),

– Abschluss der Nachbefragung (ZQ, Krankenhäuser),

– Zusammenführung der vorhandenen Datensätze (ZQ),

– Entwicklung eines Auswertungskonzeptes (ZQ, SHT-Beirat),

– Erstellung des Abschlussberichts (ZQ, SHT-Beirat),

– Durchführung von Beiratssitzungen (ZQ, SHT-Beirat).

Änderung des ursprünglichen Projektplans über den 21.12.2002 hinaus:

Das in größerem Umfang als erwartet erhobene Datenmaterial erforderte zum einen erheblich höhere primäre Datenaufbereitungen, lieferte zum anderen schon bei den ersten Auswertungen so ergiebige Aussagen, dass für einzelne Fragestellungen erneute stichprobenweise nachträgliche Datenergänzungen und -validierungen (Nachfragen in den Krankenhäusern) für erweiterte Fragen erforderlich waren und mittels Sonderanalysen erste Ergebnisse und Zahlen schon auf Kongressen präsentiert und für Gremien zur Verfügung gestellt wurden. Als Konsequenz fasste der SHT-Beirat im August 2002 den Beschluss, den Endbericht zum Projekt als Buch zu publizieren. Dazu wurde eine Gliederung mit Aufgabenzuordnungen für verschiedene Autoren festgelegt, die in Zusammenarbeit mit dem ZQ (Auswertung) abgearbeitet werden sollten. Parallel wurden einzelne Ergebnisse auch weiterhin schon veröffentlicht (siehe 4.6).

4 Kommentar und Bewertung des Projektes

Nachfolgend werden die Unterkapitel aus dem Kapitel 3 mit dem Konzept und der Projektmethodik hinsichtlich ihrer während der konkreten Projektdurchführung zu Tage getretenen Vor- und Nachteile kommentiert und bewertet. Die Kernaussagen sind in den Unterkapiteln 4.1.2, 4.4 und 4.6.4 zusammengefasst zu finden.

4.1 Projektentwicklung

4.1.1 Hintergründe für das Projekt

Der Projektverlauf und die ersten Ergebnisse, die mittels erster Sonderauswertungen schon während des laufenden Projekts auf Kongressen und vor Expertengremien national und international verbreitet wurden, belegen nachhaltig den Bedarf an umfassenden und validen Daten zur Epidemiologie und zur Versorgung der SHV, also die Initiierung der vorliegenden Studie. Gleichzeitig zeigt die Durchführung der Datenerhebung schon den enormen Aufwand einer derartigen flächendeckenden Vollerhebung, die heutzutage mit einer zunehmenden Dokumentationsflut in den Krankenhäusern in diesem Umfang und in dieser Form neben der Routinedokumentation nicht mehr durchzuführen wäre. Somit kam sie zu dem Zeitpunkt 2000–2002 gerade noch rechtzeitig.

4.1.2 Zielsetzungen des Projektes

Die Zielsetzungen bezüglich der Epidemiologie des Schädel-Hirn-Traumas konnten mit einem großen Aufwand in den Krankenhäusern und der logistischen und personellen Unterstützung

durch das ZQ bei der Datenerhebung (siehe auch 4.4.2) mit einer Vollzähligkeit von ca. 97 % sehr erfolgreich erreicht werden. Auch konnten Versorgungsketten einrichtungsübergreifend mittels Datenzusammenführung gut abgebildet werden. Die Ableitung von Verbesserungspotenzialen hinsichtlich der Versorgung in einzelnen Einrichtungen der Modellregionen gelang dagegen nur in geringem Maß. Dies mag an etablierten regionalen Rettungs-, Zuweisungs- und Kooperationsstrukturen liegen, die eine Differenzierung auf Einrichtungsebene nur unzureichend zulassen. In einzelnen Bereichen wie der Frührehabilitation (siehe 6.8) konnten derartige Strukturen unterschiedlichen (Qualitäts)Managements herausgearbeitet werden.

Für ein Routinedokumentationsverfahren für Schädel-Hirn-Verletzungen muss eine präzisere Gewichtung und Strukturierung der Erhebung hinsichtlich einer Registerfunktion zur Beschreibung epidemiologischer Zusammenhänge mit dem Rückschluss auf erforderliche Versorgungsstrukturen und/oder hinsichtlich einer Darstellung von Versorgungsprozessen zur Optimierung von Prozessen und Strukturen im Rahmen eines (Qualitäts)Managements erfolgen. Sowohl die Anforderungen an eine Registerfunktion als auch die Anforderungen an eine Darstellung der klinischen Versorgung im Sinne eines (Qualitäts)Managements müssen abgestimmt geklärt werden. Aus diesen Anforderungen an die Zielsetzung resultieren inhaltliche, methodische, organisatorische und finanzielle Konsequenzen für das Projektdesign. Inhaltliche Berücksichtigung mit einer präziseren Untersuchung sollten auch bisherige Ergebnisse aus dem Projekt finden, wie z. B. die hohe Rate an Selbsteinweisungen und der hohe Anteil an Kindern.

Neben einer inhaltlich zielgerichteten Strukturierung ist eine operative Umsetzung nur auf der Basis einer etablierten IT-Infrastruktur mit Applikationen möglich, die in die Arbeitsabläufe der Krankenhäuser integriert sind. Eine papierbasierte und dann noch einrichtungsübergreifende Dokumentation von Versorgungsverläufen ist nicht mehr zu realisieren. Hier werden die Entwicklungen, die mit der Einführung der elektronischen Gesundheitskarte (eGK) und von elektronischen Patientenakten in den nächsten Jahren in den Krankenhäusern Einzug halten werden, auch neue Möglichkeiten für weitergehende Untersuchungen als die vorliegende Studie liefern. Der Erfolg bei der Datenerhebung für diese Studie ist primär durch persönliches Engagement in den Krankenhäusern und aus dem Projekt heraus (ZQ, SHT-Beirat) erzielt worden; das wäre nicht aus der Krankenhausroutine zu leisten gewesen.

Das Ziel der Vereinheitlichung der Dokumentation von Schädel-Hirn-Verletzungen ist in Ansätzen gelungen. Jedoch zeigt die nur geringe Verwendung etablierter und valider Bewertungsscores für das SHT diesbezüglich einen hohen Schulungsbedarf, der allein durch Projektinformation und -schulung nicht zu leisten ist. Hierzu sind im Rahmen der ärztlichen Aus-, Fort- und Weiterbildung entsprechende Aktivitäten zu starten, damit diese zum Alltag der Versorgung werden (siehe auch 4.3.2).

4.1.3 Leitung und Lenkung des Projektes

Die Projektkonstruktion mit einem interdisziplinär zusammengesetzten Beirat, der nicht nur beratendes Gremium war, sondern auch inhaltlich arbeitete und das Projekt in Abstimmung mit der Projektzentrale, dem ZQ, welches das Projektmanagement in der Hand hielt, durchführte, hat sich als äußerst konstruktiv erwiesen und zu Ergebnissen und Mehrleistungen, inklusive ziel- und bedarfsgerechter Projektmodifikationen/-erweiterungen geführt, die in der ursprünglichen Projektplanung nicht vorgesehen waren.

4.2 Projektbeschreibung

4.2.1 Projekttyp

Zum Projektansatz eines gemischten Projekttyps und seiner Ergebnisse/Zielerreichung siehe Unterkapitel 4.1.2.

4.2.2 Modellregionen

Die Versorgung in den beiden Modellregionen kann zu einem extrem hohen Prozentsatz von ca. 97 % erfasst werden. Lediglich drei Krankenhäuser lieferten keine Verlaufsdokumentationen, aber immerhin näherungsweise die Anzahl ihrer versorgten SHT-Patienten für den 12-monatigen Studienzeitraum. In Kapitel 6.1 zur Epidemiologie des SHT werden die zugehörigen Einzugsgebiete dieser Häuser herausgerechnet. Allerdings handelt es sich jeweils um kleinere Krankenhäuser mit nur wenigen Patienten.

Der Vergleich der beiden Modellregionen Hannover und Münster zeigt in Kapitel 6.3 nur wenige Unterschiede (siehe auch 4.1.2 mit Strukturen der Versorgung), die man bei einer überwiegend städtischen und einer mehr ländlichen Region erwartet hatte. Bei allen Auswertungen wurde jeweils diese Differenzierung vorgenommen und bei relevanten Ergebnissen entsprechend ausgewiesen (z. B. Kapitel 6.4 „Unfallmechanismen" und 6.8 „Rehabilitation"). Auch die separate Analyse der Versorgung in der extra hinzugenommenen Region um Celle im Nordosten der Region Hannover, als rein ländlicher Raum, zeigte keine generellen Auffälligkeiten, zumal die schweren SHT-Fälle durch das Hubschrauberrettungssystem überwiegend direkt in die großen Fachkliniken nach Hannover transportiert wurden.

Ein weiteres, vom Projekt mit Interesse erwartetes Phänomen, die Expo 2000 in Hannover, lieferte für die betroffenen Krankenhäuser keine zusätzlichen Erkenntnisse.

4.2.3 Beteiligte Kliniken und Abteilungen

Von insgesamt 16 Krankenhäusern der Modellregion Hannover nahmen 15 an dem Projekt teil; das eine nicht an dem Projekt teilnehmende

Krankenhaus befand sich im Landkreis Hannover. Von insgesamt 16 Krankenhäusern der Modellregion Münster nahmen 14 an dem Projekt teil; die zwei nicht an dem Projekt teilnehmenden Krankenhäuser befanden sich im Umland von Münster. Als Begründungen für die Nichtteilnahme der drei Krankenhäuser an dem Projekt wurden der mit dem Projekt verbundene Arbeitsaufwand und Bedenken bezüglich der Einhaltung hausinterner Datenschutzbestimmungen genannt. Letzteres führte auch zur Ablehnung einer angebotenen externen Unterstützung durch das Projekt.

Hilfreich zur Einbindung der Krankenhäuser in die Studie waren zwei größere Informationsveranstaltungen schon unmittelbar vor dem eigentlichen Projektstart Ende 1999 in Hannover und in Münster. Es wurden Informationen zum Projekt, seinem Ablauf und vor allem zu den Aufgaben und deren Organisation in den Kliniken geliefert, zu der von jeder über das interne Klinikverzeichnis identifizierten Abteilung die Leitung bzw. ein Vertreter eingeladen wurden.

Die potenziellen Rehabilitationskliniken wurden alle schriftlich und mit einem anschließenden Telefonat über die Inhalte und Ziele des Projektes und vor allem über die Aufgaben und deren Organisation in den Kliniken informiert. Eine Teilnahme an dem Projekt sagten alle 28 Kliniken zu. Eine Dokumentation von Patienten fand schließlich in insgesamt elf Kliniken statt; auf Rückfrage ergab sich aber, dass in den anderen 17 Rehabilitationskliniken in dem entsprechenden Zeitraum keine Patienten der entsprechenden Zielpopulation behandelt worden waren.

Nach Beendigung der Phase der Dokumentation von Patienten wurden aufgrund der doch geringen Zahl von Patienten mit einer anschließenden stationären Rehabilitationsmaßnahme sicherheitshalber noch weitere Rehabilitationskliniken, vor allem im norddeutschen Raum, über ein Klinikverzeichnis identifiziert, in denen eine Versorgung von Patienten aus den Projektregionen denkbar war. Eine telefonische Kontaktaufnahme zu insgesamt 18 weiteren Rehabilitationskliniken ergab aber nach einer klinikinternen Prüfung, dass in dem entsprechenden Zeitraum keine Patienten der entsprechenden Zielpopulation behandelt worden waren.

ren. Somit kann auch von einem äußerst hohen Erfassungsgrad für die stationäre Rehabilitation ausgegangen werden.

4.2.4 Zielpopulation

Die Festlegung der Einschlusskriterien für die Studie ist mit den Symptomen und den ICD-Codes zwar sehr präzise, dennoch führten die sorgfältigen Kontrollen in der Datenzentrale ZQ zu einem nachträglichen Ausschluss mehrerer Patienten aufgrund nicht eingehaltener Einschlusskriterien. Hier wurde von den Dokumentierenden in den Krankenhäusern eine noch klarere Beschreibung der klinischen Einschlusskriterien, am besten mit expliziten Items auf den Dokumentationsbögen zur Angabe und schnellen Überprüfung, gewünscht. Mittels (gezielter) Zusatzinformationen und Schulungen durch das ZQ konnte die Zahl der „Fehlerfassungen" im Projektverlauf deutlich reduziert werden

Aufgrund von Startschwierigkeiten in einigen Krankenhäusern wurde die Rekrutierungsphase für alle Kliniken auf 13 Monate bis zum 31. März 2001 ausgedehnt. Somit konnte bei Bedarf entsprechend flexibel angepasst werden.

4.3 Datenbasis

4.3.1 Erhebungsinstrumente

Anmerkung zur papierbasierten Erfassung und hinsichtlich der Routinedokumentation siehe 4.1.2.

Aufbau und Inhalte der Erhebungsinstrumente

Die papierbasierte Erfassung machte die Dokumentation einzelner Parameter mittels Schlüsseln teilweise recht umständlich. Mit der Komprimierung auf jeweils ein Dokumentationsblatt wurde auf eine Komplettdokumentation des SHT verzichtet, wodurch bei komplexeren Unfällen die Dokumentierenden beklagten, diese aus ihrer Sicht nicht adäquat dokumentieren zu können. Bei der abschließenden Auswertung durch das Projekt (ZQ) wurden zum Teil für diese Fälle bei einzelnen interessanten Fragestellungen stichprobenweise nachträglich Zusatzdokumentationen/-analysen vorgenommen (siehe 3.6.4). Dieser nachträgliche Arbeitsaufwand (zielgerichtet) steht aber in keinem Verhältnis zum Aufwand bei noch umfangreicheren Dokumentationsbögen, die dann für alle Patienten hätten bearbeitet werden müssen. Eine Alternative hätten unterschiedliche Dokumentationsbögen für leichte und mittelgradige oder schwere SHT-Fälle sein können. Mit einer IT-Lösung wäre dies leicht umzusetzen, bei der gewählten Papierlösung hätten noch mehr Dokumentationsbögen zu größeren Problemen bei der Vollzähligkeit und Zuordnung von Patientenverläufen geführt.

Erhebungsinstrument „Initialversorgung"

Siehe 4.3.1.

Erhebungsinstrument „Stationäre Versorgung, Akutklinik"

Siehe 4.3.1.

Erhebungsinstrument „Rehabilitation"

Siehe 4.3.1.

Für die Rehabilitation zeigte sich bei den Auswertungen, dass die Komprimierung des Bogens eine Analyse der einzelnen Rehabilitationsphasen B bis D im Detail nicht zuließ. Eine derartige detaillierte phasenweise Dokumentation wurde von den Kliniken allerdings in dieser Form auch als nicht machbar bezeichnet. Auch hier kann nur eine zukünftige routinemäßige elektronische Dokumentation Abhilfe schaffen.

Für die Frührehabilitation konnte aushilfsweise eine Auswertung auf dem Kollektiv der Patienten mit einem Dokumentationsabschluss nach Phase B durchgeführt werden (siehe 6.8.3).

4.3.2 Skalen- und Scoresysteme

Die verwendeten Scores erweisen sich in der Studie in der klinischen Anwendung als nicht so verbreitet, wie vorher angenommen (siehe auch 4.1.2). In einem elektronischen Dokumentationssystem könnte eine gut strukturierte Abfrage der Parameter, die in die Bestimmung der Scores

einfließen, d. h., die Abfrage ihrer Ausprägungen, könnte mit einer anschließenden automatischen Score-Berechnung durch das System zu einer Verbesserung beitragen. Der in 4.1.2 schon aufgeführte erforderliche Schulungsbedarf würde damit allerdings nicht überflüssig.

Glasgow-Koma-Skala
(GKS; Glasgow Coma Scale, GCS)

Die Glasgow-Koma-Skala wird nur in zwischen ca. 40 % und ca. 60 % der Fälle zu den verschiedenen Zeitpunkten der Versorgung von den Ärzten erhoben und dokumentiert. Am häufigsten wird eine Beurteilung mittels dieser Skala bei der initialen Versorgung in der Akutklinik vorgenommen (~ 56 %). Am Unfallort, bei Aufnahme auf eine Intensivstation, Aufnahme und Entlassung auf eine Normalstation sowie bei der Aufnahme zur stationären Rehabilitation liegt dieser Anteil zum Teil noch deutlich darunter. Diese niedrigen Raten führen bei allen Fragestellungen mit Korrelationen zum Schweregrad des SHT zu einem hohen Verlust an sonst dokumentierten Fällen.

Nach Diskussion wurde im SHT-Beirat als Alternative die Berechnung eines GCS-Wertes mittels anderer dokumentierter Befundparameter erarbeitet. Dazu wurde für die Initialversorgung in der Akutklinik als Näherungsversuch der nachfolgende Algorithmus festgelegt.

Berechneter Schweregrad (SGR), falls kein GCS vorhanden:

– Leichtes SHT – GCS 13–15 Punkte – bewusstseinsklar

– Mittleres SHT – GCS 8–12 Punkte – bewusstseinsgetrübt

– Schweres SHT – GCS 3–8 Punkte – bewusstlos = komatös

Damit ergeben sich die in der Tabelle 1 dargestellten Verteilungen.

Trotz der nahezu alleinigen Berücksichtigung der Bewusstseinslage kann mit dem berechneten Schweregrad der Anteil der fehlenden Angaben auf unter 5 % gesenkt werden.

Die Anteile leichter und schwerer SHT sind für beide Bewertungsmaßstäbe von der Größenord-

Tabelle 1. Glasgow-Koma-Skala (GCS) und berechneter SHT-Schweregrad (SGR).

SHT-Schweregrad	GCS			SGR		
	absolut	%	% gültig	absolut	%	% gültig
Leichtes SHT	3395	50,1	90,9	5635	83,1	86,5
Mittleres SHT	145	2,1	3,9	582	8,6	8,9
Schweres SHT	196	2,9	5,2	301	4,4	4,6
Ohne Angabe	3047	44,9		265	3,9	
Gesamt	6783	100,0		6783	100,0	

nung her nahezu gleich. Der deutliche Anstieg der mittleren SHT ist im Wesentlichen durch die „unscharfe" Bezeichnung einer getrübten Bewusstseinslage erklärt. Eine stichprobenartige Nachfrage in einigen Krankenhäusern zu diesen Fällen zeigte, dass häufig auch eine zeitweise „Verwirrtheit", „Apathie" oder ein „kurzes Schock-ähnliches Verhalten" unmittelbar nach dem Unfall hiermit dokumentiert wurde, insgesamt aber das SHT eher als leicht eingestuft wurde. Somit können beide Verteilungen von der Größenordnung insgesamt als gleich eingestuft werden. Da zahlreiche weitere Analysen gleiche Ergebnisse lieferten, wurde im Beirat entschieden, für das Buch alle schweregrad-korrelierten Ergebnisse mit der geringeren Zahl der Fälle mit vorhandener dokumentierter GCS zu berechnen und darzustellen. Gleichzeitig werden die Aussagen mit dem berechneten Schweregrad überprüft. In den Kapiteln 5 und 6 wird entsprechend darauf verwiesen.

Injury Severity Score (ISS)

Der ISS wird nur für 27 (0,4 %) SHT-Patienten während der Initialversorgung in der Akutklinik dokumentiert. Eine Berechnung aus anderen dokumentierten Befundparametern wird wegen der Unspezifität dieser Parameter, wie beispielsweise zusätzlich verletzter Körperbereich, aber ohne Art und Schwere dieser Verletzung, nicht vorgenommen und auch die ICD-Codes erlauben ebenfalls wenig Rückschluss. Damit wird der ISS nicht ausgewertet.

Koma-Remissions-Skala (KRS)

Die Koma-Remissions-Skala wird während der akut-stationären Versorgung, selbst bei der Ent-

lassung, so gut wie nie zur Beurteilung des (Entlassungs)Status herangezogen. Lediglich in 1,3 % der stationären Fälle (69 Patienten) findet sie Anwendung.

In der stationären Rehabilitation wird in mehr als zwei Drittel der Fälle die KRS zur Einschätzung des Status bei Aufnahme verwendet. Gerade in dieser Übergangssituation wäre eine breite Nutzung der KRS zur Bewertung in beiden Einrichtungen für eine kontinuierliche Therapie wünschenswert. Es muss also Schulungsbedarf in den Akutkliniken festgestellt werden.

Funktionaler Selbstständigkeitsindex (FIM)

Auch der FIM wird in den Akutkliniken so gut wie gar nicht verwendet (0,3 %). Auch in den Rehabilitationskliniken wird er nahezu ausschließlich in nur einer großen Einrichtung erhoben.

Frühreha-Barthel-Index (FRB)

Der Frühreha-Barthel-Index ist in der stationären Rehabilitation ein etabliertes Bewertungsinstrument (80 % Verwendung bei Aufnahme und 75 % bei Entlassung) und kann somit bei den Auswertungen herangezogen werden (siehe 6.8).

Glasgow-Outcome-Skala (GOS)

Die Glasgow-Outcome-Skala wird für 70 % der Fälle bei Entlassung aus der stationären Rehabilitation erhoben. Diese doch recht hohe Rate wird aber nahezu ausschließlich durch die konsequente Anwendung in den beiden Rehabilitationszentren der Region Hannover und in Münster bewirkt.

Disability Rating Scale (DRS)

Auch diese Skala wird zwar in 63 % aller stationären Rehabilitationsfälle verwendet, jedoch wird dieser Effekt nahezu ausschließlich durch ein großes Rehabilitationszentrum hervorgerufen. In den anderen stationären Rehabilitationseinrichtungen ist diese Skala so gut wie unbekannt.

4.4 Datenmanagement

Die Erfahrungen aus dem Projekt lassen sich dahingehend zusammenfassen, dass zukünftige Studien oder eine Routinedokumentation ohne eine ausgereifte elektronische Datenerhebung und -erfassung der Daten vor Ort in den Krankenhäusern nicht durchführbar sein werden.

Neben einer präzisen Definition von Fragestellung und Zielsetzung des Projektes, welche die Ausgestaltung des Dokumentationsinstrumentes vorgeben, sind eine Standardisierung des Dokumentationsinstrumentes, eine kontinuierliche Schulung im Umgang mit dem Dokumentationsinstrument vorab und begleitend, eine EDV-gestützte Dokumentation mit gleichzeitig eingebauter Plausibilitätsüberprüfung (online vor Ort) und die Integration des Dokumentationsinstrumentes in Routineabläufe (Workflow) als primäre Anforderungen an das Dokumentationssystem zu stellen. Stichprobenartige Audits vor Ort zur Dokumentationsqualität können eine weitere Maßnahme sein.

Solange keine gesetzliche Regelung zur Dokumentation besteht, muss ein den nationalen und/oder lokalen Gegebenheiten angepasstes Anreizsystem für eine prospektive Dokumentation über finanzielle Anreize hinaus geschaffen werden. Dazu können die Bereitstellung von zeitnahen individuellen Projektergebnissen und weitere über die Projekterfahrungen hinausgehende Leistungen wie z. B. automatische Arztbriefe und Leistungsstatistiken zur generellen Arbeitserleichterung dienen. Diese können sich zudem auch direkt auf die Qualität der Versorgung und ein (Qualitäts)Management auswirken.

Nachfolgend werden einzelne Aspekte und Erfahrungen zu dieser Thematik explizit aufgeführt und bewertet.

4.4.1 Datenfluss

Der geplante Datenfluss, basierend auf den Prinzipien und Erfahrungen aus etablierten Projekten im ZQ – Perinatal- und Neonatalerhebung, Mukoviszidose –, hat sich in der Studie prinzipiell bewährt – trotz Papier- und Verlaufsdokumentation in verschiedenen Einrichtungen. Ein generelles, schon mehrfach angesprochenes Problem war die zusätzliche Arbeitsbelastung durch die Studiendokumentation neben der Patientenversorgung. Dies führte im Projekt oft nicht zu der vorgesehenen prospektiven bzw. begleitenden Dokumentation, sondern schon primär zu einer zeitversetzten Nachdokumentation. Damit war erhöhter Aufwand für das Controlling des Datenflusses durch das ZQ aufgrund mangelnder Zeitnähe erforderlich.

4.4.2 Datenerhebung

Die schon in den Kapiteln 4.1.2 und 4.4.1 erwähnte Dokumentationsbelastung in den Krankenhäusern führte in den zahlreichen Kliniken zu einer meist retrospektiven Erhebung und zu einer Dokumentationsmüdigkeit nach den ersten Monaten, welche durch Personalfluktuation und Wechsel der „Kümmerer" verstärkt wurde. Die Projektzentrale (ZQ) konnte durch intensive Prüfungen auf Vollständigkeit und Vollzähligkeit die erforderliche Nacherhebung gezielt steuern. Teilweise erfolgte durch Vermittlung des ZQ oder des SHT-Beirats eine Nacherhebung in den Krankenhäusern durch externe Personen unter Einhaltung der Datenschutzbestimmungen (siehe dazu auch 3.5.4). Durch externe Personen dokumentierte Daten wurden entsprechend gekennzeichnet und diesbezüglich differenziert ausgewertet. Dokumentationsdefizite konnten dabei nicht aufgezeigt werden (wahrscheinlich durch adäquate Schulung ausgeglichen).

4.4.3 Datenerfassung

Um plausible valide Daten zu erhalten, sieht das Projektdesign eine zeitnahe begleitende Datenerfassung und -speicherung vor. In der Praxis zeigt sich aber doch in den Krankenhäusern die Tendenz zu einer eher retrospektiven Datenerhebung und Dokumentation über Monate. Wie unter 4.4.2 dargestellt, können dadurch bedingte Defizite mittels eines aufwändigen Datenscreenings in der Projektzentrale ZQ und entsprechender Rückmeldungen (Korrekturschleifen) aufgefangen werden. Bei den abschließenden Auswertungen zeigten sich keine relevanten Unterschiede zwischen prospektiv und retrospektiv erhobenen Daten.

4.4.4 Datenqualität

Plausibilität der Daten

Zunächst wurde in Abstimmung des ZQ mit dem SHT-Beirat ein Plausibilitätskatalog hinsichtlich der Anforderungen an die dokumentierten Daten erstellt. Eine Programmkomponente innerhalb des Datenerfassungsprogramms wurde im ZQ entwickelt, um routinemäßig mit ausreichender Transparenz die eingegangenen Daten auf ihre Plausibilität zu überprüfen. Fehlende oder nicht plausible Antworten werden vom Programm erkannt und in einem Fehlerprotokoll festgehalten (harte und weiche Plausibilitäten). Der Dokumentationsbogen geht in einem solchen Fall an die Kliniken zur Nacherfassung wichtiger Daten oder Korrektur nicht plausibler Daten zurück. Aus Dokumentationsgründen ist diese Korrektur für die ambulanten Patienten mit einem leichten Schädel-Hirn-Trauma, deren Befund in der Regel auf einer Ambulanzkarte festgehalten ist, schwieriger durchzuführen als für die stationär aufgenommenen Patienten, für die eine Patientenakte existiert.

Eine IT-basierte Erhebung der Daten in der Klinik mit einer Online-Plausibilitätsprüfung können diese zeit- und arbeitsaufwändige Korrekturschleife ersparen.

Vollständigkeit der Datensätze

Siehe 4.4.2 und 4.4.1.

Vollzähligkeit der Datensätze

Für die Vollzähligkeit der Dokumentation von in den Akutkrankenhäusern versorgten SHT-Patienten kann sicher von ca. 97 % in den Modellregionen ausgegangen werden. Um dieses zu erreichen, wurden zum Abschluss der Basisdokumentation in den Krankenhäusern durch die jeweiligen „Kümmerer" in einer zusätzlichen retrospektiven Nacherhebung in ihren Einrichtungen/Abteilungen nochmals alle verfügbaren Quellen einer möglichen Dokumentation des SHT (Ambulanzbücher, Krankenhausstatistiken, dezentrale Abteilungs-EDV-Systeme etc.) auf Schädel-Hirn-Verletzte durchsucht und für die drei nicht teilnehmenden Akut-Kliniken eine Abschätzung der dortigen Patienten (Information aus den Häusern) vorgenommen. Damit konnte schließlich der hohe Erfassungsgrad erreicht werden, wobei die fehlenden Dokumentationen in der Regel für leichte SHT-Fälle zu verzeichnen waren (siehe auch Kapitel 6.1 „Epidemiologie").

Vom Studienkonzept wurden die unmittelbar am Unfallort verstorbenen Patienten nicht erfasst und auch die Patienten, die nach vorangegangenem Unfall mit einem Schädel-Hirn-Trauma eine Arztpraxis (ambulanter Sektor) aufsuchten, wurden außer Acht gelassen. Einige Recherchen durch das Projekt zeigen aber einen eher geringen Einfluss, da im Falle des Vorliegens des Verdachtes auf eine Schädel-Hirn-Verletzung eine weitere Diagnostik eingeleitet wird, die meist in den Ambulanzen der Krankenhäuser stattfindet, und die Patienten damit über diesen Weg im Projekt erfasst werden. Bei mittelschweren bis schweren Schädel-Hirn-Verletzungen findet ohnehin eine stationäre Aufnahme zur Überwachung statt.

4.4.5 Datenschutz

Die rechtzeitige Abstimmung mit den Datenschutzbeauftragten und den Ethikkommissionen erwies sich für das Projekt als problemlos und sogar als hilfreich, da sie zu weiteren Analysen und Anregungen hinsichtlich der Projektdurchführung führte. Die Vereinbarungen wurden in die Krankenhäuser transferiert und wiederholt kommuniziert, sodass es keine Probleme gab.

Auch die Zusammenführung der einzelnen Dokumentationen zu einer gesamten Verlaufsdokumentation konnte mit der definierten Patientenidentifikation gut durchgeführt werden.

Für zukünftige Entwicklungen müssen die jeweilig geltenden internationalen (u. a. EU-Direktive), die nationalen und lokalen Bestimmungen zum Datenschutz bei der Erhebung und Verarbeitung von Patientendaten, z. B. Verfahren mit Patienteneinwilligung oder Pseudonymisierungen, berücksichtigt werden.

4.5 Patientennachbefragung

4.5.1 Erhebungsinstrumente

Eine wünschenswerte persönliche ärztliche Nachuntersuchung zur Objektivierung bestehender Beschwerden ein Jahr nach dem Unfall wird wegen des gegebenenfalls zu hohen Zeit-, Personal- und Finanzaufwandes nicht durchgeführt. Ebenso wird aufgrund eines hohen Aufwandes zur Einhaltung des Datenschutzes keine Befragung der weiterbehandelnden Hausärzte vorgenommen. Daher wird bewusst in Kauf genommen, von den Patienten eine subjektive Bewertung des Status zu erhalten.

4.5.2 Schriftliche Patientennachbefragung

Der postalische Rücklauf der Patientennachbefragung lag für alle teilnehmenden Krankenhäuser und Abteilungen für den ersten Monat bei etwas über 20 % und für den zweiten Monat bei etwas unter 20 %, wobei sich keine gravierenden Unterschiede zwischen den Krankenhäusern zeigten. Für zusätzlich etwa 0,3 % der angeschriebenen Patientinnen und Patienten lag die schriftliche oder telefonische Information vor, dass sie unbekannt verzogen oder zwischenzeitlich verstorben seien. Auf telefonische Nachfrage bei den „Kümmerern" in den Kliniken ergab sich, dass die zugestellten Unterlagen je nach Umfang spätestens innerhalb von zwei Wochen nach Erhalt vollständig herausgeschickt worden sind. Dieses Ergebnis war vom Projekt schon vorab erwartet und ein entsprechendes Alternativ-Szenario vorbereitet worden (siehe 3.5.3)

Zuerst wurden drei Vorgehensweisen zur schriftlichen Befragung angestoßen, die jeweils in zwei Krankenhäusern von den dortigen „Kümmerern" in Abstimmung durchgeführt wurden.

1. Es wurde an die Patientinnen und Patienten, von denen aus den ersten beiden Monaten noch keine Antwort im ZQ vorlag, der Erhebungsbogen ein zweites Mal versendet.

2. An die Patientinnen und Patienten, von denen aus den ersten beiden Monaten noch keine Antwort im ZQ vorlag, wurde der Erhebungsbogen ein zweites Mal zusammen mit einem ausführlichen Anschreiben zu den Zielen und den Inhalten des Projektes und der Nachbefragung mit dem nochmals ausdrücklichen Hinweis auf die Anonymität der Patientinnen und Patienten versendet.

3. Die Patientinnen und Patienten, von denen aus den ersten beiden Monaten noch keine Antwort im ZQ vorlag, wurden von den „Kümmerern" telefonisch kontaktiert und an die Patientennachbefragung erinnert.

Durch alle drei Testverfahren ließ sich der Rücklauf nur minimal steigern, sodass als vierter Testversuch die telefonische Patientennachbefragung zum Einsatz kam. Dieses wurde in einem Krankenhaus mit einer großen Patientenzahl und damit vielen Nichtantwortern getestet. Der Rücklauf aus dieser telefonischen Patientennachbefragung lag bei über 60 %.

Damit wurde im Beirat festgelegt, dass Patientinnen und Patienten, von denen nach etwa ein bis zwei Monaten nach Aussendung der Unterlagen für die schriftliche Patientennachbefragung keine Antwort im ZQ vorlag, der telefonischen Patientennachbefragung zugeführt werden sollten. Dabei wurde eine Zufallsauswahl durch das ZQ bezüglich der Repräsentativität (siehe 3.5) unter den Patienten getroffen.

4.5.3 Telefonische Patientennachbefragung

Die vorbereitete telefonische Nachbefragung konnte in den Kliniken durch umfangreiche logistische Unterstützung durch das ZQ und zum Teil durch Vermittlung/Einbindung von externen Mitarbeitern erfolgreich durchgeführt werden (siehe auch 3.5.3).

Zum einen konnte die angestrebte Rücklaufrate zeitnah mit adäquater Repräsentativität erreicht und zum anderen auch die Dokumentation durch den direkten Patientenkontakt vereinfacht werden. Bei den Auswertungen zum Projektabschluss wurden alle Analysen zur Nachbefragung zusätzlich jeweils differenziert nach schriftlicher und telefonischer Befragung vorgenommen. Es zeigten sich keine signifikanten Unterschiede.

4.5.4 Datenschutz

Die Einhaltung der datenschutzrechtlichen Regelungen erfolgte problemlos (siehe 3.5.4).

4.6 Projektmanagement

Zur Einhaltung der Projektpläne mussten durch das Projektmanagement (ZQ) in Abstimmung mit dem SHT-Beirat zahlreiche zusätzliche personelle und logistische Maßnahmen zur Unterstützung der Datenerhebung in den Krankenhäusern entwickelt und durchgeführt werden.

4.6.1 Vorbereitung des Projektes

Die Vorarbeiten liefen zielgerichtet und erfolgreich ab. Nach Ablauf der Studie muss die weit gestreute und anspruchsvolle Zielsetzung mit einer entsprechend aufwändigen Dokumentation als „zu optimistisch" in Anbetracht der Arbeitssituation in den Krankenhäusern als wichtigste Projektpartner beurteilt werden. Siehe hierzu die Anmerkungen in den verschiedenen vorangegangenen Unterkapiteln dieses Kapitels 4, insbesondere auch zur IT-Infrastruktur.

4.6.2 Basiserfassung in den teilnehmenden Krankenhäusern und Abteilungen

Siehe hierzu 4.4.

4.6.3 Patientennachbefragung

Siehe hierzu 4.5.

4.6.4 Auswertungsphase

Siehe hierzu Änderung des Projektplans in 3.6.4.

Das mit hohem Aufwand zusammengestellte Datenmaterial erweist sich bei den Auswertungen als überaus wertvoll, sodass zahlreiche Sonderauswertungen initiiert und in weiteren fünf Beiratssitzungen diskutiert werden. Diese Auswertungen machten allerdings auch einige spezielle Nachfragen in den Krankenhäusern erforderlich (Stichproben für die Interpretation der Ergebnisse). Als sehr arbeitsintensiv, für eine richtige Interpretation der Ergebnisse wichtig, sind die zahlreichen systematischen differenzierenden Parallelauswertungen für den SHT-Schweregrad, die Regionen, Retro- und Prospektiverfassung etc.

Nach der umfassenden Zusammenstellung der Ergebnisse in einem Buch als Anschlussbericht bieten sich auch nach Projektende noch weitere Analysen an (durch das ZQ). Andererseits geben einzelne Auswertungsergebnisse Anregungen zur Entwicklung und Durchführung neuer Untersuchungen; z. B. zur Lebensqualität wie QOLIBRI oder zur Ökonomie.

5 Ergebnisse

In den nachfolgenden Unterkapiteln des Ergebnisteils 5 werden die Projektergebnisse als Basisbeschreibungen aus den einzelnen Versorgungsphasen von Patienten mit einem Schädel-Hirn-Trauma zuerst deskriptiv dargestellt. Eine wertende Analyse erfolgt in den einzelnen Unterkapiteln des Kapitels 6.

Kapitel 5.1 liefert eine komprimierte Zusammenstellung zu Fallzahlen und Patienten im Projekt.

Im Kapitel 5.2 werden die Versorgung am Unfallort, Transport, Diagnostik und die Erstversorgung in der Akutklinik beschrieben.

Im nachfolgenden Kapitel 5.3 wird für die stationär weiterversorgten SHT-Patienten das durchgeführte diagnostische und therapeutische Prozedere und Management, einschließlich eines möglichen intensiv-stationären Aufenthaltes, dargestellt.

Für Patienten mit einer nachfolgenden stationären Rehabilitation werden die Behandlung und die Ergebnisse in Kapitel 5.4 zusammengefasst.

Für die in der ersten Versorgungsphase (5.2–5.4) verstorbenen SHT-Patienten folgt in Kapitel 5.5 eine detaillierte Darstellung.

Den Abschluss bilden in Kapitel 5.6 die Kerndaten aus der Nachbefragung der SHT-Patienten ein Jahr nach ihrem Unfall.

5.1 Anzahl und Demografie der Patienten im Projekt

Von den im Rahmen der Projektkonzeptionierung ermittelten 30 Akutkliniken mit ihren jeweiligen Abteilungen, die in den beiden Regionen Patienten und Patientinnen mit einem Schädel-Hirn-Trauma (SHT) versorgen, weisen 27 Einrichtungen eine komplette Dokumentation ihrer Fälle vor. Für die Region Hannover sind dies 14 von 16 Akutkrankenhäusern und für die Region Münster 14 von 16. Die Fallzahl liegt zwischen ca. 50 und ca. 700 pro Klinik.

Aus den 28 in das Projekt eingebundenen Rehabilitationskliniken, in die Patienten und Patientinnen aus den beteiligten 30 Akutkliniken überwiesen wurden, sind für den Projektzeitraum von elf Kliniken Rehabilitationsfälle gemeldet. Dabei differiert die Fallzahl für die Einrichtungen stark (1–82 Fälle).

Insgesamt ist innerhalb der 12-monatigen Projektlaufzeit (Basiserhebung) in den beiden Projektregionen für 6783 Patienten und Patientinnen ein Schädel-Hirn-Trauma dokumentiert (siehe auch Kapitel 3 und 4 zur Methodik).

Für alle 6783 Fälle liegt eine Dokumentation der Initialversorgung vor. Der Anteil der stationär versorgten Patienten und Patientinnen liegt bei 77 %, wobei der Anteil in der Region Münster mit 90,3 % deutlich höher liegt. Eine stationäre Rehabilitation ist für 3,8 % aller 6783 SHV-Patienten dokumentiert. Von ca. zwei Drittel der Patienten und Patientinnen liegen Ergebnisse aus der Nachbefragung zum Status ein Jahr nach dem Unfall vor (Tabelle 2).

Auf der Basis dieser Dokumentationen können die in Tabelle 3 beschriebenen Verläufe der medizinischen Versorgung für nachfolgende Analysen herangezogen werden.

Mittels der Nachbefragung der Patienten und Patientinnen zu ihrem Gesundheitsstatus und ihrer Lebenssituation ein Jahr nach dem Unfall sind zusätzlich zu den 4307 antwortenden Lebenden insgesamt 146 nach der Entlassung Verstorbene dokumentiert. Eine detailliertere Beschreibung findet sich in Kapitel 5.5. Weitere sechs Patienten befinden sich zum Zeitpunkt der Nachbefragung noch in der stationären Rehabilitation. Somit ist zusammen mit den 66 schon während der ersten Versorgungsphase Verstorbenen für 4525 SHT-Patienten (66,7 %) der Status ein Jahr nach dem Unfall bekannt (Abbildung 5).

Mit 3958 (58,4 %) erleiden deutlich mehr Männer einen Unfall mit einem Schädel-Hirn-Trauma als Frauen (41,6 %). Es finden sich bzgl. dieser Verteilung keine Unterschiede zwischen den beiden Regionen Hannover und Münster.

Bei der Betrachtung der Altersverteilung zeigt sich ein erhöhter Anteil von Kindern im Vorschulalter unter sechs Jahren (12,7 %) sowie der Altersgruppe zwischen 25 und 45 Jahren (11,0 %) und den älteren Jahrgängen über 75 Jahre (10,8 %) im Vergleich zu den anderen Altersklassen (7–9 %).

In Abhängigkeit vom Geschlecht zeigt sich ein um jeweils bis zu vier Prozentpunkte erhöhter Anteil an männlichen Patienten in den Altersklassen zwischen 16 und 55 Jahren. Von den weiblichen Patienten finden sich 18,5 % in der Altersklasse „älter als 75 Jahre", von den männlichen Patienten dagegen nur 5,3 % (Abbildung 6).

5.2 Ergebnisse aus der Initialversorgung

5.2.1 Patienten in der Initialversorgung

Von allen 6783 Patienten liegt eine Dokumentation der Initialversorgung vor.

Die Zusammensetzung der Patienten bezüglich Geschlecht und Alter ist in dem vorangehenden Kapitel 5.1 dargestellt.

In allen Dokumentationsbögen wird kontinuierlich die Glasgow-Koma-Skala (engl. Glasgow Coma Scale, kurz: GCS) erfragt. Die GCS ist in Kapitel 3 dargestellt und dient der schnellen Einschätzung des Schweregrades eines Schädel-Hirn-Traumas. Im Laufe des gesamten Versorgungsweges wird die GCS am häufigsten im Rahmen der Initialversorgung in einer Klinik dokumentiert. Allerdings fehlt eine GCS-Angabe auch hier bei 44,9 % von allen 6783 Patienten, wobei darunter 101 narkotisierte Patienten zu finden sind. Zum Umgang mit den fehlenden GCS-Werten sei auf die Diskussion in Kapitel

Tabelle 2. Anzahl der Dokumentationen für die Regionen Hannover und Münster.

	Hannover	Münster	Gesamt
Initialversorgung (alle Patienten)	4643 (100,0 %)	2140 (100,0 %)	6783 (100,0 %)
Stationäre Versorgung	3289 (70,8 %)	1932 (90,3 %)	5221 (77,0 %)
Rehabilitation	142 (3,1 %)	116 (5,4 %)	258 (3,8 %)
Nachbefragung (nach einem Jahr)	3106 (66,9 %)	1201 (56,1 %)	4307 (63,5 %)

Tabelle 3. Versorgungsverläufe in den Regionen Hannover und Münster.

Dokumentationsstand	Hannover	Münster	Gesamt
Nur Initialversorgung	1354 (29,1 %)	208 (9,7 %)	1562 (23,0 %)
Initialversorgung und stationäre Versorgung	3147 (67,8 %)	1816 (84,9 %)	4963 (73,2 %)
Initiale und stationäre Versorgung und stationäre Rehabilitation	142 (3,1 %)	116 (5,4 %)	258 (3,8 %)

4.3.2 verwiesen. In der Tabelle 4 ist für alle 6783 Patienten die Verteilung der SHT-Schweregrade laut GCS-Wert, der im Rahmen der Initialversorgung in einer Klinik erhoben wurde, angegeben. Dabei liegt in über 90 % der Fälle ein leichtes Schädel-Hirn-Trauma vor. Dieses Verteilungsverhältnis wird bei der Verwendung des berechneten SHT-Schweregrades (siehe Kapitel 3 und 4) bestätigt. Ein geringer prozentualer Rückgang der leichten und auch der schweren Fälle führt zu einem stärkeren Anteil der mittelschweren Fälle bei nur 5 % fehlenden Angaben.

In Bezug auf das Geschlecht zeigt sich, dass Männer von einem mittleren oder schweren Schädel-Hirn-Trauma häufiger (10,7 %) betroffen sind als Frauen (6,3 %) (Tabelle 5). Der Anteil an Männern und Frauen, bei denen eine GCS-Angabe fehlt, liegt in beiden Gruppen gleich hoch bei etwa 45 %. In Bezug auf das Al-

Tabelle 4. SHT-Schweregrad laut GCS-Angabe in der Klinik (n = 6783).

SHT-Schweregrad	n	% gültig
Leichtes SHT	3395	90,9
Mittleres SHT	145	3,9
Schweres SHT	191	5,2
GCS gesamt	3731	100,0
Patient narkotisiert	101	
Ohne GCS-Angabe	2951	
Gesamt	6783	

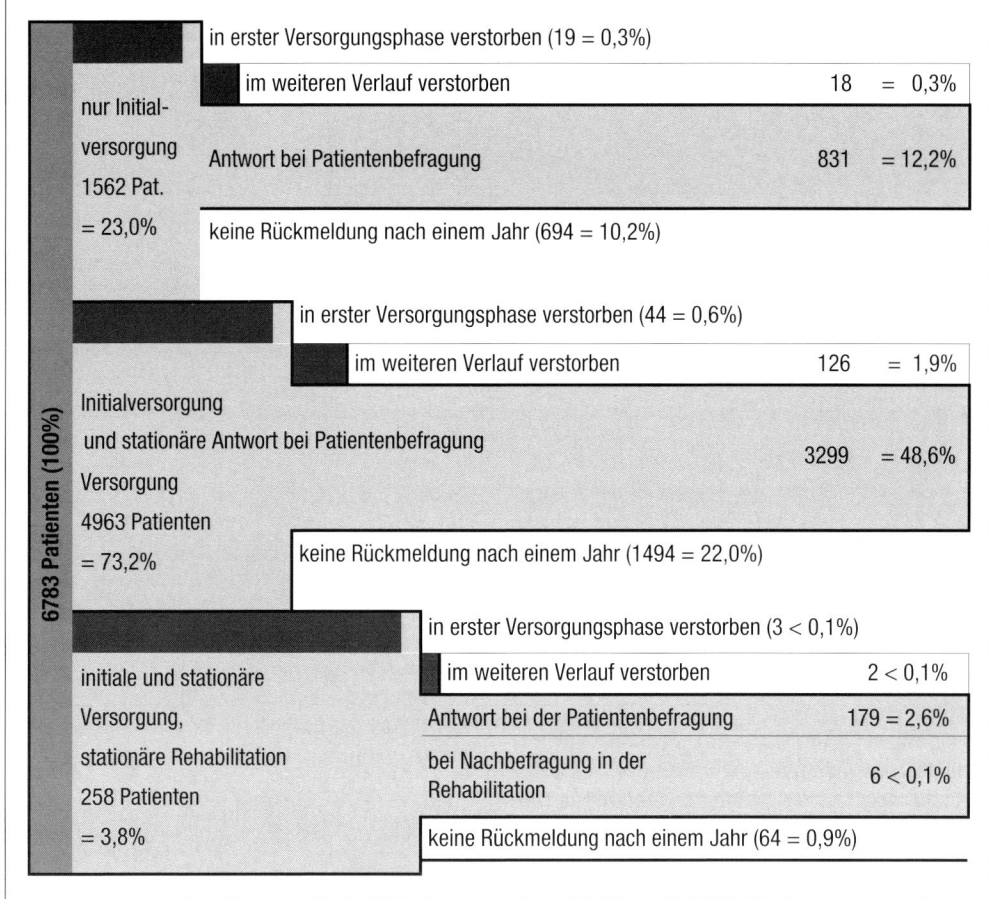

Abbildung 5. Versorgungs- und Krankheitsverläufe in den Studienregionen (n = 6783).

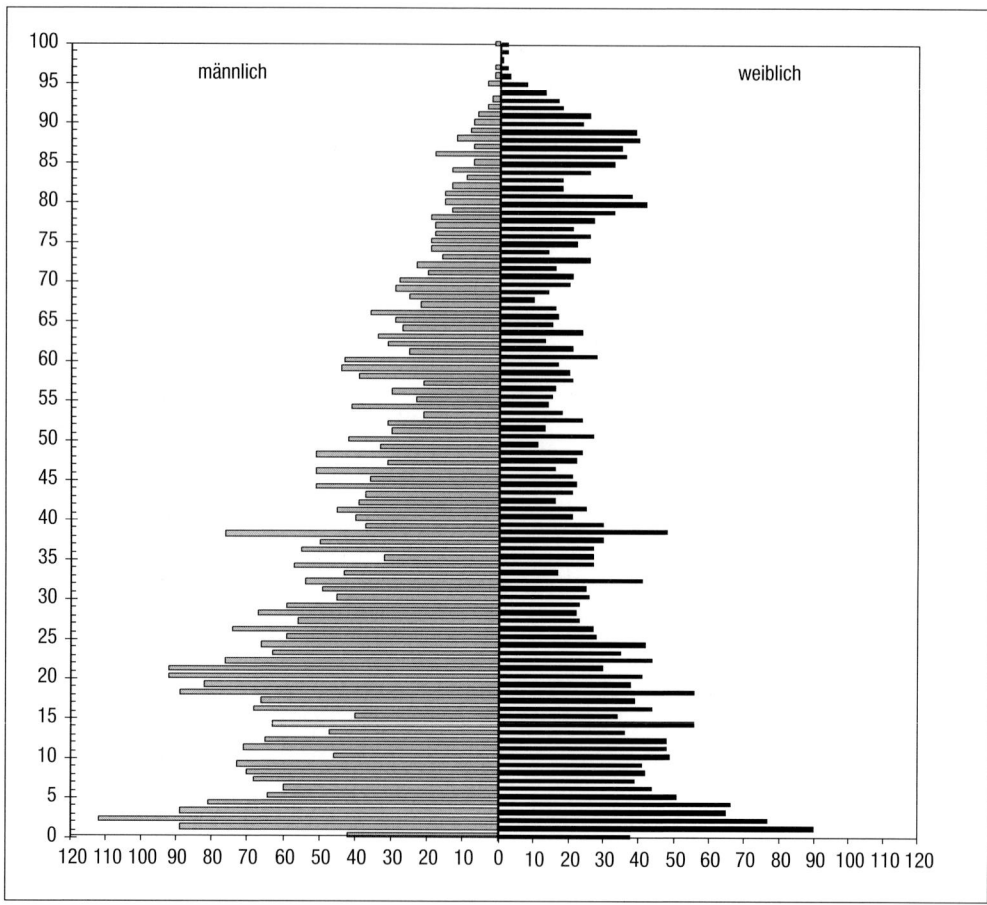

Abbildung 6. Altersverteilung in Abhängigkeit vom Geschlecht (n = 6783).

ter kommt ein schweres Schädel-Hirn-Trauma häufiger bei den 21- bis 25-Jährigen und bei den 36- bis 65-Jährigen vor als in den anderen Altersklassen (Tabelle 6). Der Anteil an Patienten, bei denen eine GCS-Angabe fehlt, liegt in allen Altersgruppen zwischen 40 und 50 %.

In 190 Fällen (2,8 %) liegt ein penetrierendes Trauma vor, ansonsten handelt es sich in 97,2 % der gültigen Fälle weit überwiegend um ein stumpfes Trauma. Die Angabe zu einem stumpfen oder penetrierenden Trauma fehlt in 114 Fällen (1,7 % von 6783).

Im Folgenden wird zunächst dargestellt, wie die Patienten in eine Klinik eingeliefert wurden

(Kapitel 5.2.2). In Kapitel 5.2.3 folgt die Darstellung der Daten vom Unfallort. In Kapitel 5.2.4 ist die Initialversorgung in einer Klinik bezüglich der initialversorgenden Fachrichtung (S. 48), weiterer anamnestischer Angaben zum Unfall (S. 50), der Erhebung des körperlichen Befundes und der weiteren Diagnostik (S. 53) und des weiteren Vorgehens nach Abschluss der Initialversorgung (S. 56) dargestellt. Weitere Analysen zur Initialversorgung der Patienten finden sich vor allem später im Kapitel 6.6). Bezüglich einer Analyse der im Rahmen der Initialversorgung verstorbenen Patienten sei auf das Kapitel 5.5 verwiesen.

Tabelle 5. Initialer SHT-Schweregrad (GCS-Angabe) in der Klinik in Bezug auf das Geschlecht
(n = 3731; bei 3052 Patienten fehlt eine GCS-Angabe).

Geschlecht	SHT-Schweregrad			Gesamt
	leichtes SHT	mittleres SHT	schweres SHT	
Männlich	1970 (89,1 %)	94 (4,2 %)	146 (6,7 %)	2210
Weiblich	1425 (93,7 %)	51 (3,3 %)	45 (3,0 %)	1521
Gesamt	3395 (90,9 %)	145 (3,9 %)	191 (5,2 %)	3731

Tabelle 6. Initialer SHT-Schweregrad (GCS-Angabe) in der Klinik in Bezug auf das Alter
(n = 6783; bei 3052 Patienten fehlt eine GCS-Angabe).

Alter (Jahre)	SHT-Schweregrad			Gesamt
	leichtes SHT	mittleres SHT	schweres SHT	
1– 5	449 (95,1 %)	20 (4,2 %)	3 (0,7 %)	472
6–10	301 (93,2 %)	16 (5,0 %)	6 (1,8 %)	323
11–15	245 (93,5 %)	12 (4,6 %)	5 (1,9 %)	262
16–20	304 (90,7 %)	13 (3,9 %)	18 (5,4 %)	335
21–25	245 (91,1 %)	5 (1,9 %)	19 (7,1 %)	269
26–35	392 (92,5 %)	9 (2,1 %)	23 (5,4 %)	424
36–45	378 (89,8 %)	10 (2,4 %)	33 (7,8 %)	421
46–55	256 (86,2 %)	16 (5,4 %)	25 (8,4 %)	297
56–64	246 (87,5 %)	12 (4,3 %)	23 (8,2 %)	281
65–75	237 (89,1 %)	13 (4,9 %)	16 (6,0 %)	266
> 75	342 (89,8 %)	19 (5,0 %)	20 (5,2 %)	381
Gesamt	3395 (90,9 %)	145 (3,9 %)	191 (5,2 %)	3731

5.2.2 Einlieferung in eine Klinik

Der Einweisungsmodus in eine Klinik gibt an, auf welchem Weg oder auf welche Veranlassung hin der Patient die Klinik erreicht. Insgesamt erfolgt bei 2289 Patienten (33,7 % von 6783) eine Selbsteinweisung. 2194 Patienten (32,3 %) werden mittels Notarzteinsatzfahrzeug (NEF), Rettungswagen (RTW) oder Notarztwagen (NAW), 1324 (19,5 %) mittels Krankentransport und 325 (4,8 %) mittels Rettungshubschrauber (RTH) in die Klinik gebracht. 262 Patienten (3,9 %) werden von einem (Haus-)Arzt eingewiesen und für 172 Patienten (2,5 %) liegt ein nicht weiter spezifizierter Einweisungsmodus vor (siehe Abbildung 7). Eine Angabe fehlt in 242 Fällen (3,6 % von 6783 Patienten). Mehrfachangaben werden in 47 Fällen (0,7 % von 6783) gemacht. Dabei erfolgt bei elf Patienten die Einweisung mittels Kombination von Krankentransport und NEF,

RTW oder NAW und bei zehn Patienten mittels Rettungshubschrauber und NEF, RTW oder NAW. Weitere Kombinationen treten nicht gehäuft auf.

Die Gründe für die Klinikwahl sind in der Tabelle 7 dargestellt. Daraus geht hervor, dass in 50 % der gültigen Fälle die Klinik von einer Rettungsleitstelle vorgegeben wird. In 32,6 % der Fälle spielt der Patientenwunsch eine Rolle, eine Einweisung durch medizinisches Personal wird in 10,6 % der gültigen Fälle angegeben. In 105 Fällen (1,5 % von 6783) fehlt eine Angabe und in 542 Fällen (8,0 %) sind die Einweisungsgründe unbekannt. Mehrfachangaben werden in 42 Fällen (0,6 % von 6783) gemacht. Dabei ist bei 24 Patienten die Vorgabe von der Rettungsleitstelle mit anderen Gründen verbunden, bei 18 ist die Einweisung durch medizinisches Personal in Verbindung mit anderen Gründen und bei 16 der Pa-

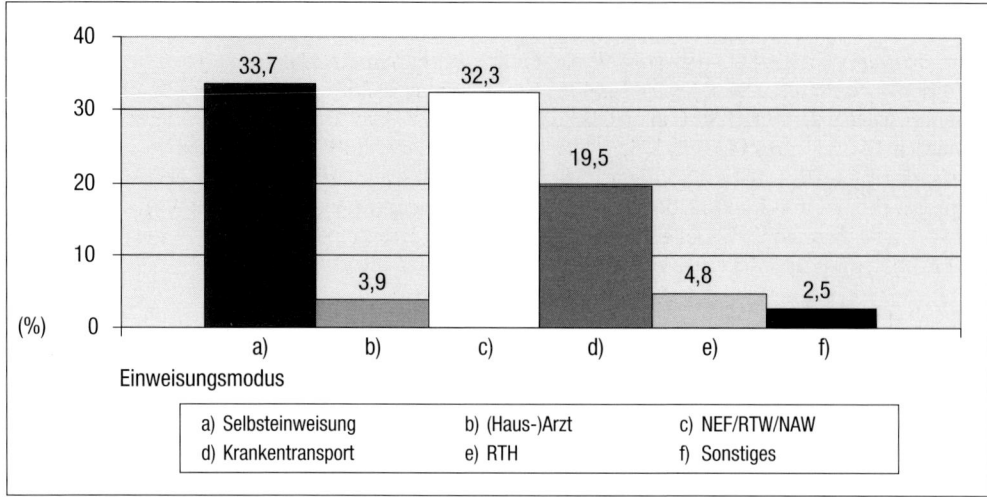

Abbildung 7. Einweisungsmodus in eine Klinik (Mehrfachangaben) (n = 6783).

Tabelle 7. Gründe für die Klinikwahl (Mehrfachangaben) (n = 6136; in 647 Fällen fehlt eine Angabe).

Gründe für die Klinikwahl	n	% gültig
Patientenwunsch	2001	32,6
Vorgabe Rettungsleitstelle	3068	50,0
Geplante Verlegung	140	2,3
Andere Klinik belegt	14	0,2
Einweisung durch medizinisches Personal	649	10,6
Sonstiges	308	5,0
Fälle gesamt	6136	100,0
Unbekannt	542	
Angabe fehlt	105	

Tabelle 8. SHT-Schweregrad (GCS-Angabe) am Unfallort (n = 3816).

SHT-Schweregrad	n	% gültig
Leichtes SHT	1848	85,0
Mittleres SHT	111	5,2
Schweres SHT	214	9,8
GCS gesamt	2173	100,0
Ohne GCS-Schweregrad	1643	
Gesamt	3816	

Am Unfallort verstorbene Patienten sind im Rahmen des Projektes nicht dokumentiert.

In der nachfolgenden Tabelle 8 findet sich der SHT-Schweregrad laut GCS-Angabe am Unfallort. In 85,0 % der gültigen Fälle liegt ein leichtes SHT vor, in 9,8 % ein schweres. In 1643 Fällen (43,1 % von 3816) ist keine Angabe gemacht worden. Bei Verwendung des berechneten Schweregrades bleibt das Verhältnis zwischen den einzelnen Schweregraden bei einer Fehlbefundrate von nur 5 % nahezu gleich. Ein deutlicher Anstieg der mittleren SHT geht mit einem gleichen Abfall der leichten SHT einher. Dies ist mit dem häufigeren Befund einer Bewusstseinstrübung unmittelbar nach dem Unfall erklärt.

tientenwunsch zusammen mit weiteren Gründen genannt. Am häufigsten findet sich die Kombination Einweisung durch medizinisches Personal und Vorgabe durch die Rettungsleitstelle.

5.2.3 Daten vom Unfallort

Daten vom Unfallort wurden für die Patienten erhoben, die am Unfallort ärztlich versorgt wurden. Für 3816 Patienten (56,3 %) liegen diese Angaben vor. Alle Ergebnisse in diesem Kapitel beziehen sich auf diese 3816 Patienten.

Reanimation am Unfallort

Von den am Unfallort versorgten Patienten wurden 24 Patienten (0,6 %) am Unfallort reanimiert. Dies entspricht 0,4 % aller 6783 SHT-Patienten. Ein schweres SHT nach der Glasgow-Koma-Skala (GCS) ist für 17 Patienten dokumentiert. Für die restlichen sieben Fälle gibt es keine Angabe zur GCS (Tabelle 9). Die ergänzende Betrachtung des berechneten SHT-Schweregrades zeigt aber, dass für sechs dieser sieben Patienten ein schweres SHT vorliegt. Von insgesamt 3741 nicht am Unfallort reanimierten Patienten (99,4 %) haben nur ca. 9 % ein schweres SHT und ca. 10 % ein mittelschweres SHT (mit Berücksichtigung des berechneten Schweregrades). Für die 49 Patienten ohne Angabe zur Reanimation ist kein schweres SHT dokumentiert, sodass zusammen mit weiteren Folgebefunden davon ausgegangen werden kann, dass in diesen Fällen keine Reanimation vorliegt.

Intubation am Unfallort

Es werden 239 Patienten (6,5 %) am Unfallort intubiert. Dies entspricht 3,5 % aller 6783 Patienten. Davon haben 162 Patienten ein schweres, elf ein mittleres und 27 ein leichtes SHT, wogegen die nichtintubierten Patienten eine genau entgegengesetzte Verteilung bezüglich leichter und schwerer SHT zeigen. Beide Verteilungen werden durch Verwendung des berechneten Schwergrades bestätigt (Tabelle 10). Die 103 Patienten ohne eine Angabe zur Intubation am Unfallort weisen nur zu einem sehr geringen Prozentsatz (< 5 %) mittelschwere oder schwere SHT auf, womit sie eher zur Gruppe der nichtintubierten Patienten gerechnet werden können.

Volumensubstitution am Unfallort

Eine Volumensubstitution im Rahmen der Notfallversorgung erfolgte bei 873 Patienten

Tabelle 9. Reanimation am Unfallort in Bezug auf den SHT-Schweregrad (GCS-Angabe) am Unfallort (n = 2159; bei 1657 Patienten fehlt eine Angabe zur Reanimation am Unfallort, die GCS-Angabe am Unfallort oder beide Angaben).

SHT-Schweregrad	Reanimation am Unfallort		Gesamt	
	ja	nein		
Leichtes SHT		1834 (85,6 %)	1834 (84,9 %)	
Mittleres SHT		111 (5,2 %)	111 (5,2 %)	
Schweres SHT	17 (100,0 %)	197 (9,2 %)	214 (9,9 %)	
GCS gesamt	17 (100,0 %)	2142 (100,0 %)	2159 (100,0 %)	
Ohne GCS-Schweregrad	7	1601	1608	
Ohne Angaben zur REA			49	
Gesamt	24	3743	3816	

Tabelle 10. Intubation am Unfallort in Bezug auf den SHT-Schweregrad (GCS-Angabe) am Unfallort (n = 2131; bei 1685 Patienten fehlt eine Angabe zur Intubation am Unfallort, die GCS-Angabe am Unfallort oder beide Angaben).

SHT- Schweregrad	Intubation am Unfallort		Gesamt	
	ja	nein		
Leichtes SHT	27 (13,5 %)	1782 (92,3 %)	1809 (84,9 %)	
Mittleres SHT	11 (5,5 %)	98 (5,1 %)	109 (5,1 %)	
Schweres SHT	162 (81,0 %)	51 (2,6 %)	213 (10,0 %)	
GCS gesamt	200 (100,0 %)	1931 (100,0 %)	2131 (100,0 %)	
Ohne GCS-Schweregrad	39	1543	1582	
Ohne Angaben zur Intubation			103	
Gesamt	239	3474	3816	

(25,3 %). Dies entspricht 12,9 % aller 6783 Patienten. 2575 Patienten wurden nicht volumensubstituiert. Die Abhängigkeit von der Schwere des Schädel-Hirn-Traumas für die Entscheidung zu einer Volumensubstitution ist in Tabelle 11 dargestellt. Auch hier zeigt sich ein deutlich höherer Anteil von schweren SHT-Fällen unter den Patienten mit einer Volumensubstitution als in der anderen Gruppe, was auch durch die Zusatzanalyse mittels des berechneten Schweregrades belegt wird.

Bewusstseinslage am Unfallort

Von den 3816 Patienten, die am Unfallort versorgt wurden, liegt bei 3607 Patienten (94,5 %) eine Angabe zur Bewusstseinslage vor. Davon sind 1589 Patienten (44,1 %) orientiert, 1596 (44,2 %) getrübt, 377 (10,4 %) bewusstlos und 45 Patienten (1,2 %) narkotisiert. Bei den 209 Fällen (5,5 %) ohne Angabe zur Bewusstseinslage am Unfallort handelt es sich aufgrund der Angaben aus dem weiteren Versorgungsverlauf bis auf sehr wenige Ausnahmen um leichtere Unfälle. Im Gegensatz dazu wird nur bei 2173 Patienten die GCS erhoben.

Neurologischer Befund am Unfallort

Ein neurologischer Befund am Unfallort wird bei 2703 Patienten (70,9 % von 3816) erhoben und in 62,6 % der Fälle als „auffällig" beurteilt. Allerdings existiert außer der Bewusstseinslage kein weiterer Parameter, mit dem der Befund „auffällig" näher beschrieben werden kann.

Zeit zwischen Unfall und Abfahrt des Notarztes vom Unfallort

Nachfolgend werden die Zeitspannen, die zwischen dem Unfall und der Abfahrt bzw. des Abfluges des Notarztes vom Unfallort in eine Klinik vergangen sind, analysiert. Dabei werden die Einweisungen mittels Notarzteinsatzfahrzeug bzw. Rettungswagen (NEF, RTW, NAW) oder Rettungshubschrauber (RTH) berücksichtigt. In nahezu der Hälfte der Fälle erfolgt die Abfahrt schon innerhalb von 20 Minuten und nur in wenigen Fällen (ca. 50) vergeht mehr als eine Stunde bis zur Abfahrt vom Unfallort. Die Einweisung mittels Krankentransportwagen (KTW) findet in dieser Ergebnisdarstellung keine Berücksichtigung, weil die entsprechenden Abfahrtszeiten von den Kliniken so gut wie überhaupt nicht dokumentiert worden sind. Ein Grund ist die zum Teil retrospektive Datenerhebung (siehe 4.4.1 und 4.4.2).

5.2.4   Initialversorgung in einer Klinik

Initialversorgende Fachabteilung

Von insgesamt 6729 Patienten (99,2 % von 6783) liegt eine Angabe zur erstversorgenden Fachabteilung vor. In 78,5 % der Fälle erfolgt die Initialversorgung in einer allgemein- bzw. unfallchirurgischen Abteilung. Es ist für diese Abteilungen keine weitere Aufschlüsselung vorgenommen worden, weil je nach Größe und Organisation der teilnehmenden Krankenhäuser die Betreuung von Patienten mit einem SHT entweder in einer speziellen unfallchirurgischen

Tabelle 11. Volumensubstitution am Unfallort in Bezug auf den SHT-Schweregrad (GCS-Angabe) am Unfallort (n = 2059; bei 1757 Patienten fehlt eine Angabe zur Volumensubstitution am Unfallort, die GCS-Angabe am Unfallort oder beide Angaben).

SHT- Schweregrad	Volumensubstitution am Unfallort		Gesamt
	ja	nein	
Leichtes SHT	480 (66,8 %)	1288 (96,1 %)	1768 (85,9 %)
Mittleres SHT	64 (8,9 %)	37 (2,8 %)	101 (4,9 %)
Schweres SHT	175 (24,3 %)	15 (1,1 %)	190 (9,2 %)
GCS gesamt	719 (100,0 %)	1340 (100,0 %)	2059 (100,0 %)
Ohne GCS-Schweregrad	154	1235	1389
Ohne Angaben zur Volumensubstitution			368
Gesamt	873	2575	3816

Abteilung stattfindet oder in das Versorgungsspektrum einer allgemeinchirurgischen Abteilung fällt. In 8,2 % der Fälle erfolgt die Initialversorgung in einer kinderchirurgischen und in 6,9 % in einer kieferchirurgischen Abteilung. In den beiden Studienregionen verfügen nur drei der teilnehmenden Krankenhäusern über eine Neurochirurgie, daher fällt der Prozentsatz von 3,7 % aller Patienten eher gering aus (Tabelle 12). Die Angabe „Sonstige Fachabteilung" ist nicht näher spezifiziert.

In 260 Fällen (3,9 % von 6783) werden mehrere Fachrichtungen als Erstversorger angegeben. In nahezu der Hälfte dieser Fälle (n = 125) werden Allgemeinchirurgie/Unfallchirurgie und Neurochirurgie und eventuell weitere Abteilungen zusammen genannt. In 46 Fällen mit mehreren erstversorgenden Fachabteilungen wird unter anderem auch eine kieferchirurgische Abteilung erwähnt. In acht Fällen werden Pädiatrie und Kinderchirurgie als erstversorgende Fachrichtungen genannt. Während in 57 Fällen mehrere erstversorgende Fachabteilungen ohne Beteiligung von Neurochirurgie und Neurologie angegeben werden, fehlt die Fachabteilung Allgemeinchirurgie/Unfallchirurgie nur bei 22 Patienten mit mehreren erstversorgenden Fachabteilungen.

In 41,6 % der gültigen Fälle erfolgt der Untersuchungsbeginn in einer Klinik innerhalb von 40 Minuten nach dem Unfallereignis, andererseits vergehen in 37,5 % der Fälle über 60 Minuten. Bei 780 Patienten (11,5 % von 6783) ist die Zeit zwischen Unfall und Untersuchungsbeginn wegen Fehlens mindestens einer Zeitangabe nicht berechenbar (Abbildung 9).

Tabelle 12. Erstversorgende Fachabteilungen (in 260 Fällen (3,9 %) sind mehrere Fachabteilungen angegeben worden) (n = 6729; bei 54 Patienten liegt keine Angabe vor).

Erstversorgende Fachabteilung	n	% gültig
Allgemeinchirurgie/ Unfallchirurgie	5277	78,5
Kinderchirurgie	549	8,2
Kieferchirurgie	461	6,9
Neurochirurgie	247	3,7
Pädiatrie	243	3,6
Neurologie	94	1,4
HNO	41	0,6
Innere Medizin	35	0,5
Urologie	2	< 0,1
Sonstige Fachabteilungen	147	2,2

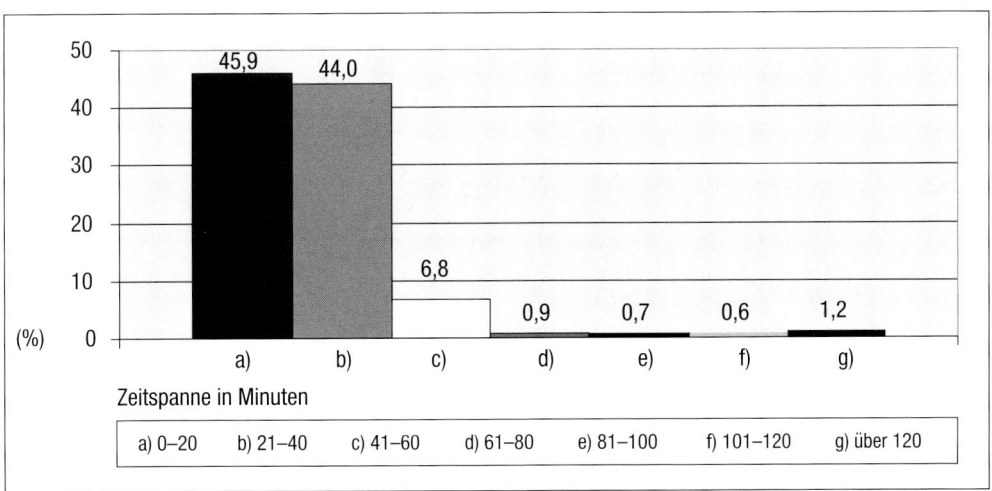

Abbildung 8. Zeit zwischen Unfall und Abfahrt des Notarztes vom Unfallort bei Einweisungsmodus per Rettungshubschrauber (RTH) und Notarzteinsatzfahrzeug bzw. Rettungswagen (NEF/RTW/NAW) (n = 2292). Bei 227 Patienten fehlen Angaben zum Zeitpunkt des Transports.

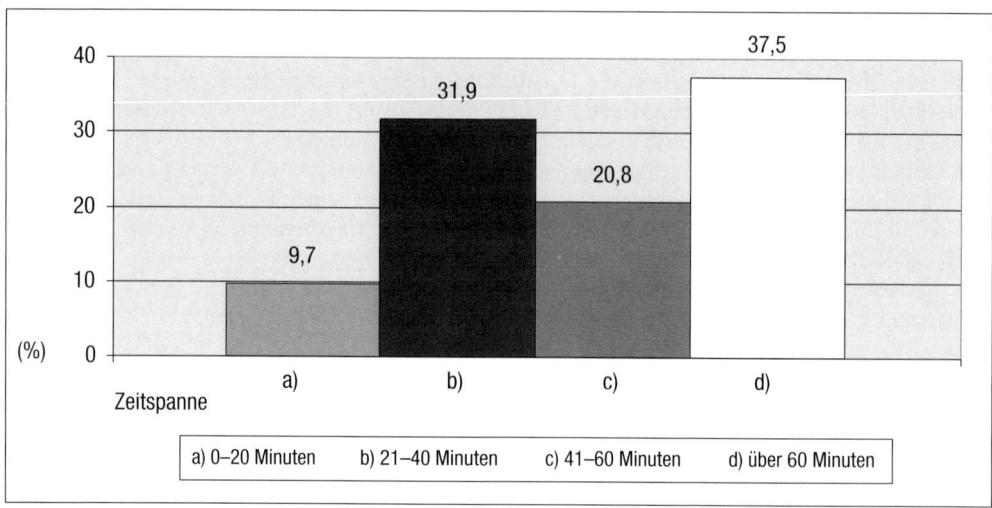

Abbildung 9. Zeit zwischen Unfall und Untersuchungsbeginn in einer Klinik (n = 6003).

Anamnestische Angaben (Unfallart)

Als wichtige weitere anamnestische Angaben sind im Rahmen der vorliegenden Untersuchung vor allem der Unfalltyp und der Unfallmechanismus dokumentiert. Der Unfalltyp beschreibt, in welchem Zusammenhang sich der Patient die Verletzung zugezogen hat, ob dies im Rahmen seiner Arbeitstätigkeit geschah, im Verkehr, im häuslichen Bereich oder bei Freizeitaktivitäten. Mit dem Unfallmechanismus werden die näheren Umstände des Unfalls erfasst. In den Tabellen 13 bis 17 werden die Unfalltypen nacheinander analysiert, wobei „gemischte" Unfalltypen (z. B. Verkehrsunfälle in der Freizeit) redundant in beiden Unfalltypauflistungen geführt werden.

Hieraus geht hervor, dass Schädel-Hirn-Verletzungen am häufigsten durch Unfälle in der Freizeit erfolgen (35,7 %), gefolgt von Unfällen im häuslichen Bereich (30,0 %), Verkehrsunfällen (26,4 %) und Arbeitsunfällen inklusive Schulunfällen (15,0 %). Ein auffälligerer Unfalltyp ist mit 298 Fällen der Verkehrsunfall bei der Arbeit oder auf dem Weg zur Arbeit. Nur in 60 Fällen (0,9 % von 6783) ist weder ein Unfalltyp noch ein Unfallmechanismus genannt, sodass der Unfalltyp bzw. Unfallmechanismus nicht ermittelt werden kann.

Tabelle 13. Unfalltyp „Verkehrsunfälle" (inklusive Kombinationen bei Mehrfachangaben) (n = 6723; bei 60 Patienten liegt keine Angabe vor).

Verkehrsunfälle	n	% gültig
Nur Verkehrsunfall (Mechanismus angegeben)	1227	18,3
Nur Verkehrsunfall (Mechanismus nicht angegeben)	7	0,1
Verkehrsunfall (nur Trauma angegeben)	29	0,4
Verkehrsunfall in der Freizeit	206	3,1
Verkehrsunfall beim Sport	4	0,1
Verkehrsunfall bei der Arbeit/auf dem Arbeitsweg	298	4,4
Verkehrsunfall/ Suizid(versuch)	2	0,1
Gesamt	1773	26,4

Der Unfallmechanismus wird mittels eines speziellen Schlüssels gesondert dokumentiert und wird zusammen mit dem Unfalltyp nachfolgend analysiert. Bei 3460 Patienten (52,5 %) kommt es zum Schädel-Hirn-Trauma durch einen Sturz.

Tabelle 14. Unfalltyp „Freizeitunfälle"
(inklusive Kombinationen bei Mehrfachangaben)
(n = 6723; bei 60 Patienten liegt keine Angabe vor).

Freizeitunfälle	n	% gültig
Nur Freizeitunfall (Mechanismus angegeben)	1780	26,5
Nur Freizeitunfall (Mechanismus nicht angegeben)	62	0,9
Verkehrsunfall in der Freizeit	206	3,1
Sportunfall in der Freizeit	349	5,2
Gesamt	2397	35,7

Tabelle 15. Unfalltyp „Arbeitsunfälle"
(inklusive Kombinationen bei Mehrfachangaben)
(n = 6723; bei 60 Patienten liegt keine Angabe vor).

Arbeitsunfälle	n	% gültig
Nur Arbeitsunfall (mit Trauma)	590	8,8
Nur Arbeitsunfall (Mechanismus nicht angegeben)	25	0,4
Verkehrsunfall bei der Arbeit/auf dem Arbeitsweg	298	4,4
Sportunfall als Arbeitsunfall	98	1,5
Gesamt	1011	15,0

Tabelle 16. Unfalltyp „Häusliche Unfälle"
(inklusive Kombinationen bei Mehrfachangaben)
(n = 6723; bei 60 Patienten liegt keine Angabe vor).

Häusliche Unfälle	n	% gültig
Nur häuslicher Unfall (mit Trauma)	1969	29,3
Nur häuslicher Unfall (Mechanismus nicht angegeben)	38	0,6
Sportunfall als häuslicher Unfall	4	0,1
Häuslicher Unfall/ Suizid(versuch)	7	0,1
Gesamt	2018	30,0

Tabelle 17. Unfalltyp „Unfalltyp nicht spezifiziert"
und „keine Angabe" (inklusive Kombinationen bei
Mehrfachangaben) (n = 6723; bei 60 Patienten liegt
keine Angabe vor).

Unfalltyp nicht spezifiziert oder keine Angaben	n	% gültig
Nur Trauma angegeben	28	0,4
Unfalltyp und Unfallmechanismus fehlend	60	
Gesamtzahl	6783	100,0

936 Patienten (14,2 %) erleiden das Trauma durch Gewaltanwendung. 758 Patienten (11,5 %) haben einen Verkehrsunfall als Fahrer, Beifahrer oder Insasse eines PKW. 603 Patienten (9,2 %) verunfallen im Verkehr als Fahrradfahrer, wobei 83 von ihnen Helmträger sind. 455 Patienten (6,9 %) haben einen Unfall beim Sport. Die beiden häufigsten Unfallmechanismen bei den Verkehrsunfällen sind Unfälle als Fahrer, Beifahrer oder Insasse eines PKW (44,0 % der Verkehrsunfälle bzw. 11,5 % von allen Unfällen) oder als Fahrradfahrer ohne Helm (25,7 % der Verkehrsunfälle bzw. 7,9 % von allen Unfällen). Bei den Freizeitunfällen überwiegt das Trauma durch Sturz (50,6 % der Freizeitunfälle), gefolgt von einem Trauma durch äußere Gewalt (25,7 % der Freizeitunfälle). Dies sind auch die beiden häufigsten Unfallmechanismen bei den Arbeitsunfällen und den häuslichen Unfällen. Weitere Einzelergebnisse finden sich in der Tabelle 18.

Bei insgesamt 132 Patienten (2,0 %) ist der Unfallmechanismus unbekannt. Davon haben sieben Patienten einen Verkehrsunfall, 62 Patienten einen Freizeitunfall, 25 Patienten einen Arbeitsunfall, 38 Patienten einen häuslichen Unfall. Bei 60 Patienten (0,8 %) fehlen sowohl die Angaben zum Unfalltyp als auch zum Unfallmechanismus.

Unter Alkoholeinfluss kommt es bei 1118 Patienten (16,5 % von 6783) zu einem Unfall mit SHT. Unter den Verkehrsunfällen als Fahrer, Beifahrer oder Insasse eines PKW finden sich nur 4,7 % als Folge von Alkoholgenuss, wohin-

Tabelle 18. Unfallmechanismus (gesamt in der rechten Spalte) und Aufschlüsselung nach Unfalltyp in den vorhergehenden Spalten (links). Die Prozentangaben sind jeweils Spaltenprozente.

Unfallmechanismus	Unfalltyp					Gesamt
	Verkehrs-unfall	Freizeit-unfall	Arbeits-unfall	häusl. Unfall	nur Trauma	
Verkehrsunfall als Fußgänger	152 (12,0 %)	38 (1,6 %)	21 (2,1 %)			211 (3,2 %)
Verkehrsunfall als Fahrradfahrer mit Helm	65 (5,2 %)	17 (0,7 %)	1 (0,1 %)			83 (1,3 %)
Verkehrsunfall als Fahrradfahrer ohne Helm	324 (25,7 %)	122 (5,2 %)	74 (7,5 %)			520 (7,9 %)
Verkehrsunfall als Kraftrad(bei)fahrer mit Helm	78 (6,2 %)	2 (0,1 %)	6 (0,6 %)			86 (1,3 %)
Verkehrsunfall als Kraftrad-(bei)fahrer ohne Helm	8 (0,6 %)	1 (0,1 %)				9 (0,1 %)
Verkehrsunfall als PKW-(bei)fahrer oder Insasse	1555 (44,0 %)	14 (0,6 %)	189 (19,2 %)			758 (11,5 %)
Verkehrsunfall als LKW-(bei)fahrer oder Insasse	16 (1,3 %)		4 (0,4 %)			20 (0,3 %)
Verkehrsunfall, sonstiges	13 (1,0 %)	10 (0,4 %)	2 (0,2 %)			25 (0,4 %)
Verkehrsunfall, Details nicht näher bekannt	16 (1,3 %)	2 (0,1 %)	1 (0,1 %)			19 (0,3 %)
Sportunfall	2 (0,2 %)	311 (13,3 %)	98 (9,9 %)	4 (0,2 %)		415 (6,3 %)
Sportunfall als Skater	2 (0,2 %)	38 (1,6 %)				40 (0,6 %)
Trauma durch Sturz	19 (1,5 %)	1181 (50,6 %)	431 (43,7 %)	1811 (91,5 %)	18 (64,3 %)	3460 (52,5 %)
Trauma durch äußere Gewalt	10 (0,8 %)	599 (25,7 %)	159 (16,1 %)	158 (8,0 %)	10 (35,7 %)	936 (14,2 %)
Suizid(versuch)	2 (0,2 %)			7 (0,4 %)		9 (0,1 %)
Gesamt	1262	2335	986	1980	28	6591

gegen bei den Verkehrsunfällen als Fußgänger oder Fahrradfahrer die Unfälle unter Alkoholeinfluss mit 15,2 % bzw. 17,1 % der obigen Gesamtrate nahezu gleich sind. Bei den Unfällen mit einem Trauma durch Sturz oder durch äußere Gewalt liegt der Anteil der Unfälle mit Alkoholbeteiligung mit 19,5 % bzw. 22,1 % um einiges höher.

49 Patienten (0,7 % von 6783) haben einen Unfall unter Drogeneinfluss, wobei nahezu 80 % mit einem Trauma durch Sturz oder durch äußere Gewalt einhergehen.

Erhebung des körperlichen Befundes und weitere Diagnostik

Bewusstseinslage

Im Rahmen der Initialversorgung in einer Klinik wird zunächst auch dort die Bewusstseinslage dokumentiert. Von den 6522 Patienten (96,2 % von 6783), für die eine Dokumentation vorliegt, sind 4964 (76,0 %) orientiert, 1230 (18,9 %) bewusstseinsgetrübt, 96 (1,5 %) bewusstlos und 232 (3,6 %) narkotisiert. Der im Vergleich zum Zustand am Unfallort deutlich höhere Anteil an orientierten Patienten (76,0 % versus 44,1 %) erklärt sich nicht nur durch die Unfallsituation, sondern im Wesentlichen dadurch, dass in der Klinik jetzt unter anderem auch alle selbsteinweisenden Patienten mit leichterem SHT, für die keine Beurteilungen am Unfallort vorliegen, hinzugekommen sind. Auf der anderen Seite ist die Zahl der narkotisierten Patienten in der Klinik deutlich erhöht gegenüber der Zahl am Unfallort (232 versus 45). Dies sind in der Regel alles Patienten in Vorbereitung auf einen operativen Eingriff.

Amnesie

Bei 3139 Patienten (46,3 %) liegt keine Amnesie vor. 200 Patienten (2,9 %) haben eine anterograde, 1183 (17,4 %) eine retrograde Amnesie und 666 Patienten (9,8 %) eine kombinierte anterograde und retrograde Amnesie. In 23,6 % der Fälle gibt es keine Angabe zum Vorliegen einer Amnesie.

Neurologie

Ein neurologischer Befund wird bei 6013 Patienten (88,6 % von 6783) während der Versorgung in der Akutklinik erhoben und geprüft. In 31,3 % dieser Fälle wird er als „auffällig" beurteilt. In 642 Fällen (9,5 % von 6783) liegt keine Prüfung des neurologischen Befundes vor. Eine Angabe zum neurologischen Befund fehlt in 128 Fällen (1,9 % von 6783).

Atmung

6450 Patienten (96,1 % von 6714) atmen im Rahmen der Initialversorgung in der Akutklinik spontan, 264 Patienten (3,9 %) kommen intubiert zur Aufnahme oder werden intubiert. In 69 Fällen (1,0 %) fehlt eine Angabe zur Atmung.

Eine Hypoxie (Herabsetzung des Sauerstoffgehaltes in Körpergeweben) liegt bei 41 Patienten (0,6 % von 6639) vor und wird bei weiteren 109 Patienten (1,6 %) als fraglicher Befund eingestuft. Eine Angabe zum Vorliegen einer Hypoxie fehlte in 144 Fällen (2,1 %).

Zusätzliche Verletzungen

Für 6202 Patienten (91,4 %) gibt es Angaben zu eventuell vorliegenden zusätzlichen Verletzungen. Die Hälfte aller Patienten (3251 = 52,4 %) hat zusätzlich Verletzungen in nur einem weiteren Körperbereich und 1280 Patienten (20,7 %) zeigen Verletzungen in mehreren Körperbereichen. 1671 Patienten (26,9 %) haben keine zusätzlichen Verletzungen bzw. leichte Bagatellverletzungen.

Am häufigsten ist in 3639 Fällen (58,7 % von 6202) zusätzlich der Gesichtsschädel betroffen und weiter sind es in 1218 Fällen (19,6 %) die Extremitäten.

Weitere Analysen zu Begleitverletzungen sind im Kapitel 6.5 und im Kapitel 6.8 (S. 160 und 176).

Tabelle 19. Zusätzliche Verletzungen, Mehrfachantworten möglich (n = 6202 Patienten).

Zusätzliche Verletzungen	n	%
Gesichtsschädel	3639	58,7
Halswirbelsäule	548	8,8
Wirbelsäule	164	2,6
Thorax	449	7,2
Abdomen	160	2,6
Becken	213	3,4
Extremitäten	1218	19,6
Keine/leichte Bagatellverletzungen	1671	26,9
Angabe fehlt	581	

Notfall-Bildgebung

Im Rahmen der Diagnostik werden bei 5946 Patienten (88,4 % von 6719) Maßnahmen in Form einer Notfall-Bildgebung durchgeführt. Dabei kommt bei 2227 Patienten (33,1 %) ein radiologisches Verfahren zur Anwendung, bei 3719 Patienten (55,4 %) sind es mehrere radiologische Verfahren. In 64 Fällen (0,9 % von 6783) liegt keine Angabe zur Notfall-Bildgebung vor.

Insgesamt erhalten 5507 Patienten (82,0 % von 6719) ein Röntgenbild des Schädels, 1377 (20,5 %) eine Röntgenuntersuchung der Halswirbelsäule, 1300 (19,3 %) ein CCT, 80 (1,2 %) eine CT-Untersuchung des Körperstammes und neun (0,1 %) eine kraniale Magnetresonanztomographie (MRT). In 806 Fällen (12,0 %) wird im Rahmen der Initialversorgung keine Bildgebung durchgeführt (Abbildung 10).

Von den 3719 Patienten, bei denen mehrere radiologische Verfahren zur Diagnostik durchgeführt werden, werden bei 1272 Patienten (34,2 %) der Schädel und die Halswirbelsäule geröntgt. Bei 1018 Patienten (27,4 %) wird der Schädel geröntgt und zusätzlich ein CCT angefertigt und bei weiteren 506 Patienten (13,6 %) wird die Halswirbelsäule geröntgt und ein CCT angefertigt. 431 Patienten (11,6 %) erhalten eine Röntgendiagnostik des Schädels und der Halswirbelsäule und ein CCT. Weitere Kombinationen treten nicht gehäuft auf.

Im Rahmen der Initialversorgung wird für 1300 Patienten im Zusammenhang mit der Notfall-Bildgebung die Durchführung eines CCT dokumentiert. Bis auf 75 Fälle werden alle diese Patienten stationär aufgenommen. Somit ist anzunehmen, dass hierbei auch schon überwiegend die von den Stationen veranlassten CCT-Untersuchungen mit dokumentiert sind (siehe auch S. 65). Die Zeit zwischen dem Unfallereignis und dem ersten CCT beträgt in 18 Fällen (1,7 % von 1056) weniger als 30 Minuten, in 115 Fällen (10,9 %) 31 bis 60 Minuten und in 923 Fällen (87,4 %) mehr als 60 Minuten. In 244 Fällen (18,8 % von 1300) kann eine Zeit zwischen Unfall und erstem CCT wegen des Fehlens zumindest einer Zeitangabe nicht ermittelt werden. Eine eindeutige Korrelation zwischen dem Schweregrad und der Zeit zwischen Unfall und erstem CCT zeigt sich an dieser Stelle nicht.

Ergänzend hierzu folgen die Analyseergebnisse hinsichtlich der Zeit zwischen dem Untersuchungsbeginn in einer Klinik und dem ersten CCT. Hier zeigt sich, dass in 275 Fällen (25,7 % von 1068) die Zeit zwischen Untersuchungsbeginn und erstem CCT bis zu 30 Minuten beträgt. In 279 Fällen (26,1 %) liegt die Zeitdauer zwischen 30 und 60 Minuten und in 514 Fällen (48,1 %) über 60 Minuten. In 232 (17,8 % von 1300) kann eine Zeit zwischen dem Untersuchungsbeginn in einer Klinik und dem ersten CCT wegen des Fehlens zumindest einer Zeitan-

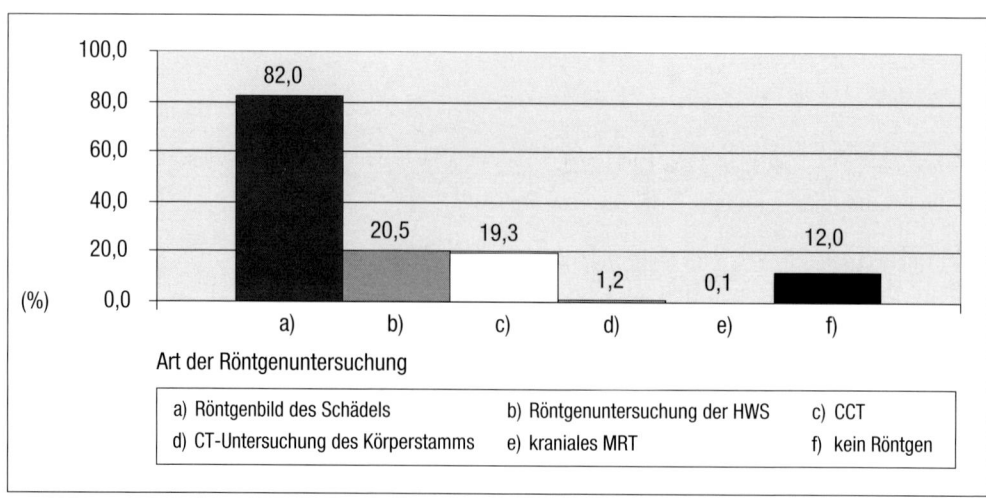

Abbildung 10. Notfall-Bildgebung in der Klinik (Mehrfachantworten möglich) (n = 6719).

gabe nicht ermittelt werden. Für die letzte Gruppe zeigt sich keine auffällige Verteilung bezüglich des SHT-Schweregrades.

Für das Zeitintervall zwischen Untersuchungsbeginn und erstem CCT und dem initialen SHT-Schweregrad in der Klinik zeigt sich eine deutliche Korrelation. 186 Patienten mit einer CCT-Untersuchung haben ein schweres SHT. 44,8 % (74 von 165) erhalten das CCT innerhalb von 30 Minuten nach Untersuchungsbeginn in der Klinik. Für die Patienten mit einem leichten oder mittleren SHT halbiert sich der Prozentsatz (ca. 25 %) derjenigen Patienten, die ihr CCT innerhalb von 30 Minuten nach Untersuchungsbeginn in einer Klinik erhalten (Tabelle 20). Die Verwendung des berechneten SHT-Schweregrades

bestätigt diese Verteilungen bei einer deutlich niedrigeren Zahl fehlender Fälle (< 5 %).

Für die hohe Zahl der Fälle, für die entweder eine GCS-Angabe fehlt oder eine Zeitberechnung nicht möglich ist, zeigen sich unter den verschiedenen Analyseblickwinkeln keine auffälligen Verteilungen und Häufungen im Vergleich zu den exakt analysierten 664 Fällen.

Konsiliaruntersuchungen

Für 2185 Patienten (32,2 % von 6783) wird im Rahmen der Initialversorgung eine ergänzende konsiliarische Untersuchung durch einen weiteren Fachbereich angefordert.

1566 Patienten (23,1 %) erhalten eine Konsiliaruntersuchung durch nur einen weiteren Fachbe-

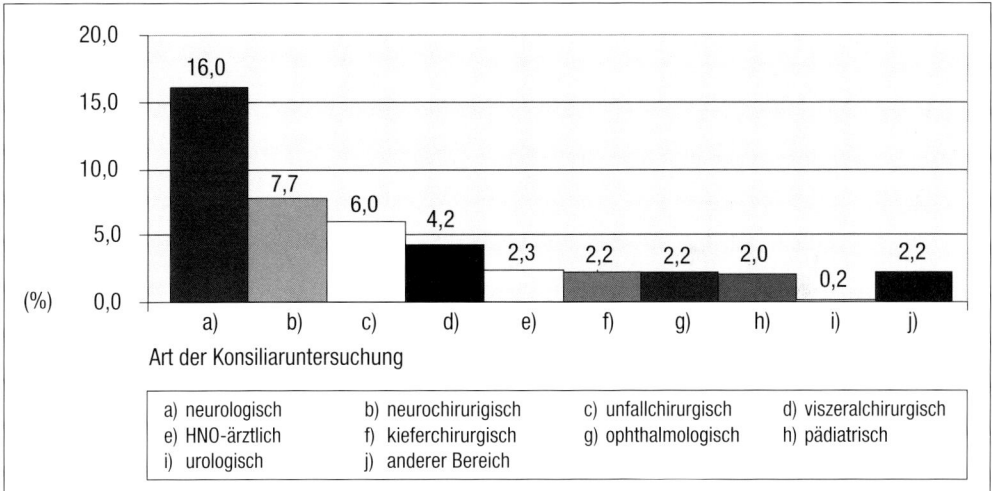

Abbildung 11. Konsiliaruntersuchungen im Rahmen der Initialversorgung (Mehrfachangaben möglich) (n = 6783).

Tabelle 20. Zeit zwischen Untersuchungsbeginn in der Klinik und erstem CCT in der Klinik in Bezug auf den SHT-Schweregrad (GCS-Angabe) in der Klinik (n = 664; bei 636 Patienten fehlt eine Angabe zur Zeit, eine Angabe zum SHT-Schweregrad oder beide Angaben).

Zeit zwischen Untersuchungsbeginn und erstem CCT in der Klinik	SHT-Schweregrad			Gesamt
	leichtes SHT	mittleres SHT	schweres SHT	
0–30 Minuten	109 (24,9 %)	15 (24,2 %)	74 (44,8 %)	198 (29,8 %)
31–60 Minuten	111 (25,4 %)	23 (37,1 %)	42 (25,5 %)	176 (26,5 %)
> 60 Minuten	217 (49,7 %)	24 (38,7 %)	49 (29,7 %)	290 (43,7 %)
Gesamt	437 (100,0 %)	62 (100,0 %)	165 (100,0 %)	664 (100,0 %)

reich, 455 (6,7 %) durch zwei Fachbereiche, 96 (1,4 %) durch drei und 68 (2,1 %) durch vier und mehr Fachbereiche.

Insgesamt erhalten 1088 Patienten (16,0 % von 6783) eine neurologische Konsiliaruntersuchung, 522 (7,7 %) eine neurochirurgische, 406 (6,0 %) eine unfallchirurgische, 285 (4,2 %) eine viszeralchirurgische, 156 (2,3 %) eine HNO-ärztliche, 152 (2,2 %) eine kieferchirurgische, 149 (2,2 %) eine pädiatrische, 137 (2,0 %) eine ophthalmologische, 16 (0,2 %) eine urologische und 148 Patienten (2,2 %) eine Konsiliaruntersuchung aus einem anderen Bereich.

Von den 619 Patienten mit zwei und mehr konsiliarischen Untersuchungen erhalten 138 (22,3 %) konsiliarische Untersuchungen aus den Bereichen Neurochirurgie und Unfallchirurgie, 78 (12,6 %) aus den Bereichen Neurologie und Unfallchirurgie und 70 Patienten (11,3 %) aus den Bereichen Neurologie und Neurochirurgie. Elf Patienten (1,8 %) erhalten Untersuchungen aus den drei Bereichen Neurologie, Neurochirurgie und Unfallchirurgie. 123 Patienten (19,8 %) werden konsiliarisch in den Bereichen Neurologie und Viszeralchirurgie vorgestellt. 49 Patienten (7,9 %) nehmen konsiliarische Untersuchungen aus den Bereichen Neurologie und HNO wahr. 12 Patienten (1,9 %) erhalten konsiliarische Untersuchungen aus den drei Bereichen Neurologie, Augenheilkunde und HNO.

Abschluss der Initialversorgung

Vorgehen nach Abschluss der Initialversorgung

Im zeitlichen Verlauf der medizinischen Versorgung der Patienten mit einem Schädel-Hirn-Trauma wird nach Abschluss der Initialversorgung mittels eines einfachen standardisierten Schemas das geplante unmittelbar folgende weitere Vorgehen dokumentiert.

Insgesamt werden 1487 Patienten (21,9 %) aus der Initialversorgung aufgrund eines Unfalls mit einem SHT direkt nach Hause entlassen. Für den weit überwiegenden Teil von ihnen, nämlich 1428 Patienten (20,9 %), ist eine nachfolgende ambulante Versorgung erforderlich. Lediglich für 59 Patienten (0,9 %) besteht kein weiterer Therapiebedarf. Bei fünf Patienten wird bei einem leichten SHT eine kleinere operative Maßnahme aufgrund von Verletzungen an den Extremitäten ohne weiteren stationären Aufenthalt durchgeführt. Weitere 56 Patienten werden bei leichtem SHT oder leichter Bewusstseinstrübung in anderen Kliniken (z. B. Kieferchirurgie) weiter versorgt. Dies ist nahezu ausschließlich aufgrund von Verletzungen des Gesichtsschädels oder der Extremitäten notwendig.

Eine nachfolgende stationäre Versorgung wird für 5221 Patienten (77,0 %) eingeleitet. Mit 5190 Patienten (76,5 %) wird der größte Teil im Haus der Akutklinik stationär versorgt, davon 4907 (72,3 %) ohne chirurgische Interventionen. Nur

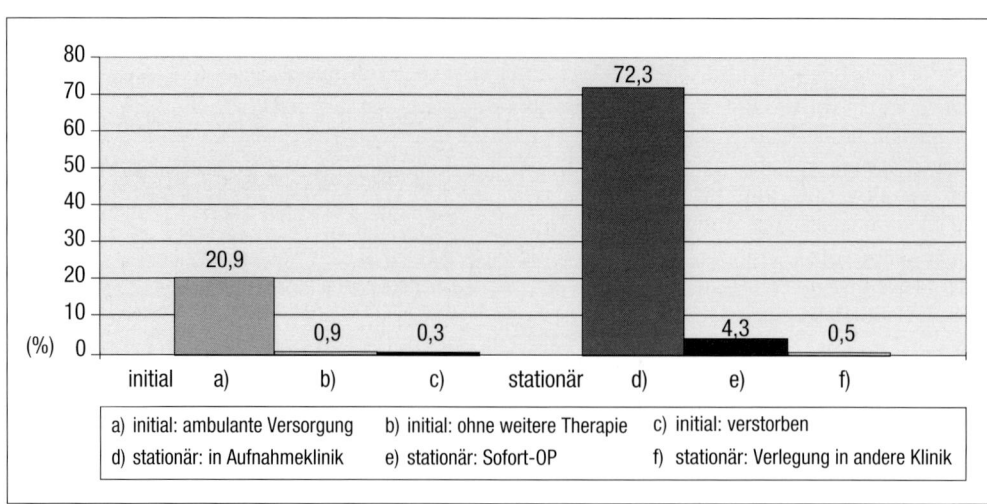

Abbildung 12. Weiteres Vorgehen nach Abschluss der Initialversorgung (n = 6783).

31 Patienten (0,5 %) werden in andere Kliniken verlegt. Zusammen mit den obigen 56 Patienten werden damit insgesamt 87 (1,3 %) in oder aus der Initialversorgung an andere Kliniken weitergeleitet. Eine sofortige Operation mit nachfolgendem stationärem Aufenthalt wird bei 289 Patienten (4,3 %) durchgeführt.

Im Rahmen der Initialversorgung versterben 19 Patienten (0,3 %). Nähere Analysen zu diesen Patienten finden sich im Kapitel 5.5.

Arbeits-/Schulunfähigkeit

Bei 4243 Patienten (63,8 % von 6650) liegt eine Arbeits- oder Schulunfähigkeit vor, das heißt, auch für Patienten nach nur leichter SHV, die am häufigsten beobachtet wird. Die Angabe fehlt bei 133 Patienten (1,9 % von 6783).

BG-Fälle

Für den Fall, dass es sich beim Unfalltyp um einen Arbeitsunfall bzw. auch Wegeunfall handelt, liegt eine Versorgung nach dem Berufsgenossenschaftlichen Verfahren (BG-Fall) vor. Ein BG-Fall wird zum Zeitpunkt der Entlassung aus der Initialversorgung bei 1207 Patienten (18,0 % von 6716) dokumentiert und ist bei weiteren 107 (1,6 %) zudem als fraglich eingestuft. Bei 5402 Patienten (80,4 %) liegt somit bis zu diesem Zeitpunkt kein BG-Fall vor. Die Angabe fehlt bei 67 Patienten (1,0 % von 6783). Die Differenz zur Anzahl der Arbeitsunfälle auf S. 50 (dort = 15,0 %) erklärt sich aus der zum Zeitpunkt oft noch nicht endgültigen Klärung bezüglich des Vorliegens eines BG-Falls, während der Unfalltyp primär nach der Unfallsituation „sicher" (ohne Hinweis auf einen Arbeitsunfall) beschrieben bzw. zugeordnet wird. Detailanalysen und stichprobenartige Nachfragen in den Kliniken zeigen dies insbesondere für Verkehrsunfälle (z. B. Schulweg).

5.3 Ergebnisse aus der akutklinischen stationären Versorgung

Im Folgenden wird nach einer allgemeinen Patientenbeschreibung (5.3.1) zunächst die Versorgung von Patienten auf der Intensivstation dar-

gestellt (5.3.2). In Kapitel 5.3.3 folgt die Darstellung der Versorgung von Patienten auf der Normalstation und in Kapitel 5.3.4 die Betrachtung des Abschlusses der stationären Versorgung in einem Akutkrankenhaus. Weitere Analysen zur akutklinischen stationären Versorgung der Patienten finden sich vor allem im Kapitel 6.7. Eine detailliertere Analyse der im Rahmen der stationären Versorgung verstorbenen Patienten ist in Kapitel 5.5 zu finden.

5.3.1 Patienten in der akutklinischen stationären Versorgung

Im 12-monatigen Projektzeitraum werden von den beteiligten Akutkliniken 5221 Patienten wegen eines Schädel-Hirn-Traumas stationär versorgt. Dies entspricht 77,0 % von allen 6783 Patienten. In den Akutkrankenhäusern der Region Hannover werden 3289 Patienten (70,8 %) stationär behandelt, in den Akutkrankenhäusern der Region Münster 1932 Patienten (90,3 %).

Wie im Gesamtkollektiv ist der Anteil der männlichen Patienten mit 3002 (57,5 %) deutlich höher als derjenige der 2219 Patientinnen mit 42,5 %. Auch hier zeigen sich keine Unterschiede zwischen den beiden Regionen Hannover und Münster.

Die Alterszusammensetzung der in einer Akutklinik behandelten Patienten entspricht ebenfalls der des Gesamtpatientenkollektivs mit den

Tabelle 21. Alter der Patienten (n = 5221).

Alter	n	%
1– 5 Jahre	620	11,9
6–10 Jahre	390	7,5
11–15 Jahre	400	7,7
16–20 Jahre	455	8,7
21–25 Jahre	392	7,5
26–35 Jahre	617	11,7
36–45 Jahre	569	10,9
46–55 Jahre	426	8,2
56–64 Jahre	376	7,2
65–75 Jahre	372	7,1
> 75 Jahre	604	11,6
Gesamt	5221	100,0

gleichen in Kapitel 5.1 beschriebenen Differenzierungen.

5.3.2 Versorgung auf der Intensivstation

Intensivstationär versorgte Patienten

Eine Versorgung auf einer Intensivstation ist für insgesamt 778 Patienten erforderlich. Dies entspricht 14,9 % aller stationär behandelten Patienten und 11,5 % aller dokumentierten SHT-Patienten.

Es handelt sich dabei um 517 männliche Patienten (66,5 %) und 261 Patientinnen (33,5 %).

Bei der Altersverteilung zeigt sich, dass im Unterschied zu dem gesamten Patientenkollektiv mit ca. 20 % nur insgesamt 8,3 % aller Patienten mit einer intensivmedizinischen Versorgung unter 16 Jahre alt sind. Die Altersklassen ab 36 Jahre dagegen sind um drei bis vier Prozentpunkte stärker vertreten.

Zusammenfassend lässt sich damit für die auf einer Intensivstation versorgten Patienten eine Verschiebung zu den männlichen Patienten und zu den höheren Altersklassen im Vergleich zu dem gesamten Patientenkollektiv feststellen.

Eine genauere Bestimmung der Zeitspanne zwischen dem Unfall und der Aufnahme auf die Intensivstation kann für 745 Patienten (95,8 %) vorgenommen werden. Nahezu ein Fünftel der Patienten wird innerhalb von zwei Stunden auf der Intensivstation aufgenommen, während bei dem größten Teil (588 Patienten = 78,9 %) zwischen zwei und 24 Stunden vergehen (Tabelle 22). Der geringe Anteil von 2,6 % der Patienten mit einer Aufnahme nach 24 Stunden erklärt sich mit einer zwischenzeitlichen Verschlechterung nach vorheriger Aufnahme auf Normalstation und/oder einem notwendigen operativen Eingriff. Im Mittel dauert es 7,9 Stunden (± 18,7 Stunden Standardabweichung) vom Unfall bis zur Aufnahme auf der Intensivstation, wobei der Median bei 3,5 Stunden liegt.

Ein Zusammenhang zwischen dem SHT-Schweregrad (bei der Initialversorgung und auch bei der Aufnahme auf die Intensivstation) und der Zeit bis zur Aufnahme auf der Intensivstation zeigt sich nicht.

Körperliche Befunde bei Aufnahme auf die Intensivstation

SHT-Schweregrad

Zur Beurteilung des Schweregrades des Schädel-Hirn-Traumas wird die Glasgow-Koma-Skala (GCS) bei der Aufnahme auf die Intensivstation verwendet (siehe auch Kapitel 3 und 4). Für 342 Patienten (44,0 %) liegt eine Dokumentation der GCS vor, wobei für 121 bei einem schweren SHT zusätzlich eine Narkotisierung angegeben ist. Weitere 178 Patienten (22,9 %) sind zu diesem Zeitpunkt ebenfalls narkotisiert, ohne dass eine Schweregradangabe vorliegt, wobei für sie ebenfalls ein SHT höheren Grades aufgrund weiterer Daten aus der Versorgung und dem Verlauf angenommen werden muss. Zusammen sind ungefähr die Hälfte der intensivmedizinisch versorgten Patienten narkotisiert und/oder sie haben ein schweres SHT. Immerhin weisen ca. 40 % der Patienten nur ein leichtes SHT auf. Die Aufnahme letzterer Patienten auf die Intensivstation erklärt sich zum größten Teil durch zusätzliche schwere Begleitverletzungen (Tabelle 23).

Die Verwendung des berechneten SHT-Schweregrades (siehe Kapitel 3 und 4) bestätigt den Anteil an leichten SHT-Fällen mit einem leichten Rückgang des Anteils der schweren Fälle zugunsten des mittelschweren SHT, d. h. mit einer Bewusstseinstrübung, was durch Schwere und Ausmaß der Unfallverletzungen bei diesen Patienten insgesamt zu erklären ist.

Der Vergleich mit dem dokumentierten Schweregrad bei der Initialversorgung zeigt für ca. 8 % der initial nicht narkotisierten Patienten eine

Tabelle 22. Zeit zwischen Unfall und Aufnahme auf die Intensivstation (n = 745).

Zeit zwischen Unfall und Auf-nahme auf der Intensivstation	n	%
≤ 1 Stunde	27	3,6
1–2 Stunden	111	14,9
2–4 Stunden	281	37,7
4–12 Stunden	280	37,6
12–24 Stunden	27	3,6
> 24 Stunden	19	2,6
Gesamt	745	100,0

Verschlechterung bis zur Aufnahme auf die Intensivstation. Durch Hinzunahme der Patienten, die zwischenzeitlich narkotisiert werden mussten, steigt dieser Anteil auf ca. 18 %. Ungefähr ein Viertel der Patienten mit einem leichten SHT ist bei Aufnahme auf die Intensivstation aufgrund der Begleitverletzungen narkotisiert.

Bewusstseinslage

Von 757 Patienten (97,3 %) liegt eine Dokumentation der Bewusstseinslage bei der Aufnahme auf die Intensivstation vor. Davon sind 157 Patienten (20,7 %) orientiert, 243 (32,1 %) getrübt, 58 (7,7 %) bewusstlos und 299 (39,5 %) narkotisiert.

Neurologischer Befund

Für 621 Patienten (79,8 %) ist eine (grobe) neurologische Befunderhebung dokumentiert. Bei 435 Patienten (70,0 %) ist der Befund auffällig.

Tabelle 23. SHT-Schweregrad (GCS) bei Aufnahme auf die Intensivstation.

SHT-Schweregrad	n	% gültig
Leichtes SHT	135	39,5
Mittleres SHT	39	11,4
Schweres SHT	168	49,1
GCS gesamt	342	100,0
Patient narkotisiert	178	
Ohne GCS-Schweregrad	258	
Gesamt	778	

Hypoxie

Eine Dokumentation zur Hypoxie (Sauerstoffsättigung < 90 % bei Spontanatmung und < 95 % bei beatmeten Patienten) liegt bei 754 Patienten (96,9 %) vor. In neun Fällen (1,2 %) ist die Hypoxie bei Aufnahme auf die Intensivstation gesichert, in 32 Fällen (4,2 %) ist der Befund fraglich und in 717 Fällen (94,6 %) wird eine Hypoxie ausgeschlossen.

Intensivmedizinische Therapie im Verlauf

Reanimation auf der Intensivstation

Eine Reanimation auf der Intensivstation wird bei insgesamt 13 Patienten (1,7 %) durchgeführt. Sie weisen ein schweres Schädel-Hirn-Trauma auf und/oder sind zum Zeitpunkt der Aufnahme narkotisiert. Von den 742 nichtreanimierten Patienten fehlt bei 250 eine Angabe zum SHT-Schweregrad. Bei den 159 Patienten mit einem dokumentierten schweren SHT ist der größte Teil (70,4 %) narkotisiert, sodass insgesamt 292 Patienten bei Aufnahme auf die Intensivstation narkotisiert sind. Bei Verwendung des berechneten Schweregrades kann für nahezu alle Fälle eine entsprechende Einteilung vorgenommen werden, die zu einer Verschiebung der prozentualen Anteile der mittleren (~ 31 %) und schweren (~ 31 %) Fälle führt. Dies ist im Wesentlichen auf den Bewusstseinsstatus „getrübt" zurückzuführen. Insgesamt liegt für 755 Patienten (97,0 %) eine Dokumentation zur Reanimation auf der Intensivstation vor.

Tabelle 24. Reanimation auf der Intensivstation in Bezug auf den SHT-Schweregrad (GCS-Angabe) bei Aufnahme auf die Intensivstation (n = 330; für die restlichen Fälle fehlen Angaben zur Reanimation, GCS-Angabe oder beide Angaben).

SHT-Schweregrad	Reanimation auf der Intensivstation		Gesamt
	ja	nein	
Leichtes SHT		126 (38,9 %)	126 (38,2 %)
Mittleres SHT		39 (12,0 %)	39 (11,8 %)
Schweres SHT	6 (100,0 %)	159 (49,1 %)	165 (50,0 %)
GCS gesamt	6 (100,0 %)	324 (100,0 %)	330 (100,0 %)
Patient narkotisiert	6	168	174
Ohne GCS-Schweregrad	1	250	251
Gesamt	13	742	755

Intubation auf der Intensivstation

Insgesamt werden 351 Patienten (46,4 %) während des Aufenthaltes auf der Intensivstation intubiert. Es zeigt sich ein deutlicher Zusammenhang mit dem SHT-Schweregrad. Während unter den intubierten Patienten der Anteil der schweren Schädel-Hirn-Traumen etwa drei Viertel der Patienten entspricht, liegt er bei den nichtintubierten lediglich bei einem Zehntel. Spiegelbildlich umgekehrt verhalten sich die Anteile der leichten SHT-Fälle. Bei Verwendung des berechneten Schweregrades kann für nahezu alle Fälle eine entsprechende Einteilung vorgenommen werden, die lediglich bei den nichtintubierten Patienten zu einer Verschiebung der prozentualen Anteile der mittleren (~ 39 %) und leichten (~ 54 %) Fälle führt. Dies ist im Wesentlichen auf den Bewusstseinsstatus „getrübt" zurückzuführen. Von 757 Patienten (97,3 %) liegt eine Dokumentation zur Intubation auf einer Intensivstation vor. Die 61 bei der Aufnahme auf die Intensivstation narkotisierten Patienten, bei denen keine Intubation auf der Intensivstation dokumentiert ist, sind schon vor dem Eintreffen in der Klinik intubiert worden (es ist also von den Dokumentierenden der Beginn der Intubation als Zuordnung verwendet worden).

Für die intubierten Patienten während des Aufenthalts auf der Intensivstation ist die Dauer bis zur ersten Intubation dokumentiert; d. h.: Intubation am Unfallort, in der Akutklinik oder erst auf der Intensivstation. In der Regel vergeht zwischen dem Unfall und der ersten Intubation nur wenig Zeit. Insgesamt sind 178 Patienten (50,7 %) innerhalb von zwei Stunden und weitere 68 Patienten (19,4 %) zwischen zwei und vier Stunden nach dem Unfall intubiert. Für 69 Patienten (19,7 %) werden zwischen vier und 12 Stunden und für elf Patienten (3,1 %) zwischen 12 und 24 Stunden benötigt. Bei nur 21 Patienten (6,0 %) liegen ein bis drei Tage und bei vier Patienten (1,1 %) mehr als drei Tage zwischen dem Unfall und der Intubation. Bei letzteren findet diese auf der Intensivstation in der Regel im Zusammenhang mit einem operativen Eingriff zu den Begleitverletzungen statt (Abbildung 13).

Im Mittel dauert es sieben Stunden vom Unfall bis zur ersten Intubation (± 22 Stunden Standardabweichung), wobei bis dahin aber schon 86 % der Patienten intubiert sind.

Reintubation

Von 322 Patienten (91,7 % der auf der Intensivstation intubierten Patienten) liegt eine Dokumentation zur Reintubation vor. Insgesamt müssen 42 Patienten (13,0 %) reintubiert werden. Bei der Aufnahme auf die Intensivstation haben davon vier Patienten ein leichtes und 19 (84,6 %) Patienten ein schweres SHT. Zusätzlich sind 19 Patienten narkotisiert, ohne dass ein Schweregrad dokumentiert ist. Im Vergleich liegt der Anteil der Patienten mit einem schweren SHT bei den nicht reintubierten Patienten mit ca. 40 % deutlich niedriger. In vier Fällen ist eine Reintubation bei Patienten erforderlich, die erstmalig auf der Intensivstation intubiert sind.

Tabelle 25. Intubation auf der Intensivstation in Bezug auf den SHT-Schweregrad (GCS-Angabe) bei Aufnahme auf die Intensivstation (n = 507; bei 271 Patienten fehlen Angaben zur Intubation, GCS-Angabe oder beide Angaben).

SHT-Schweregrad	Intubation auf der Intensivstation		Gesamt
	ja	nein	
Leichtes SHT	24 (12,2 %)	103 (75,8 %)	127 (38,3 %)
Mittleres SHT	21 (10,7 %)	18 (13,2 %)	39 (11,7 %)
Schweres SHT	151 (77,1 %)	15 (11,0 %)	166 (50,0 %)
GCS gesamt	196 (100,0 %)	136 (100,0 %)	332 (100,0 %)
Patient narkotisiert	114	61	175
Ohne GCS-Schweregrad	41	209	250
Gesamt	351	406	757

Extubation

Für 320 Patienten (91,2 % der auf der Intensivstation intubierten Patienten) sind der Zeitpunkt der ersten Intubation und der letzten Extubation dokumentiert. Insgesamt werden acht Patienten (2,5 %) innerhalb von zwei Stunden nach der ersten Intubation extubiert und 37 Patienten (11,6 %) nach zwei bis vier Stunden. 27 Patienten (8,4 %) nach vier bis 12 Stunden und 34 Patienten (10,6 %) nach 12 bis 24 Stunden werden ebenfalls noch innerhalb eines Tages extubiert. Bei 65 Patienten (20,3 %) liegen ein bis drei Tage zwischen der ersten Intubation und der Extubation, bei 43 Patienten (13,4 %) vier bis sieben Tage. Länger als eine Woche sind 60 Patienten (18,8 %; acht bis 14 Tage) und 46 Patienten (14,4 %) intubiert.

Im Mittel vergehen zwischen der ersten Intubation und der letzten Extubation 6,8 Tage (± 10,2 Tage Standardabweichung) bei einem Median von 2,5 Tagen.

Tracheotomie

Von 343 Patienten (97,7 % der auf der Intensivstation intubierten Patienten) liegt eine Dokumentation zur Tracheotomie vor. Insgesamt sind 58 Patienten (16,9 %) tracheotomiert worden. Davon haben fünf Patienten bei der Aufnahme auf die Intensivstation ein leichtes SHT, zwei ein mittleres und 18 ein schweres SHT. 16 Patienten sind narkotisiert, wobei eine Angabe des Schweregrades fehlt. Während drei Viertel der tracheotomierten Patienten ein schweres SHT haben,

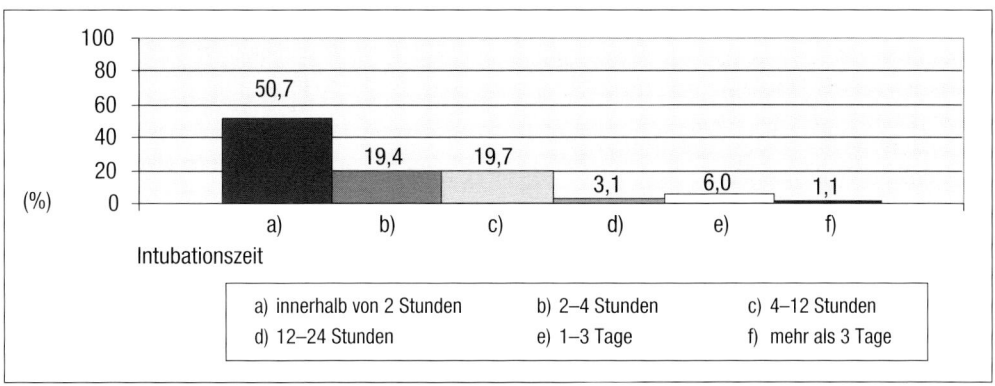

Abbildung 13. Zeit zwischen Unfall und erster Intubation auf der Intensivstation (n = 351).

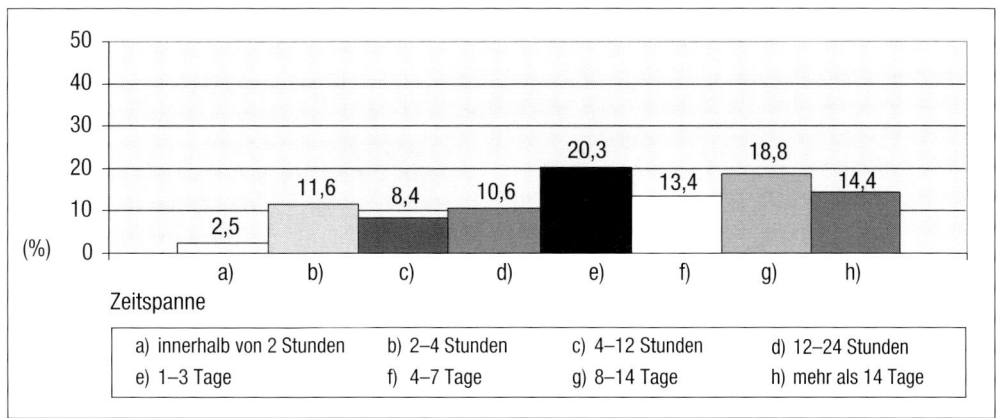

Abbildung 14. Zeit zwischen erster Intubation und letzter Extubation auf der Intensivstation (n = 320).

liegt der Anteil bei den Patienten ohne eine Tracheotomie bei ca. 40 %.

Für 53 Patienten (97,8 % aller Patienten mit einer Tracheotomie) liegt eine genaue Dokumentation zum Zeitpunkt des Unfalls und der Tracheotomie vor. Bei vier Patienten (7,5 %) liegen bis zu 24 Stunden zwischen dem Unfall und der Tracheotomie. Weitere vier Patienten (7,5 %) sind ein bis drei Tage, 15 (28,3 %) vier bis sieben Tage und 14 (26,4 %) acht bis 14 Tage nach dem Unfall tracheotomiert. Mit einem größeren Abstand zum Unfall sind zwischen 15 bis 21 Tage nach dem Unfall elf (20,8 %) und fünf Patienten (9,4 %) mehr als 21 Tage nach dem Unfall tracheotomiert.

Im Mittel vergehen vom Unfall bis zur Tracheotomie ca. 13 Tage (± 15,9 Tage Standardabweichung), wobei der Median bei ca. zehn Tagen liegt.

Dauer des intensivstationären Aufenthaltes

Von den 788 Patienten mit einer Versorgung auf einer Intensivstation ist für 609 (77,3 %) die Länge des intensivstationären Aufenthaltes exakt dokumentiert. Nur ein sehr geringer Teil (12 = 2,0 %) von ihnen ist mit weniger als vier Stunden kurzzeitig, in der Regel zur Beobachtung oder nach einem kleineren operativen Eingriff, auf der Intensivstation. Innerhalb eines Tages verlassen 100 Patienten (16,4 %) zwischen vier und zwölf Stunden und 120 Patienten (19,7 %) zwischen 12

und 24 Stunden die Intensivstation. Bei 144 (23,6 %) Patienten beträgt die Aufenthaltsdauer zwischen einem und drei Tagen, bei 77 (12,6 %) zwischen vier und sieben Tagen und bei 68 (11,2 %) zwischen acht und 14 Tagen. Langzeitaufenthalte sind bei 14 Patienten (2,3 %) zwischen 15 und 21 Tagen und bei 74 Patienten (12,2 %) mit mehr als 21 Tagen erforderlich (Abbildung 16).

Im Mittel beträgt der Aufenthalt auf der Intensivstation 6,4 Tage (± 10,8 Tage Standardabweichung). Darunter sind 20 % der Patienten länger als zehn Tage und ca. 4 % länger als vier Wochen auf der Intensivstation.

Unter den Patienten mit einer kurzen Aufenthaltsdauer unter drei Tagen sind überwiegend leichte und mittlere SHT-Fälle bei Aufnahme auf die Intensivstation (zu ca. zwei Dritteln) vertreten, während in der Gruppe der Patienten mit einem Aufenthalt über 24 Stunden hinaus zu ca. drei Viertel die schweren Schädel-Hirn-Traumen zu finden sind. Der Anteil der bei der Aufnahme narkotisierten Patienten liegt bis auf die sehr kurzen Aufenthaltsdauern (< 12 Stunden) konstant um ca. 20 %.

5.3.3 Versorgung auf der Normalstation

Normalstationär versorgte Patienten

Von den 5221 Patienten mit einer stationären Aufnahme nach dem Unfall werden 778 Patienten (11,5 %) zuerst auf einer Intensivstation ver-

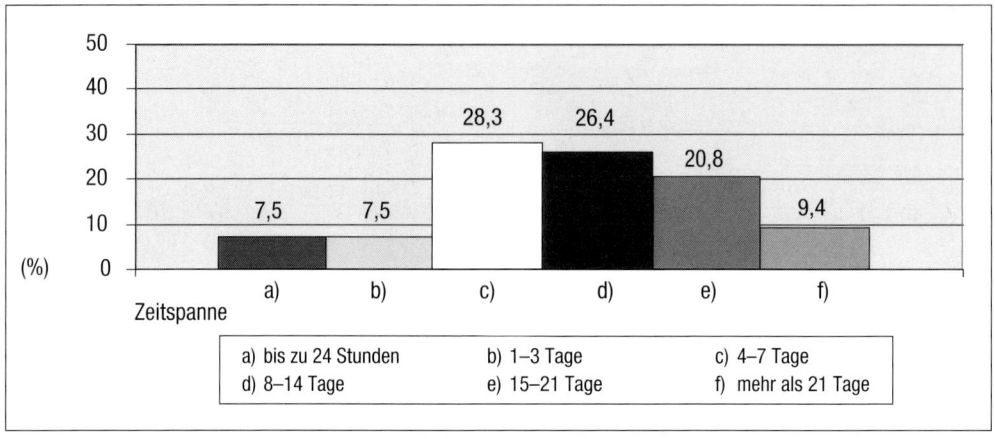

Abbildung 15. Zeit zwischen Unfall und Tracheotomie auf der Intensivstation (n = 53).

sorgt (Ergebnisse im vorangehenden Kapitel 5.3.2). Die restlichen 4443 Patienten (88,5 %) werden direkt auf einer Normalstation aufgenommen.

Bei 4420 Patienten (99,5 % von 4443) ist eine exakte Bestimmung der Zeit vom Unfall bis zur Aufnahme auf eine Normalstation möglich. Im Mittel dauert es 7,9 Stunden (± 18,7 Stunden Standardabweichung) bis zur Aufnahme bei einem Median von 2,8 Stunden. Ein Drittel der Patienten wird innerhalb von zwei Stunden und zwei Drittel innerhalb von vier Stunden nach einem Unfall direkt auf einer Normalstation aufgenommen (Abbildung 17). Diese Anteile liegen höher als bei den Patienten, die zuerst auf einer Intensivstation aufgenommen werden (Tabelle 22), da unter letzteren ein hoher Anteil von Patienten mit einer sofortigen Operation ist. Bei den Patienten mit einer primären Versorgung auf der Intensivstation ist die Dauer vom Unfall bis zur anschließenden Aufnahme auf eine Normalstation für zwei Drittel der Patienten länger als 24 Stunden. Ein Zusammenhang mit dem SHT-Schweregrad (in der Initialversorgung und bei Aufnahme) zeigt sich nicht.

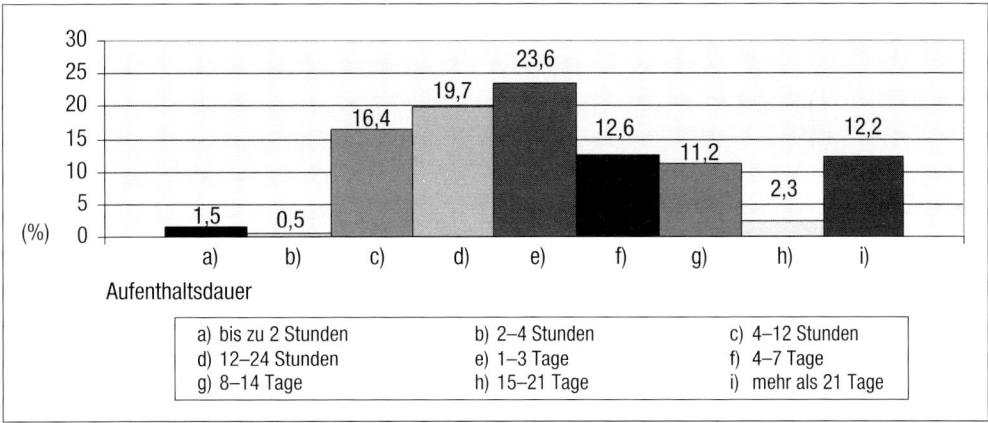

Abbildung 16. Aufenthaltsdauer auf der Intensivstation (n = 609).

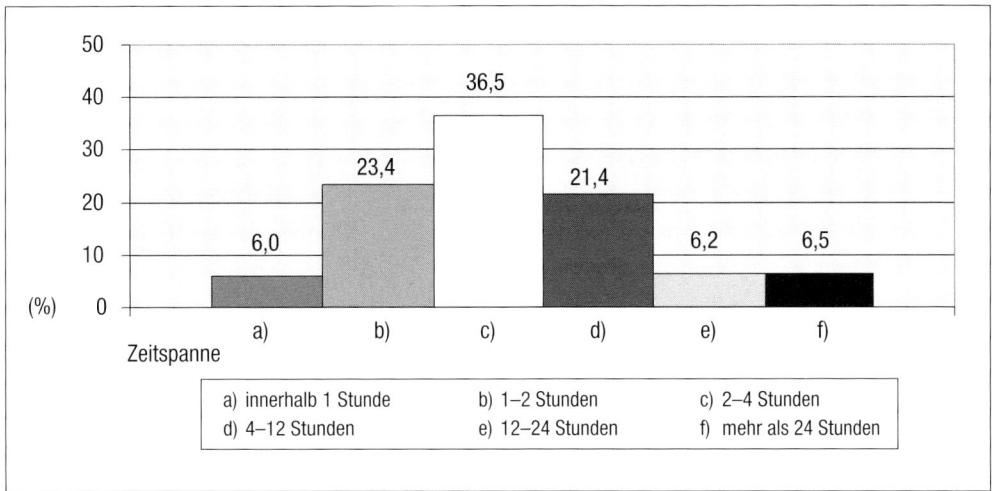

Abbildung 17. Zeit zwischen Unfall und Aufnahme auf die Normalstation für die nur normalstationär aufgenommenen Patienten (n = 4420).

Körperliche Befunde bei Aufnahme auf die Normalstation

SHT-Schweregrad

Für die 4443 Patienten, die aus der Initialversorgung zur stationären Weiterversorgung direkt auf eine Normalstation verlegt werden, ist zum Zeitpunkt der dortigen Aufnahme für 1673 Patienten (37,7 %) der SHT-Schweregrad mittels des GCS-Wertes dokumentiert. Es handelt sich dabei überwiegend um Fälle mit einem leichten Schädel-Hirn-Trauma. Wird zusätzlich für die Fälle mit fehlender GCS-Angabe eine Zuordnung des SHT-Schweregrades mittels der Berechnung aus klinischen Daten vorgenommen, so ergibt sich nur ein erhöhter Anteil von Fällen mit mittlerem SHT (in der Regel Bewusstseinstrübungen) bei korrespondierend nur gering abfallender Rate der leichten Fälle (~ 91 %).

Für die 4443 Patienten zeigt der Vergleich des SHT-Schweregrades in der Initialversorgung und des Schweregrades bei stationärer Aufnahme bei 1539 Patienten mit beiden dokumentierten GCS-Werten in 3 % der Fälle eine Verbesserung hin zu einem leichten SHT und in weniger als 1 % eine Verschlechterung. Bei Verwendung des aus klinischen Befunden berechneten Schweregrades (4197 Fälle) zeigt sich ein wesentlich erhöhter Anteil Verschlechterungen von ~ 15 % mit einer Bewusstseinstrübung.

Betrachtet man die Entwicklung des Schweregrades für die 778 Patienten, die zuerst auf der Intensivstation versorgt werden, so liegt für die 180 Patienten mit allen drei dokumentierten GCS-Angaben der Anteil der sich von der Initial- über die Intensivversorgung bis zur Aufnahme auf die Normalstation verschlechternden Fälle bei 3 %, wobei diese Verschlechterung meist in Form einer Bewusstseinstrübung mit einem kurzen Intensivaufenthalt zu beobachten ist. Eine Verbesserung findet sich in 70 % der Fälle, wobei bei 15 % eine zwischenzeitliche Verschlechterung auf der Intensivstation versorgt werden muss. Bei den restlichen 30 % ändert sich bezüglich des SHT-Schweregrades von der Initialversorgung bis zur Aufnahme auf die Normalstation nichts. Es handelt sich dabei bis auf sehr wenige Ausnahmen um initial leichte Schädel-Hirn-Traumen, die nur für sehr kurze Zeit zur Überwachung auf einer Intensivstation weilen.

Bei Verwendung des aus klinischen Befunden berechneten Schweregrades (486 Fälle mit allen drei Dokumentationen) zeigen sich die gleichen Raten zur Veränderung des Schweregrades.

Bewusstseinslage

Von 4356 (98,0 %) der direkt auf die Normalstation aufgenommenen Patienten liegt eine Dokumentation der Bewusstseinslage zum Zeitpunkt der Aufnahme vor. Davon sind 3695 Patienten (84,8 %) orientiert, 657 (15,1 %) getrübt, ein Patient (< 0,1 %) ist bewusstlos und drei Patienten (0,1 %) sind narkotisiert.

Für die 778 Patienten, die zuerst auf der Intensivstation versorgt werden, zeigt sich das gleiche Bild bezüglich ihrer Bewusstseinslage bei der nachfolgenden Aufnahme auf die Normalstation.

Neurologischer Befund

Von 4401 Patienten (99,1 %) ist der neurologische Befund bei direkter Aufnahme auf eine Normalstation dokumentiert. Davon ist bei 3863 Patienten (87,0 %) der neurologische Befund geprüft, der bei 946 Patienten (24,5 %) auffällig und bei 2917 (75,5 %) unauffällig ist.

Bei den 778 Patienten mit einem vorhergehenden Intensivaufenthalt liegt der Anteil der neurologisch auffälligen Patienten 30 % höher.

Tabelle 26. SHT-Schweregrad (GCS) bei direkter Aufnahme auf die Normalstation (n = 4443).

SHT-Schweregrad	n	% gültig
Leichtes SHT	1635	97,7
Mittleres SHT	37	2,2
Schweres SHT	1	0,1
GCS gesamt	1673	100,0
Patient narkotisiert	3	
Ohne GCS-Schweregrad	2767	
Gesamt	4443	

Diagnostik im Rahmen des normalstationären Aufenthaltes

Kraniale Computertomographie (CCT)

Von insgesamt 5073 (97,2 %) aller stationär behandelten Patienten liegen Angaben zur Durchführung eines diagnostischen CCT vor. Insgesamt wird bei 1216 Patienten (24,0 %) ein CCT im Rahmen der Diagnostik eingesetzt. Eine genauere Analyse zeigt, dass in 446 Fällen (38,2 % aller CCTs) diese Diagnostik schon während des Aufenthalts auf der Intensivstation durchgeführt wird, was 57,3 % aller Patienten mit einem Aufenthalt auf der Intensivstation entspricht. Für weitere 36 Patienten mit einem kurzzeitigen Beobachtungsaufenthalt auf der Intensivstation wird ihr erstes CCT erst nachfolgend auf der Normalstation durchgeführt.

Für die 4443 Patienten, die direkt auf eine Normalstation eingewiesen werden, werden 721 (61,8 % aller CCTs) mittels eines CCT untersucht, was 16,2 % aller dieser Patienten entspricht. Darunter sind 356 Patienten, bei denen das CCT schon vor oder unmittelbar mit der Aufnahme auf die Normalstation durchgeführt wird.

Bei der Untersuchung, welchen Einfluss die Schwere des Schädel-Hirn-Traumas auf die Entscheidung zur Durchführung eines CCT hat, ist zwischen der Patientengruppe mit einem Aufenthalt auf einer Intensivstation und der mit der direkten Aufnahme auf die Normalstation mit der Schweregradbestimmung (GCS) bei der jeweiligen Aufnahme zu differenzieren (Tabelle 27).

Die deutlich höhere Rate an durchgeführten CCT-Untersuchungen bei Patienten auf der Intensivstation zeigt sich auch in der Korrelation zum Schweregrad, wobei diese eindeutig durch die größere Häufigkeit von CCTs bei leichten (63,9 %) und mittleren Schädel-Hirn-Traumen (91,2 %) im Vergleich zu den Patienten mit direkter Aufnahme auf eine Normalstation (21,4 % und 27,0 %) hervorgerufen wird. Patienten mit einem schweren SHT werden alle mittels eines CCT untersucht (Ausnahme: Tod infolge schwerer Unfallverletzungen mit kurzer Überlebenszeit).

Wird zusätzlich für die Fälle mit fehlender GCS-Angabe eine Zuordnung des SHT-Schweregrades mittels der Berechnung aus klinischen Daten vorgenommen, so werden bei deutlich erhöhter Fallzahl (~ 93 % im Vergleich zu ~ 38 % bei Verwendung des GCS) die obigen Ergebnisse nahezu identisch bestätigt.

Ebenso stellt sich die Korrelation der Entscheidung für ein CCT zum initialen Schweregrad im Rahmen der Akutversorgung mit nahezu deckungsgleichen Raten dar.

Von 1194 Patienten (98,3 %) ist die Zeit zwischen dem Unfall und der Anfertigung des ersten CCT exakt festgehalten. 21 Patienten (1,8 %) erhalten das erste CCT innerhalb von 30 Minuten nach dem Unfall und 82 Patienten (6,9 %) innerhalb von 31 und 60 Minuten nach dem Unfall. Innerhalb der ersten vier Stunden werden insgesamt 660 Patienten (55,2 %) mittels CCT diagnostiziert. Ungefähr drei Viertel aller auf der Intensivstation durchgeführten CCTs

Tabelle 27. Durchführung eines CCT in Bezug auf den SHT-Schweregrad (GCS-Angabe) bei Aufnahme auf die Normalstation oder Intensivstation (n = 1964).

SHT-Schweregrad	Durchführung eines CCT		Gesamt
	mit Aufenthalt auf Intensivstation	direkte Aufnahme auf Normalstation	
Leichtes SHT	78 (63,9 %)	348 (21,4 %)	426 (96,8 %)
Mittleres SHT	31 (91,2 %)	10 (27,0 %)	41 (57,7 %)
Schweres SHT	145 (99,3 %)	1 (100,0 %)	146 (99,3 %)
GCS gesamt	302	1662	1964
Narkotisiert	178	3	181
Ohne Schweregrad/CCT	298	2778	3076
Gesamt	778	4443	5221

wird in diesem Zeitraum durchgeführt, während es in der Gruppe der Patienten auf der Normalstation 45 % sind. Nach mehr als einem Tag findet bei 333 (19,5 %) Patienten die erste Untersuchung mittels CCT statt. Für die Patienten auf der Intensivstation liegt dieser Anteil bei 9,2 %, bei den Patienten auf der Normalstation bei 26,7 %). Bei den auf der Intensivstation versorgten Patienten handelt es sich hierbei meist um Patienten mit vielfältigen schweren Unfallverletzungen.

Bei der Korrelation des initial diagnostizierten SHT-Schweregrades (GCS) und der Zeit vom Unfall bis zum ersten CCT zeigt sich, dass diese Diagnostik bei Patienten mit einem schweren SHT zu 83 % innerhalb der ersten vier Stunden durchgeführt wird, während bei den Patienten mit einem leichten SHT dieser Anteil bei 53 % liegt. Dieses Verhältnis ist primär durch die CCTs während des Aufenthalts auf der Intensivstation bestimmt. Umgekehrt ist das Verhältnis bei den CCT-Untersuchungen, die nach mehr als einem Tag durchgeführt werden. Dort wird bei 20 % der leichten SHT-Befunde und bei 2 % der schweren Befunde die erste Diagnose mittels eines CCT vorgenommen. Hier finden sich überwiegend die Erst-CCT-Untersuchungen auf der Normalstation wieder.

Von den 1216 Patienten, die mittels CCT untersucht werden, ist es bei 775 Patienten (63,7 %) ein einziges CCT, bei 192 Patienten (15,8 %) sind es zwei CCTs, bei 207 (17,0 %) drei bis fünf CCTs und 42 (3,5 %) sechs und mehr CCTs. Bei drei Patienten werden zehn und mehr CCT-Untersuchungen durchgeführt. Bei den Patienten mit einer ersten CCT-Untersuchung während des Aufenthalts auf der Intensivstation ist diese bei 150 (33,6 %) auch die einzige derartige Untersuchung, während bei den Patienten mit einem ersten CCT auf der Normalstation dieser Anteil bei 83,1 % liegt. Drei und mehr CCT-Untersuchungen werden nahezu ausschließlich nur bei Patienten mit einem Erst-CCT auf der Intensivstation vorgenommen.

Bei 435 Patienten (98,6 %) von den 441 Patienten, die mehr als ein CCT erhielten, ist die Zeit zwischen dem ersten und dem letzten CCT genau bestimmt. Diese beträgt bei 50 Patienten (11,5 %) bis zu 24 Stunden, bei 91 (20,9 %) zwischen einem und drei Tagen, bei 107 (24,6 %) zwischen vier und sieben Tagen und bei 187 (43,0 %) mehr als eine Woche. Letztere Gruppe findet sich bis auf wenige Ausnahmen unter den Patienten, bei denen die erste CCT-Untersuchung auf der Intensivstation durchgeführt wird. Dabei ist bei 24 Patienten (8,1 %) der Zeitabstand zwischen erstem und letztem CCT größer als vier Wochen.

Von insgesamt 4995 Patienten (95,7 %) liegen Angaben zur Durchführung eines CT einer anderen Region vor, wobei diese nicht spezifiziert ist. Darunter sind 150 Patienten (3,0 %) mit der CT-Diagnostik einer anderen Region. Unter den Patienten, die auf eine Intensivstation aufgenommen werden müssen, liegt der Anteil bei 10,4 %, während dieser für die Patienten mit einer direkten Aufnahme auf die Normalstation bei 1,8 % liegt.

Konsiliaruntersuchungen

Zu 5209 Patienten (99,8 %) liegt eine Dokumentation erforderlicher Konsiliaruntersuchungen im Verlauf der akutklinischen stationären Versorgung vor. Insgesamt wird für 2676 Patienten (51,4 %) mindestens eine Konsiliaruntersuchung angefordert. Bei den 778 Patienten, die zuerst auf einer Intensivstation versorgt werden, liegt dieser Anteil bei 73,7 %, während er für die Patienten, die direkt auf eine Normalstation aufgenommen werden, mit 47,5 % deutlich niedriger ist. Dabei kann allerdings nicht unterschieden werden, ob für die erste Patientengruppe das jeweilige Konsil während der Zeit auf der Intensivstation oder später von der Normalstation abgerufen wurde.

Die Aufschlüsselung der Konsilanforderungen nach Fachbereichen (Abbildung 18) zeigt ein deutliches Überwiegen der neurologischen Konsile (37,3 %), die gefolgt sind von Anforderungen an den Fachbereich HNO, die Innere Medizin und die Ophthalmologie, die sich im Bereich von 16,8 % bis 10,0 % bewegen. Die Konsilanforderungen an die restlichen Fachbereiche liegen unter 5 % mit einem Sammelblock nicht spezifiziert ausgewiesener Anforderungen, die für 7,4 % der Patienten erfolgen.

Auch hierbei ist ein deutlich erhöhter Anforderungsbedarf für die Patienten mit einem Intensivstationsaufenthalt zu beobachten. Dabei bleibt die Reihenfolge hinsichtlich der Häufigkeiten nahezu erhalten. Allerdings liegen die Raten für die sieben häufigsten Fachbereiche Neurologie bis Unfallchirurgie (siehe Abbildung 18) im Schnitt um 20 Prozentpunkte höher. Unter den restlichen Fachbereichen heben sich die Kieferchirurgie und die Viszeralchirurgie noch mit vier- und fünffach höheren Raten hervor. Besonders auffällig ist ferner die Rate von 26 % für Anforderungen aus der Gruppe nicht spezifizierter Fachbereiche.

Zur Hälfte wird ein oder werden auch mehrere Konsile lediglich aus einem Fachbereich benötigt. Anforderungen an zwei Fachbereiche werden für ein weiteres Viertel der Patienten gestellt, während für weitere 20 % der Patienten Konsile aus drei bis fünf der definierten Fachbereiche angefordert werden. Für die restlichen 5 % der Patienten wird konsiliarische Unterstützung von mehr als fünf Fachbereichen erbracht. Letztere sind alles Patienten mit einem Aufenthalt auf der Intensivstation. Insgesamt ist das Anforderungsspektrum an Konsiliarleistungen für Patienten mit intensivstationärer Versorgung deutlich vielfältiger. In nur 20 % der Fälle mit einer Konsilanforderung wird lediglich ein Fachbereich angesprochen. Konsile aus einem bis drei Fachbereichen werden in 56,5 % benötigt, während dieser Anteil bei den Patienten, die direkt auf eine Normalstation eingeliefert werden, bei über 93,2 % liegt.

Eine genauere Betrachtung des Anforderungsspektrums zeigt eine Vielzahl von Anforderungskombinationen (~ 250). Aufgrund der Anzahl der Anforderungen an die Neurologie ergeben sich einige häufigere Anforderungsmuster mit Beteiligung dieses Bereichs. Grundsätzlich sind auch hier die Anforderungsraten bei den Patienten mit einem Aufenthalt auf der Intensivstation deutlich höher als bei den Patienten, die direkt auf die Normalstation aufgenommen werden. Nachfolgend stehen die Werte für die beiden Gruppen jeweils in Klammern hinter den Gesamtraten.

Gleichzeitige Konsilanforderungen an die Neurologie und den Bereich HNO (und eventuell auch noch an andere Bereiche) werden für 678 (13,0 %) Patienten gestellt (31,2 %/9,8 %). Eine ähnliche Verteilung zeigt sich für die Konstellation Neurologie und Innere Medizin (und eventuell auch noch andere Bereiche) mit 588 (11,3 %) Patienten (32,6 %/7,5 %). Etwas niedriger liegen

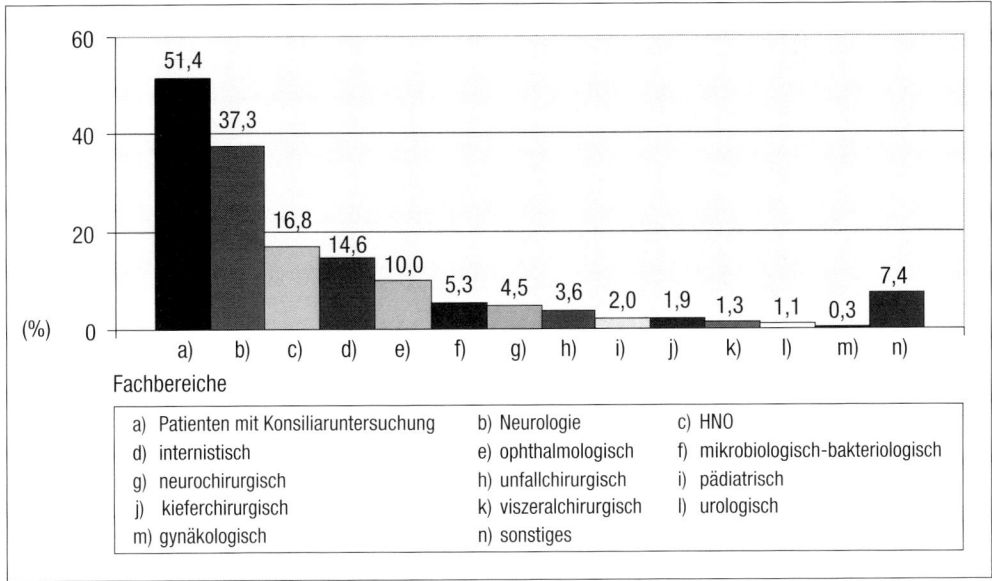

Abbildung 18. Konsiliaruntersuchungen (Mehrfachangaben möglich) (n = 5209).

die Raten für die Anforderungskombination Neurologie und Augenheilkunde (und eventuell auch noch andere Bereiche) mit 7,3 % der Patienten (21,9 %/4,5 %). Auffällig ist, dass diese Raten nahezu deckungsgleich mit der speziellen Untergruppe Neurologie, Augenheilkunde und HNO (und eventuell auch noch andere Bereiche) mit 6,3 % und (19,3 %/3,9 %) sind. Ebenso gibt es als weiteres ein sehr spezifisches Anforderungsmuster, das mit 3,8 % recht häufig zu finden ist, die Konstellation Neurologie, Innere Medizin, Augenheilkunde und HNO. Insbesondere tritt es mit 16,2 % auffällig häufiger bei den Patienten mit einer Versorgung auf der Intensivstation gegenüber der anderen Patientengruppe mit 1,6 % auf.

Die komplexeren Konsilanforderungen bei den Patienten mit einem erforderlichen Aufenthalt auf der Intensivstation werden auch dadurch belegt, dass alleinige Anforderungen an die Neurologie in 8,6 % der Fälle vorgenommen werden, während es insgesamt 810 (15,5 %) Patienten und in der anderen Gruppe 16,7 % sind. Ähnlich sieht es bei den gleichzeitigen Konsilanforderungen an die Neurologie und Neurochirurgie (und eventuell auch noch an andere Bereiche) mit 17,1 % bei einer Gesamtrate von 2,9 % und einer Rate von 0,5 % in der anderen Patientengruppe aus.

Nahezu alle weiteren Anforderungskombinationen treten in weit weniger als 5,0 % der Fälle auf.

Therapie im Rahmen des normalstationären Aufenthaltes

Für den stationären Aufenthalt liegt eine Dokumentation zur Krankengymnastik, Logopädie und Ergotherapie für 5063 (97,0 %) Patienten vor. Von den 158 Patienten ohne eine entsprechende Dokumentation sind ca. 25 % nach kurzer Aufenthaltsdauer auf der Intensiv- oder Normalstation verstorben. Eine Differenzierung, ob die Therapien auf der Intensiv- oder Normalstation begonnen und in welchem Umfang sie durchgeführt wurden, ist nicht möglich.

Ohne Therapie während des stationären Aufenthaltes bleiben 3982 (78,6 %) der Patienten, wobei dieser Anteil unter den Patienten mit einem Aufenthalt auf der Intensivstation mit 38,4 % deutlich niedriger liegt, als bei den Patienten mit einer Direktaufnahme auf die Normalstation (84,7 %). Primäre Therapiemaßnahme ist die Krankengymnastik (~ 20 %), wogegen Logopädie und Ergotherapie schon während des stationären Aufenthaltes nur zu einem sehr geringen Prozentsatz (~ 2 %) eingesetzt werden. Beide letztere Maßnahmen kommen auch nur zusammen mit krankengymnastischen Übungen zur Anwendung.

Krankengymnastik

Bei 1074 Patienten (21,2 %) wird schon auf der Station Krankengymnastik durchgeführt. Bei den Patienten, die zuerst auf die Intensivstation aufgenommen werden müssen, liegt dieser Prozentsatz mit 61,5 % deutlich höher als in der anderen Gruppe (15,2 %).

Ausgehend vom Schweregrad des SHT (GCS) bei der stationären Aufnahme – entweder bei primärer Aufnahme auf die Intensivstation oder bei direkter Aufnahme auf die Normalstation – werden bei 451 (25,9 %) der Patienten mit einem leichten SHT krankengymnastische Übungen durchgeführt. Deutlich höhere Raten werden für Patienten mit einem mittleren (48,6 %) oder einem schweren (81,6 %) SHT erreicht (Tabelle 28). Eine Differenzierung (hier ohne Tabelle) dieser Raten für die Patienten, die primär auf die Intensivstation und denen, die primär auf die Normalstation aufgenommen werden, zeigt, dass die intensivversorgten Patienten mit deutlich höheren Raten für leichtes (69,7 %), mittleres (80,0 %) und schweres SHT (82,1 %) im Vergleich zur anderen Patientengruppe (22,6 % bis < 10,0 %) die obigen Gesamtraten wesentlich bestimmen. Insgesamt erhalten 63 Patienten (29,6 %) mit einem mittleren oder schweren SHT keine Krankengymnastik während des stationären Aufenthalts. Diese Ergebnisse werden auch dann in der Verteilung bestätigt, wenn zusätzlich für die Fälle mit fehlender GCS-Angabe eine Zuordnung des SHT-Schweregrades mittels der Berechnung aus klinischen Daten vorgenommen wird. Für die leichten und mittleren SHT-Fälle liegen die Raten bis maximal 20 Prozentpunkte niedriger, während die Rate für die schweren Fälle identisch ist.

Die Zuordnung des während der Initialversorgung vor der stationären Aufnahme bestimmten SHT-Schweregrades zu einer späteren Krankengymnastik während des stationären Aufenthalts zeigt in der Größenordnung gleiche Verteilungen wie oben für den Schweregrad bei stationärer Aufnahme.

Ausgehend von den durchgeführten krankengymnastischen Maßnahmen werden ungefähr drei Viertel davon bei Patienten mit leichtem SHT und ungefähr ein Sechstel bei Patienten mit schwerem SHT während des stationären Aufenthalts angeordnet.

Logopädie

Bei 48 Patienten (1,0 %) wird eine logopädische Therapie schon während des stationären Aufenthaltes durchgeführt. Diese Patienten werden nachfolgend nahezu alle in eine stationäre Rehabilitationsmaßnahme weitergeleitet.

Von den Patienten mit einem schweren SHT bei der stationären Aufnahme – entweder auf Normalstation oder primärer Aufnahme auf die Intensivstation – erhalten 13,5 % später eine logopädische Therapie schon auf der Station. Die

Raten für die mittelschweren und leichten Fälle liegen mit ca. 4 % und ca. 1 % deutlich darunter. Alle Patienten, die bei einem mittelschweren oder schweren SHT eine logopädische Therapiemaßnahme erhalten, sind primär auf der Intensivstation aufgenommen. Die Analysen mit den Schweregraden aus den berechneten Einteilungen und bei der Initialversorgung liefern in der Größenordnung gleiche Verteilungen.

Ergotherapie

Eine Ergotherapie wird bei 36 Patienten (0,7 %) schon während des stationären Aufenthaltes durchgeführt.

Von den Patienten mit einem schweren SHT bei stationärer Aufnahme (primär Intensivstation oder Normalstation) erhielten 6,3 %, mit einem mittelschweren SHT 4,2 % und mit einem leichten SHT 0,6 % eine Ergotherapie. Alle schweren und mittelschweren SHT-Fälle sind ausnahmslos primär auf der Intensivstation aufgenommen. Analysen mit den berechneten Schweregraden bei stationärer Aufnahme und mit dem Schweregrad bei der Initialversorgung zeigen auch hier in der Größenordnung gleiche Verteilungen.

Tabelle 28. Verordnung von Krankengymnastik in Bezug auf den SHT-Schweregrad (GCS) bei Aufnahme auf die Intensiv- oder Normalstation (n = 1955; bei 3266 Patienten fehlt eine Angabe zum SHT-Schweregrad oder zum Erhalt von Krankengymnastik).

SHT-Schweregrad	Einsatz von Krankengymnastik		Gesamt
	ja	nein	
Leichtes SHT	451 (25,9 %)	1291 (74,1 %)	1742 (100,0 %)
Mittleres SHT	35 (48,6 %)	37 (51,4 %)	72 (100,0 %)
Schweres SHT	115 (81,6 %)	26 (18,4 %)	141 (100,0 %)
Gesamt	601 (30,7 %)	1354 (69,3 %)	1955 (100,0 %)

Tabelle 29. Verordnung von Logopädie in Bezug auf den SHT-Schweregrad (GCS) bei Aufnahme auf Intensiv- oder die Normalstation (n = 1945; bei 3276 Patienten fehlt eine Angabe zum SHT-Schweregrad oder zum Erhalt von logopädischer Therapie).

SHT-Schweregrad	Einsatz von Logopädie		Gesamt
	ja	nein	
Leichtes SHT	15 (1,1 %)	1717 (98,9 %)	1732 (100,0 %)
Mittleres SHT	3 (4,2 %)	69 (95,8 %)	72 (100,0 %)
Schweres SHT	19 (13,5 %)	122 (86,5 %)	141 (100,0 %)
Gesamt	37 (1,9 %)	1908 (98,1 %)	1945 (100,0 %)

Tabelle 30. Verordnung von Ergotherapie in Bezug auf den SHT-Schweregrad (GCS) bei Aufnahme auf die Normalstation (n = 1943; bei 3278 Patienten fehlt eine Angabe zum SHT-Schweregrad oder zum Erhalt von Ergotherapie).

SHT-Schweregrad	Einsatz von Ergotherapie		Gesamt
	ja	nein	
Leichtes SHT	11 (0,6 %)	1719 (99,4 %)	1730 (100,0 %)
Mittleres SHT	3 (4,2 %)	69 (95,8 %)	72 (100,0 %)
Schweres SHT	9 (6,3 %)	132 (93,7 %)	141 (100,0 %)
Gesamt	23 (1,2 %)	1920 (98,8 %)	1943 (100,0 %)

Komplikationen im Rahmen des stationären Aufenthaltes

Insgesamt sind bei 500 Patienten (9,7 %) Komplikationen während des stationären Aufenthaltes dokumentiert. Für die Patienten mit einer primären Aufnahme auf die Intensivstation liegt diese Komplikationsrate mit 41,4 % deutlich höher.

Bei 351 Patienten (6,9 %) wird nur eine Komplikation, bei 124 (2,4 %) werden zwei und bei 25 (0,4 %) sogar mehr als zwei Komplikationen aufgeführt.

Bei 173 Patienten (3,3 %), die alle auf der Intensivstation aufgenommen sind, wird als Komplikation eine Hirnschwellung genannt. Bei 44 Patienten (0,8 %) ist eine Pneumonie, bei 20 Patienten (0,4 %) eine Lokalinfektion, bei drei Patienten (0,1 %) ein ARDS und bei einem Patienten (< 0,1 %) ein akutes Nierenversagen dokumentiert. Bei 436 Patienten (8,4 %) sind sons-tige Komplikationen erfasst, die nicht weiter spezifiziert sind und die sich auf die Patienten, die primär auf Intensivstation aufgenommen sind, und auf die Normalstation aufgenommene Patienten nahezu gleich verteilen.

297 Patienten (5,7 %) hatten nur sonstige Komplikationen, 30 Patienten (0,6 %) allein nur eine Hirnschwellung. Bei 135 Patienten (2,6 %) traten neben gegebenenfalls weiteren Komplikationen sonstige Komplikationen und eine Hirnschwellung kombiniert auf. Weitere Kombinationen von Komplikationen traten in weniger als 1,0 % der Fälle auf und kamen damit nicht gehäuft vor.

Ein deutliche Abhängigkeit vom Schweregrad des SHT zeigt sich für das Auftreten von Hirnschwellungen mit 11 % bei leichtem SHT und bis zu ca. 50 % bei einem schweren SHT. Ebenso ist das Verhältnis für die Pneumonien mit ca. 1,0 % zu ca. 15 %.

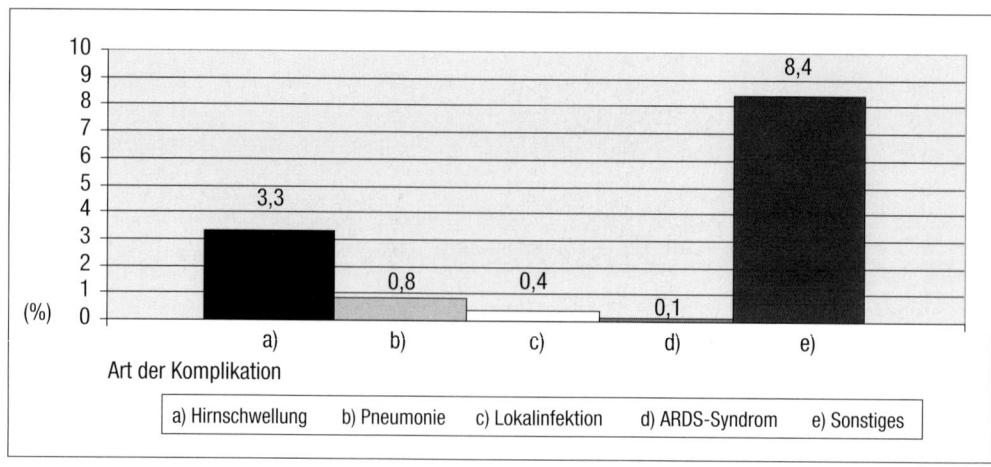

Abbildung 19. Komplikationen (Mehrfachangaben möglich) (n = 500).

Entlassung aus der akutklinischen stationären Versorgung

Insgesamt werden 5177 Patienten (99,2 %) aus der akutklinischen stationären Versorgung entlassen. Die Ergebnisse zu diesen Patienten sind in diesem Kapitel dargestellt.

Im Verlauf der akutklinischen stationären Versorgung sind 44 Patienten (0,8 %) verstorben. Diese werden in dem Kapitel 5.5 näher analysiert.

Stationäre Aufenthaltsdauer

Von insgesamt 5133 Patienten (98,3 %) kann die Zeit zwischen der stationären Aufnahme und der stationären Entlassung, also die Dauer des Aufenthaltes in der Akutklinik, berechnet werden. Von den Patienten mit Aufenthalten auf der Intensivstation und der Normalstation kann die Aufenthaltsdauer in 767 Fällen (98,6 %), von den Patienten mit einem Aufenthalt nur auf der Normalstation in 4366 Fällen (98,5 %) ermittelt werden.

Die mittlere stationäre Aufenthaltsdauer beträgt 4,9 Tage (± 9,6 Tage Standardabweichung) bei einem Median von 1,8 Tagen. Ein Drittel der Patienten wird nur für einen Tag stationär versorgt und ungefähr ein Fünftel von ihnen hat eine stationäre Aufenthaltsdauer von über einer Woche,

wovon 6,2 % länger als drei Wochen stationär versorgt werden (Abbildung 20).

Die längeren stationären Aufenthalte werden erwartungsgemäß überwiegend durch die Patienten mit einer Versorgung auf der Intensivstation hervorgerufen. Von diesen Patienten haben ca. 60 % einen stationären Aufenthalt von über einer Woche, wovon die Hälfte (ca. 30 % von allen) länger als drei Wochen stationär versorgt wird. Der Mittelwert liegt damit bei 14,4 Tagen (± 17,1 Tage Standardabweichung) bei einem Median von 9,7 Tagen (Abbildung 21).

Bei den Patienten, die nur auf einer Normalstation versorgt werden, beträgt dagegen die Dauer des stationären Aufenthaltes im Mittel 3,2 Tage (± 6,2 Tage Standardabweichung) bei einem Median von 1,6 Tagen. Ungefähr drei Viertel von ihnen sind nur bis zu drei Tagen in stationärer Versorgung und ca. 11 % länger als eine Woche (Abbildung 22).

Versorgung nach Entlassung

Von den 5177 Patienten aus der akutklinischen stationären Versorgung entlassenen Patienten liegen für 99,4 % Angaben vor, wohin diese Patienten entlassen werden. Mit ca. 91 % wird der weitaus größte Teil nach Hause entlassen. 3925 Patienten (75,8 %) werden mit Therapieempfehlungen und 749 Patienten (14,5 %) ohne Thera-

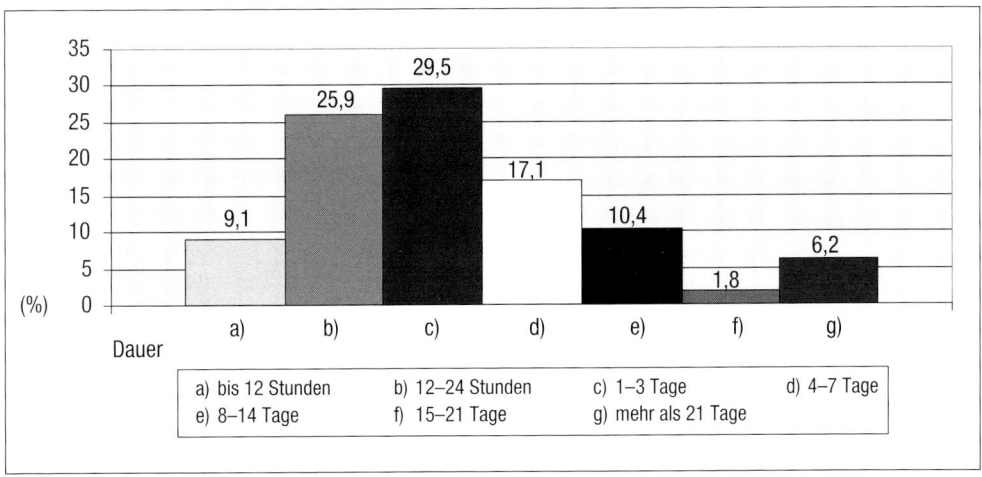

Abbildung 20. Dauer des stationären Aufenthaltes für alle Patienten (n = 5133). Für 88 Patienten (1,7 %) liegen keine genauen Angaben zur Aufenthaltsdauer vor.

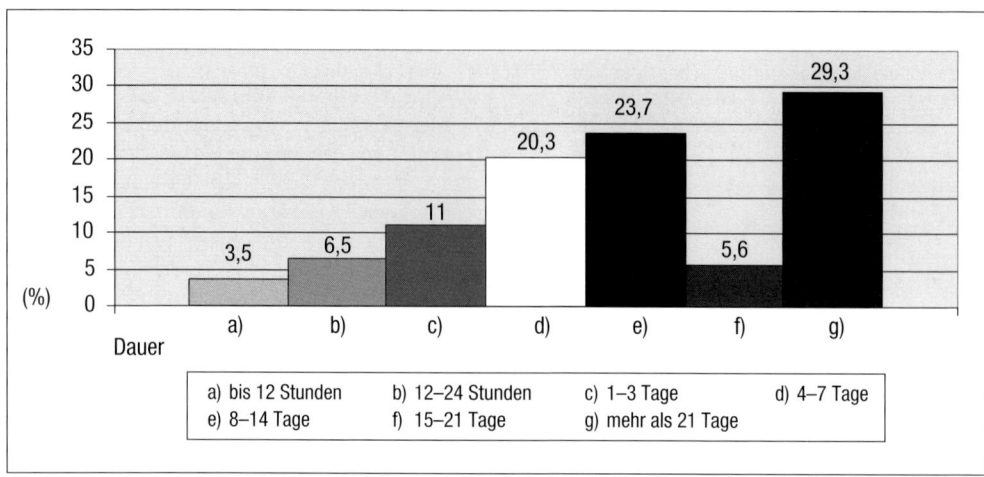

Abbildung 21. Dauer des stationären Aufenthaltes für alle Patienten, die auf einer Intensivstation und auf einer Normalstation versorgt wurden (n = 767). Für elf Patienten (1,4 %) liegen keine genauen Angaben zur Aufenthaltsdauer vor.

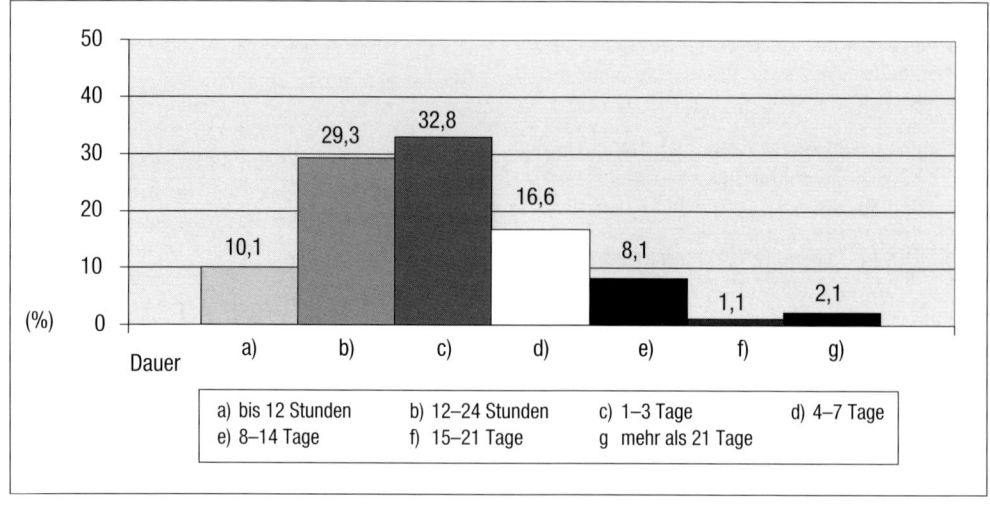

Abbildung 22. Dauer des stationären Aufenthaltes für alle Patienten, die nur auf einer Normalstation versorgt wurden (n = 4366). Für 77 Patienten (1,7 %) liegen keine genauen Angaben zur Aufenthaltsdauer vor.

pieempfehlungen nach Hause verabschiedet. 69 Patienten (1,3 %) werden in die Frührehabilitation verlegt, 184 Patienten (3,6 %) in eine Anschlussheilbehandlung oder eine Rehabilitationsklinik und 86 Patienten (1,7 %) in eine andere Klinik (keine Rehabilitation) zur Versorgung weiterer Verletzungen. Die restlichen 132 Patienten (2,6 %) finden Aufnahme in einem

Heim oder in einer Pflegeeinrichtung oder in der häuslichen Pflege (Abbildung 23).

Bestimmt wird die Entscheidung zur weiteren Versorgung nach der Entlassung wesentlich von der Schwere des SHT bei der stationären Aufnahme (auf Intensiv- oder Normalstation). Während 62 % der Patienten mit einem schweren SHT in eine Frührehabilitation oder eine Anschlussheilbehandlung oder Rehabilitation ge-

Tabelle 31. Versorgung nach der Entlassung aus der akutklinischen stationären Versorgung in Abhängigkeit vom SHT-Schweregrad (GCS) bei stationärer Aufnahme auf die Normalstation (n = 1990; bei insgesamt 3187 Patienten fehlte eine Angabe zur Entlassung oder zum SHT-Schweregrad bei stationärer Aufnahme).

Entlassung aus der Akutklinik	SHT-Schweregrad bei primärer Intensiv- oder Normalstationsaufnahme			Gesamt	
	leichtes SHT	mittleres SHT	schweres SHT		
Nach Hause mit Therapieempfehlung	1157 (65,7 %)	32 (42,7 %)	55 (35,8 %)	1244	(62,5 %)
Nach Hause ohne Therapieempfehlung	473 (26,9 %)	15 (20,0 %)		488	(24,5 %)
In die Frührehabilitation	13 (0,7 %)	6 (8,0 %)	27 (17,5 %)	46	(2,3 %)
In eine Anschlussheilbehandlung/ Rehabilitation	18 (1,0 %)	16 (21,3 %)	69 (44,8 %)	103	(5,2 %)
In eine andere Klinik (nicht zur Rehabilitation)	35 (2,0 %)	2 (2,7 %)	2 (1,3 %)	39	(2,0 %)
In ein Heim/eine Pflegeeinrichtung	61 (3,5 %)	4 (5,3 %)	1 (0,6 %)	66	(3,3 %)
In die häusliche Pflege (Vollpflege)	4 (0,2 %)			4	(0,2 %)
Gesamt	1761 (100,0 %)	75 (100,0 %)	154 (100,0 %)	1990	(100,0 %)

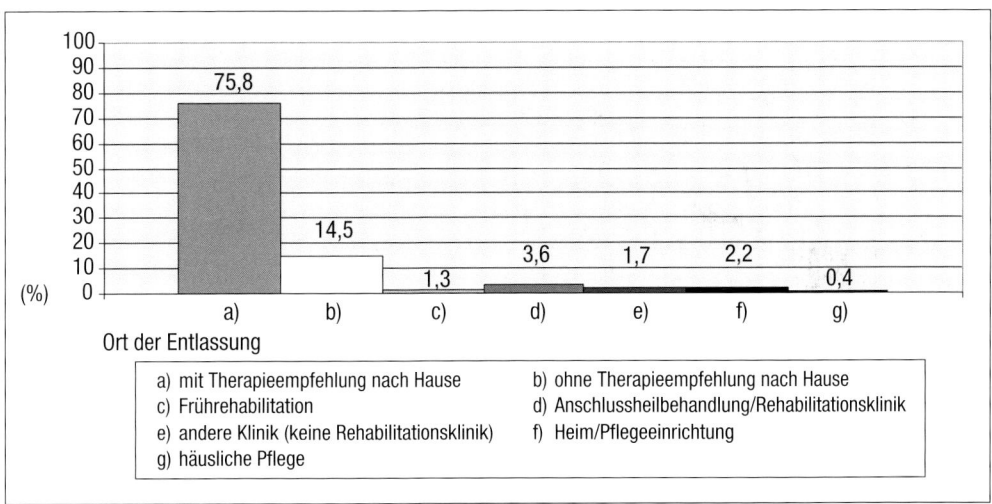

Abbildung 23. Versorgung nach der Entlassung aus der akutklinischen stationären Versorgung (n = 5145).

hen, sind dies bei einem mittelschweren SHT ungefähr die Hälfte (29 %) und bei den Patienten mit einem leichten SHT lediglich 2 %. In der Größenordnung gleiche Verteilungen bezüglich weiterer Versorgung und Schweregrad zeigen sich sowohl bei der Verwendung des berechneten Schweregrades bei stationärer Aufnahme (mit wesentlich weniger fehlenden Angaben) als auch bei der Betrachtung des Schweregrades (GCS) in der initialen Versorgung.

Körperliche Befunde bei Entlassung

SHT-Schweregrad

Bei 1423 Patienten (27,5 %) liegt eine Dokumentation des SHT-Schweregrades mittels GCS vor. Von diesen haben 1364 Patienten (95,9 %) ein leichtes, 42 Patienten (3,0 %) ein mittleres und 17 Patienten (1,2 %) ein schweres SHT.

Neurologische Störungen

Von 4753 Patienten (91,8 %) liegen Angaben zu neurologischen Störungen bei der Entlassung aus der Akutklinik vor. Davon haben 560 Patienten (11,8 %) neurologische Störungen. Am häufigsten liegen Schwindelgefühle (262 Patienten = 5,5 %) vor, gefolgt von Krampfanfällen bei 126 Patienten (2,7 %). Weitere neurologische Störungen treten lediglich mit Häufigkeiten von ca. 1,5 % auf (Abbildung 24).

Am häufigsten tritt die Kombination von Schwindelgefühlen und Krampfanfällen bei insgesamt 61 Patienten (1,3 %) auf.

Kognitive Orientierung

Von 5042 Patienten (97,4 %) liegt eine Angabe zur kognitiven Orientierung bei der Entlassung aus der Akutklinik vor, davon sind 186 Patienten (3,7 %) kognitiv nicht orientiert.

Extremitätenlähmungen

Von 5153 Patienten (99,5 %) liegen Angaben zu Extremitätenlähmungen bei der Entlassung aus der Akutklinik vor. Von ihnen weisen 80 Patienten (1,6 %) bei der Entlassung Extremitätenlähmungen auf.

Von diesen 80 Patienten haben 71 (1,4 %) Lähmungen im Bereich der oberen Extremitäten und 62 (1,2 %) Lähmungen im Bereich der unteren Extremitäten. Insgesamt 40 Patienten (0,8 %) sind bei Entlassung halbseitengelähmt und 13 Patienten (0,3 %) weisen eine Tetraplegie auf.

Mobilisierung

Für 5091 Patienten (98,3 %) ist der Stand der Mobilisierung bei der Entlassung aus der Akutklinik dokumentiert. Insgesamt 4644 Patienten (89,7 %) sind bei der Entlassung voll mobilisiert, 348 (6,7 %) teilweise mobilisiert und 99 (1,9 %) sind bei der Entlassung gar nicht mobilisiert.

Modalitäten bei der Entlassung

Hilfsmittelempfehlung

Bei der Entlassung aus der Akutklinik wird für 256 Patienten (5,0 %) eine Hilfsmittelempfehlung ausgesprochen. Der Erfassungsgrad für diese Angabe liegt bei 99,4 %.

Schul- und Arbeitsunfähigkeit

Von 4957 Patienten (95,8 %) liegt eine Angabe zur Schul- oder Arbeitsunfähigkeit bei der Ent-

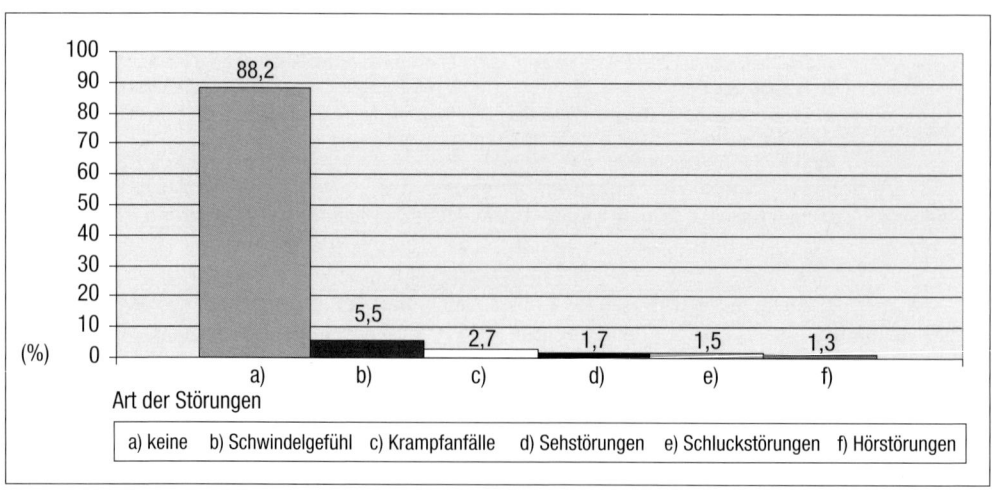

Abbildung 24. Neurologische Störungen bei der Entlassung aus der akutklinischen stationären Versorgung (Mehrfachangaben möglich) (n = 4753).

Tabelle 32. Vorliegen einer Schul- bzw. Arbeitsunfähigkeit in Bezug auf das Alter (n = 4957).

	Alter				Gesamt
	< 6 Jahre	6–16 Jahre	17–64 Jahre	≥ 65 Jahre	
Keine Schul-/ Arbeitsunfähigkeit	512 (85,8 %)	323 (38,5 %)	687 (26,2 %)	702 (78,4 %)	2224 (44,9 %)
Schul-/Arbeits- unfähigkeit	85 (14,2 %)	515 (61,5 %)	1940 (73,8 %)	193 (21,6 %)	2733 (55,1 %)
Gesamt	597 (100,0 %)	838 (100,0 %)	2627 (100,0 %)	895 (100,0 %)	4957 (100,0 %)

lassung aus der Akutklinik vor. Davon sind 2733 Patienten (55,1 %) bei der Entlassung schul- oder arbeitsunfähig.

Bei der Betrachtung der Altersgruppen zeigt sich, dass bei ca. 14 % der unter sechsjährigen Patienten eine Kindergartenunfähigkeit durch das Schädel-Hirn-Trauma vorliegt. Von den Sechs- bis 16-Jährigen, für die überwiegend eine Schulunfähigkeit oder Schulfähigkeit angenommen werden kann, sind etwas mehr als 60 % schul- oder arbeitsunfähig. Von den 17- bis 64-Jährigen, für die überwiegend eine Arbeitsunfähigkeit oder Arbeitsfähigkeit angenommen werden kann, sind knapp 75 % arbeitsunfähig. Bei den Patienten, die 65 Jahre und älter sind (letztes Berufsjahr bzw. selbstständige Tätigkeiten), sind etwas mehr als 20 % arbeitsunfähig durch das SHT.

BG-Fälle

Von 5158 Patienten (99,6 %) liegt eine Angabe vor, ob es sich um einen berufsgenossenschaftlichen Fall handelte. In 1024 Fällen (19,9 %) handelt es sich um einen BG-Fall, während es in 63 Fällen (1,2 %) ein fraglicher BG-Fall war. Bei dem Vergleich mit den Angaben bei der Entlassung aus der Initialversorgung (siehe Kapitel 5.2, S. 57) ergibt sich, dass in der vorliegenden Studie 183 sichere und 43 fragliche BG-Fälle ohne eine stationäre Versorgung erfasst sind.

5.4   Ergebnisse aus der Rehabilitationsphase

Von insgesamt 258 Patienten ist eine stationäre Rehabilitationsmaßnahme dokumentiert. Dies entspricht 3,8 % von allen 6783 Patienten. Es kommen 142 Patienten aus Akutkrankenhäu-

sern der Region Hannover (3,1 % der dortigen SHT-Fälle) und 116 aus Akutkrankenhäusern der Region Münster (5,4 % der dortigen SHT-Fälle).

Der Anteil der männlichen Patienten ist mit 72,5 % deutlich höher als im Gesamtkollektiv mit 58,4 %.

Insgesamt 15 Patienten (5,8 %) sind zwischen einem und 16 Jahre alt. Davon kommen elf Patienten aus der Region Hannover. Insgesamt sind elf der Kinder und Jugendlichen männlich.

Zwischen 16 und 65 Jahren sind 179 Patienten (69,4 %). Bei der Betrachtung einzelner Altersgruppen zeigt sich bei den 16- bis 20-Jährigen, dass in der Region Hannover 3,5 % aller Patienten auf diese Altersgruppe entfallen, während in der Region Münster 10,3 % aller Patienten in dieser Altersgruppe sind. In den anderen Altersgruppen zeigen sich keine wesentlichen Unterschiede zwischen den Patienten aus den Regionen Hannover und Münster. Bei den 56- bis 65-Jährigen ist bei den Patientinnen der Altersgruppenanteil mit 22,5 % deutlich höher als bei den männlichen Patienten mit 10,2 % (Abbildung 25).

Älter als 65 Jahre sind 63 Patienten (24,4 %). Während in der Region Hannover 21,2 % in dieser Altersgruppe sind, liegt der Anteil in der Region Münster mit 31,0 % aller Patienten deutlich höher. In dieser Altersgruppe beträgt der Anteil männlicher Patienten 24,6 % aller männlichen Patienten, der Anteil weiblicher Patienten ist mit 28,1 % aller weiblichen Patienten höher.

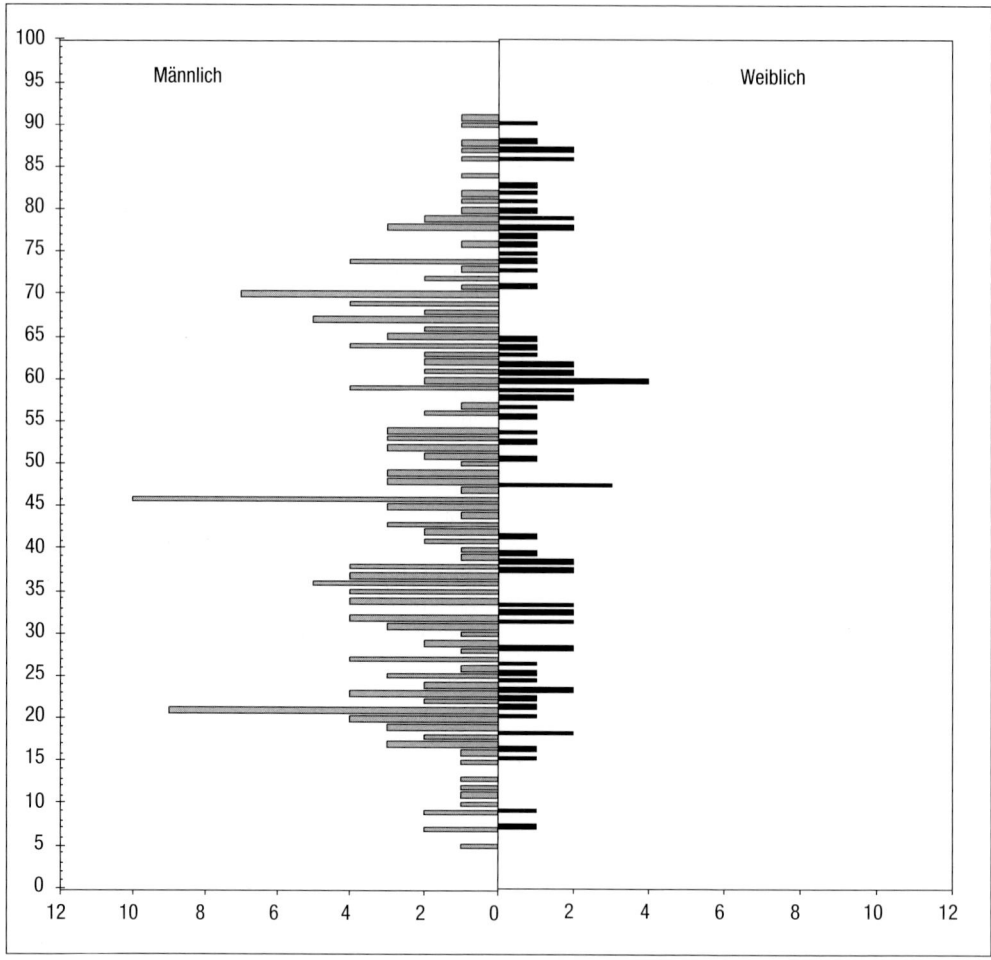

Abbildung 25. Altersverteilung und Geschlecht der Patienten in der stationären Rehabilitation (n = 258).

5.4.1 Befunde bei der Aufnahme in eine Rehabilitationsklinik

Patienten

Von den insgesamt 258 Patienten werden 251 Patienten (97,3 %) direkt aus einer Akutklinik in eine Rehabilitationsklinik verlegt. Sechs Patienten (2,3 %) werden aus einer Frührehabilitationsmaßnahme (Rehabilitationseinrichtungen außerhalb der Studienregionen mit Kurzdokumentationen oder ambulante Maßnahmen) verlegt, ein Patient (0,4 %) kommt aus einem Heim.

Bei 195 Patienten (75,6 %) liegt zwischen dem Zeitpunkt des Unfalls und dem Zeitpunkt der Aufnahme in eine Rehabilitationsklinik weniger als ein Monat. Bei 60 Patienten sind es ein bis drei Monate und bei drei Patienten (1,2 %) drei bis sechs Monate. Bei keinem Patienten sind mehr als sechs Monate vergangen.

Ein Polytrauma haben insgesamt 95 Patienten (36,8 %) erlitten. Ein spinales Trauma findet sich bei insgesamt zehn Patienten (3,9 %), von denen fünf (1,9 %) gleichzeitig ein Polytrauma haben.

Für insgesamt 64 Patienten mit Polytraumen (67,4 %) gibt es Angaben aus der Nachbefragung ein Jahr nach dem Unfall. 49 Patienten (76,6 %) haben nach einem Jahr noch von dem

Unfall herrührende Beschwerden. Bei acht Patienten (12,5 %) ist nach einem Jahr im Vergleich zur Zeit vor dem Unfall die Wohnsituation verändert. 15 Patienten (23,4 %) kommen im Alltag nicht mehr so zurecht wie vor dem Unfall. 24 Patienten (37,5 %) haben Probleme im Berufsleben. 53 Patienten (82,8 %) erhalten nach dem Rehabilitationsklinikaufenthalt zusätzliche Behandlungen und bei 18 Patienten (28,1 %) ist ein weiterer Krankenhausaufenthalt notwendig. Fünf Patienten (7,8 %) müssen ihre Schulausbildung verändern oder abbrechen und 22 (34,4 %) müssen ihren Beruf verändern oder aufgeben.

Körperliche Aufnahmebefunde

Bei der Aufnahme in eine Rehabilitationsklinik werden als körperliche Befunde der Atemtyp, das Vorliegen von Fieber, von vegetativen Störungen, Schluckstörungen, einer Spastik, von Kontrakturen und von Dekubiti erhoben.

Bei insgesamt 138 Patienten (53,5 %) findet sich keiner der oben aufgeführten körperlichen Befunde bei Aufnahme in eine Rehabilitationsklinik. Bei einem Patienten dagegen sind alle Befunde genannt. Vier Patienten (1,6 %) haben gleichzeitig die pflegeproblematischen pathologischen Befunde von Dekubiti und Kontrakturen. Bei 37 Patienten (14,3 %) ist neben einer Spastik mindestens ein weiterer pathologischer Befund vorhanden und bei 99 (38,4 %) liegt mindestens eine der erhobenen vegetativen Störungen vor. Insgesamt 65 Patienten (25,2 %) lei-

Tabelle 33. Häufigkeiten von pathologischen körperlichen Befunden bei der Aufnahme in einer Rehabilitationsklinik (n = 258).

Aufnahmebefunde	n	%
Atemtyp auffällig	56	21,7
Fieber	46	17,8
Schwitzen	84	32,6
Speichelfluss	72	27,9
Schluckstörungen	84	32,6
Spastik	45	17,4
Kontrakturen	8	3,1
Dekubitus		
einfach	24	9,3
mehrfach	11	4,3

den unabhängig von weiteren pathologischen Befunden zugleich unter Schwitzen, Schluckstörungen und Speichelfluss. 42 Patienten (16,3 %) haben neben diesen drei Beschwerden gleichzeitig Fieber.

Bei 234 Patienten (90,7 %) sind bei der Aufnahme in die Rehabilitationsklinik Blutdruck und Puls dokumentiert, bei 95 Patienten (36,8 %) zusätzlich der pO_2 und der pCO_2.

Apparative Aufnahmebefunde

Bei 65 Patienten (25,2 %) werden bei der Aufnahme in eine Rehabilitationsklinik pathologische Keime nachgewiesen. Eine weitere Spezifizierung nach der Art des Keimes erfolgte nicht.

Ein EEG wird während der Aufnahme in eine Rehabilitationsklinik bei 180 Patienten (69,8 %) durchgeführt. Bei fünf Patienten (2,8 % von 180 Patienten) können dabei Krampfpotenziale nachgewiesen werden.

Weiterhin liegt von 114 Patienten (44,2 %) ein CT oder MRT vor, das bei der Aufnahme in eine Rehabilitationsklinik nicht älter als eine Woche ist.

Aufnahmebefunde „Therapeutische Maßnahmen"

Als therapeutische Befunde werden bei der Aufnahme in die Rehabilitationsklinik das Vorliegen einer Trachealkanüle und das Vorhandensein einer Magensonde und eines Blasenkatheters dokumentiert.

Insgesamt 78 Patienten (30,2 %) haben bei der Aufnahme in eine Rehabilitationsklinik einen Blasenkatheter und auch eine Magensonde.

Tabelle 34. Häufigkeiten von therapeutischen Maßnahmen bei der Aufnahme in einer Rehabilitationsklinik (n = 258).

Aufnahmebefunde	n	%
Trachealkanüle		
Stoma ohne Kanüle	11	4,8
Dauer-/Sprechkanüle	40	17,6
kein (offenes) Stoma	176	77,6
Magensonde, ja	79	30,6
Blasenkatheter, ja	120	46,5

SHT-Schweregrad mittels Glasgow-Koma-Skala

Zur Beurteilung des Schweregrades des vorliegenden Schädel-Hirn-Traumas wird der Punktwert nach der Glasgow-Koma-Skala (GCS) bei der Aufnahme in die Rehabilitationsklinik ermittelt.

Bei 175 Patienten (67,8 %) wird zu diesem Zeitpunkt die GCS dokumentiert. Von diesen haben 115 Patienten (65,7 %) ein leichtes, 41 (23,4 %) ein mittleres und 19 (10,9 %) ein schweres SHT. Der Vergleich mit dem dokumentierten GCS-Schweregrad während der initialen Versorgung zeigt einen deutlichen Anstieg der leichten SHT (ca. 30 %) und nur wenige Patienten, die sich im Verlauf der Versorgung bis zur stationären Rehabilitation verschlechtern (ca. 3 %).

Funktionaler Selbstständigkeitsindex (Functional Independence Measure, FIM)

Zur Beurteilung der Fähigkeitsstörungen bezüglich Lebenspraxis und alltagsrelevanter Leistungen wird bei der Aufnahme in eine Rehabilitationsklinik der FIM erhoben. Allerdings ist im Projekt diese Angabe lediglich für 29,5 % der Patienten dokumentiert. Auf eine weitere Analyse wird daher verzichtet.

Frühreha-Barthel-Index

Ebenfalls zur Beurteilung der Fähigkeitsstörungen bezüglich Lebenspraxis und alltagsrelevanter Leistungen wird bei der Aufnahme in eine Rehabilitationsklinik der Frühreha-Barthel-In-

dex erhoben. Der Frühreha-Barthel-Index ist in 204 Fällen (79,1 %) dokumentiert.

25 Patienten (12,3 % von diesen 204 Patienten) haben einen Frühreha-Barthel-Index von über +75, während 150 Patienten (73,5 %) dagegen einen nicht zuletzt aufgrund medizinischer Kriterien bedingten Frühreha-Barthel-Index von unter +25 aufweisen. Eine Korrelation mit dem SHT-Schweregrad (GCS bei der Aufnahme in die Rehabilitationsklinik) zeigt sich deutlich. Bei Vorliegen eines mittleren oder schweren Schädel-Hirn-Traumas liegt der Frühreha-Barthel-Index immer unter +25. Von insgesamt 32 Patienten gibt es weder einen GCS-Wert noch eine Angabe des Frühreha-Barthel-Index zum Zeitpunkt der Aufnahme in die Rehabilitationsklinik (Tabelle 35).

Von den 150 Patienten mit einem Frühreha-Barthel-Index von –325 bis +25 existieren bei 101 Patienten (67,3 %) Angaben aus der Nachbefragung ein Jahr nach dem Unfall. 76 Patienten (75,2 %) haben nach einem Jahr noch vom Unfall herrührende Beschwerden. Bei 22 Patienten (21,8 %) hat sich nach einem Jahr im Vergleich zur Zeit vor dem Unfall die Wohnsituation verändert. 34 Patienten (33,7 %) kommen im Alltag nicht mehr so zurecht wie vor dem Unfall und für 36 Patienten (35,6 %) gilt dies in ihrem Berufsleben. 73 Patienten (72,3 %) erhalten nach dem Rehabilitationsklinikaufenthalt zusätzliche Behandlungen und bei 34 Patienten (33,7 %) ist ein weiterer Krankenhausaufenthalt notwendig. Vier Patienten (4,0 %) müssen ihre Schulausbildung verändern oder abbrechen und 31 Patienten (30,7 %) müssen ihren Beruf verändern oder aufgeben.

Tabelle 35. Frühreha-Barthel-Index bei Aufnahme in der Rehabilitationsklinik in Bezug auf den SHT-Schweregrad (GCS) zum gleichen Zeitpunkt (n = 54 ohne Angabe).

SHT-Schweregrad bei Aufnahme in Rehabilitationsklinik	Frühreha-Barthel-Index bei Aufnahme in Rehabilitationsklinik				Gesamt
	–325 bis +25	+26 bis +75	über +75	keine Angabe	
Leichtes SHT	62 (65,3 %)	15 (15,8 %)	18 (18,9 %)	20	95 (100,0 %)
Mittleres SHT	41 (100,0 %)				41 (100,0 %)
Schweres SHT	17 (100,0 %)			2	17 (100,0 %)
Ohne Schweregrad	30 (58,8 %)	14 (27,5 %)	7 (13,7 %)	32	51 (100,0 %)
Gesamt	150 (73,5 %)	29 (14,2 %)	25 (12,3 %)	54	205 (100,0 %)

Koma-Remissions-Skala (KRS)

Bei 175 Patienten (67,8 %) liegt bei der Aufnahme in die Rehabilitationsklinik eine Dokumentation der Koma-Remissions-Skala vor.

Davon wird als erreichte Punktzahl in 28 Fällen (16,0 %) ein Wert zwischen null und zehn dokumentiert, in 41 Fällen (23,4 %) ein Wert zwischen elf und 20, in 106 Fällen (60,6 %) ein Wert über 20.

Die erreichbare Punktzahl wird in 161 Fällen (62,4 %) erhoben. Als erreichbare Punktzahl wird in zwei Fällen (1,2 %) ein Wert ≤ 15 dokumentiert, in einem Fall (0,6 %) der Wert 21 und in 158 Fällen (98,2 %) der Wert 24.

5.4.2 Verlauf der Rehabilitation

Rehabilitationsphasen

Von allen 258 Patienten in der stationären Rehabilitation liegen Angaben zu den Rehabilitationsphasen vor, die sie bis zu ihrer Entlassung aus der Rehabilitationsklinik bzw. bis zum Ende des Erhebungszeitraums des Projektes durchlaufen haben. 100 Patienten (38,8 %) beenden ihre Rehabilitation mit der Frührehabilitationsphase B, 69 Patienten (26,8 %) mit der Phase C und 89 Patienten (34,4 %) mit der Phase D. Eine Rehabilitation der Phase F ist nicht dokumentiert (Tabelle 36).

Tabelle 36. Rehabilitationsphasen in der Rehabilitationsklinik (n = 258).

Phasenverlauf	n	%
Phase B (z. T. inkl. Intensivstation)	100	38,8
Phase C (z. T. inkl. Intensivstation)	30	11,6
Phase B + Phase C (z. T. inkl. Intensivstation)	39	15,2
Phase D	13	5,0
Phase B + Phase D (z. T. inkl. Intensivstation)	5	1,9
Phase C + Phase D	30	11,6
Phase B + Phase C + Phase D (z. T. inkl. Intensivstation)	41	15,9
Gesamt	258	100,0

Bei insgesamt sechs Patienten (2,4 %) ist die Rehabilitation zum Zeitpunkt des Projektendes noch nicht abgeschlossen. Zwei Patienten befinden sich zu diesem Zeitpunkt noch immer in der Frührehabilitationsphase B, von denen einer intensivpflichtig ist. Ein Patient befindet sich in der Phase C und drei Patienten in der Phase D.

Insgesamt ist für 138 Patienten (53,5 %) während der Rehabilitation ein Aufenthalt auf der dortigen Intensivstation erforderlich. 185 Patienten (71,8 %) durchlaufen die Frührehabilitationsphase B, 140 Patienten (54,3 %) die Phase C und 89 Patienten (34,4 %) die Phase D. Eine medizinisch-berufliche Rehabilitation (Phase C/D) wurde bei insgesamt 158 Patienten (61,2 %) durchgeführt.

Der Gesamtaufenthalt in der Rehabilitationsklinik dauert zwischen minimal fünf und maximal 369 Tagen, im Mittel sind es 85 Tage. In der nachfolgenden Tabelle 37 finden sich die Verweildauern in den verschiedenen Rehabilitationsphasen. Die Verweildauer auf einer Intensivstation während der Rehabilitation beträgt im Mittel 27 Tage (1–366 Tage).

Ergänzend finden sich in der Tabelle 38 die Verweildauern in den verschiedenen Phasenverläufen der Rehabilitation.

Verlegungen innerhalb der Klinik im Verlauf der Rehabilitation

Bei insgesamt 82 Patienten (31,8 %) ist angegeben, dass im Verlauf der Rehabilitation eine Verlegung des Patienten innerhalb der Rehabilitationsklinik vorgenommen wird.

Tabelle 37. Verweildauer in den verschiedenen Phasen der Rehabilitation.

Phase	Minimum (Tage)	Maximum (Tage)	Mittelwert (Tage)
Frührehabilitation Phase B	1	366	70
Phase C	2	300	41
Phase D	5	361	70
Gesamtaufenthalt	5	369	85

Tabelle 38. Verweildauern in einer Rehabilitationsklinik bei den verschiedenen Phasenverläufen (n = 258).

Phasenverlauf	Verweildauer in der Rehabilitation					Gesamt
	1–14 Tage	15–30 Tage	1–2 Monate	2–3 Monate	> 3 Monate	
B (z. T. inkl. Intensiv.)	12 (12,0 %)	22 (22,0 %)	26 (26,0 %)	16 (16,0 %)	24 (24,0 %)	100 (100,0 %)
C (z. T. inkl. Intensiv.)	7 (23,3 %)	13 (43,3 %)	9 (30,0 %)		1 (3,3 %)	30 (100,0 %)
B + C (z. T. inkl. Intensiv.)	3 (7,7 %)	2 (5,1 %)	15 (38,5 %)	9 (23,1 %)	10 (25,6 %)	39 (100,0 %)
D		6 (46,2 %)	5 (38,4 %)		2 (15,4 %)	13 (100,0 %)
B + D (z. T. inkl. Intensiv.)			3 (60,0 %)	2 (40,0 %)		5 (100,0 %)
C + D		3 (10,0 %)	17 (56,7 %)	6 (20,0 %)	4 (13,3 %)	30 (100,0 %)
B + C + D (z. T. inkl. Intensiv.)		5 (12,2 %)	2 (4,9 %)	3 (7,3 %)	31 (75,6 %)	41 (100,0 %)
Gesamt	22 (8,5 %)	51 (19,8 %)	77 (29,8 %)	36 (14,0 %)	72 (27,9 %)	258 (100,0 %)

Bei 59 Patienten (72,0 %) zeigt sich aus den Phasenverläufen der Rehabilitation, dass von ihnen die Phase der Intensivstation und mindestens eine nachfolgende Rehabilitationsphase durchlaufen wird. 52 Patienten (63,4 %) durchlaufen mindestens die Frührehabilitationsphase B und eine weitere Rehabilitationsphase und weitere 60 Patienten (73,2 %) mindestens die Rehabilitationsphase C und eine weitere Rehabilitationsphase (Tabelle 39).

Verlegungen in eine andere Klinik im Verlauf der Rehabilitation

Eine Verlegung nach außerhalb ist bei 56 Patienten (21,7 %) dokumentiert.

Aus den Phasenverläufen der Rehabilitation geht hervor, dass 44 Patienten (78,6 % von 56 Patienten) mindestens die Frührehabilitationsphase B (bei 34 von ihnen mit einem Aufenthalt auf der Intensivstation) und 33 Patienten (58,9 %) mindestens die Rehabilitationsphase C durchlaufen.

Die Phasenverläufe der Rehabilitation aller 56 Patienten finden sich in der Tabelle 40.

Die Verweildauer in der Rehabilitation für die weiterverlegten Patienten ist bei 17 Patienten (30,4 %) kürzer als ein Monat. 16 Patienten (28,6 %) sind zwischen einem und drei Monaten

Tabelle 39. Phasenverlauf in der Rehabilitationsklinik für alle Patienten, die im Verlauf der Rehabilitation innerhalb der Klinik verlegt wurden (n = 82).

Phasenverlauf	n	%
Phase B (z. T. inkl. Intensivstation)	21	25,6
Phase C	1	1,2
Phase B + Phase C (z. T. inkl. Intensivstation)	20	24,4
Phase C + Phase D	8	9,8
Phase B + Phase C + Phase D (z. T. inkl. Intensivstation)	32	39,0
Gesamt	82	100,0

und 23 Patienten (41,1 %) mehr als drei Monate vor der Verlegung in der Rehabilitation.

Bei der Aufnahme in die Rehabilitationsklinik haben zwei Patienten (5,1 %) ein schweres SHT laut GCS. 15 Patienten (38,5 %) haben ein mittleres und 22 (56,4 %) ein leichtes SHT. Bei 17 Patienten (30,4 %) ist der GCS nicht dokumentiert.

Eine weitere Analyse zum Schweregrad der verlegten Patienten zeigt, dass 25 Patienten (69,4 %) initial ein schweres SHT laut GCS haben. Fünf Patienten (13,9 %) haben ein mittleres und sechs (16,7 %) ein leichtes SHT. Bei 20 Patienten (35,7 %) kann eine SHT-Schweregradeinteilung initial wegen des nichtdokumentierten GCS nicht vorgenommen werden.

Im Verlauf der Rehabilitation sind für 42 verlegte Patienten Angaben zu Komplikationen dokumentiert. Es finden sich bei 21 verlegten Patienten (50,0 %) Komplikationen im Bereich der Atemwege, bei 18 (42,9 %) neurologisch-neurochirurgische und bei 17 Patienten (40,5 %) urologische Komplikationen. Bei 26 verlegten Patienten (61,9 %) treten mehrere Komplikationen auf. Es gibt keine Kombinationen von Komplikationen, die gehäuft in über 10,0 % der Fälle auftreten.

Ein Polytrauma haben 16 weiterverlegte Patienten (28,6 % von 56) erlitten. Bei der Aufnahme in die Rehabilitationsklinik haben sechs von ihnen (42,9 % von 14 Patienten) ein mittleres SHT und acht Patienten (57,1 %) ein leichtes SHT laut GCS. Bei zwei Patienten (12,5 %) ist der GCS bei der Aufnahme in der Rehabilitationsklinik nicht dokumentiert. Initial bei Aufnahme in die Akutklinik haben acht Patienten (88,9 %) ein schweres SHT laut GCS und ein Patient (11,1 %) hat ein leichtes SHT. Bei sieben Patienten (43,8 %) ist der GCS initial nicht dokumentiert. Neun verlegte Patienten mit Polytrauma (56,3 %) haben im Verlauf der Rehabilitation Komplikationen im Bereich der Atemwege, acht (50,0 %) haben urologische Komplikationen. Elf Patienten (68,8 %) haben mehrere Komplikatio-

nen. Kombinationen von Komplikationen treten nicht gehäuft auf. Die Verweildauer in der Rehabilitation beträgt bei zehn Patienten (62,4 %) mehr als drei Monate. Drei Patienten (18,8 %) sind zwischen einem und zwei Monate in der Rehabilitation, drei Patienten (18,8 %) weniger als einen Monat. 14 Patienten (25,0 %) durchlaufen die Rehabilitationsphasen der Frührehabilitationsphase B (zum Teil inklusive Intensivstation) und die Phasen C und D. 18 Patienten (32,2 %) beenden die Rehabilitation in der Phase C und 22 Patienten (39,3 %) in der Frührehabilitationsphase B (Tabelle 40).

5.4.3 Konsiliaruntersuchungen im Rahmen der Rehabilitation

Im Rahmen der Rehabilitation wird für 42 Patienten (16,3 %) lediglich eine einzige Konsiliaruntersuchung angefordert. Zwei Konsiliaruntersuchungen werden bei 30 Patienten (11,6 %) angefordert, drei bis vier Konsiliaruntersuchungen bei 58 (22,5 %), fünf und mehr Konsiliaruntersuchungen bei 66 Patienten (25,6 %). Bei 62 Patienten (24,0 %) wird keine Konsiliaruntersuchung im Rahmen des Aufenthaltes in einer Rehabilitationsklinik angefordert.

Tabelle 40. Phasenverlauf in der Rehabilitationsklinik für alle Patienten, die im Verlauf der Rehabilitation nach außerhalb verlegt wurden (n = 56).

Phasenverlauf	n	%
Phase B (z. T. inkl. Intensivstation)	22	39,3
Phase C	10	17,9
Phase B + Phase C (z. T. inkl. Intensivstation)	8	14,3
Phase D	1	1,8
Phase C + Phase D	1	1,8
Phase B + Phase C + Phase D (z. T. inkl. Intensivstation)	14	25,0
Gesamt	56	100,0

Tabelle 41. Konsiliaruntersuchungen aus den verschiedenen medizinischen Fachbereichen im Rahmen des Aufenthaltes in einer Rehabilitationsklinik (Mehrfachangaben möglich, n = 196 Patienten).

Konsiliaruntersuchungen	n	%
Augenheilkunde	118	60,2
HNO	114	58,2
Mikrobiologie/ Bakteriologie	103	52,6
Innere Medizin	97	49,5
Neurologie	73	37,2
Unfallchirurgie	62	31,6
Neurochirurgie	40	20,4
Viszeralchirurgie	16	8,2
Kieferchirurgie	15	7,7
Urologie	11	5,6
Pädiatrie	6	3,1
Gynäkologie	2	1,0
Sonstige	17	8,7

Am häufigsten wird eine ophthalmologische Konsiliaruntersuchung bei 118 Patienten (60,2 % von 196) angefordert, gefolgt von der HNO-ärztlichen Untersuchung bei 114 Patienten (58,2 %) und einer mikrobiologisch-bakteriologischen bei 103 Patienten (52,6 %).

Von den 73 Patienten (37,2 % von 196 Patienten), die eine neurologische Konsiliaruntersuchung erhalten, wird bei 25 Patienten (34,2 % von 73) auch eine neurochirurgische Konsiliaruntersuchung vorgenommen.

92 Patienten (46,9 % von 196) erhalten mindestens eine ophthalmologische und zugleich auch eine HNO-ärztliche Konsiliaruntersuchung. Ansonsten treten keine Kombinationen von Konsiliaruntersuchungen gehäuft auf, d. h. andere Kombinationen treten in weniger als 5,0 % der Fälle auf.

5.4.4 Komplikationen im Rahmen der Rehabilitation

Für 110 Patienten (42,6 %) sind im Verlauf der stationären Rehabilitation Komplikationen dokumentiert.

Am häufigsten finden sich mit 22,1 % (57 Patienten) Komplikationen im Bereich der Atemwege. Es folgen mit 17,4 % (45 Patienten) urologische Komplikationen. In der Rangfolge kommen dann mit 15,1 % (39 Patienten) neurologische oder neurochirurgische Komplikationen (Tabelle 42). Fasst man alle internistischen Komplikationen zusammen (auch in Kombinationen), so haben 27,5 % (n = 71) der Patienten Komplikationen im Bereich der Atemwege, des Herz-Kreislauf-Systems, des Magen-Darm-Traktes und andere internistische Komplikationen. Es treten keine weiteren Kombinationen von Komplikationen gehäuft auf, d. h. alle diese Kombinationen haben weniger als 5,0 % der Fälle.

Unter den 15 Kindern bis 16 Jahren haben nur zwei (13,3 %) Komplikationen. Ein Kind hat mehrere Komplikationen.

Konsiliarische Versorgung von Komplikationen

Für die 39 Patienten mit neurologisch-neurochirurgischen Komplikationen wird bei 13 (33,3 %) eine neurochirurgische und bei 12 (30,8 %) eine neurologische Konsiliaruntersuchung angefordert.

In 39 Fällen (68,4 %) wird bei den 57 Patienten mit Komplikationen im Bereich der Atemwege eine Konsiliaruntersuchung aus der inneren Medizin angefordert, bei den 13 Patienten mit Herz-Kreislauf-Komplikationen in neun Fällen (69,2 %), bei den 15 Patienten mit Komplikationen im Bereich des Magen-Darm-Traktes in zehn (66,7 %) und bei den 13 Patienten/innen mit anderen internistischen Komplikationen in sechs Fällen (46,2 %).

Bei den 45 Patienten mit urologischen Komplikationen wird nur in fünf Fällen (11,1 %) eine urologische Konsiliaruntersuchung angefordert.

Bei den 23 Patienten mit ophthalmologischen Komplikationen wird in allen Fällen eine Konsiliaruntersuchung durch den Fachbereich Augenheilkunde angefordert.

Da ein großer Teil dieser Patienten weitere Komplikationen hat (62,8 %) und eine Zuordnung der einzelnen Komplikationen zu den jeweils angeforderten Konsiliaruntersuchungen nicht dokumentiert ist, sind hier nur die Raten

Tabelle 42. Komplikationen im Verlauf der stationären Rehabilitation (Mehrfachangaben möglich).

Bereich der Komplikationen	n	%
Atemwege	57	22,1
Urologisch	45	17,4
Neurologisch/ neurochirurgisch	39	15,1
Ophthalmologisch	26	10,1
Sonstige Komplikationen	23	8,9
Magen-Darm	15	5,8
Herz-Kreislauf	13	5,0
Andere internistische Komplikationen	13	5,0
Komplikationen gesamt	110	42,6
Keine Komplikationen	148	57,4

für die fachspezifischen Konsiliaruntersuchungen aufgeführt.

Die beiden schon erwähnten Kinder nehmen Konsiliaruntersuchungen in der Unfallchirurgie und in der Augenklinik in Anspruch. Das Kind mit mehreren Komplikationen benötigt zusätzlich noch die Versorgung durch die Augenklinik und die Abteilung für Innere Medizin.

Auch für Patienten, für die keine Komplikationen dokumentiert wurden, liegen Konsilanforderungen vor. Dies sind primär die Bereiche Augenheilkunde (29,1 %), HNO (27,7 %), Neurologie (25,0 %), Innere Medizin (20,0 %) und die Mikrobiologie/Bakteriologie (20,3 %). Alle treten zum Teil auch in Kombination mit weiteren Konsilen auf.

Komplikationen in Abhängigkeit vom SHT-Schweregrad

Zur Bestimmung des Schweregrades für das Schädel-Hirn-Trauma wird die GCS bei der Aufnahme in die Rehabilitationsklinik gewählt. Für 175 Patienten (67,8 %) liegt diese GCS-Dokumentation vor. Die Rate der fehlenden GCS-Angaben liegt in der Gruppe ohne Komplikationen deutlich höher als in der Gruppe mit

Komplikationen, was den Schluss zulässt, dass es sich dabei überwiegend um Patienten mit eher geringen Unfallverletzungen handelt. Von den Patienten mit Komplikationen im Verlauf der Rehabilitation haben 43 (50,0 %) ein mittleres oder schweres SHT bei Aufnahme in die Rehabilitationsklinik. Dagegen liegt bei den Patienten ohne Komplikationen der gleiche Anteil mit 17 Fällen bei 19,1 % (Abbildung 26).

Betrachtet man das Auftreten von Komplikationen im Verlauf der Rehabilitation in Bezug auf den Schweregrad des Schädel-Hirn-Traumas differenziert nach einzelnen Körperbereichen, so zeigt sich, dass neurologisch-neurochirurgische Komplikationen und Komplikationen im Bereich der Atemwege und des Magen-Darm-Traktes und andere internistische Komplikationen vor allem bei Patienten/innen mit einem mittleren oder schweren SHT auftreten (Tabelle 43).

Mehrfachorganverletzungen liegen bei 95 Patienten (36,8 %) vor. Von diesen haben 22 Patienten (23,2 %) im Verlauf der Rehabilitation Komplikationen im Bereich der Atemwege, 20 (21,1 %) haben urologische Komplikationen und 15 (15,8 %) neurologisch-neurochirurgische Komplikationen. 31 Patienten (32,6 %) haben mehre-

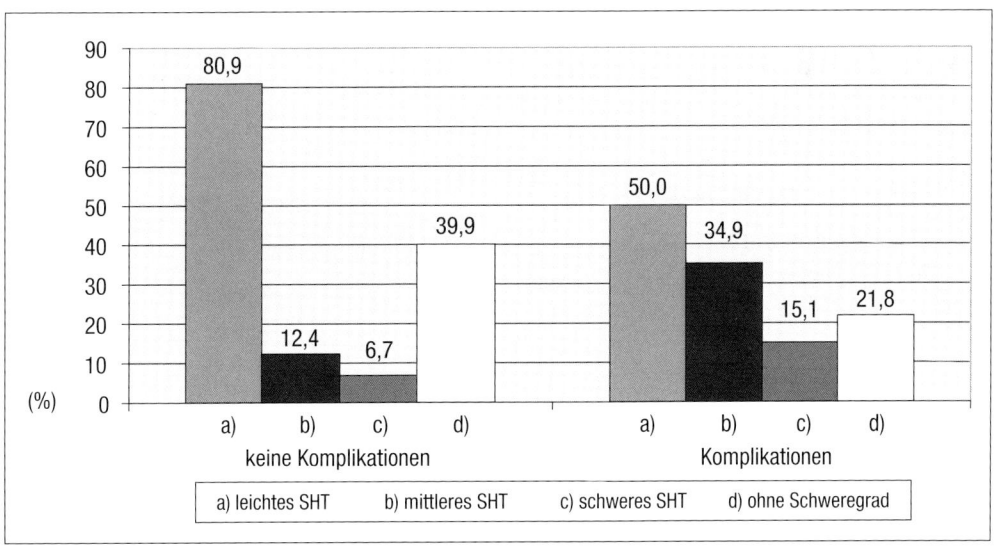

Abbildung 26. Komplikationen im Verlauf der Rehabilitation in Bezug auf den SHT-Schweregrad bei Aufnahme in die Rehabilitationsklinik (n = 175).

Tabelle 43. Komplikationen im Verlauf der Rehabilitation und SHT-Schweregrad bei Aufnahme in eine Rehabilitationsklinik, Mehrfachangaben möglich (n = 258).

Bereich der Komplikationen	SHT-Schweregrad bei Aufnahme in der Rehabilitationsklinik			
	leichtes SHT	mittleres SHT	schweres SHT	ohne Schweregrad
Atemwege	20 (17,4 %)	20 (48,8 %)	10 (52,6 %)	7 (8,4 %)
Urologisch	17 (14,8 %)	17 (41,5 %)	7 (36,8 %)	4 (4,8 %)
Neurologisch/ neurochirurgisch	11 (9,6 %)	12 (29,3 %)	6 (31,6 %)	10 (12,0 %)
Ophthalmologisch	13 (11,3 %)	8 (12,2 %)	1 (5,3 %)	4 (4,8 %)
Sonstige Komplikationen	12 (10,4 %)	8 (19,5 %)		3 (3,6 %)
Magen-Darm	4 (3,5 %)	5 (12,2 %)	4 (21,1 %)	2 (2,4 %)
Herz-Kreislauf	6 (5,2 %)	2 (4,9 %)	2 (10,5 %)	3 (3,6 %)
Andere internistische Komplikationen	2 (1,7 %)	5 (41,5 %)	2 (10,5 %)	4 (4,8 %)
Keine Komplikationen	72 (62,6 %)	11 (26,8 %)	6 (31,6 %)	59 (71,1 %)
Gesamt	115 (100,0 %)	41 (100,0 %)	19 (100,0 %)	83 (100,0 %)

re Komplikationen und 14 Patienten (14,7 %) Komplikationen nur in einem Organbereich. Neun Patienten (9,5 %) haben Komplikationen im Bereich der Atemwege, neurologisch-neurochirurgische Komplikationen und gegebenenfalls noch weitere Komplikationen und sieben Patienten (7,4 %) Komplikationen im Bereich der Atemwege, urologische Komplikationen und gegebenenfalls noch weitere Komplikationen. Weitere Kombinationen von Komplikationen treten nicht gehäuft auf, d. h. in weniger als 5,0 % der Fälle. Wie oben bereits für alle Fälle geschildert, bedürfen nicht alle Patienten mit Komplikationen einer Konsiliaruntersuchung des entsprechenden Fachbereiches.

5.4.5 Therapien im Rahmen der Rehabilitation

Im Rahmen der Rehabilitation werden bei insgesamt 208 Patienten (80,6 %) Therapien auf der Krankenstation durchgeführt. Insgesamt 180 Patienten (69,8 %) werden in externen Therapieräumen behandelt. 130 Patienten (50,4 %) werden im Rahmen der stationären Rehabilitation sowohl auf einer Krankenstation als auch in externen Therapieräumen behandelt.

Die Therapien werden in Form von Einzeltherapien und integrativen Kleingruppentherapien durchgeführt. Bei 16 von 19 Patienten mit einem schweren SHT (GCS) bei Aufnahme in eine Rehabilitationsklinik werden fast ausschließlich Einzeltherapien durchgeführt. Lediglich zwei von diesen Patienten erhalten dagegen Einzeltherapien und integrative Kleingruppentherapien. Einmal fehlt diese Angabe zur Therapie. Bei Patienten mit einem mittleren oder leichten SHT (GCS) bei Aufnahme in eine Rehabilitationsklinik werden in etwa zwei Fünftel der Fälle Einzeltherapien durchgeführt, den anderen etwa drei Fünftel dagegen sowohl Einzel- als auch integrative Kleingruppentherapien.

An jedem Wochentag einschließlich des Wochenendes erhalten 141 Patienten (56,4 %) ihre Therapien und 111 Patienten (43,6 %) erhalten nur werktags ihre Therapien. Bei sechs Patienten (2,3 %) fehlt die Angabe. Es zeigt sich keine Abhängigkeit der Therapiedichte von dem SHT-Schweregrad (GCS).

256 Patienten (99,2 %) bekommen eine krankengymnastische Therapie, 224 (86,8 %) eine Ergotherapie, 165 (64,0 %) eine aktivierende Pflege und 151 Patienten (58,5 %) eine neuropsychologische Therapie (Tabelle 44).

Insgesamt 106 Patienten (41,1 %) bekommen eine krankengymnastische, eine ergotherapeutische und eine logopädische Therapie und gegebenenfalls noch weitere Therapien. 63 Patienten (24,4 %) erhalten Arbeitstherapie und Ergothe-

Tabelle 44. Durchgeführte Therapien im Rahmen der Rehabilitation, Mehrfachangaben möglich (n = 258).

Durchgeführte Therapien	n	%
Krankengymnastik	256	99,2
Ergotherapie	224	86,8
Aktivierende Pflege	165	64,0
Neuropsychologie	151	58,5
Logopädie	116	45,0
Neuropädagogik	87	33,7
Arbeitstherapie	64	24,8
Musiktherapie	51	19,8
Freizeittherapie	37	14,3
Hippotherapie	1	0,4

rapie und gegebenenfalls weitere Therapien. Weitere Kombinationen von Therapien treten nicht gehäuft auf, d. h. in höchstens in 5,0 % der Fälle.

Von den 19 Patienten (7,4 % von 258), die ein schweres SHT (GCS) bei der Aufnahme in eine Rehabilitationsklinik haben, erhalten zehn Patienten (52,6 %) eine Therapiekombination aus Krankengymnastik, aktivierender Pflege, Ergotherapie, Logopädie, Neuropsychologie und Musiktherapie. Die übrigen neun Patienten (47,4 %) erhalten andere Kombinationen von Therapien.

Von den 41 Patienten (15,9 % von 258) mit einem mittleren SHT erhalten 31 Patienten (75,6 %) eine Therapiekombination aus aktivierender Pflege und/oder Neuropädagogik, Krankengymnastik, Ergotherapie und gegebenenfalls weiteren Therapien. Die übrigen zehn Patienten (24,4 %) erhalten andere Kombinationen von Therapien.

Von den 115 Patienten (44,6 % von 258) mit einem leichten SHT erhalten 83 Patienten (72,2 %) eine Therapiekombination aus aktivierender Pflege und/oder Neuropsychologie, Krankengymnastik, Ergotherapie und gegebenenfalls weiteren Therapien. Die übrigen 32 Patienten (27,8 %) erhalten andere Kombinationen von Therapien. Dieses Therapiemuster zeigt sich auch in der Gruppe der 83 Patienten (32,2 % von 258), bei denen eine SHT-Schweregradeinteilung wegen einer fehlenden GCS-Angabe nicht möglich ist.

Von den 64 Patienten, die eine Arbeitstherapie erhalten, liegen für 46 Patienten (71,9 %) Angaben aus der Nachbefragung ein Jahr nach dem Unfall vor. Nachfolgend sind zu einigen Kernfragen Nachbefragungsergebnisse zusammengestellt. 16 Patienten (34,8 %) kommen im Berufsleben nicht mehr wie vor dem Unfall zurecht. Elf Patienten (23,9 %) müssen ihren Beruf verändern oder aufgeben. Zehn Patienten (21,7 %) erhalten nach dem Rehabilitationsklinikaufenthalt weiterhin eine Arbeitstherapie.

Von den 214 Patienten, die therapeutisch mittels Neuropsychologie und/oder Neuropädagogik behandelt werden, liegen bei 146 Patienten (68,2 %) Angaben aus der Nachbefragung vor, von denen einige nachfolgend aufgelistet sind. 46 Patienten (31,5 %) kommen im Berufsleben nicht mehr wie vor dem Unfall zurecht. 39 Patienten (26,7 %) müssen ihren Beruf verändern oder aufgeben. 33 Patienten (22,6 %) werden nach dem Rehabilitationsklinikaufenthalt von einem Facharzt behandelt und 13 Patienten (8,9 %) erhalten weiterhin eine psychologische Therapie.

5.4.6 Entlassung aus der stationären Rehabilitation

Aufenthaltsdauer

Von den 115 Patienten mit einem leichten SHT (GCS) bei Aufnahme in die Rehabilitationsklinik ist für elf Patienten (22,6 %) die Aufenthaltsdauer länger als drei Monate. Von den 41 Patienten mit einem mittleren SHT sind 25 (61,0 %) und von den 19 Patienten mit einem schweren SHT 12 (63,2 %) länger als drei Monate in der stationären Rehabilitation. Von den 83 Patienten, bei denen eine SHT-Schweregradeinteilung nicht vorgenommen werden kann, sind 74 (89,2 %) nicht länger als drei Monate in einer Rehabilitationsklinik (Abbildung 27). Insgesamt sechs Patienten (2,3 %) sind nach 12 Monaten (Projektdauer) noch nicht aus der Rehabilitationsklinik entlassen. Drei Patienten versterben während ihres Aufenthaltes in einer Rehabilitationsklinik, eine nähere Analyse dieser Patienten findet sich in Kapitel 5.5.4.

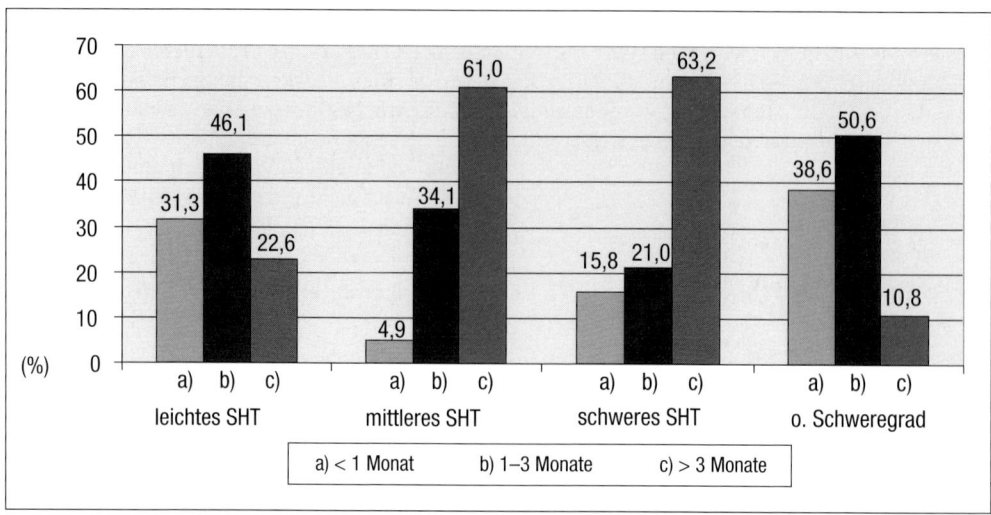

Abbildung 27. Aufenthaltsdauer in einer Rehabilitationsklinik in Bezug auf den SHT-Schweregrad (GCS) bei Aufnahme in eine Rehabilitationsklinik (n = 258).

Tabelle 45. Soziale Versorgung nach Entlassung aus einer Rehabilitationsklinik und SHT-Schweregrad (GCS) bei Aufnahme in einer Rehabilitationsklinik (n = 258).

Soziale Versorgung nach Entlassung	SHT-Schweregrad bei Aufnahme in der Rehabilitationsklinik				Gesamt
	leichtes SHT	mittleres SHT	schweres SHT	ohne Schweregrad	
Verlegung in ein Heim	6 (5,2 %)	3 (7,3 %)	6 (31,6 %)	11 (13,3 %)	26 (10,0 %)
Verlegung in eine andere Klinik	20 (17,4 %)	13 (31,7 %)	6 (29,9 %)	10 (12,0 %)	49 (19,0 %)
Entlassung in häusliche Pflege	26 (22,6 %)	8 (19,5 %)	3 (15,8 %)	17 (20,5 %)	54 (20,8 %)
Werkstatt für Behinderte	2 (1,7 %)			1 (1,2 %)	3 (1,2 %)
Selbstversorgung	51 (44,3 %)	13 (31,7 %)	1 (5,3 %)	37 (44,6 %)	102 (39,4 %)
Sonstige soziale Versorgung	10 (8,7 %)	3 (7,3 %)	2 (10,5 %)	6 (7,2 %)	21 (8,1 %)
Verstorben		1 (2,4 %)	1 (5,3 %)	1 (1,2 %)	3 (1,2 %)
Gesamt	115 (100,0 %)	41 (100,0 %)	19 (100,0 %)	83 (100,0 %)	258 (100,0 %)

Soziale Versorgung nach der Entlassung

Patienten mit einem leichten SHT (GCS) bei der Aufnahme werden zu über 40 % in die Selbstversorgung entlassen. Patienten mit einem mittelschweren SHT werden zu je knapp einem Drittel in die Selbstversorgung entlassen oder in eine andere Klinik verlegt. Patienten mit einem schweren SHT werden in über einem Drittel in ein Heim und in knapp einem Drittel in eine andere Klinik verlegt (Tabelle 45).

Von den 26 Patienten (10,1 %), die in ein Heim verlegt werden, sind 12 (46,2 %) 65 Jahre und älter. Von den 54 Patienten (20,9 %), die in die häusliche Pflege entlassen werden, sind 12 (22,2 %) 65 Jahre und älter. Von den 102 Patienten (39,5 %), die in die Selbstversorgung entlassen werden, sind 18 (17,6 %) 65 Jahre und älter.

Von den 95 Patienten (36,8 %), die ein Polytrauma aufweisen, werden 41 (43,2 %) in die Selbstversorgung und 21 (22,1 %) in die häusliche

Pflege entlassen. 13 Patienten (13,7 %) werden in eine andere Klinik verlegt, neun (9,5 %) in ein Heim und zwei (2,1 %) in eine Werkstatt für Behinderte. Neun Patienten (9,5 %) werden in eine sonstige, nicht genauer gekennzeichnete, soziale Versorgung entlassen.

Befunde bei der Entlassung

Glasgow-Outcome-Skala (GOS)

Die Glasgow-Outcome-Skala (GOS) bei Entlassung aus der Rehabilitationsklinik ist in knapp einem Drittel der Fälle nicht dokumentiert. Für die dokumentierten Fällen liegt in jeweils über einem Drittel der Fälle laut GOS keine oder nur eine minimale Behinderung oder eine mäßige Behinderung vor. Allerdings weisen auch 21,6 % der Fälle eine schwere Behinderung laut GOS auf (Tabelle 46).

Anmerkung: Dem im Deutschen verwendeten Terminus „apallisches Syndrom" entspricht im Englischen die Bezeichnung „vegetative state (VS)". Der häufig verwendete Terminus „persistierender vegetativer Status" wird nicht mehr benutzt. Siehe zu dieser Vereinbarung auch die nachfolgende Literatur (22–27).

Für den GOS bei der Entlassung zeigt sich eine hohe Korrelation zum GCS bei der Aufnahme in die Rehabilitationsklinik mit einer deutlichen Zunahme des Behinderungsgrades laut GOS mit einem zunehmenden SHT-Schweregrad laut GCS bei der Aufnahme (Abbildung 28). Dieser

Zusammenhang zeigt sich ebenfalls zwischen dem GOS und dem SHT-Schweregrad (GCS), der im Rahmen der Initialversorgung in einer Klinik erhoben wird.

Bei der Betrachtung des GOS bei Entlassung aus einer Rehabilitationsklinik und dem Alter der Patienten zeigt sich, dass mit dem Alter der Behinderungsgrad nach GOS zum Abschluss der Rehabilitation größer ist. Von den 38 Patienten mit einer schweren Behinderung nach GOS sind acht Patienten (21,1 %) 65 Jahre und älter. 29 Patienten (76,3 %) sind zwischen 16 und 64 Jahre alt und ein Patient (2,6 %) ist jünger als 16 Jahre. Von den 63 Patienten mit einer mäßigen Behinderung nach GOS sind 13 Patienten (20,6 %) 65 Jahre und älter und 50 Patienten (79,4 %) zwischen 16 und 64 Jahre alt. Von den 69 Patienten mit keiner oder einer minimalen Behinderung nach GOS sind sechs Patienten

Tabelle 46. GOS bei Entlassung aus einer Rehabilitationsklinik (n=258).

GOS bei Entlassung	n	%
5: Keine/ minimale Behinderung	69	39,2
4: Mäßig behindert	63	35,8
3: Schwer behindert	38	21,6
2: Apallisches Syndrom/VS	3	1,7
1: Patient verstorben	3	1,7
Angabe fehlt	82	
Gesamt	258	

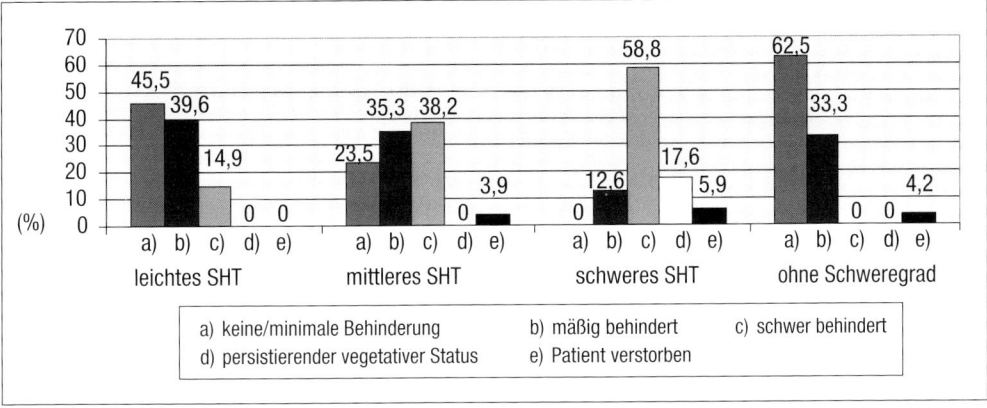

Abbildung 28. GOS bei Entlassung aus einer Rehabilitationsklinik und SHT-Schweregrad (GCS) bei Aufnahme in eine Rehabilitationsklinik.

(8,7 %) 65 Jahre und älter, 59 Patienten (85,5 %) sind zwischen 16 und 64 Jahre alt und vier Patienten (5,8 %) sind jünger als 16 Jahre.

Disability Rating Scale (DRS)

Die Werte der Disability Rating Scale (DRS) bei der Entlassung aus einer Rehabilitationsklinik sind für 99 Patienten (38,4 %) dokumentiert. Nur vier Patienten (4,0 %) haben bei der Entlassung aus einer Rehabilitationsklinik keine Beeinträchtigungen entsprechend der DRS. 72 Patienten (72,7 %) haben leichte bis moderate und 19 Patienten (19,1 %) moderat schwere bis sehr schwere Beeinträchtigungen (Tabelle 47).

Von den 29 Patienten, die bei Entlassung keine oder leichte Beeinträchtigungen aufweisen, liegen für 23 Patienten (79,3 %) Angaben aus der Nachbefragung ein Jahr nach dem Unfall vor. Nachfolgend sind die Antworten zu einigen Kernfragen zusammengestellt. 13 Patienten (56,5 %) haben nach einem Jahr noch vom Unfall herrührende Beschwerden. Bei einem Patienten (4,3 %) hat sich nach einem Jahr im Ver-

gleich zur Zeit vor dem Unfall die Wohnsituation verändert. Zwei Patienten (8,7 %) kommen im Alltag nicht mehr so zurecht wie vor dem Unfall und fünf (21,7 %) im Berufsleben. 17 Patienten (73,9 %) erhalten nach dem Rehabilitationsklinikaufenthalt zusätzliche Behandlungen, bei zwei Patienten (8,7 %) ist im ersten Jahr nach dem Unfall ein weiterer Krankenhausaufenthalt notwendig.

Frühreha-Barthel-Index (FRBI)

Der Frühreha-Barthel-Index bei Entlassung aus einer Rehabilitationsklinik ist für 195 Patienten (75,6 %) dokumentiert. Von diesen haben 105 Patienten (53,8 %) einen Frühreha-Barthel-Index von über +75. 33 Patienten (16,9 %) haben einen FRBI von +26 bis +75 und 54 (27,7 %) einen FRBI von -325 bis +25. Drei Patienten (1,5 %) sind im Verlauf der Rehabilitation verstorben (Tabelle 48).

In einer Zusatzanalyse zeigt sich ein sehr deutlicher Zusammenhang zwischen dem bei Entlassung dokumentierten DRS und dem bei der Aufnahme dokumentierten Frühreha-Barthel-Index. Für 96 Patienten liegen für beide Scores Angaben vor. Von den 19 Patienten mit einem Frühreha-Barthel-Index von –325 bis +25 weisen alle 19 Patienten nach dem DRS teilweise bis sehr schwere Beeinträchtigungen auf, davon 14 Patienten moderat schwere bis sehr schwere Beeinträchtigungen. Von den 13 Patienten mit einem Frühreha-Barthel-Index von +26 bis +75 haben alle 13 Patienten nach dem DRS teilweise bis moderat schwere Beeinträchtigungen. Von den 44 Patienten mit einem Frühreha-Barthel-Index von über 75 bestehen bei allen 44 Patienten keine bis moderate Beeinträchtigungen. Dies gilt

Tabelle 47. DRS bei Entlassung aus einer Rehabilitationsklinik.

DRS		n	%
0:	Keine Beeinträchtigung	4	4,0
1:	Leichte Beeinträchtigung	25	25,3
2–3:	Teilweise Beeinträchtigung	24	24,2
4–6:	Moderate Beeinträchtigung	23	23,2
7–11:	Moderat schwere Beeinträchtigung	12	12,1
12–16:	Schwere Beeinträchtigung	4	4,0
17–21:	Sehr schwere Beeinträchtigung	3	3,0
25–29:	Apallisches Syndrom/VS	1	1,0
30:	Tod	3	3,0
Angabe fehlt		159	
Gesamt		258	

Tabelle 48. Frühreha-Barthel-Index bei Entlassung aus einer Rehabilitationsklinik.

Frühreha-Barthel-Index	n	%
– 25 bis +25 (verstorben)	3	1,5
–325 bis +25	54	27,7
+26 bis +75	33	16,9
Über +75	105	53,8
Keine Angabe	63	
Gesamt	258	

auch für die 20 Patienten, bei denen kein DRS dokumentiert ist.

Funktionaler Selbstständigkeitsindex (FIM)

Der FIM bei der Entlassung aus einer Rehabilitationsklinik ist lediglich bei 92 Patienten (35,7 %) dokumentiert. Eine weitere Analyse erfolgt nicht.

Krampfpotenziale im EEG

Bei der Entlassung aus der Rehabilitationsklinik wird bei 200 Patienten (77,6 %) ein EEG durchgeführt. Bei insgesamt sieben Patienten (3,5 %) können Krampfpotenziale nachgewiesen werden.

Kontrakturen

Bei der Entlassung aus einer Rehabilitationsklinik haben 15 Patienten (5,8 %) Kontrakturen; von ihnen weisen fünf Patienten (33,3 %) schon bei der Aufnahme Kontrakturen auf.

Dekubiti

Insgesamt 248 Patienten (96,1 %) haben bei der Entlassung aus einer Rehabilitationsklinik keine Dekubiti. Davon hatten 18 (7,3 %) bereits bei der Aufnahme in eine Rehabilitationsklinik einen einfachen Dekubitus, von denen ein Patient im Verlauf der Rehabilitation verstirbt, und weitere acht Patienten (3,2 %) mehrfache Dekubiti.

Bei der Entlassung haben sieben Patienten (2,7 %) einen einfachen Dekubitus. Davon weisen vier (57,1 %) schon bei der Aufnahme einen einfachen Dekubitus auf; von ihnen verstirbt ein Patient. Ein Patient (14,3 %) hat bei der Aufnahme mehrfache Dekubiti und zwei (28,6 %) haben bei der Aufnahme keinen Dekubitus.

Mehrfache Dekubiti bei der Entlassung haben drei Patienten (1,2 %). Davon haben bei der Aufnahme zwei Patienten mehrfache Dekubiti und einer einen einfachen Dekubitus.

Lähmungen an den Extremitäten

Ein Patient (0,5 %) hat bei der Entlassung aus der Rehabilitationsklinik Lähmungen an den Extremitäten.

Orientierung

Orientiert sind bei der Entlassung aus einer Rehabilitationsklinik 194 Patienten (75,2 %). Lediglich in zwei Fällen (0,8 %) werden hierzu keine Angaben gemacht.

Von den nichtorientierten Patienten weisen 30 (90,9 % von 33) bezüglich des GOS eine schwere Behinderung auf. Dagegen haben von den orientierten Patienten 128 (92,1 % von 139 bzw. mehr als 66,0 % von den 194 Patienten) nach dem GOS keine bis mäßige Behinderungen. Bei 55 (28,4 %) der orientierten Patienten werden keine Angaben zum GOS gemacht, wobei dieser Anteil deutlich unter dem der nichtorientierten Patienten mit 41,9 % liegt.

Tabelle 49. GOS bei Entlassung aus einer Rehabilitationsklinik und Orientierung bei Entlassung aus einer Rehabilitationsklinik (n = 258).

GOS bei Entlassung	Orientierung			Gesamt
	ja	nein (verstorben)	Angabe fehlt	
Keine/minimale Behinderung	69 (49,6 %)			69 (39,2 %)
Mäßig behindert	59 (42,5 %)	3 (9,1 %)[a]	1 (100,0 %)	63 (35,8 %)
Schwer behindert	11 (7,9 %)	27 (81,8 %)[a]		38 (21,6 %)
Apallisches Syndrom/VS		3 (8,6 %)[a]		3 (1,7 %)
Patient verstorben		3		3 (1,7 %)
Gesamt	139	36	1	176
Keine Angabe	55 (28,4 %)	26 (41,9 %)	1	82 (31,8 %)
Gesamt	194 (75,2 %)	62 (24,8 %)	2	258

[a] Rate berechnet ohne die drei Verstorbenen.

Sensomotorische Sprachstörungen

Insgesamt 80 Patienten (31,0 %) haben bei der Entlassung aus einer Rehabilitationsklinik sensomotorische Sprachstörungen.

Visuelle Störungen

Visuelle Störungen bei Entlassung haben insgesamt 50 Patienten (19,4 %).

Erblindung

Eine Erblindung bei Entlassung aus einer Rehabilitationsklinik liegt bei sechs Patienten (2,4 %) vor. Davon sind vier Patienten (66,7 % von sechs Patienten) einseitig erblindet und zwei Patienten (33,3 %) beidseitig.

Taubheit

Kein Patient ist bei der Entlassung aus der Rehabilitationsklinik taub.

Mobilisierung

Bei der Entlassung aus einer Rehabilitationsklinik sind 239 Patienten (93,4 %) mobilisiert.

Therapieempfehlungen bei Entlassung

Anfallsprophylaxe

Eine Anfallsprophylaxe bei Entlassung aus einer Rehabilitationsklinik wird für 37 Patienten (14,5 % von 255 entlassenen Patienten) empfohlen, von denen bei 3 Patienten Krampfpotenziale im EEG nachweisbar sind.

Hilfsmittelversorgung

Eine Hilfsmittelversorgung besteht bei 87 Patienten (34,1 % von 255 entlassenen Patienten).

Von den 87 Patienten, denen eine Hilfsmittelversorgung empfohlen wird, liegen bei 58 (68,2 %) Angaben zur Nachbefragung vor. Davon erhalten 42 Patienten (72,4 %) im Anschluss an den Rehabilitationsklinikaufenthalt Hilfsmittel.

Therapieempfehlungen

Für insgesamt 234 Patienten (91,8 % von 255 entlassenen Patienten) werden Therapieempfehlungen ausgesprochen.

Insgesamt 51 Patienten (21,8 % von 234) wird nur eine einzige Therapie empfohlen. 183 Patienten (78,2 %) erhalten eine Empfehlung von Therapiekombinationen.

In Tabelle 50 sind die zehn häufigsten Kombinationen von Therapieempfehlungen aufgelistet und die selteneren Kombinationen summarisch zusammengefasst. Dabei fällt auf, dass für Krankengymnastik, Ergotherapie und Neuropsychologie ca. drei Viertel der Empfehlungen durch die zehn häufigsten Therapiekombinationen abgedeckt werden, während für die drei anderen Therapiearten dieser Anteil deutlich niedriger liegt; d. h., sie werden häufiger nur als „Zusatzempfehlung" bei selteneren Kombinationen ausgesprochen.

Nachfolgend werden weitere (aggregierte) Ergebnisse, die sich aus den nicht explizit ausgewiesenen Therapiekombinationen ergeben, dargestellt.

Insgesamt wird 200 Patienten (85,5 % von 234) eine krankengymnastische Therapie empfohlen, davon 115 Patienten (57,5 % von 200) zusätzlich eine Ergotherapie. 49 Patienten (42,6 % von 115) wird zusätzlich zu krankengymnastischer und ergotherapeutischer Therapie eine logopädische Therapie empfohlen (siehe auch Tabelle 50).

Eine weitere gehäuft auftretende Kombination von Therapieempfehlungen ist die von neuropsychologischer, logopädischer und gegebenenfalls weiterer Therapien an 39 Patienten (16,7 %) sowie die Kombination von neuropädagogischen, ergotherapeutischen und gegebenenfalls weiterer Therapien an 36 Patienten (15,4 %). Die Therapiekombination von computergestütztem Training, neuropsychologischer Therapie und gegebenenfalls weiterer Therapien wird 20 Patienten (8,5 %) empfohlen. Eine neuropädagogische Therapie zusammen mit neuropsychologischen Therapiemaßnahmen und gegebenenfalls weiterer Therapien geht als Empfehlung an 16 Patienten (6,8 %) und ein computergestütztes Training in Verbindung mit einer neuropädagogischen Therapie und gegebenenfalls weiteren Therapien wird 15 Patienten (6,4 %) empfohlen. Andere Kombinationen von Therapien werden in weniger als 5,0 % der Fälle empfohlen.

Eine zusätzliche Analyse untersucht, welche Therapieempfehlungen an die 87 Patienten gehen, die einer Hilfsmittelversorgung bedürfen. 85 dieser Patienten (97,7 % von 87) wird mindestens eine krankengymnastische Therapie empfohlen. 61 Patienten (70,1 %) wird eine krankengymnastische, ergotherapeutische und gegebenenfalls eine weitere Therapie empfohlen. 35 Patienten (40,2 %) wird mindestens eine neuropsychologische Therapie empfohlen. 23 Patienten (26,4 %) wird mindestens eine neuro-

pädagogische Therapie empfohlen. 21 Patienten (24,1 %) wird eine Kombination von neuropsychologischer, logopädischer, ergotherapeutischer, krankengymnastischer Therapie und gegebenenfalls weiteren Therapien empfohlen. Neun Patienten (10,3 %) erhalten die Empfehlung u. a. von computergestütztem Training. Andere Kombinationen von Therapien werden in weniger als 8,0 % der Fälle ausgesprochen.

Die Analyse der Therapieempfehlungen in Abhängigkeit vom GOS bei Entlassung aus der Rehabilitationsklinik zeigt, dass insbesondere die Empfehlung ergotherapeutischer, logopädischer und neuropädagogischer Therapie in jeweils über 70,0 % der Fälle auf eine mäßige oder

Tabelle 50. Therapieempfehlungen für ambulante Einzelbehandlungen nach Entlassung aus der Rehabilitationsklinik, Mehrfachangaben möglich (n = 255, d.h. ohne Verstorbene).

Therapie-empfehlungen		Krankengym-nastik (KG)	Ergotherapie (Ergo)	Logopädie (Logo)	Neuro-pädiatrie	Neuro-psychologie	Computer-gestütztes Training
Krankengymnastik allein	34 (13,3 %)	34					
Krankengymnastik + Ergotherapie	31 (12,2 %)	31 (15,5 %)	31 (24,8 %)				
KG + Ergo + Logo + Neuropsychologie	20 (7,8 %)	20 (10,0 %)	20 (16,0 %)	20 (31,3 %)		20 (20,1 %)	
KG + Ergo + Neuropädiatrie	19 (7,5 %)	19 (8,5 %)	19 (15,2 %)		19 (27,1 %)		
Krankengymn. + Neuropsychologie	16 (6,3 %)	16 (8,0 %)				16 (16,2 %)	
Neuropsychologie	11 (4,3 %)					11 (11,1 %)	
KG + Ergo + Logo	9 (3,5 %)	9 (4,5 %)	9 (7,2 %)	9 (14,1 %)			
KG + Ergo + Neuropsychologie	9 (3,5 %)	9 (4,5 %)	9 (7,2 %)			9 (9,1 %)	
KG + Ergo + Logo + Neuropsychologie + computerg. Training	9 (3,5 %)	9 (4,5 %)	9 (7,2 %)	9 (14,1 %)		9 (9,1 %)	9 (29,0 %)
Computerg. Training + Neuropsychologie	6 (2,4 %)					6 (6,1 %)	6 (19,4 %)
Restliche Therapie-kombinationen	70 (27,5 %)	53 (26,5 %)	28 (22,4 %)	26 (40,6 %)	51 (72,9 %)	28 (28,3 %)	16 (51,6 %)
Keine Therapie-empfehlungen	21 (8,2 %)						
Gesamt	255 (100 %)	200 (78,4 %)	125 (49,0 %)	64 (25,1 %)	70 (27,5 %)	99 (38,8 %)	31 (12,2 %)

schwere Behinderung nach dem GOS hinweisen (Tabelle 51).

Von den 200 Patienten, denen bei der Entlassung aus der Rehabilitationsklinik weiterhin Krankengymnastik empfohlen wird, liegen bei 140 (70,0 %) Angaben zur Nachbefragung vor. Weiterhin Krankengymnastik erhalten nach Entlassung 58 Patienten (41,4 %).

Von den 125 Patienten, denen bei der Entlassung aus der Rehabilitationsklinik weiterhin eine Ergotherapie empfohlen wird, liegen für 85 (68,0 %) Angaben aus der Nachbefragung ein Jahr nach dem Unfall vor. Weiterhin eine Ergotherapie erhalten nach Entlassung davon 22 Patienten (25,9 %).

Von den 64 Patienten, denen bei der Entlassung aus der Rehabilitationsklinik weiterhin eine logopädische Therapie empfohlen wird, liegen für 39 (60,9 %) Angaben zur Nachbefragung vor. Weiterhin eine logopädische Therapie erhalten nach ihrer Entlassung 14 Patienten (35,9 %).

Belastungserprobung

Eine Belastungserprobung wird 84 Patienten (32,9 % von 255) empfohlen.

Berufliche Förderung

Die Empfehlung einer beruflichen Förderung nach der Entlassung aus der Rehabilitationsklinik wird 50 Patienten (19,6 % von 255) gegeben. Davon sind neun Patienten (18,0 %) 20 Jahre und jünger, 15 (30,0 %) zwischen 21 und 35 Jah-

re, 23 (46,0 %) zwischen 36 und 55 Jahre und drei Patienten (6,0 %) zwischen 56 und 64 Jahre.

Bei 22 Patienten (44,0 % von 50) bestehen nach der GOS bei Entlassung keine oder minimale Behinderungen, bei 16 (32,0 %) mäßige Behinderungen, bei sechs (12,0 %) schwere Behinderungen. Bei sechs Patienten ist kein GOS-Wert angegeben.

Von den 50 Patienten, denen eine berufliche Förderung empfohlen wird, liegen bei 33 (66,0 %) Angaben aus der Nachbefragung vor. Davon kommen 14 Patienten (42,4 %) nach einem Jahr nicht mehr so im Berufsleben zurecht wie vor dem Unfall. 14 Patienten (42,4 %) verändern innerhalb des ersten Jahres ihren Beruf aufgrund des Unfalls oder geben ihn auf. Vier Patienten (12,1 %) erhalten im Anschluss an den Rehabilitationsklinikaufenthalt eine Arbeitstherapie.

Berentung im Verlauf der Rehabilitation

Im Verlauf der Rehabilitation werden 12 Patienten (4,7 % von 255) infolge des Schädel-Hirn-Traumas berentet. Sechs Patienten (50,0 % von 12) sind zwischen 16 und 45 Jahre alt, fünf (41,7 %) zwischen 46 und 55 Jahre und ein Patient (8,3 %) ist zwischen 56 und 64 Jahre alt.

Neun Patienten der berenteten Patienten (75,0 %) weisen nach der GOS schwere Behinderungen bei der Entlassung aus einer Rehabilitationsklinik auf, ein Patient (8,3 %) ein apallisches Syndrom. Bei zwei Patienten (16,7 %) fehlt die Angabe.

Tabelle 51. Therapieempfehlungen für ambulante Einzelbehandlungen nach Entlassung aus einer Rehabilitation in Abhängigkeit von der GOS bei Entlassung aus der Rehabilitationsklinik; Mehrfachangaben möglich (n = 255).

Therapie-empfehlungen	GOS bei Entlassung				Gesamt
	keine/minimale Behinderung	mäßig behindert	schwer-behindert	persist. apall. Syndrom	
Krankengymnastik	50 (34,2 %)	57 (39,0 %)	36 (24,7 %)	3 (2,1 %)	146 (100,0 %)
Ergotherapie	18 (19,4 %)	39 (41,9 %)	33 (35,5 %)	3 (3,2 %)	93 (100,0 %)
Logopädie	8 (18,2 %)	12 (27,3 %)	23 (52,3 %)	1 (2,3 %)	44 (100,0 %)
Neuropädagogik	13 (29,5 %)	18 (40,9 %)	12 (27,3 %)	1 (2,3 %)	44 (100,0 %)
Neuropsychologie	23 (34,8 %)	20 (30,3 %)	22 (33,3 %)	1 (1,5 %)	66 (100,0 %)
Computergestütztes Training	13 (54,2 %)	5 (20,8 %)	6 (25,0 %)		24 (100,0 %)

Zudem zeigt sich, dass zusätzlich noch ein Patient im Verlauf der Rehabilitation berentet wird, der später in der Rehabilitation verstirbt.

241 Patienten (94,5 %) sind zum Zeitpunkt der Entlassung aus einer Rehabilitationsklinik nicht infolge des Schädel-Hirn-Traumas berentet worden.

Prognose

Die Auswertung der Prognose der Wiedereingliederung bei der Entlassung aus einer Rehabilitationsklinik ergibt für 12 Patienten (4,7 % von 255) die Prognose Berufsunfähigkeit aufgrund des Unfalls. Bei 24 Patienten (9,4 %) wird die Prognose Erwerbsunfähigkeit und bei drei Patienten (1,2 %) die Prognose Schulunfähigkeit gestellt. Zudem sind bereits 70 Patienten (27,5 %) zum Zeitpunkt des Unfalls mit der Folge eines Schädel-Hirn-Traumas aus anderen

Tabelle 52. Prognose der Wiedereingliederung nach Entlassung aus einer Rehabilitationsklinik (n = 258).

Prognose der Wiedereingliederung	n	%
Berufsfähig wie vor dem SHT	34	13,2
Berufsfähig mit Fördermaßnahme	37	14,3
Eingeschränkt berufsfähig	22	8,5
Berufsunfähig	12	4,7
Erwerbsunfähig	24	9,3
Nicht zutreffend wegen Berentung vor SHT	70	27,1
Nicht zutreffend wegen Nichtberufstätigkeit	18	7,0
Schulfähig wie vor dem SHT	5	1,9
Schulfähig mit Wiederholung der Klasse	4	1,6
Schulfähig bei Sonderförderung	1	0,4
Schulunfähig	3	1,2
Nicht zutreffend wegen Nichtschulpflichtigkeit	1	0,4
Prognose unbekannt	24	9,3
In Rehabilitationsphase verstorben	3	1,2
Gesamt	258	100,0

Gründen berentet (Tabelle 52). Die Prognose der Wiedereingliederung korreliert stark mit dem bei der Entlassung aus einer Rehabilitationsklinik dokumentierten GOS-Wert.

Die im Rahmen der Rehabilitation verstorbenen drei Patienten (1,2 %) werden im Kapitel 5.5.4 näher beschrieben.

Ferner werden die Ergebnisse dieses Kapitels 5.4 ausführlich im Kapitel 6.8 „Stationäre Rehabilitation und Frührehabilitation" diskutiert.

5.5 Verstorbene Patienten

5.5.1 Verstorbene Patienten insgesamt

Von den 6783 Studienpatienten mit einem Schädel-Hirn-Trauma versterben während des dokumentierten Versorgungszeitraums (bis zum Ende der stationären Rehabilitationsmaßnahmen) insgesamt 66 Patienten (0,97 %). Eine Aussage über die am Unfallort verstorbenen Patienten ist nicht möglich, da diese Fälle nicht dokumentiert sind. Im Rahmen der Initialversorgung versterben 19, während des akutstationären Aufenthalts 44 und während der stationären Rehabilitation drei Patienten. Durch die Nachbefragung der Patienten ein Jahr nach dem Unfall mit einer Rücklaufquote von 66,7 % (siehe auch nachfolgende Kapitel 5.5.5, 5.6 und Kapitel 6.10) können weitere, zwischenzeitlich verstorbene Patienten ermittelt werden. Bei sechs Patienten wird der Tod als Folge des Unfalls mit Schädel-Hirn-Trauma angesehen, während bei weiteren 140 Patienten, die nach der Entlassung aus den Kliniken versterben, die Zuordnung der Todesursache zum Trauma nicht immer eindeutig ist. Den größten Anteil in der letzten Gruppe bilden altersbedingte Todesfälle.

5.5.2 Im Rahmen der Initialversorgung verstorbene Patienten

Im Rahmen der Initialversorgung versterben 19 Patienten (0,28 % von 6783). Die meisten dieser Verstorbenen sind Männer (73,7 %).

Das Alter der verstorbenen Patienten liegt zwischen 16 und über 75 Jahren bei einem Mittelwert von 50,7 Jahren (± 23,1 Jahre Standardabweichung) (Tabelle 53).

Als Todesursache wird mittels ICD-10-Verschlüsselung in 13 Fällen eine mehr oder weniger genau bezeichnete intrakranielle Verletzung angegeben (Tabelle 54).

Alle Patienten versterben in der Notfallaufnahme (Notfall-/Schockraum) der Akutklinik. Dabei überleben sechs (40 %) den Unfall um weniger als zwei Stunden (Erläuterung zu den Prozentangaben: für vier Patienten kann die genaue Todeszeit nicht bestimmt werden; damit n = 15 = 100 %). Betrachtet man die Überlebenszeit nach Beginn der Untersuchung in der Klinik, so versterben neun (66,7 %) der Patienten innerhalb von zwei Stunden (siehe auch 6.1.6).

Von den 19 verstorbenen Patienten haben 16 (84,2 %) ein schweres Schädel-Hirn-Trauma und jeweils ein Patient ein leichtes oder mittleres Trauma. Beide letztere Patienten weisen zusätzliche Begleitverletzungen auf. Bei einem Patienten liegt keine Schweregradangabe vor. Bis auf fünf Patienten mit einem schweren Schädel-Hirn-Trauma sind alle anderen Verstorbenen während der Initialversorgung narkotisiert, auch der eine Verstorbene, für den eine Schweregradzuweisung nicht möglich ist.

5.5.3 Im Rahmen der akutklinischen Versorgung verstorbene Patienten

Im Rahmen der akutklinischen stationären Versorgung versterben 44 Patienten (0,8 %).

Auch bei diesen Verstorbenen überwiegen die Patienten mit einem initial schweren Schädel-Hirn-Trauma (25 = 56,8 %). Ein leichtes Trauma liegt bei vier Patienten und ein mittleres bei weiteren sechs Patienten vor (zusammen 22,7 %). Für die restlichen neun Patienten (20,5 %) ist zwar kein Schweregrad angegeben, aber alle sind narkotisiert. Insgesamt sind 59,1 % der Verstorbenen initial narkotisiert.

Deutlich überwiegen auch in dieser Verstorbenengruppe die Männer mit 68,2 %. Das durchschnittliche Alter der Verstorbenen liegt bei 56,2 Jahren (± 27,5 Jahre Standardabweichung). Dabei ist der jüngste Patient jünger als ein Jahr und der älteste 92 Jahre alt. Zusammengefasst sind fünf Patienten (11,4 %) jünger als 16 Jahre, 18 Patienten (40,9 %) haben ein Alter zwischen 16 und 64 Jahren und 21 Patienten (47,7 %) sind älter als 64 Jahre mit einem hohen Anteil an über 75-Jährigen. Diese große Zahl der über 75-Jährigen wird wesentlich durch einen hohen Anteil an Patientinnen hervorgerufen, wobei 50 % der verstorbenen Patientinnen dieser Altersgruppe angehören.

Bei neun Patienten (20,5 %) treten im Verlauf der stationären Versorgung Komplikationen auf. Bei zwei Patienten wird explizit eine Hirnschwellung und bei fünf Patienten werden nicht näher spezifizierte sonstige Komplikationen an-

Tabelle 53. Alter der während der Initialversorgung verstorbenen Patienten (n = 19).

Alter	n	%
1– 5 Jahre		
6–10 Jahre		
11–15 Jahre		
16–20 Jahre	2	10,5
21–25 Jahre	3	15,8
26–35 Jahre	1	5,3
36–45 Jahre	2	10,5
46–55 Jahre	2	10,5
56–65 Jahre	2	10,5
66–75 Jahre	3	15,8
> 75 Jahre	4	21,1
Gesamt	19	100,0

Tabelle 54. Todesursachen (nach ICD-10) bei Tod in der Initialversorgung (n = 19).

ICD-10	ICD-10 (Bedeutung)	n
S06.3	Umschriebene Hirnverletzung	5
S06.4	Epidurale Blutung	1
S06.5	Traumatische subdurale Blutung	3
S06.7	Intrakranielle Verletzung mit verlängertem Koma	2
S06.9	Intrakranielle Verletzung, nicht näher bezeichnet	8
	Gesamt	19

gegeben. Bei zwei Patienten werden mehrere Komplikationen dokumentiert. Bei dem einen Patienten sind dies eine Hirnschwellung und sonstige nicht näher spezifizierte Komplikationen und bei dem zweiten Patienten eine Lokalinfektion, Pneumonie, ARDS und sonstige nicht näher spezifizierte Komplikationen.

Der größte Teil der Patienten verstirbt schon in der ersten Phase der stationären Versorgung auf der Intensivstation (88,6 %). Alle fünf Patienten, die während des Aufenthaltes auf der Normalstation versterben, sind vorher nicht auf einer Intensivstation versorgt worden und überleben den Unfall zwischen zwei und sieben Tagen. Von den 39 auf der Intensivstation verstorbenen Patienten versterben 20 (51,3 %) innerhalb der ersten 24 Stunden (Tabelle 56). Bis auf zwei Patienten (mittleres SHT mit schweren Begleitverletzungen) haben diese 20 Patienten alle ein schweres SHT (größtenteils mit initialer Narkose) und 70 % von ihnen sind älter als 60 Jahre.

Betrachtet man die Überlebensdauer nach der Aufnahme auf die Intensivstation, so versterben 21 Patienten (53,8 %) innerhalb von 24 Stunden (Tabelle 57).

Als Todesursache sind bei den meisten Patienten intrakranielle Verletzungen angegeben, wobei eine traumatische subdurale Blutung mit neun Patienten am häufigsten genannt wird und die Sammelbezeichnungen der sonstigen und der

nicht näher bezeichneten intrakraniellen Verletzungen nahezu gleich häufig auftreten.

Tabelle 56. Zeit zwischen Unfall und Tod im Rahmen der akutklinischen stationären Versorgung (n = 44).

Zeit zwischen Unfall und Tod	n	%
≤ 2 Stunden	2	4,5
2–12 Stunden	11	25,0
12–24 Stunden	8	18,2
1–7 Tage	18	40,9
> 7 Tage	5	11,4
Gesamt	44	100,0

Tabelle 57. Zeit zwischen Aufnahme auf der Intensivstation und Tod (n = 39).

Zeit zwischen Aufnahme auf Intensivstation und Tod	n	%
≤ 2 Stunden	2	5,1
2–12 Stunden	11	28,2
12–24 Stunden	8	20,5
1–7 Tage	13	33,3
> 7 Tage	5	12,8
Gesamt	39	100,0

Tabelle 58. Todesursachen nach ICD-10 (n = 44).

ICD-10	ICD-10 (Bedeutung)	n
S06	Intrakranielle Verletzung	1
S06.1	Traumatisches Hirnödem	3
S06.2	Diffuse Hirnverletzung	4
S06.3	Umschriebene Hirnverletzung	4
S06.4	Epidurale Blutung	2
S06.5	Traumatische subdurale Blutung	9
S06.6	Traumatische subarachnoidale Blutung	3
S06.8	Sonstige intrakranielle Verletzung	9
S06.9	Intrakranielle Verletzung, nicht näher bezeichnet	9
Gesamt		44

Tabelle 55. Alter der im Rahmen der akutklinischen stationären Versorgung verstorbenen Patienten (n = 44).

Alter	n	%
1– 5 Jahre	3	6,8
6–10 Jahre		
11–15 Jahre	2	4,5
16–20 Jahre	2	4,5
21–25 Jahre		
26–35 Jahre	4	9,1
36–45 Jahre	4	9,1
46–55 Jahre	2	4,5
56–64 Jahre	6	13,6
65–75 Jahre	6	13,6
> 75 Jahre	15	34,1
Gesamt	44	100,0

5.5.4 Im Rahmen der Rehabilitation verstorbene Patienten

Im Rahmen der Rehabilitationsphase versterben drei Patienten (1,2 %). Alle drei Patienten sind älter als 65 Jahre.

Ein Patient mit initial einem leichten SHT wird 13 Tage nach dem Unfall zur stationären Rehabilitation aufgenommen und verstirbt nach 58 Tagen in der Rehabilitationsklinik in der Rehabilitationsphase D.

Ein zweiter Patient mit initial einem mittleren SHT wird 15 Tage nach dem Unfall stationär in eine Rehabilitationsklinik aufgenommen und verstirbt nach 34 Tagen in der Rehabilitationsklinik in der Rehabilitationsphase C.

Ein Patient hat initial ein schweres SHT, wird 59 Tage nach dem Unfall in eine Rehabilitationsklinik aufgenommen und verstirbt nach 48 Tagen in der Rehabilitationsklinik in der Rehabilitationsphase D.

Zusätzliche Verletzungen:
Als zusätzliche Verletzungen weisen zwei von den drei Verstorbenen Verletzungen am Thorax und einer Verletzungen am Gesichtsschädel, an der Halswirbelsäule und am Abdomen auf.

Komplikationen:
Im Verlauf der Rehabilitation treten bei zwei dieser Patienten Komplikationen im Bereich der Atemwege und Herz-Kreislauf-Komplikationen sowie bei einem Patienten neurologisch-neurochirurgische, Magen-Darm- und urologische Komplikationen auf.

Todesursachen:
Todesursache nach ICD-10 ist im Zusammenhang mit intrakraniellen Verletzungen in zwei Fällen die Diagnose J18.9 (Pneumonie, nicht näher bezeichnet) und in einem Fall die Diagnose J46.9 (Status asthmaticus).

5.5.5 Verstorbene im ersten Jahr nach dem Unfall

Von den 6783 Patienten beteiligen sich insgesamt 4307 Patienten oder Angehörige (63,5 %) an der Nachbefragung ein Jahr nach dem Unfallereignis, sodass von ihnen Angaben zum Langzeit-

Überleben vorliegen. Sechs Patienten (< 0,1 %) befinden sich zu dem Zeitpunkt der Nachbefragung noch in der Rehabilitation. 66 Patienten (1,0 %) sind im Rahmen der Versorgung verstorben (Beschreibungen in den vorhergehenden Kapiteln 5.5.1–5.5.4). Von weiteren 146 Patienten (2,2 %) ist durch die Nachbefragung (ein Jahr nach dem Unfall) bekannt, dass sie nach der Entlassung aus einer Klinik verstorben sind. Nur bei sechs von ihnen ist dokumentiert, dass dies Folge des Schädel-Hirn-Traumas ist (Tabelle 59).

Von den anderen 2245 Patienten (33,1 %) gibt es keinerlei Reaktion auf die Nachbefragung. Von 13 Patienten ist bekannt, dass sie ein Jahr nach dem Unfall noch leben, aber eine Teilnahme an der Nachbefragung ablehnen.

Für 2245 Patienten kann keine Aussage hinsichtlich eines Einjahresüberlebens überhaupt und für weitere 89 Verstorbene keine Festlegung hinsichtlich eines Todes in Folge des SHT gemacht werden. Geht man von einer Gleichverteilung bezüglich der Todesursache zwischen den Antwortenden und den Nichtantwortenden aus, so wären für die Nachbeobachtungszeit statt der dokumentierten sechs SHT-Todesfälle insgesamt ca. zehn SHT-Todesfälle und 220 Todesfälle insgesamt zu erwarten (siehe auch 5.6.1).

5.5.6 Vergleich der Mortalität

Bei 72 Patienten ist das Schädel-Hirn-Trauma nachweislich die Todesursache. Die weiteren 89 Patienten ohne eine eindeutige Zuordnung der Todesursache zum Trauma gehen in die Berechnungen nicht ein, ebenso wenig wie die Patienten, die schon am Unfallort versterben. Somit ergibt sich aus der vorliegenden Studie eine Inzidenz für die Todesfälle von 3,3/100 000. Hochgerechnet auf die Bundesrepublik muss also von ca. 2750 SHT-bedingten Todesfällen ausgegangen werden, während das Statistische Jahrbuch der BRD 2000 noch von 7018 Toten durch Kopfverletzung (Quelle: Statistisches Bundesamt, Todesursachenstatistik für S02–S09 nach ICD-10-3) ausgeht. Dieser Unterschied bedarf der Erklärung, insbesondere da diese Zahlen im Vergleich mit den Ergebnissen in anderen Ländern niedrig sind.

Tabelle 59. Status der Beteiligung an der Patientennachbefragung ein Jahr nach dem Unfallereignis (n = 6783).

Status	n	%
Keine Teilnahme an der Nachbefragung	2258	33,3
keine Angaben zur Nachbefragung vorhanden	2037	30,0
Teilnahme an Nachbefragung verweigert	13	0,2
im Rahmen der Nachbefragung nicht erreichbar	208	3,1
Im Rahmen der Versorgung verstorben	66	1,0
während der Initialversorgung verstorben	19	0,3
während der stationären Versorgung verstorben	44	0,6
während der Rehabilitation verstorben	3	< 0,1
Nach klinischer Entlassung verstorben	146	2,2
nach klinischer Entlassung verstorben in Folge SHT	6	0,1
nach klinischer Entlassung verstorben (nicht in Folge SHT)	51	0,8
nach klinischer Entlassung verstorben aus unbekannten Gründen	89	1,3
Bei der Nachbefragung noch in der Rehabilitationsklinik	6	< 0,1
Teilnahme an Nachbefragung	4307	63,5
Patienten gesamt	6783	100,0

Nach der WHO ist das Schädel-Hirn-Trauma die vierthäufigste Todesursache in den Industriestaaten (28).

In Amerika (CDC 2003, (29)) ist die Mortalität deutlich höher als in der Bundesrepublik. Allein im Jahr 1994 verstarben in den USA 51 350 Patienten nach einem SHT, wobei das Schädel-Hirn-Trauma ursächlich für ein Drittel aller Unfalltoten ist. Jedoch kommt es auch hier zu einer Abnahme der durch SHT bedingten Toten. Während noch 1980 für die Gesamtbevölkerung 24,7 SHT-Tote pro 100 000 Einwohnern zu beklagen waren, ging diese Rate 1994 auf 19,8/100 000 zurück. Eine andere US-Studie (30) ging 1998 von 4,1 % tödlichen Schädel-Hirn-Verletzungen aus. Insgesamt ist die deutliche Abnahme der tödlichen Unfälle primär durch eine Abnahme der verkehrsbedingten schweren Unfälle erklärt, außerdem finden in den USA 8,4/100 000 den Tod durch Schusswaffen.

Zhang geht für 2001 in China von einer Mortalität von 11,3 % aus (31) und *Chiu* et al. fanden in 1997 in Taiwan eine Mortalität von 5,4 % (33). In der Emilia Romagna kam es im Jahr 2002 in 2,8 % der Fälle zu tödlichen Verletzungen bei den im Krankenhaus aufgenommenen Patienten (33). In Dänemark wird eine Mortalität von 47 % (!) angegeben (35). Dies entspricht einer

Inzidenz von 5,4/100 000 Einwohnern, ähnlich der Rate von 4/100 000 in West-Schweden (35).

Hier nähern sich also insgesamt die europäischen Daten einander an, was unter anderem an einer nahezu gleichen Anzahl von straftatbedingten SHT und einer erschwerten Verfügbarkeit von Schusswaffen liegen dürfte. Die nochmals geringere Mortalität in der vorliegenden Studie von 3,3/100 000 hat sicherlich ihre Ursache in den sehr weitgesteckten Einschlusskriterien und bildet die Realität besser ab.

Die Vergleichbarkeit von Schätzungen zur Mortalität werden zusätzlich dadurch erschwert, dass die überwiegende Anzahl der Autoren – wie auch in dieser Untersuchung – keine Angaben zu den am Unfallort und während der Rettung verstorbenen Patienten machen kann.

Bouillon et al. (36) gingen 1999 bei einer Inzidenz von ca. 93/100 000 schweren SHT in der Region Köln von einer Mortalität von 46,6 % aus, davon 60 % präklinisch. In den USA wird in einer älteren Studie (37) festgestellt, dass 11,5 % der Verletzten das Hospital nicht lebend erreichen.

In der Aquitanien-Studie von 1986 (38) wird von einer Mortalität von 22 % aller SHT ausgegangen, wobei die Autoren von einer Sterblichkeit in der Prähospital-Phase von 54,8 % ausgehen. *Wirth* et al. zeigen 2004 im Gegensatz hierzu für Deutschland, dass die Mortalität im präklinischen Bereich bei ca. 20 % liegt (39). Dementsprechend sind die Angaben aus der vorliegenden Untersuchung eher als untere Grenzwerte einzuordnen.

In der vorliegenden Untersuchung findet sich die höchste Sterblichkeit von 21,1 % in der Gruppe der über 75-Jährigen. Aber auch der Anteil von 15,8 % aller Todesfälle in der Gruppe der 15- bis 21-Jährigen und von 10,5 % bei den 10- bis 16-Jährigen fällt ins Auge.

5.6 Ergebnisse der Patientennachbefragung ein Jahr nach dem Unfallereignis

5.6.1 Beteiligung an der Patientennachbefragung

Die Befragung der Patienten ein Jahr nach dem Unfallereignis (siehe auch Kapitel 3 und 4) liefert von 4307 Patienten (63,5 %) die subjektive Beurteilung aus eigener Sicht ihres Gesundheitszustandes speziell im Zusammenhang mit den unmittelbaren Auswirkungen des Unfalls und seiner Folgen. Sechs Patienten (< 0,1 %) befinden sich zum Zeitpunkt der Nachbefragung noch in stationärer Rehabilitation.

Von ebenfalls sechs weiteren Patienten ist bekannt, dass sie aufgrund des damaligen Schädel-Hirn-Traumas nach Entlassung aus der stationären Versorgung innerhalb des ersten Jahres versterben. Zusammen mit den 66 Patienten (1,0 %), die im Rahmen der Akutversorgung versterben, sind damit 72 Tote infolge des SHT innerhalb des ersten Jahres erfasst. Zu diesen verstorbenen Patienten kommen weitere 140 Patienten (2,1 %), die im Verlauf als verstorben gemeldet sind, ohne dass für sie das Unfallereignis als Todesursache explizit angegeben ist (Tabelle 59). Damit ist von insgesamt 4525 Patienten (66,7 %) der Status ein Jahr nach dem Unfallereignis bekannt. Von den restlichen 2258 Patienten (33,3 %) lehnen 13 überlebende Patienten oder deren Angehörige eine Auskunft im Rahmen der Nachbefragung ab.

In einer Zusatzanalyse der 4307 Patienten, die an der Nachbefragung teilgenommen haben, zeigt sich, dass von 2374 Patienten (55,1 %) ein im Rahmen der Initialversorgung dokumentierter GCS-Wert vorliegt. Von diesen Patienten haben 2215 Patienten (93,3 %) ein leichtes, 65 Patienten (2,7 %) ein mittleres und 94 Patienten (4,0 %) ein schweres SHT. Diese Verteilung wird durch Verwendung der berechneten Schweregradeinteilung mittels weiterer Befundparameter (siehe Kapitel 3 und 4) in der Größenordnung bestätigt.

Der Anteil der Patienten mit stationärer Rehabilitation ist mit 188 Patienten (4,4 %) in der Gruppe der Antwortenden geringfügig höher als in der Gruppe der Patienten ohne eine Antwort mit 3,1 %. Auch ist die Dauer der stationären Rehabilitation in beiden Gruppen nahezu gleich mit einem geringfügigem Überwiegen der Aufenthalte unter einem Monat in der Gruppe der 70 Nichtantwortenden mit 37 % gegenüber 30 % in der anderen Gruppe. Der Anteil der längeren Aufenthalte über drei Monate ist aber in beiden Gruppen dann mit 24 % identisch.

Von den sechs Patienten, die zu dem Zeitpunkt der Nachbefragung noch in einer Rehabilitationsklinik sind, haben drei Patienten ein schweres SHT (GCS in der initialen Versorgung). Drei Patienten haben laut GOS zu dem Zeitpunkt dieser Nachbefragung schwere Behinderungen, ein Patient hat eine mäßige Behinderung und einer keine oder minimale Behinderungen (siehe Tabelle 59).

Der größte Teil der antwortenden Patienten sind 2279 Patienten (52,9 %) zwischen 16 und 64 Jahren, gefolgt von 798 Patienten (18,5 %) zwischen sechs und 16 Jahren, 628 Patienten (14,6 %), die 65 Jahre und älter sind und schließlich 602 Patienten (14,0 %) unter sechs Jahren.

Bei der folgenden Darstellung der Ergebnisse der Nachbefragung werden nur die 4307 Patienten berücksichtigt, die an der Nachbefragung teilnahmen.

5.6.2 Beantwortung der Nachbefragung

Zu einem sehr hohen Prozentsatz (4275 Patienten = 99,3 %) liegt eine Angabe vor, ob die Beantwortung der Nachbefragung selbstständig oder von einem Angehörigen oder einer Pflegeperson vorgenommen wird. 2523 Patienten (59,0 %) haben ihren Fragebogen selbst beantwortet. Diese Rate ist natürlich stark vom Alter der SHT-Patienten bestimmt (Tabelle 60).

Für die 602 Vorschulkinder wird die Beantwortung der Nachbefragung (schriftlich/telefonisch) komplett von den Eltern vorgenommen.

In der Schülergruppe der Sechs- bis 16-Jährigen beantworten 162 Patienten (20,5 %) selbst die Fragen. Alle sind älter als 12 Jahre. Damit liegt der Anteil der Selbstantwortenden in dieser Altersgruppe bei 32,7 %. In dieser Altersgruppe zeigt sich kein erhöhter Anteil von Patienten mit einem initial hohen SHT-Schweregrad laut GCS, was diese relativ niedrige Rate erklären könnte. Zum Teil lässt sich der geringe Anteil an Selbstantwortenden damit erklären, dass bei telefonischer Befragung in der Regel doch die Erziehungsberechtigten „aus Vorsicht" als Ansprechpartner agierten.

In der großen Gruppe der 2279 Patienten, die zwischen 16 und 64 Jahre alt sind, liegen bis auf lediglich 20 Patienten Angaben zur Beantwortung der Nachbefragung vor. Insgesamt antworten 1871 Patienten (82,8 %) selbst. Eine Abhängigkeit vom initialen SHT-Schweregrad laut GCS zeigt sich auch in dieser Altersgruppe nicht. Der doch verhältnismäßig geringe Anteil der Selbstantwortenden kann größtenteils ebenfalls durch die telefonischen Nachbefragungen erklärt werden, weil in den Vormittags- und Nachmittagsstunden meist Angehörige für die Berufstätigen antworteten.

In der Gruppe der über 64-Jährigen antworten 479 Patienten (77,0 %) selbst auf die Nachbefragung. In einer detaillierteren Altersbetrachtung zeigt sich, dass 175 Patienten (28,1 %) zwischen 65 und 70 Jahre alt sind, von denen 155 (88,6 %)

selbst antworten. 258 Patienten (41,5 %) sind zwischen 71 und 80 Jahre alt, von denen 231 (89,5 %) selbst antworten. 162 Patienten (26,0 % von 622) sind zwischen 81 und 90 Jahre alt mit 89 selbst antwortenden Patienten (54,9 %). 91 Jahre und älter sind 27 Patienten (4,3 %), wovon vier (14,8 %) völlig selbstständig antworten. In der Gruppe der über 64-Jährigen zeigt sich keine ausgeprägte Korrelation zum initialen SHT-Schweregrad laut GCS.

5.6.3 Bestehende Beschwerden vom Unfall

Insgesamt liegen von 4283 Patienten (99,4 %) Angaben vor, ob sie nach einem Jahr noch vom Unfall herrührende Beschwerden haben. 883 Patienten (20,6 %) klagen über derartige Beschwerden.

Bis auf lediglich elf Patienten machen die restlichen 872 Patienten nähere Angaben zu den ihrer Meinung nach noch vom Unfall herrührenden Beschwerden (Abbildung 29).

Die am häufigsten genannten Beschwerden sind Kopfschmerzen, Schwindelgefühle und Konzentrationsstörungen. 527 Patienten (12,3 %) haben Kopfschmerzen, 351 (8,2 %) Konzentrationsstörungen, 345 (8,1 %) Schwindelgefühle, 208 (4,9 %) Bewegungsstörungen, 79 (1,8 %) Sehstörungen, 72 (1,7 %) Hörstörungen, 65 (1,5 %) Riechstörungen und 55 (1,3 %) Sprachstörungen. 73 Patienten (1,7 %) führen per Freitextangabe noch andere Beschwerden auf. Unter anderem werden Sensibilitätsstörungen, psychische Störungen wie Angstzustände und Schlafstörungen, Anfallsleiden und Störungen des Geschmackssinnes genannt

Insgesamt geben 377 Patienten (8,8 %) eine einzige Beschwerde und 495 (11,6 %) mehrere Beschwerden an.

Tabelle 60. Beantwortung der Nachbefragung in Bezug auf das Alter (n = 4275).

Beantwortung der Nachbefragung	< 6 Jahre	6–< 16 Jahre	16–64 Jahre	≤ 65 Jahre	Gesamt
Selbstständig		162 (20,5 %)	1871 (82,8 %)	479 (77,0 %)	2512 (58,8 %)
Fremdperson	602 (100,0 %)	630 (79,5 %)	388 (17,2 %)	143 (23,0 %)	1763 (41,2 %)
Gesamt	602 (14,1 %)	792 (18,5 %)	2259 (52,9 %)	622 (14,5 %)	4275 (100,0 %)

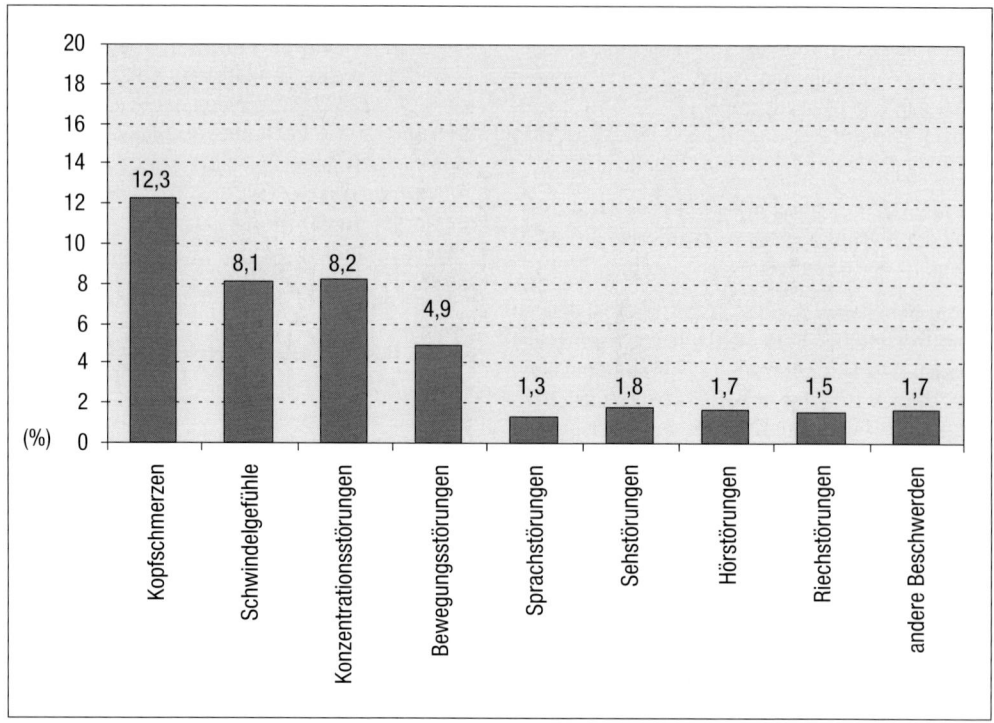

Abbildung 29. Art der noch vom Unfall herrührenden Beschwerden (Mehrfachantworten möglich) (Prozentangaben bezogen auf 4283 Antwortende).

Von den 527 Patienten mit Kopfschmerzen klagen 166 (3,9 % von 4283) zusätzlich gleichzeitig noch über Schwindelgefühle und Konzentrationsstörungen. 70 Patienten (1,6 %) haben zusätzlich zu den Kopfschmerzen Schwindelgefühle und 76 (1,8 %) zusätzlich Konzentrationsstörungen. Andere Kombinationen von Beschwerden treten nur in Einzelfällen auf.

5.6.4 Veränderung der Wohnsituation durch den Unfall

Zu einem ebenfalls sehr hohen Prozentsatz von 99,5 % beantworten die Patienten die Frage zu ihrer Wohnsituation ein Jahr nach dem Unfall. 111 Patienten (2,6 % von 4287) geben eine geänderte Wohnsituation an.

Von den 111 Patienten, bei denen sich die Wohnsituation nach dem Unfall verändert hat, leben 27 Patienten (0,6 % aller Antwortenden und 24,8 % aller Patienten mit einer geänderten

Wohnsituation) nach einem Jahr allein, 37 (0,9 % bzw. 33,9 %) geben an, jetzt mit Angehörigen oder Partnern zusammenzuleben. 30 Patienten (0,7 % bzw. 27,5 %) leben in einem Heim oder einer Pflegeeinrichtung und 12 Patienten (0,3 % bzw. 11 %) in betreutem Wohnen (Abbildung 30).

Acht Patienten geben unter der Rubrik „Sonstiges" mittels einer zusätzlichen Freitextangabe viermal eine behindertengerechte Einrichtung durch Umbau eines Hauses oder einer Wohnung an. Ansonsten finden sich die Einzelangaben „Umzug eigenes Haus", „häusliche Pflege", „Putzhilfe einmal wöchentlich" und auch „Auszug aus einem Heim in eine Wohnung".

5.6.5 Veränderung der Lebenssituation durch den Unfall

Die Lebenssituation ein Jahr nach dem Unfall wurde durch Fragen nach dem Zurechtkommen

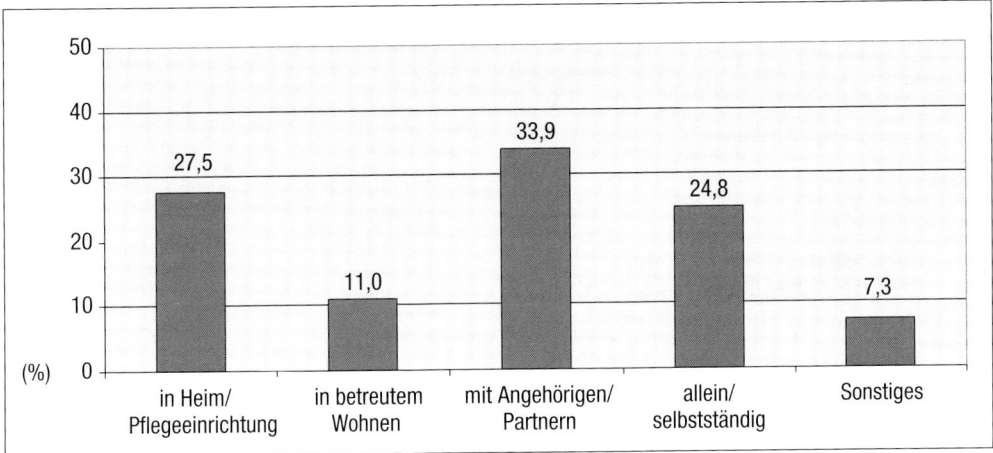

Abbildung 30. Durch den Unfall veränderte Wohnsituation (Mehrfachantworten möglich) (n = 111).

im Alltagsleben, im Familienkreis, im Freundeskreis, im gesellschaftlichen Leben und in der Ausbildung oder im Beruf jeweils im Vergleich zur Situation vor dem Unfall analysiert.

Zurechtkommen im Alltagsleben und im Familienkreis

Von 4200 Patienten (97,5 %) liegt eine Angabe zum Alltagsleben ein Jahr nach dem Unfall vor. Davon kommen 3923 Patienten (93,4 %) genauso zurecht wie vor dem Unfall. 160 Patienten (3,8 %) kommen nur noch teilweise und 117 (2,8 %) überhaupt nicht mehr so zurecht wie vor dem Unfall.

Von 4151 Patienten (96,4 %) liegt eine Angabe zum Leben im Familienkreis ein Jahr nach dem Unfall vor. Davon kommen 3963 Patienten (95,5 %) genauso zurecht wie vor dem Unfall. 86 Patienten (2,1 %) kommen nur noch teilweise und 102 (2,5 %) überhaupt nicht mehr so zurecht wie vor dem Unfall.

Zurechtkommen im Freundeskreis und im gesellschaftlichen Leben

Von 4133 Patienten (96,0 %) liegt eine Angabe zum Zurechtkommen im Freundeskreis ein Jahr nach dem Unfall vor. Von diesen kommen 3904 (94,5 %) genauso zurecht wie vor dem Unfall. 118 Patienten (2,9 %) kommen nur noch teilwei-

se und 111 (2,7 %) überhaupt nicht mehr so zurecht wie vor dem Unfall.

Von 4085 Patienten (94,8 %) liegt eine Angabe zum Zurechtkommen im gesellschaftlichen Leben ein Jahr nach dem Unfall vor. Davon finden sich 3813 Patienten (93,3 %) genau so zurecht wie vor dem Unfall. 145 Patienten (3,5 %) kommen nur noch teilweise und 127 Patienten (3,1 %) überhaupt nicht mehr so zurecht wie vor dem Unfall.

Zurechtkommen in Ausbildung/Schule/Beruf

Von 3533 Patienten (82,0 %) gibt es Angaben zum Zurechtkommen in Ausbildung/Schule/Beruf ein Jahr nach dem Unfall. Davon kommen 87 Patienten (2,5 %) nur noch teilweise und 116 (3,3 %) überhaupt nicht mehr so zurecht wie vor dem Unfall. Der hohe Anteil an fehlenden Angaben ist auf die Vorschulkinder und die berenteten sowie nicht berufstätigen Patienten zurückzuführen. Dabei sind die altersgruppenbedingten Wechsel im Laufe des Jahres nach dem Unfall (von Vorschule zu Schule und Arbeit zu Berentung) zu berücksichtigen.

Zusammenfassung zur Veränderung der Lebenssituation

Insgesamt 3286 Patienten (76,3 % von 4307 antwortenden Patienten) geben zu allen fünf Le-

bensbereichen an, dass sie genauso gut zurechtkommen wie vor dem Unfall. Dagegen geben 54
Patienten (1,3 %) an, dass sie in allen fünf Bereichen überhaupt nicht mehr wie vor dem Unfall
zurechtkommen. Lediglich 74 Patienten (1,7 %)
machten zu keinem der fünf Bereiche eine Angabe.

5.6.6 Veränderung/Abbruch der Schulausbildung oder der Berufstätigkeit wegen des Unfalls

Für zwei Drittel (Schüler/Berufstätige) der
nachbefragten Patienten kann eine Aussage zu
schulischen oder beruflichen Veränderungen innerhalb eines Jahres nach dem Unfall mit einem
SHT gemacht werden (Tabelle 61).

Die restlichen 1438 Unfallpatienten sind entweder Kinder im Vorschulalter, Patienten ohne
eine berufliche Tätigkeit oder berentet. In der
Gruppe der 287 Patienten zwischen 16 und 65
Jahren finden sich in den jüngeren Jahrgängen
ab 20 Jahren Studenten und Studentinnen oder
Personen in anderen beruflichen Weiterqualifi-
zierungs- oder Umschulungsmaßnahmen. Ferner sind in ihr Hausfrauen/Hausmänner und
Frühberentete subsummiert.

Der Anteil der Patienten mit einem leichten
SHT (GCS) liegt bei 94,0 % (89,5 % bei berechnetem SHT-Schweregrad). Für Kinder unter
sechs Jahren ist der Anteil an leichten SHT-Fällen mit ca. 96 % am höchsten.

Veränderung oder Abbruch der Schulausbildung

Für insgesamt 1006 Schüler und Schülerinnen
(23,4 % von 4307) liegt ein Nachbeobachtungsstatus nach einem Jahr vor. Zusätzlich zur schulischen Ausbildung arbeiten 86 (8,6 % von 1006)
von ihnen in einem Teilzeit-Job. Nur 13 (1,3 %)
geben an, dass aufgrund des SHT schulische Veränderungen vorgenommen werden mussten.

Veränderung oder Aufgabe des Berufs wegen des Unfalls

Für insgesamt 1863 Patienten (43,3 % von 4307)
liegt ein Nachbeobachtungsstatus zur Veränderung oder Aufgabe des Berufs wegen des Unfalls
nach einem Jahr vor. 112 Patienten (6,0 %) geben an, dass wegen des SHTs eine berufliche
Veränderung eingetreten ist, wobei der größte
Teil den Beruf aufgeben musste und nach einem
Jahr ohne Arbeit ist (Abbildung 31).

5.6.7 Weitere Therapien nach der Entlassung aus dem Krankenhaus oder aus der Rehabilitation

Für 4254 Patienten (98,8 %) liegen Angaben
vor, ob zusätzliche Behandlungen aufgrund des
Unfalls nach der Entlassung aus einem Krankenhaus oder einer Rehabilitationsklinik notwendig durchgeführt werden. 1526 Patienten
(35,9 % von 4254 Patienten) erhalten zusätzliche
Behandlungen.

Von den 4254 Patienten erhalten im Jahr nach
der Entlassung aus einem Akutkrankenhaus
und/oder aus einer Rehabilitationsklinik aufgrund des Unfalls 1198 Patienten (28,2 % von

Tabelle 61. Veränderung oder Abbruch der Schulausbildung oder der Berufstätigkeit aufgrund des Unfalls
in Bezug auf das Alter (n = 4307).

Veränderungen in Aus-bildung/Schule/Beruf	Alter				Gesamt
	< 6 Jahre	6–< 16 Jahre	16–64 Jahre	≥ 65 Jahre	
Vorschulalter/ohne beruf-liche Tätigkeit/Rentner	602 (100,0 %)		287 (12,6 %)	549 (87,4 %)	1438 (33,4 %)
Schüler		783 (98,2 %)	223 (9,8 %)		1006 (23,4 %)
Berufstätige		15 (1,8 %)	1769 (77,6 %)	79 (12,6 %)	1863 (43,2 %)
Gesamt	602 (14,0 %)	798 (18,5 %)	2279 (52,9 %)	628 (14,6 %)	4307 (100,0 %)

4254) eine ärztliche Behandlung, 681 (16,0 %) eine fachärztliche Behandlung, 321 (7,5 %) eine krankengymnastische Therapie, 54 (1,3 %) eine psychologische Therapie, 52 (1,2 %) eine Ergotherapie, 46 (1,1 %) eine logopädische Therapie und 22 Patienten (0,5 %) eine Arbeitstherapie. 82 Patienten (1,9 %) bekommen sonstige zusätzliche Behandlungen. Diese werden von 59 Pa-

tienten (1,4 %) näher spezifiziert, wobei vor allem alternative Heil- und Behandlungsverfahren genannt werden (Abbildung 32).

Insgesamt geben 882 Patienten (20,7 %) nur eine zusätzliche Therapiemaßnahme und 644 Patienten (15,2 %) mehrere zusätzliche Therapien (einschließlich der Möglichkeit sonstiger zusätzlicher Behandlungen per Freitext) an.

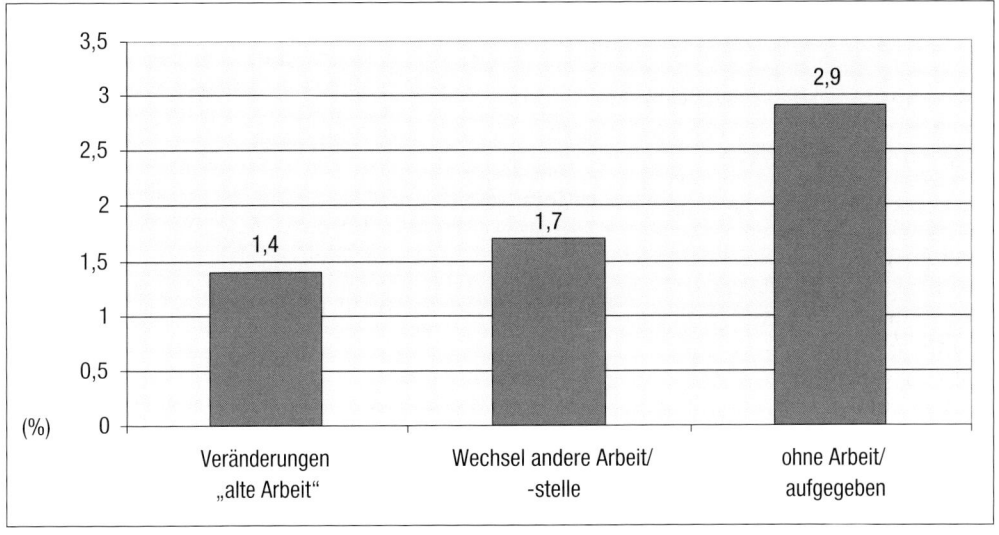

Abbildung 31. Veränderung des Berufs/der Arbeit nach dem Unfall (n = 112).

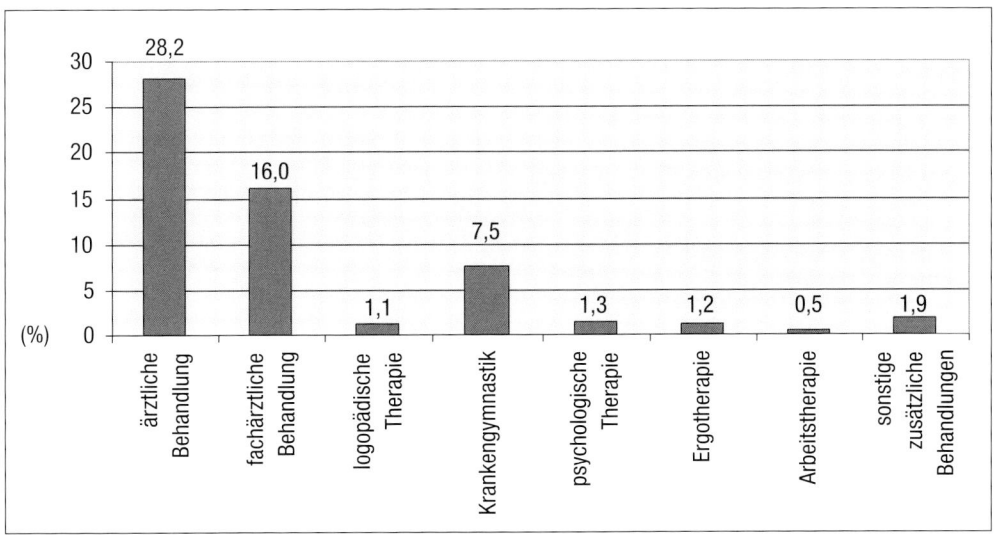

Abbildung 32. Zusätzliche Behandlungen nach der Entlassung aus dem Krankenhaus bzw. aus der Rehabilitation aufgrund des Unfalls (Mehrfachantworten) (n = 4254).

Die am häufigsten genannten zusätzlichen Therapien sind ärztliche und fachärztliche Behandlungen und Krankengymnastik. Dabei erhalten insgesamt 102 Patienten (2,4 %) weder eine ärztliche noch eine fachärztliche Behandlung, 86 Patienten (2,0 %) aber neben gegebenenfalls weiteren Therapien eine krankengymnastische Therapie.

Von den 1198 Patienten, die eine zusätzliche ärztliche Behandlung erhalten, ist dies bei 653 Patienten (54,5 % von 1198) nur eine einzige zusätzliche Behandlung. 545 Patienten (45,5 %) erhalten mehrere zusätzliche Behandlungen.

Von den 667 Patienten, die neben der ärztlichen Behandlung eine zusätzliche Behandlung bekommen, wird bei 161 (24,1 %) nur eine fachärztliche Behandlung durchgeführt. Von den 316 Patienten, die zusätzlich Krankengymnastik erhalten, ist dies für 60 Patienten (19,0 %) die einzige zusätzliche Therapie.

Von den 545 Patienten, die neben der ärztlichen Behandlung mehrere zusätzliche Behandlungen erhielten, sind dies bei 439 (80,6 %) neben gegebenenfalls weiteren Therapien zusätzliche fachärztliche Behandlungen. 191 Patienten (35,0 %) erhalten neben gegebenenfalls weiteren Therapien zusätzlich Krankengymnastik. Zusätzlich zu der ärztlichen Behandlung erhalten 125 Patienten (22,9 %) neben gegebenenfalls weiteren Therapien eine fachärztliche Behandlung und Krankengymnastik. Andere Kombinationen treten nicht gehäuft auf.

5.6.8 Notwendigkeit eines weiteren Krankenhausaufenthaltes aufgrund des Unfalls

Bezüglich eines gegebenenfalls weiteren Krankenhausaufenthaltes aufgrund des Unfalls machen 4235 Patienten Angaben (98,3 %). Insgesamt 141 Patienten (3,3 % von 4235 Patienten) müssen mindestens ein weiteres Mal ein Krankenhaus aufsuchen.

Zur Art dieser weiteren Krankenhausaufenthalte machen 129 Patienten (91,5 % von 141 Patienten) Angaben. 123 Patienten (95,3 %) hatten einen weiteren stationären Krankenhausaufenthalt und sechs Patienten (4,7 %) einen weite

ren teilstationären Krankenhausaufenthalt aufgrund des SHT.

5.6.9 Erhalt von Hilfsmitteln nach dem Unfall

Von 4223 Patienten (98,0 %) liegen Angaben zum Erhalt von Hilfsmitteln nach dem Unfall vor. Insgesamt erhalten 207 Patienten (4,9 % von 4223) Hilfsmittel.

5.6.10 Beantragung eines Schwerbehindertenausweises aufgrund des Unfalls

135 Patienten (3,2 % von 4215 Patienten, die Angaben dazu machten) beantragten im Laufe des ersten Jahres nach dem Unfall einen Schwerbehindertenausweis.

5.6.11 Berentung aufgrund des Unfalls

Von den 1863 berufstätigen Patienten machten 1846 Patienten (99,1 % von 1863) Angaben zu einer möglichen Berentung aufgrund des Unfalls. Davon sind 37 Patienten (2,0 % von 1846) wegen des Unfalls berentet. Bezogen auf das Gesamtkollektiv von 4307 nachbefragten Patienten sind dies 0,9 %.

5.6.12 Bewertung der Lebenssituation etwa ein Jahr nach dem Unfall

Angaben zur Bewertung ihrer Lebenssituation ein Jahr nach dem Unfall machten insgesamt 4247 Patienten (98,6 %). Während 3827 Patienten (90,1 % von 4247 Patienten) ihre Lebenssituation im Vergleich zu ihrer Situation vor dem Unfall als unverändert beurteilten, bewerteten 333 Patienten (7,8 %) ihre Lebenssituation als verschlechtert und 87 (2,1 %) als stark verschlechtert (Abbildung 33).

Mittels Freitextangaben bestand in der Nachbefragung für die Patienten noch die Möglichkeit, weitere ihnen wichtige Punkte ansprechen oder Kommentare machten zu können. 552 Patienten (12,8 %) machten hiervon Gebrauch. 183 Patienten (33,2 %) erwähnten, dass von dem Un

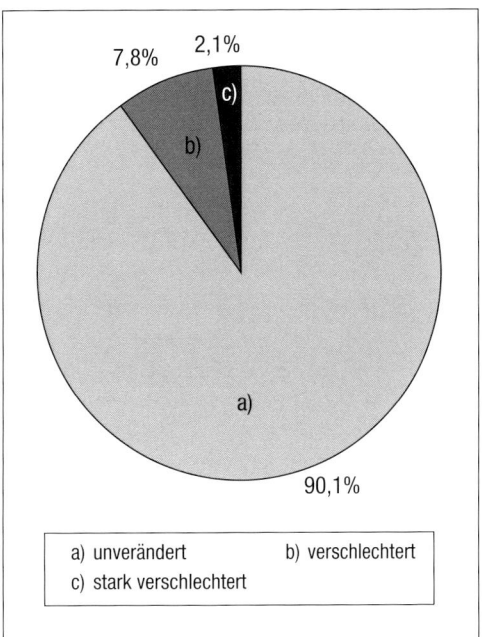

Abbildung 33. Bewertung der Lebenssituation ein Jahr nach dem Unfall im Vergleich zur Situation vor dem Unfall (n = 4247).

fall und der Verletzung keine Störungen, Beeinträchtigungen oder Probleme zurückgeblieben sind. Die restlichen 369 Patienten beschrieben ihre verschlechterte Lebenssituation mit detaillierten Angaben zum Unfallgeschehen, den Verletzungen, vorübergehenden oder immer noch bestehenden körperlichen und psychischen Beschwerden und zu den Veränderungen im Alltags- und Berufsleben. Ferner wurden Behandlungen angesprochen und beurteilt. Insgesamt liefern diese Beiträge keine relevanten Erkenntnisse, die über die obigen quantitativen Angaben hinausgehen.

6   Spezielle Fragestellungen

In den nachfolgenden Unterkapiteln des Kapitels 6 werden von verschiedenen Autoren – überwiegend aus dem Projekt selbst – spezielle Fragestellungen zur Thematik der vorliegenden Studie auf der Basis der Ergebnisse aus dem Kapitel 5 diskutiert.

6.1   Epidemiologie

6.1.1   Prämissen

Für die in diesem Kapitel folgenden epidemiologischen Berechnungen und Betrachtungen (u. a. Inzidenzen) wird von den Angaben der Statistischen Landesämter Niedersachsen und Nordrhein-Westfalen sowie dem Statistischen Bundesamt mit dem Stand vom 31.12.2000 (d. h. während der Projektlaufzeit) ausgegangen.

Im Jahr 2000/2001 leben in der Region Hannover (Stadt und Land) plus dem Landkreis Celle (südliche Hälfte) 1 299 484 Einwohner und in Münster mit Umland 949 628 Einwohner. Es

kann also von einer Gesamtpopulation in der Studie von 2 249 112 Einwohnern ausgegangen werden kann. Durch die Nichtteilnahme von drei kleineren Akutkliniken an der Studie (siehe Kapitel 3 und 4) werden die Haupteinzugsgebiete dieser Kliniken herausgerechnet, womit sich diese Populationen entsprechend Tabelle 62 korrigieren.

Im Rahmen der vorliegenden Studie werden für den Beobachtungszeitraum 2000/2001 für insgesamt 6783 Patienten mit einem Schädel-Hirn-Trauma die Versorgungsverläufe komplett dokumentiert.

In einer zusätzlichen retrospektiven Nacherhebung nach Ende der Erhebungsphase (siehe 4.4.4) werden in den beteiligten Krankenhäusern der „korrigierten" Studienregionen in Tabelle 62 nochmals alle verfügbaren Quellen einer möglichen Dokumentation eines Schädel-Hirn-Traumas auf Schädel-Hirn-Verletzte untersucht. Es zeigt sich, dass die 6783 dokumentierten Patienten der Studie ca. 97 % aller Patienten

Tabelle 62. Bevölkerungszahlen und Patienten mit Schädel-Hirn-Trauma für die ursprünglichen Studienregionen ohne die Einzugsgebiete/Fallzahlen der nichtteilnehmenden bzw. ausgeschiedenen Akutkliniken.

	Region Hannover[a]	Region Münster[b]	Gesamt
Bevölkerungszahl	1 255 618	858 767	2 114 385
Ermittelte SHT-Fälle	4 705	2 305	7 010
Dokumentierte SHT-Fälle in der Studie	4 643 (98,7 %)	2 140 (92,8 %)	6 783 (96,8 %)
Inzidenz (ermittelte Fälle)	375/100 000	268/100 000	332/100 000
Inzidenz (dokumentierte Fälle)	370/100 000	249/100 000	321/100 000

[a] inklusive Celle und ohne nicht beteiligte Einzugsgebiete; [b] ohne nicht beteiligte Einzugsgebiete.

mit der Diagnose Schädel-Hirn-Trauma in den Studienregionen repräsentieren. Dementsprechend sind die im Folgenden errechneten Inzidenzen eher als niedrigere Grenzwerte zu betrachten.

Nicht berücksichtigt sind die SHT-Patienten, die direkt am Unfallort verstarben.

6.1.2 Inzidenzen

Entsprechend dem Statistischen Jahrbuch der Bundesrepublik Deutschland (1999) gehen Schätzungen von 200 bis 300 Patienten mit Schädel-Hirn-Traumen aller Schweregrade auf 100 000 Einwohner jährlich aus. In 2001 ist die intrakranielle Verletzung (S06) mit 121 564 Patienten die vierthäufigste Diagnose der stationär behandelten Männer. Mit 95 196 liegt sie an 13. Stelle bei den Frauen (www.destatis.de/basi/d/gesu). Bei der ursprünglichen Planung der Studie sind auf dieser Basis für die Studienregionen insgesamt ca. 5000 Schädel-Hirn-Verletzte (SHV) erwartet worden.

Bei 2 114 385 Einwohnern sind aber 7010 Unfälle mit einem Schädel-Hirn-Trauma dokumentiert. Dementsprechend muss die Inzidenz des Schädel-Hirn-Traumas mit 332/100 000 Einwohner angegeben werden (Münster 268/100 000 Einwohner und Hannover 375/100 000 Einwohner). Für die komplett dokumentierten Fälle liegen diese mit 321/100 000 und 375/100 000 (Hannover) und 268/100 000 (Münster) entsprechend niedriger (Tabelle 62).

Damit sind die Inzidenzen für die Region Hannover und die Gesamtpopulation der Studie höher als die im Statistischen Jahrbuch angegebenen Zahlen. Sie liegen aber deutlich unter der Inzidenz von 546/100 000 Einwohner in Südschweden aus dem Jahr 2003 (35) bei sehr ähnlicher Methodik und der Abschätzung in den USA (40, 41) aus dem Jahr 2000), die von ca. 540/100 000 bzw. 444/100 000 Einwohnern ausgehen. Im Gegensatz dazu kommen *Servadei* et. al. in 2002 in einer prospektiven Studie noch unter Anwendung des ICD-8 nur auf 250 SHT pro 100 000 Einwohner (33) und *Engberg* et al. in 2001 auf 157 pro 100 000 Einwohner (34). Andere Studien, die nur aus den Klinikeinweisungen auf die Gesamtzahl schließen, kommen zu deutlich niedrigeren Zahlen. So wird für das Jahr 2003 die Inzidenz mit 137/100 000 Einwohner in Portugal (42) und mit 69,7/100 000 Einwohner in den USA (43) angegeben. Die Werte der vorliegenden Studie entsprechen eher Daten aus Südafrika 316/100 000 Einwohner (44) und in New South-Wales mit 322/100 000 Einwohner (45).

Die unterschiedlichen Inzidenzenangaben haben sicherlich eine Ursache in der zum Teil sehr unterschiedlicher Methodik (retrospektive und prospektive Untersuchungen, nur Analysen von Statistischen Ämtern, nur Einzelkliniken oder Eingrenzungen auf einen spezifischen Unterpunkt). Es gibt aber wohl länderspezifische Unterschiede (siehe auch 6.4 „Unfallursachen"). Sicher wird auch die Verfügbarkeit ärztlicher Leistungen die Ergebnisse beeinflussen und sich in der Anzahl der Krankenhausbesuche widerspiegeln. In der vorliegenden Studie liegt die Rate der Selbsteinweisungen bei 33,7 % (2289 von 6783 Patienten).

6.1.3 Schweregrade des Schädel-Hirn-Traumas

Eine Störung der Bewusstseinslage (also schläfrig, schwer-erweckbar oder komatös) ist das führende Zeichen einer Hirnverletzung. Trotzdem ist das Erkennen der Schwere einer Schädel-Hirn-Verletzung gerade in der Anfangsphase auch für den Geübten problematisch.

Durch das Trauma können direkt Anteile des Gehirns zerstört worden sein. Eine weiterblutende Verletzung wird diesen Schaden durch den auf das Hirn ausgeübten Druck vergrößern. Zusätzlich kann sich durch die Hirnschwellung eine noch wesentlich größere Läsion entwickeln. Ob sich ein solch bedrohlicher Verlauf entwickelt, ist unmittelbar nach dem Unfall nicht abzusehen. Um eine gefährliche Veränderung überhaupt erkennen zu können, ist es aber notwendig, den neurologischen Ist-Zustand nach dem Unfall zu dokumentieren. Dies ist insbesondere wichtig, da die Indikation zur Intubation von Patienten mit schwerem Schädel-Hirn-Trauma völlig außer Frage steht. Dies erfordert jedoch die Anwendung einer Narkose, die in der Folgezeit eine Beurteilung der Bewusstseinslage nach Eintref-

fen des Patienten in der Klinik nur eingeschränkt erlaubt oder oft unmöglich macht.

Auf jeden Fall ist es aber unabdingbar nach einem Schädel-Hirn-Trauma den neurologischen
Status festzuhalten: Ist der Patient wach, schläfrig, schwer oder gar nicht erweckbar? Bewegt er
sich auf Reiz seitengleich? Hat er beidseits
gleichweite und auf Licht reagible Pupillen?
Diese Basisinformationen beschreiben die mo-
mentane Schwere der Verletzung.

Glasgow-Koma-Skala, Pupillomotorik:
Zur Abschätzung des initialen Schweregrades
der Schädel-Hirn-Verletzung hat sich die Glasgow-Koma-Skala (GKS oder GCS = Glasgow
Coma Scale) international durchgesetzt, die
1974 (14) erstmals vorgestellt wurde und zwei
Jahre später in ihrer endgültigen Fassung verabschiedet wurde. Die von medizinischem Personal
angewandte Bewertungsskala zeichnet sich
durch hohe Reliabilität (46, 47) aus und ermöglicht dadurch Vergleiche mit den Ergebnissen
anderer Studien. Zudem zeichnet sich der Score
als unabhängiger Prädiktor (48) zur Abschätzung des zu erwartenden Spätergebnisses ab.
Die Erhebung der GCS bereitet selbst in neuro-
traumatologischen Zentren Probleme (49).

Es sind insgesamt 15 Punkte beim neurologisch
weitgehend unauffälligen Patienten zu erreichen. Der schlechteste ermittelbare Wert sind 3
Punkte. Die Schwere der Verletzung wird international anhand dieses neurologischen Befundes nach der Glasgow-Koma-Skala eingeteilt:
GCS   3–8   Punkte = schweres SHT
GCS   9–12   Punkte = mittleres SHT
GCS   13–15 Punkte = leichtes SHT

Bei nur 56,9 % der ärztlich versorgten Patienten
wird in der vorliegenden Studie am Unfallort

eine Schwereeinschätzung nach der Glasgow-
Koma-Skala durchgeführt. Selbst bei den Hub-
schrauberrettungseinsätzen ist nur bei 61,0 %
ein GCS-Status dokumentiert und bei den Not-
arztwageneinsätzen nur zu 68,6 %. Dies ist praktisch kein Unterschied zu der Behandlung durch
nicht-ärztliches Rettungspersonal (siehe auch
6.2 „Leitlinien").

Beschränkt man sich in der weiteren Auswertung nur auf die mittels Glasgow-Koma-Skala
eingestuften Patienten, so werden am Unfallort
84,9 % als leichte, 5,2 % mittelschwere und
9,9 % als schwere Verletzungen eingeschätzt.
Der Anteil der schweren Schädel-Hirn-Traumen
bleibt auch nahezu konstant, wenn man die
Schwereeinteilung anhand der Frage nach der
Bewusstseinslage (orientiert, getrübt, bewusstlos, narkotisiert) stellt (Tabelle 63).

Sicherer wird die Schwereeinteilung, wenn man
die Angaben durch die Erstbehandler in der
Notaufnahme der Krankenhäuser auswertet.
Aber auch hier wird nur bei 55,1 % der Patienten die GCS gemessen. Man könnte natürlich
davon ausgehen, dass gerade bei den leichteren
SHT auf die Bestimmung des GCS verzichtet
wurde und diese dann dieser Gruppe zuordnen
und umgekehrt folgern, dass die narkotisierten
Patienten auch schwere SHT darstellen. Dann
ergibt sich aus der Gruppe der bewusstlosen und
der narkotisierten Patienten auch eine Anzahl
von 5,1 %. Um der statistischen Korrektheit wil-
len werden aber entsprechende Raten für die
Patientengruppe berechnet, bei denen sich eine
definitive Angabe des GCS-Wertes im Protokoll
findet (siehe auch Kapitel 4 „Kommentar zur
Methodik"). Damit haben 90,9 % ein leichtes
SHT, 3,9 % ein mittelschweres SHT und 5,2 %
ein schweres SHT (Tabelle 63).

Tabelle 63. Schweregrade des Schädel-Hirn-Traumas.

SHT-Schweregrad	Am Unfallort		In der Initialversorgung	
	mittels GCS	berechnet (u. a. mittels Bewusstseinslage)	mittels GCS	berechnet (u. a. mittels Bewusstseinslage)
Leichtes SHT	1817 (84,9 %)	2695 (74,3 %)	3395 (90,9 %)	5735 (86,5 %)
Mittleres SHT	111 (5,2 %)	600 (16,5 %)	145 (3,9 %)	582 (8,9 %)
Schweres SHT	212 (9,9 %)	333 (9,2 %)	191 (5,2 %)	301 (4,6 %)
Gesamt	2140 (56,1 %)	3628 (95,1 %)	3731 (55,1 %)	6618 (96,1 %)

Damit lässt sich für das leichte Schädel-Hirn-Trauma eine Inzidenz von 302/100 000, für das mittelschwere SHT von 13/100 000 und für das schwere von 17/100 000 Einwohner bestimmen.

Angaben aus der Literatur sind nur schwer zu vergleichen. In der San Diego-Studie (37) werden 73 % als leichte SHT, 8 % als mittlere und 20 % als schwere SHT eingestuft, jedoch sind hier zum Teil auch die präklinisch Verstorbenen berücksichtigt.

Bouillon et al. konnten 1999 in einer Analyse der Notarztprotokolle Kölns zeigen, dass 60 % der Toten nach einem Schädel-Hirn-Trauma vor dem Erreichen der Klinik versterben (36). Sie gehen in dieser Arbeit von einer Inzidenz der schweren Schädel-Hirn-Traumen von 93/100 000 Einwohnern aus. *Masson* et al. fanden 2001 in Bordeaux eine Inzidenz von 17,3/100 000 von schweren SHT bei einer Inzidenz von 5,2/100 000 für Schädel-Hirn-Traumen insgesamt (50).

Die Johannesburg-Studie (44) findet 87 % leichte, 8 % mittlere und 5 % schwere SHT. Aber hier wurde das schwere Schädel-Hirn-Trauma als GCS < 6 definiert. Andere Studien wie in Aquitanien (38) oder Australien versuchen aus einer Mischung von GCS und Dauer der Bewusstlosigkeit die Schwere der Verletzung einzuteilen. Bei solchen, nicht allgemein akzeptierten Einteilungen kommt man zu einem Verhältnis von 80 % leicht, 11 % mittel und 9 % schwer in Frankreich und 62 % leicht, 20 % mittel und 14 % schwer in Australien. In Taiwan (32) werden in einer retrospektiven Untersuchung 76,5 % leichte, 8,95 % mittlere und 14,6 % schwere SHT festgestellt. In den USA schätzt man die Verteilung mit 80 % leichten, 10 % mittleren und 10 % schweren Schädel-Hirn-Traumen ein (51).

Im Vergleich mit allen anderen Ländern hat Deutschland einen sehr geringen Anteil an schweren Schädel-Hirn-Traumen. Bei geschätzten ca. 270 000 Schädel-Hirn-Verletzungen pro Jahr muss von ca. 248 000 leichten SHT (90,9 %), aber immerhin von 110 000 mittleren und ca. 14 000 schweren SHT pro Jahr in der Bundesrepublik Deutschland ausgegangen werden. Dies entspricht 17/100 000 schweren, 13/100 000 mittleren und 302/100 000 leichten Schädel-Hirn-Traumen pro Jahr.

6.1.4   Geschlechterverteilung

Die Geschlechterverteilung in der vorliegenden Studie zeigt, dass männliche Patienten (3958 = 58,4 %) 1,4-mal häufiger verunfallen als weibliche.

Im überwiegenden Teil der Literatur wird prinzipiell von einer Dominanz (32, 33) der Männer im Vergleich zu den Frauen im Verhältnis von 2 : 1 ausgegangen. (u. a. auch (29)). *Kraus* findet 1980 (37) sogar ein Verhältnis männlich zu weiblich von 2,3 : 1.

Die in der vorliegenden Studie gefundene Angleichung der Häufigkeit entspricht aber gut den Werten von *Andersson* et al. (35). aus der Region Südschweden. Die gesellschaftliche Entwicklung führt hier auch zu einer „Gleichberechtigung" als Unfallopfer.

Bei den 16- bis 35-Jährigen jedoch tritt das Schädel-Hirn-Trauma bei Männern fast doppelt (1289 : 655) so häufig wie bei Frauen auf. Männer haben somit im Verhältnis 2 : 1 häufiger einen Unfall mit SHT als Frauen.

6.1.5   Altersverteilung

Die Altersverteilung (Abbildung 34) zeigt einige deutliche Auffälligkeiten. Zum einen ist die Häufigkeitsverteilung gänzlich anders als die Alterspyramide der deutschen Gesellschaft. Der hohe Anteil an Kindern ist bemerkenswert. 29,7 % aller Patienten, die wegen eines Schädel-Hirn-Traumas ein Krankenhaus aufsuchen, sind jünger als 16 Jahre (siehe auch 6.11). Hierunter sind insbesondere die Kinder unter fünf Jahren sehr häufig vertreten (864 Kinder = 45 %), wobei die Altersjahrgänge 2 und 3 die höchsten Häufigkeiten überhaupt zeigen.

Generell und so auch in dieser Untersuchung zeigt sich ferner, dass gerade alte Menschen ein sehr hohes Risiko haben, ein Schädel-Hirn-Trauma zu erleiden. In der vorliegenden Studie findet sich eine Inzidenz von (344/100 000) bei den über 65-Jährigen. Dies ist wesentlich höher als z. B. in Amerika angenommen.

Im „Report to the Congress" gibt das CDC eine Schätzung der Inzidenz des Schädel-Hirn-Traumas mit 200 pro 100 000 Einwohner an, mit ei-

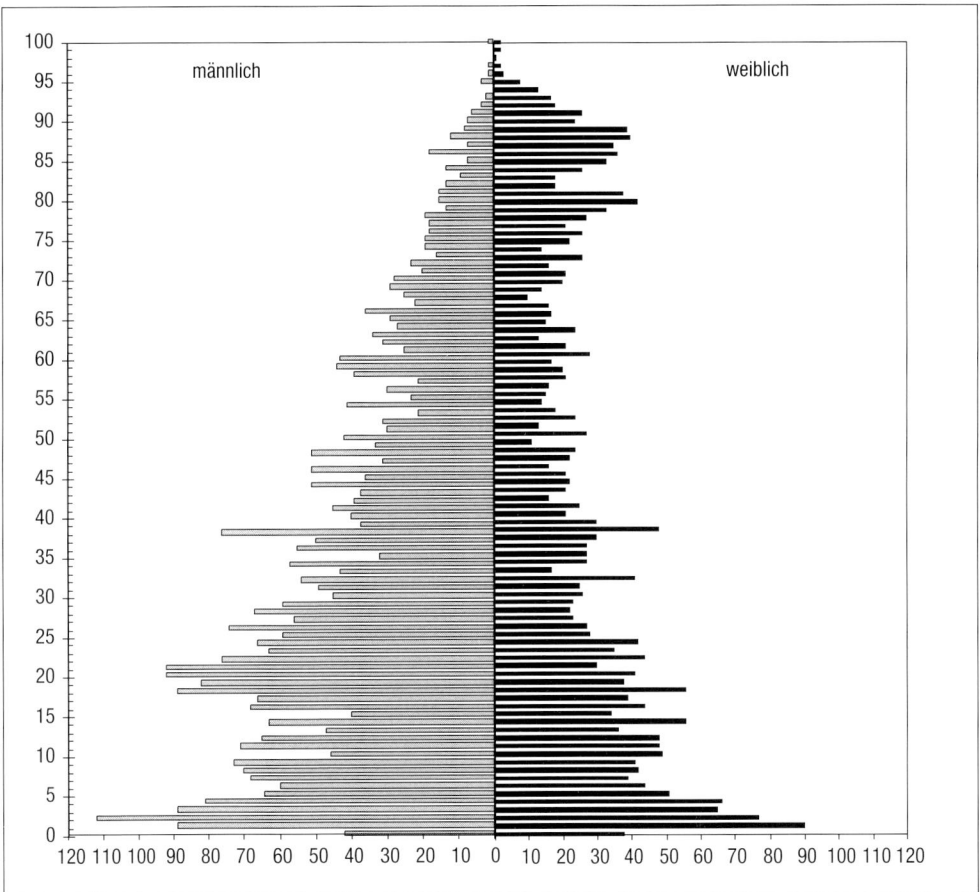

Abbildung 34. Altersverteilung im Studienkollektiv.

nem Gipfel für die über 75-Jährigen von 191,1/100 000 (29). Jenseits von 75 Jahren kommt es zu einer nochmaligen Zunahme der Häufigkeit. Hier steigt der Anteil der Verletzten auf 10,8 % der Gesamtzahl, wobei aufgrund der höheren Lebenserwartung der Anteil der Frauen allein in dieser Altersgruppe 18,5 % aller SHT-Verletzten ausmacht (siehe auch 6.12). Diese Häufung bei sehr jungen und sehr alten Menschen findet sich auch in Untersuchungen, z. B. bei *Servadei* (33) und *Jager* (41).

Die überwiegende Anzahl der Studien in Italien von 2002 (33), Amerika ((33) von 2000, (29) und (43) von 2003), Süd-Afrika (46) und Frankreich ((38) von 1990, (52) von 2003) können aber einen deutlichen Gipfel um das 20. Lebensjahr abbilden. In der vorliegenden Studie ist hier nur eine marginale Erhöhung auf 9,1 % aller Schädel-Hirn-Traumen festzustellen. Wesentlich deutlicher ist der Anstieg für die Altersgruppe von 26 bis 35 Jahren auf 11,7 % mit einem deutlichen Überwiegen der Männer (13,5 %). Diese Verschiebung ist sicherlich nicht nur durch die Überalterung der Gesellschaft zu erklären, da die Bevölkerungsentwicklung in Frankreich und Italien ähnlich der in der Bundesrepublik ist. Die Häufigkeitsgipfel des Schädel-Hirn-Traumas gehen nicht parallel mit den Schweregraden.

Eine Analyse der Schweregrad-Verteilung unter Berücksichtigung des Alters zeigt eine kontinuierliche Zunahme der Häufigkeit des schweren Schädel-Hirn-Traumas. Das schwere SHT findet sich nur zu 1,1 % bei den unter Sechsjährigen, steigt dann aber auf 8,4 % bei den 46- bis 55-Jährigen und den 56- bis 65-Jährigen an, um danach abzufallen.

Wichtig bei diesen Betrachtungen ist, dass das Alter als ein strenger Prädiktor eines schlechten „Outcome" nach Schädel-Hirn-Trauma (53) gilt. Auch *Hukkelhoven* et al. (54) zeigen in einer neueren Arbeit, dass das Alter strikt mit dem neurologischen Behandlungsergebnis korreliert. In der vorliegenden Studie kann dieser Zusammenhang bestätigt werden (Tabelle 64). Selbst bei den 1562 nur kurzfristig in einer Akutklinik versorgten Patienten, für die eine stationäre Aufnahme aufgrund eines in der Regel leichteren Schädel-Hirn-Traumas nicht erforderlich ist, zeigt sich in der Gruppe der älteren Patienten über 65 Jahren ein erstes ungünstigeres Outcome. Neben dem höheren Anteil an Verstorbenen (3,1 %) ist auch für deutlich mehr ältere Patienten eine stationäre Versorgung (6,6 %) in einer anderen Klinik/Abteilung außerhalb der Unfallchirurgie oder der Neurochirurgie erforderlich. Bei diesen stationären Versorgungen stehen andere Diagnosen als das Schädel-Hirn-Trauma im Vordergrund. Der Anteil der Patienten, die nach der kurzen Klinikversorgung bezüglich des Schädel-Hirn-Traumas nach Hause entlassen werden können, ist bei den älteren Patienten deutlich niedriger (90,4 %).

Für die 5221 stationär versorgten Patienten zeigt sich durchgängig ein deutlich schlechterer Status bei der Entlassung bezüglich der kognitiven Orientierung, neurologischer Störungen und ihrer Mobilisierung für die Patienten über 65 Jahre. Auffällig ist für sie der hohe Anteil an Patienten, die in die Pflege entlassen werden (12,7 %), auch nur drei Viertel von ihnen können nach Hause entlassen werden.

Für die 258 Patienten mit einer stationären Rehabilitation sind die Beurteilungen mittels der verschiedenen Outcome-Scores bei der Entlassung für die über 65-Jährigen deutlich schlechter. Neben einem hohen Anteil von Patienten mit einer anschließenden Heimunterbringung (18,8 %) fällt für die älteren Patienten der niedrige Anteil auf, der nach Hause in die Selbstversorgung entlassen werden kann (26,6 %).

In der subjektiven Selbsteinschätzung und Bewertung ihrer Lebenssituation ein Jahr nach dem Unfall gibt ungefähr ein Drittel der älteren Patienten eine Verschlechterung an. Hier mag nicht immer deutlich getrennt werden zwischen Verschlechterungen, die durch den Unfall hervorgerufen werden, und den allgemeinen altersbedingten Verschlechterungen. Derartige Alterseffekte können in einigen der vorangegangenen Outcomebetrachtungen (z. B. Rate der Heimunterbringungen u. ä.) ebenfalls eine Rolle spielen. Sie ändern nichts an dem generell durchgängig schlechteren Outcome für die älteren Patienten, das hier mittels nur einiger Parameter für die Gruppe der Rentner/Pensionäre im Vergleich zu den Berufstätigen und den Kindern und Jugendlichen dargestellt wird (Tabelle 64).

6.1.6   Todesfälle

Von den 6783 Schädel-Hirn-Verletzten der Untersuchung versterben im Rahmen der Akutversorgung, d. h. bis Ende der stationären Rehabilitationsmaßnahmen, 66 Patienten (3,3/100 000), wobei bei maximal drei Patienten der Tod während des Aufenthaltes im Krankenhauses wegen zusätzlicher schwerer Erkrankungen eintritt. Weitere 146 Patienten versterben nach der Entlassung aus den Kliniken, wobei, bis auf sechs Patienten, hier die Zuordnung der Todesursache zum Trauma nicht immer eindeutig ist und somit in die Berechnungen nicht einfließt. Umgerechnet auf die Bundesrepublik muss also von 2750 SHT-bedingten Todesfällen ausgegangen werden, während das Statistische Jahrbuch der BRD im Jahr 2000 noch von 7567 Toten durch Kopfverletzung ausgeht.

Hauptursache ist hierbei das Schädel-Hirn-Trauma (63 Tote in Akut- und Stationärversorgung) und weniger die Begleitverletzungen (Thorax, Hypothermie, Schock, Herz-Kreislauf etc). 13,5 % der Patienten versterben innerhalb der ersten zwei Stunden nach dem Trauma und 57,5 % innerhalb des ersten Tages (Tabelle 65).

Im CDC-Report to the Congress wird festgestellt, dass es auch in Amerika zu einer Abnahme der durch ein Schädel-Hirn-Trauma bedingten Toten kommt (29). Während 1990 noch 24,7/100 000 Tote zu beklagen sind, sind es 1994

Tabelle 64. Outcome in Abhängigkeit vom Alter.

Outcome	< 16 Jahre	17–64 Jahre	≥ 65 Jahre
Nur initial versorgte Menschen ohne stationären Aufenthalt (n = 1562)			
stationär weiterversorgt	2,8 %	3,8 %	6,6 %
verstorben		1,5 %	3,1 %
nach Hause entlassen	97,2 %	94,7 %	90,4 %
Stationär versorgte Patienten (n = 5221)			
nicht kognitiv orientiert	0,6 %	3,5 %	9,7 %
neurologische Störungen	7,8 %	20,9 %	34,2 %
teilweise/nicht mobilisiert	1,7 %	9,2 %	18,5 %
in die Pflege entlassen		0,3 %	12,7 %
verstorben	0,3 %	0,7 %	2,2 %
nach Hause entlassen	98,5 %	90,2 %	74,3 %
Patienten mit stationärer Rehabilitation (n = 258)			
Behinderung nach GOS	33,3 %	57,6 %	78,6 %
Frühreha-Barthel Index < + 75	25,0 %	40,7 %	73,7 %
DRS moderat schwer und schlechter		15,6 %	50,1 %
Verlegung ins Heim		7,8 %	18,8 %
verstorben		0,6 %	3,1 %
nach Hause/Selbstversorgung	40,0 %	43,6 %	26,6 %
Nachbefragung nach einem Jahr (n = 4307)			
Lebenssituation verschlechtert	1,8 %	9,8 %	28,9 %

Tabelle 65. Dauer vom Unfall bis zum Tod in der Akutversorgung (n = 63).

Dauer vom Unfall bis zum Tod	Tod in der Akutversorgung	Tod während der stationären Versorgung	Gesamt
≤ 2 Stunden	6 (40,0 %)	2 (4,5 %)	8 (13,5 %)
2–12 Stunden	8 (53,3 %)	11 (25,0 %)	19 (32,2 %)
12–24 Stunden	1 (6,7 %)	8 (18,2 %)	9 (15,3 %)
> 24 Stunden		23 (52,3 %)	23 (39,0 %)
Genaue Angabe fehlt	4		4
Gesamt	19	44	63

nur noch 19,8/100 000. Diese deutliche Abnahme der tödlichen Unfälle ist primär durch eine Abnahme der verkehrsbedingten Unfälle erklärt.

In der vorliegenden Studie überwiegen unter den während der Akutversorgung Verstorbenen deutlich die älteren Patienten. Den größten Anteil bildet die Gruppe der älter als 75-Jährigen mit 30 %. Nur 20 % dieser Verstorbenen sind jünger als 25 Jahre.

6.1.7 Arbeitsunfälle

Nur 18 % aller Schädel-Hirn-Verletzungen sind BG-Unfälle. Dies ist aber immer noch sehr hoch im Vergleich mit Italien, wo nur 8,8 % der Schädel-Verletzungen mit Arbeitsunfällen in Verbindung gebracht werden (55).

6.1.8 Alkoholeinfluss

Unter Alkoholeinfluss stehen 15 % der Traumatisierten. Man muss davon ausgehen, dass Alkohol die Auswirkungen des Traumas verstärkt (56).

6.2 Standards, Leitlinien für Schädel-Hirn-Verletzungen

Schon vor Jahren wurde im In- und Ausland erkannt, dass die akute Versorgung von Schädel-Hirn-Verletzten, aber auch die posttraumatische Rehabilitation, insbesondere die neurologischen-neurochirurgische Frührehabilitation, (NNFR) sehr unterschiedlich durchgeführt wird.

Um hier eine Qualitätsverbesserung durchzuführen, wurden von verschiedenen medizinischen Disziplinen, fachübergreifend, Leitlinien zur Versorgung von akuten Schädel-Hirn-Verletzungen (57) erstellt und 1993 für den deutschsprachigen Raum erstmals auch für die NNFR.

National wird zwischen Empfehlungen, Leitlinien und Richtlinien unterschieden. Diese Klassifizierung versucht, die unterschiedliche Qualität der für diese Entscheidungen verwendeten kontrollierten Studien gemäß den Forderungen der Evidence-based Medicine (EbM) widerzuspiegeln (58–60).

Für Deutschland koordiniert und systematisiert die Arbeitsgemeinschaft Wissenschaftlicher Medizinischer Fachgesellschaften (AWMF) die Leitlinien. Die AWMF unterscheidet verschiedene Niveaus der Leitlinien. S1 entspricht einer durch die jeweilige Fachgesellschaft bestätigten Expertenmeinung, S2 einem aus der Expertenmeinung unter standardisierten Bedingungen entwickeltem Konsens und S3 einer aus S2 entwickelten Leitlinie, die hinsichtlich Outcome- und Entscheidungsanalyse, Konsensusentwicklung, innerer Logik sowie Evidenzlevel überprüft worden ist.

Legt man diese Kriterien zugrunde, sind die derzeit in Deutschland auf der Homepage der AWMF unter dem Suchbegriff „Schädel-Hirn-Trauma" veröffentlichten 30 (!) Leitlinien nur unter S1 einzuordnen.

Bedeutung haben hiervon die Leitlinien der Deutschen Gesellschaft für Neurochirurgie zu den Themen Schädel-Hirn-Trauma (Leitlinien zur Primärversorgung von Patienten mit Schädel-Hirn-Trauma, veröffentlicht von der Sektion Traumatologie und neurochirurgische Intensivtherapie der Deutschen Gesellschaft für Neurochirurgie und dem wissenschaftlichen Arbeitskreis Neuroanästhesie der Deutschen Gesellschaft für Anästhesiologie und Intensivmedizin (61) und der Algorithmus zum schweren Schädel-Hirn-Trauma (Klinischer Algorithmus der Behandlung des Schädel-Hirn-Trauma durch die Deutsche Gesellschaft für Neurochirurgie (62). Weiterhin sind die Empfehlungen zur (Erst)Versorgung der polytraumatisierten Patienten mit Schädel-Hirn-Verletzung, erarbeitet von der Arbeitsgemeinschaft Intensivmedizin/Neurotraumatologie der Deutschen Gesellschaft für Neurochirurgie und dem Wissenschaftlichen Arbeitskreis Neuroanästhesie der Deutschen Gesellschaft für Anästhesiologie und Intensivmedizin und der Sektion Rettungswesen der Deutschen Interdisziplinären Vereinigung für Intensiv- und Notfallmedizin zusammen mit der Deutschen Gesellschaft für Unfallchirurgie sowie der Deutschen Gesellschaft für Chirurgie und unter Beteiligung der Fachgesellschaften für Ophthalmologie, Urologie, Hals-Nasen-Ohren-Heilkunde und Mund-, Kiefer- und Gesichtschirurgie, zu erwähnen (63).

Insbesondere diese Empfehlungen sind auch von der Deutschen Interdisziplinären Vereinigung für Intensivmedizin (DIVI) ebenfalls als Leitlinien zur Versorgung von SHT-Patienten, aber auch zur Versorgung von Schädel-Hirn-Verletzten im Rahmen eines Polytraumas (Mehrfachverletzung) veröffentlicht worden.

Auf europäischer Ebene haben Neurochirurgen verschiedener Länder als European Brain Injury

Consortium (EBIC) als europäischen Konsens eine Leitlinie entwickelt (64).

Die American Association of Neurosurgeons (AANS) und die Brain Trauma Foundation legten für ihre Leitlinien und Empfehlungen zur Behandlung der schweren Schädel-Hirn-Verletzungen ausschließlich Qualitätskriterien Evidenz-basierter Medizin zugrunde und erkannten dabei, dass es in der Literatur relativ wenig Daten aus prospektiven und kontrollierten klinischen Studien gibt (www.braintrauma.org (65)). Insgesamt differieren die amerikanischen, europäischen und deutschen Leitlinien in ihren wesentlichen Anweisungen nicht.

Ein wesentliches Ergebnis der vorliegenden Studie ist es daher, dass die erfassten Befunde und Resultate den heutigen Standards im Qualitätsmanagement in Deutschland entsprechen und dass allerdings die Kenntnis sowie auch die Befolgung dieser Leitlinien in beiden untersuchten repräsentativen Regionen recht gering sind:

Die Indikation zur Intubation erfolgt nach den Richtlinien von 1985 bei entsprechendem Verletzungsmuster der Patienten (66) und nach den Leitlinien der medizinischen Fachgesellschaften von 1997, da die Intubation nachweislich die Überlebensrate nach schwerem Schädel-Hirn-Trauma (67) verbessert. Generell wird eine Intubation bei einem GCS unter 9 Punkten, d. h. bei komatösen Patienten angeraten. Selbst die Analyse der Brain Trauma Foundation (65) unter den amerikanischen Bedingungen, d. h. ohne einen Arzt am Unfallort, zwingt zu der „Option" einer frühzeitigen Intubation.

Vor dem Hintergrund, dass in der vorliegenden Untersuchung nur bei ca. 55 % aller Patienten mit akutem Schädel-Hirn-Trauma am Unfallort ein korrekter GCS erhoben wird (9) stellt die Anwendbarkeit der Empfehlungen von *Trentz* und anderen (68) zur sofortigen Intubation bewusstloser Patienten (GCS < 9 Punkte) in Frage.

In der vorliegenden Studie sind 5,2 % (n = 213) der Patienten auch nach den Kriterien der Glasgow-Koma-Skala (GKS < 9) als schwere Schädel-Hirn-Traumen eingestuft. Es ist aber auch davon auszugehen, dass die ca. 180 Patienten mit mittelschwerem Schädel-Hirn-Trauma in der Mehrzahl von einer Intubation profitiert hätten.

Bei immerhin 2719 der insgesamt 6783 Verunfallten behandelt ein Notarzt als Hubschrauberarzt oder Notarztwagenarzt am Unfallort. Aber nur bei 240 Patienten (8,8 %), wird eine Intubation am Unfallort dokumentiert. Verwunderlich ist insbesondere, dass nur bei 76,1 % der Patienten, die nach Einschätzung des Arztes vor Ort ein schweres Schädel-Hirn-Trauma haben, eine Intubation erfolgt (5.2, Tabelle 10).

Da 118 der durch einen Notfallarzt intubierten Patienten weitere Verletzungen in mehreren Körperbereichen haben, ist wohl die Feststellung des Polytraumas und nicht das Schädel-Hirn-Trauma die Indikation zur Intubation.

Bei 92,1 % der Patienten mit schwerem Schädel-Hirn-Trauma wird aber mit einer Volumengabe am Unfallort begonnen (5.2, Tabelle 11). Generell bekommen 21,1 % der Patienten, bei denen ein Arzt am Unfallort ist, eine Volumengabe.

Der Blutdruck während der Primärrettung wurde in dieser Untersuchung nicht abgefragt. Für die Aufnahmephase in der Klinik ist jedoch festzuhalten, dass nur in 33,3 % aller Fälle der Blutdruck überhaupt dokumentiert ist.

Zwar wird in 42 % der Fälle vom Hubschrauberarzt und in 47 % der Fälle vom Notarzt eine neurologische Auffälligkeit konstatiert, jedoch ohne weitere Konsequenz. Trotz aller Empfehlungen in den Leitlinien und trotz der Fragen im Notarztprotokoll der Deutschen Interdisziplinären Vereinigung für Intensivmedizin (DIVI) wird ein neurologischer Status in nur 70,9 % (5.2, S. 48) aller Fälle am Unfallort geprüft und/oder dokumentiert. Speziell die auch im DIVI-Notarztprotokoll verlangte GCS wird von Hubschrauberärzten nur zu 61 % und von den Ärzten bodengebundener Rettungsmittel nur zu 67 % erhoben.

Eine eingeschränkte Akzeptanz der Leitlinien findet sich auch in anderen Untersuchungen. So berichten zum Beispiel *Thomas* et al. (69), dass trotz aller Empfehlungen, Schädel-Hirn-Verletzungen nicht zu hyperventilieren, dies in 70 % der Fälle geschieht. In einer weiteren amerikanischen Untersuchung wird festgestellt, dass selbst in spezialisierten Trauma-Zentren, die vorgeben nach den Guidelines der AANS zu behandeln, diese Guidelines nur zu 16 % gänzlich eingehalten werden (70).

Generell ergibt sich aus den Beobachtungen der vorliegenden Untersuchung, dass ein Trainingsbedarf besteht, um Notfallärzte und Rettungspersonal in die Lage zu versetzen, eine einheitliche und wissenschaftlich fundierte Behandlung nach standardisierten Prinzipien bei Schädel-Hirn-Verletzungen durchführen zu können.

Gleiches gilt für die Bereiche der neurologischen-neurochirurgischen Frührehabilitation (in Deutschland versicherungsrechtlich der Phase B entsprechend) und die daran anschließenden Rehabilitationsphasen der postakuten und der Langzeitrehabilitation (Phase C und folgende). In keinem der angeführten Algorithmen und in anderer weiterführender Literatur zu diesem Themenkomplex wird im Rahmen der akuten Unfallversorgung auf die Notwendigkeit der NNFR bereits während der intensivmedizinischen Behandlungsphase verwiesen, sodass anzunehmen ist, dass Unfallchirurgen, Anästhesisten und Neurochirurgen entweder die Empfehlungen (Guidelines) nicht kennen oder sie in ihrem täglichen Tun nicht berücksichtigen.

Langanhaltende Bewusstlosigkeit (prolonged coma) und das posttraumatische apallische Syndrom (englisch: vegetative state) sind Sonderformen schwerer Schädel-Hirn-Verletzungen, deren Diagnose und klinische Behandlung besondere Kenntnisse, Fähigkeiten und strukturelle Voraussetzungen erfordern (siehe (24); (26) von 2002, Seite 7ff; (71) von 2002, Seite18ff; (72)).

6.3   Regionenvergleich

Im nachfolgenden Kapitel wird der Ansatz des Projekts aufgegriffen, zwei definierte Regionen zu analysieren, um entweder unterschiedliche Versorgungsstrukturen bzw. -verläufe zu identifizieren oder Gemeinsamkeiten zu finden, um die erarbeiteten Ergebnisse möglicherweise verallgemeinern zu können (siehe auch 3.2.2 „Modellregionen").

Für jede der vielfältigen Fragestellungen ist dieser Aspekt in den statistischen Analysen konsequent immer wieder abgearbeitet worden. Zusammenfassend finden sich mehr gemeinsame Strukturen als für eine der beiden Regionen spezifische Lösungen. Letztere werden für die neurologisch-neurochirurgische Frührehabilitation (6.8) und auch hinsichtlich der Unfallursachen (6.4) analysiert und entsprechend dargestellt. Auch die weiteren regionalen Ansätze (u. a. mit der Region Celle) haben keine weitergehenden neuen Erkenntnisse gebracht (siehe auch Kommentar in 4.2.2). Einige Unterschiede konnten einfach erklärt werden, andere führen zu neuen Fragestellungen, die nur mittels weiterer Projekte beantwortet werden können. So soll die nachfolgende rein deskriptive Zusammenstellung, mit zumindest einigen Auffälligkeiten, Leser anregen, Fragen zu formulieren.

Der Vergleich der Regionen Hannover (inklusive der Teilregion Celle) und der Region Münster erfolgt in tabellarischer Form mit Darstellung absoluter und prozentualer Werte bezüglich der erhobenen Parameter und ihrer Ausprägungen. Zur Erwähnung kommen die auffälligen prozentualen Unterschiede – daher entsprechen die Summen – absolut und prozentual – teilweise nicht den Fallzahlen in den Regionen. Auf Kommentierungen wird weitestgehend verzichtet, stattdessen wird vielmehr ein kompaktes statistisches Nachschlagewerk mit Eckdaten aus den beiden Regionen angeboten.

6.3.1   Vergleich der im Rahmen der Initialversorgung erhobenen Daten

Beschreibung der versorgten Patienten
(Tabelle 66)

Die tabellarischen Zusammenstellungen in diesem Kapitel 6.3 sollen auch nochmals die Schwierigkeiten im Projekt mit der Schweregrad-Bewertung (nicht bekannte bzw. nicht etablierte Scores) aufzeigen. Dabei wird zu mehreren Versorgungszeitpunkten z. B. die Glasgow-Koma-Skala präsentiert, gleichzeitig aber auch der Versuch unternommen, mittels eines berechneten Schweregrades (analog der GKS) die Lücken der fehlenden Werte aufzufüllen (siehe auch S. 34).

Tabelle 66. Beschreibung der versorgten Patienten.

Parameter	Region Hannover (inklusive Celle) n = 4643	Region Münster n = 2140
Versorgungsverläufe		
nur Initialversorgung	1354 (29,2 %)	208 (9,7 %)
Initialversorgung und stationäre Akutversorgung	3147 (67,8 %)	1816 (84,9 %)
Initialversorgung, stationäre Akutversorgung und Rehabilitation	142 (3,0 %)	116 (5,4 %)
Alter der Patienten		
< 16 Jahre	1470 (31,7 %)	546 (25,5 %)
16 – < 65 Jahre	2308 (49,7 %)	1258 (58,8 %)
≥ 65 Jahre	865 (18,6 %)	336 (15,7 %)
Initialer SHT-Schweregrad der Patienten[a]		
GCS		
leicht	2630 (93,2 %)	765 (84,0 %)
mittel	89 (3,2 %)	56 (6,2 %)
schwer	102 (3,6 %)	89 (9,8 %)
keine GCS-Angabe	1822 (39,2 %)	1230 (57,3 %)
Berechneter Schweregrad		
leicht	4050 (88,3 %)	1585 (82,0 %)
mittel	351 (7,7 %)	231 (11,9 %)
schwer	183 (4,0 %)	118 (6,1 %)
keine Berechnung möglich	59 (1,3 %)	206 (9,6 %)

[a] Während der Initialversorgung in einer Akutklinik. Die Prozentwerte beziehen sich nur auf die gültigen Fälle, also nur auf die Fälle, in denen die GCS dokumentiert ist oder ein Schweregrad berechnet werden kann.

Unfalltyp und Unfallmechanismus

Siehe Tabelle 67.

Initialversorgung am Unfallort

Siehe Tabelle 68.

Klinikeinweisung im Rahmen der Initialversorgung

Siehe Tabelle 69.

Initialversorgung in der Klinik

Initialversorgung in der Klinik (Aufnahme und Befunde)

Siehe Tabelle 70.

Initialversorgung in der Klinik (Versorgung und Entlassung)

Siehe Tabelle 71.

Tabelle 67. Unfalltyp und Unfallmechanismus.

Parameter	Region Hannover (inklusive Celle) n = 4643	Region Münster n = 2140
Arbeitsunfall	600 (12,9 %)	411 (19,2 %)
Verkehrsunfall	1142 (24,6 %)	631 (20,7 %)
Freizeitunfall	1695 (36,5 %)	702 (32,8 %)
Häuslicher Unfall	1504 (32,4 %)	514 (24,0 %)
Nur Verkehrsunfall (Mechanismus angegeben)	794 (17,1 %)	433 (20,2 %)
Nur Verkehrsunfall (Mechanismus nicht angegeben)	5 (0,1 %)	2 (0,1 %)
Verkehrsunfall (Trauma)	22 (0,5 %)	7 (0,3 %)
Verkehrsunfall in der Freizeit	138 (3,0 %)	68 (3,2 %)
Verkehrsunfall beim Sport	2 (< 0,1 %)	2 (0,1 %)
Verkehrsunfall bei der Arbeit/auf dem Arbeitsweg	179 (3,9 %)	119 (5,6 %)
Verkehrsunfall/Suizid(versuch)	2 (< 0,1 %)	
Nur Freizeitunfall (Mechanismus angegeben)	1295 (27,9 %)	485 (22,7 %)
Nur Freizeitunfall (Mechanismus nicht angegeben)	41 (0,8 %)	21 (1,0 %)
Sportunfall in der Freizeit	221 (4,8 %)	128 (6,0 %)
Nur Arbeitsunfall (mit Trauma)	357 (7,7 %)	233 (10,9 %)
Nur Arbeitsunfall (Mechanismus nicht angegeben)	13 (0,3 %)	12 (0,6 %)
Sportunfall als Arbeitsunfall	51 (1,1 %)	47 (2,2 %)
Nur häuslicher Unfall (mit Trauma)	1470 (31,1 %)	499 (23,3 %)
Nur häuslicher Unfall (Mechanismus nicht angegeben)	27 (0,6 %)	11 (0,5 %)
Sportunfall als häuslicher Unfall	2 (< 0,1 %)	2 (0,1 %)
Häuslicher Unfall/Suizid(versuch)	5 (0,1 %)	2 (0,1 %)
Nur Trauma angegeben	4 (0,1 %)	24 (1,1 %)
Unfalltyp und Unfallmechanismus fehlend	15 (0,3 %)	45 (2,1 %)

Tabelle 68. Initialversorgung am Unfallort.

Parameter	Region Hannover (inklusive Celle) n = 4643	Region Münster n = 2140
Anzahl der Patienten	2957 (63,7 %)	859 (40,1 %)
SHT-Schweregrad[a]		
GCS		
leicht	1548 (87,9 %)	300 (72,8 %)
mittel	74 (4,2 %)	37 (9,0 %)
schwer	139 (7,9 %)	75 (18,2 %)
keine Angabe	1196 (40,4 %)	447 (52,0 %)
Berechneter Schweregrad		
leicht	2170 (76,0 %)	525 (67,9 %)
mittel	465 (16,3 %)	134 (17,3 %)
schwer	219 (7,7 %)	114 (14,8 %)
keine Berechnung möglich	103 (3,5 %)	86 (10,1 %)
Weitere Befunde[b]		
Bewusstseinslage		
orientiert	1155 (40,6 %)	434 (56,9 %)
getrübt	1375 (48,3 %)	221 (29,0 %)
bewusstlos	280 (9,8 %)	97 (12,7 %)
narkotisiert	34 (1,2 %)	11 (1,4 %)
keine Angabe	113 (3,8 %)	96 (11,2 %)
Neurologie		
auffällig	1427 (66,7 %)	266 (47,1 %)
nicht geprüft	720 (25,2 %)	246 (30,3 %)
keine Angabe	99 (3,3 %)	48 (5,6 %)
Maßnahmen[b]		
Reanimation am Unfallort	9 (0,3 %)	15 (1,7 %)
Intubation am Unfallort	146 (4,9 %)	93 (10,8 %)
Volumensubstitution	637 (21,5 %)	236 (27,5 %)
Zeit zwischen Unfall und Notarztabfahrt[b]		
0–20 Minuten	489 (48,8 %)	185 (42,3 %)
21–40 Minuten	445 (41,7 %)	199 (45,5 %)
Keine Zeitangabe	1928 (65,2 %)	422 (49,1 %)

[a] Die Prozentwerte beziehen sich auf die am Unfallort initialversorgten Patienten und dabei nur auf die gültigen Fälle, also nur auf die Fälle, in denen die GCS angegeben ist oder ein Schweregrad berechnet werden kann.

[b] Die Prozentwerte beziehen sich auf die am Unfallort initialversorgten Patienten.

Tabelle 69. Klinikeinweisung im Rahmen der Initialversorgung.

Parameter	Region Hannover (inklusive Celle) n = 4643	Region Münster n = 2140
Einweisungsmodus in die Klinik		
NEF/RTW/NAW	1559 (33,6 %)	635 (29,7 %)
Krankentransport	911 (19,6 %)	413 (19,3 %)
(Haus-)Arzt-/Selbst-/sonstige Einweisung	1911 (41,2 %)	787 (36,8 %)
Gründe für die Klinikwahl		
Vorgabe Rettungsleitstelle	2306 (51,5 %)	762 (43,1 %)
unbekannt	168 (3,5 %)	374 (17,5 %)

Tabelle 70. Initialversorgung in der Klinik (Aufnahme und Befunde).

Parameter	Region Hannover (inklusive Celle) n = 4643	Region Münster n = 2140
Erstversorgende Fachrichtung in der Klinik		
Chirurgie	3484 (76,5 %)	1793 (85,5 %)
Neurochirurgie	89 (2,1 %)	158 (7,5 %)
sonstige Fachabteilungen	106 (1,0 %)	41 (2,0 %)
Zeit zwischen Unfall und Behandlungsbeginn in der initialversorgenden Klinik		
0–20 Minuten	382 (9,1 %)	206 (11,4 %)
21–40 Minuten	1292 (30,7 %)	634 (35,0 %)
41–60 Minuten	924 (22,0 %)	338 (18,6 %)
Keine Angabe	449 (9,6 %)	331 (15,5 %)
Befunde in der Akutklinik		
Bewusstseinslage		
orientiert	3489 (76,2 %)	1475 (76,1 %)
getrübt	907 (19,8 %)	323 (16,7 %)
bewusstlos	66 (1,4 %)	30 (1,5 %)
narkotisiert	121 (2,6 %)	111 (5,7 %)
keine Angabe	60 (1,3 %)	201 (9,4 %)
Neurologie		
auffällig	1384 (32,9 %)	497 (27,4 %)
nicht geprüft	368 (8,1 %)	274 (13,1 %)
keine Angabe	73 (1,6 %)	55 (2,6 %)
Amnesie		
keine Amnesie	2040 (59,3 %)	1099 (60,6 %)
retrograde Amnesie	736 (21,4 %)	449 (24,8 %)
keine Angabe	1203 (25,9 %)	326 (15,2 %)
Zusätzliche Verletzungen		
am Gesichtsschädel	2620 (62,2 %)	1019 (51,2 %)
an der Halswirbelsäule	325 (7,7 %)	223 (11,2 %)
andere Verletzungen	1101 (26,2 %)	587 (29,5 %)
Keine Angabe	433 (9,3 %)	148 (6,9 %)

Tabelle 71. Initialversorgung in der Klinik (Versorgung und Entlassung).

Parameter	Region Hannover (inklusive Celle)	Region Münster
Notfall-Bildgebung in der initialversorgenden Klinik		
Röntgen des Schädels	3728 (78,5 %)	779 (84,8 %)
Röntgen der Halswirbelsäule	854 (18,7 %)	523 (24,9 %)
CCT	868 (19,4 %)	432 (20,6 %)
sonstige Bildgebung	1922 (38,4 %)	1046 (49,9 %)
keine Notfall-Bildgebung	682 (16,2 %)	124 (5,9 %)
Konsiliarische Untersuchungen im Rahmen der Initialversorgung		
Unfallchirurgie	165 (3,9 %)	241 (11,5 %)
Neurochirurgie	362 (8,5 %)	160 (7,6 %)
Neurologie	776 (15,2 %)	312 (14,9 %)
Abschluss der Initialversorgung		
Entlassung	1260 (29,2 %)	185 (8,6 %)
stationäre Aufnahme	3300 (68,9 %)	1890 (88,3 %)
verstorben	12 (0,3 %)	7 (0,3 %)
Schul-/Arbeitsunfähigkeit	2620 (57,3 %)	1623 (78,2 %)
BG-Fall	734 (15,9 %)	473 (22,6 %)

Tabelle 72. Alter der stationär versorgten Patienten.

Alter der stationär versorgten Patienten	Region Hannover (inklusive Celle) n = 3289	Region Münster n = 1932
< 16 Jahre	969 (29,5 %)	441 (22,8 %)
16– < 65 Jahre	1662 (50,5 %)	1173 (60,7 %)
≥ 65 Jahre	658 (20,0 %)	318 (16,5 %)

6.3.2 Vergleich der im Rahmen der stationären Versorgung erhobenen Daten

Beschreibung der stationär versorgten Patienten

Siehe Tabelle 72.

Intensivstationäre Versorgung

Siehe Tabelle 73. Intensivstationäre Versorgung.

Normalstationäre Versorgung

Siehe Tabelle 74.

Maßnahmen im Rahmen des stationären Aufenthaltes

Siehe Tabelle 75.

Abschluss der stationären Versorgung

Siehe Tabelle 76.

Tabelle 73. Intensivstationäre Versorgung.

Parameter	Region Hannover (inklusive Celle) n = 3289	Region Münster n = 1932
Anzahl der Patienten	506 (15,4 %)	272 (14,2 %)
Zeit zwischen Unfall und Aufnahme auf der Intensivstation[a]		
≤ 2 Stunden	73 (14,9 %)	50 (19,7 %)
> 2–4 Stunden	174 (35,4 %)	107 (42,1 %)
> 4–12 Stunden	210 (42,8 %)	77 (30,3 %)
> 12 Stunden	34 (6,9 %)	12 (4,1 %)
Keine Angabe	15 (3,0 %)	18 (6,6 %)
SHT-Schweregrad[b]		
GCS		
leicht	81 (23,2 %)	54 (31,6 %)
mittel	17 (4,9 %)	22 (12,9 %)
schwer	91 (26,1 %)	77 (45,0 %)
narkotisiert	160 (45,8 %)	18 (10,5 %)
keine GCS-Angabe	157 (31,0 %)	101 (59,1 %)
Berechneter Schweregrad		
leicht	139 (27,7 %)	89 (33,1 %)
mittel	99 (19,7 %)	79 (29,4 %)
schwer	104 (20,7 %)	31 (11,5 %)
narkotisiert	160 (31,9 %)	70 (26,0 %)
keine Berechnung möglich	4 (0,8 %)	3 (1,1 %)
Weitere Befunde[a]		
Bewusstseinslage		
orientiert	101 (20,4 %)	56 (21,5 %)
getrübt	132 (26,6 %)	111 (42,5 %)
bewusstlos	34 (6,9 %)	24 (9,2 %)
narkotisiert	229 (46,2 %)	70 (26,8 %)
keine Angabe	10 (2,0 %)	11 (4,0 %)
Neurologie		
auffällig	277 (68,9 %)	158 (72,1 %)
nicht geprüft	83 (17,1 %)	45 (17,0 %)
keine Angabe	21 (4,2 %)	8 (2,9 %)
Maßnahmen[a]		
Intubation	211 (47,0 %)	119 (45,2 %)
Reanimation	31 (6,8 %)	11 (4,7 %)
Zeitdauer auf der Intensivstation[a]		
≤ 12 Stunden	65 (15,6 %)	47 (24,5 %)
> 12–24 Stunden	80 (19,2 %)	40 (20,8 %)
1–3 Tage	91 (21,8 %)	53 (27,6 %)
> 3 Tage	181 (43,4 %)	52 (27,1 %)
Keine Angabe	89 (17,6 %)	80 (29,4 %)

[a] Die Prozentwerte beziehen sich auf die intensivstationär versorgten Patienten.
[b] Die Prozentwerte beziehen sich auf die intensivstationär versorgten Patienten und dabei nur auf die gültigen Fälle, also nur auf die Fälle, in denen die GCS angegeben ist oder ein Schweregrad berechnet werden kann.

Tabelle 74. Normalstationäre Versorgung.

Parameter	Region Hannover (inklusive Celle) n = 3289	Region Münster n = 1932
Zeit zwischen Unfall und Aufnahme auf die Normalstation der Akutklinik		
≤ 4 Stunden	13 (3,0 %)	11 (5,2 %)
> 4–12 Stunden	30 (7,0 %)	24 (11,4 %)
12–24 Stunden	94 (21,8 %)	61 (28,9 %)
> 24 Stunden	297 (68,9 %)	115 (54,5 %)
Keine Angabe	75 (14,8 %)	61 (22,4 %)
SHT-Schweregrad bei der Aufnahme auf die Normalstation der Akutklinik[a]		
GCS		
leicht	1323 (97,1 %)	514 (95,5 %)
mittel	36 (2,7 %)	18 (3,4 %)
schwer	2 (0,1 %)	5 (0,9 %)
narkotisiert	2 (0,1 %)	1 (0,2 %)
keine GCS-Angabe	1926 (56,2 %)	1394 (72,2 %)
Berechneter Schweregrad		
leicht	2920 (91,4 %)	1673 (92,2 %)
mittel	270 (8,4 %)	135 (7,4 %)
schwer	4 (0,1 %)	5 (0,3 %)
narkotisiert	2 (0,1 %)	1 (0,1 %)
keine Berechnung möglich	93 (2,8 %)	118 (6,1 %)
Weitere Befunde bei der Aufnahme auf die Normalstation der Akutklinik		
Bewusstseinslage		
orientiert	2618 (82,2 %)	1605 (89,2 %)
getrübt	562 (17,6 %)	189 (10,5 %)
bewusstlos	3 (0,1 %)	4 (0,2 %)
narkotisiert	2 (0,1 %)	1 (0,1 %)
keine Angabe	104 (3,2 %)	133 (6,9 %)
Neurologie		
auffällig	777 (27,5 %)	355 (22,3 %)
nicht geprüft	362 (11,4 %)	261 (14,1 %)
keine Angabe	102 (3,1 %)	77 (4,0 %)

[a] Die Prozentwerte beziehen sich nur auf die gültigen Fälle, also nur auf die Fälle, in denen der GCS angegeben ist oder ein Schweregrad berechnet werden kann.

Tabelle 75. Maßnahmen im Rahmen des stationären Aufenthaltes.

Parameter	Region Hannover (inklusive Celle) n = 3289	Region Münster n = 1932
Konsiliarische Untersuchungen im Rahmen des stationären Aufenthaltes in der Akutklinik		
Neurologie	1331 (40,5 %)	610 (31,7 %)
Innere Medizin	547 (16,6 %)	215 (11,2 %)
HNO	488 (14,8 %)	385 (20,0 %)
Augenheilkunde	284 (8,6 %)	238 (12,4 %)
Bildgebung im Rahmen des stationären Aufenthaltes in der Akutklinik		
CCT	798 (24,3 %)	418 (21,6 %)
Operationen im Rahmen des stationären Aufenthaltes in der Akutklinik		
operiert	429 (13,0 %)	240 (12,4 %)
Therapeutische Maßnahmen im Rahmen des stationären Aufenthaltes in der Akutklinik		
Krankengymnastik	790 (24,0 %)	284 (14,8 %)

Tabelle 76. Abschluss der stationären Versorgung.

Parameter	Region Hannover (inklusive Celle) n = 3289	Region Münster n = 1932
Befunde bei der Entlassung aus der Akutklinik: SHT-Schweregrad[a]		
GCS		
leicht	910 (97,2 %)	454 (93,2 %)
mittel	20 (2,0 %)	22 (4,5 %)
schwer	7 (0,8 %)	11 (2,3 %)
keine GCS-Angabe	2352 (68,5 %)	1445 (74,8 %)
Abschluss der stationären Versorgung in der Akutklinik		
Entlassung nach Hause mit Therapieempfehlung	2361 (71.8 %)	1564 (81,0 %)
Entlassung nach Hause ohne Therapieempfehlung	568 (17,3 %)	181 (9,4 %)
verstorben	41 (1,3 %)	3 (0,2 %)
Arbeits-/Schulunfähigkeit	1514 (46,0 %)	1228 (70,3 %)
BG-Fall	565 (17,2 %)	431 (22,5 %)

[a] Die Prozentwerte beziehen sich nur auf die gültigen Fälle, also nur auf die Fälle, in denen der GCS angegeben ist.

6.3.3 Vergleich der im Rahmen eines Aufenthaltes in einer Rehabilitationsklinik erhobenen Daten

Die Akutkliniken aus den Regionen Hannover/Celle und Münster haben für die stationäre Versorgung ihrer Patienten jeweils ein bevorzugtes Rehabilitationszentrum in der jeweiligen Region und weisen auch ihre restlichen Patienten in der Regel in verschiedene Rehabilitationseinrichtungen ein. Somit können die Versorgung und die Vorgehensweisen in den Rehabilitationskliniken mittels den Regionen der Herkunft der Patienten miteinander verglichen werden. Vertiefte Analysen hierzu sind im Kapitel 6.8, zu finden.

Beschreibung der versorgten Patienten

Siehe Tabelle 77.

Tabelle 77. Beschreibung der in einer Rehabilitationsklinik versorgten Patienten.

Parameter	Region Hannover (inklusive Celle) n = 142	Region Münster n = 116
Geschlecht		
männlich	107 (74,2 %)	80 (69,0 %)
weiblich	35 (25,8 %)	36 (31,0 %)
Alter		
< 16 Jahre	10 (7,6 %)	3 (2,6 %)
16–55 Jahre	79 (54,5 %)	65 (56,0 %)
> 55 Jahre	53 (37,9 %)	48 (41,4 %)
Initialer SHT-Schweregrad[a]		
GCS		
leicht	19 (18,6 %)	22 (26,5 %)
mittel	14 (13,7 %)	15 (18,1 %)
schwer	52 (51,0 %)	35 (42,1 %)
narkotisiert	17 (16,7 %)	11 (13,3 %)
keine GCS-Angabe	40 (28,2 %)	33 (28,4 %)
Berechneter Schweregrad		
leicht	33 (24,1 %)	26 (23,9 %)
mittel	28 (20,4 %)	29 (26,6 %)
schwer	59 (43,1 %)	43 (39,4 %)
narkotisiert	17 (12,4 %)	11 (10,1 %)
keine Berechnung möglich	5 (3,5 %)	7 (6,4 %)
Trauma in der Akutklinik[a]		
Polytrauma	65 (45,8 %)	30 (25,9 %)
spinales Trauma	10 (7,0 %)	

[a] Die Prozentwerte beziehen sich nur auf die gültigen Fälle; also nur auf die Fälle, in denen der GCS angegeben ist oder ein Schweregrad berechnet werden kann.

Aufnahme in einer Rehabilitationsklinik

Siehe Tabelle 78.

Verlauf der Rehabilitation

Siehe Tabelle 79.

Therapie in der Rehabilitation

Siehe Tabelle 80.

Abschluss der Rehabilitation

Siehe Tabelle 81 Seite 128.

6.3.4 Vergleich der Daten aus der Nach-befragung ein Jahr nach dem Unfall

Siehe Tabelle 82 Seite 129.

Die Regionenvergleiche zeigen für die Ergebnisse der Nachbefragung eine noch größere Übereinstimmung als die vorangegangenen Abschnitte. Hierzu müsste ein spezifischeres Befragungsinstrument zur Lebensqualität etc. speziell für SHT-Patienten zum Einsatz kommen.

Tabelle 78. Aufnahme in einer Rehabilitationsklinik.

Parameter	Region Hannover (inklusive Celle) n = 142	Region Münster n = 116
In einer Rehabilitationsklinik versorgte Patienten: Herkunft		
Akutklinik	141 (99,2 %)	110 (94,8 %)
Frührehabilitation		6 (5,2 %)
Heim	1 (0,8 %)	
Zeit zwischen Unfall und Aufnahme in der Rehabilitationsklinik		
< 1 Monat	103 (72,5 %)	92 (79,3 %)
1–3 Monate	38 (26,8 %)	22 (19,0 %)
> 3 Monate	1 (0,7 %)	2 (1,7 %)
Befunde bei der Aufnahme in die Rehabilitationsklinik		
Atemtyp auffällig	38 (26,8 %)	18 (15,5 %)
Fieber	33 (23,2 %)	13 (11,2 %)
Schwitzen	62 (44,4 %)	22 (19,0 %)
Schluckstörungen	56 (39,4 %)	28 (24,1 %)
Speichelfluss	50 (35,2 %)	22 (19,0 %)
keine vegetative Störungen	71 (50,0 %)	88 (75,9 %)
Dekubitus einfach	21 (15,0 %)	3 (2,6 %)
pathologischer Keimnachweis	50 (35,2 %)	15 (12,9 %)
Frühreha-Barthel-Index –325 bis +25	89 (62,7 %)	61 (52,6 %)
Frühreha-Barthel-Index über +75	8 (5,6 %)	17 (14,7 %)

Tabelle 79. Verlauf der Rehabilitation.

Parameter	Region Hannover (inklusive Celle) n = 142	Region Münster n = 116
Verlegungen		
innerhalb	73 (51,4 %)	9 (7,8 %)
außerhalb	39 (27,5 %)	17 (14,7 %)
Konsiliarische Untersuchungen (Anzahl, Bereiche)		
1 Konsil	14 (10,6 %)	28 (24,1 %)
3 Konsile	7 (5,3 %)	21 (18,1 %)
6 Konsile	15 (10,6 %)	2 (1,7 %)
Viszeralchirurgie	3 (2,3 %)	13 (11,2 %)
Neurochirurgie	39 (27,5 %)	1 (0,9 %)
Neurologie	66 (46,5 %)	7 (6,0 %)
Innere Medizin	69 (48,6 %)	28 (24,1 %)
Mikrobiologie/Bakteriologie	73 (51,4 %)	30 (25,9 %)
HNO	75 (52,8 %)	39 (33,6 %)
Kieferchirurgie	1 (0,8 %)	14 (12,1 %)
Augenheilkunde	88 (62,0 %)	30 (25,9 %)
sonstiger Fachbereich	3 (2,1 %)	14 (12,1 %)

Tabelle 80. Therapie in der Rehabilitation (Ort, Art, Dichte, Anzahl, Angebot).

Parameter	Region Hannover (inklusive Celle) n = 142	Region Münster n = 116
Externe Therapieräume	127 (89,4 %)	53 (45,7 %)
Einzeltherapie	27 (19,0 %)	79 (68,1 %)
Einzel- und integrative Kleingruppentherapie	112 (78,9 %)	34 (29,3 %)
Nur wochentags	45 (31,7 %)	66 (56,9 %)
Wochentags und am Wochenende	91 (64,1 %)	46 (39,7 %)
3 Angebote	32 (22,5 %)	16 (13,8 %)
4 Angebote	55 (38,7 %)	26 (22,4 %)
5 Angebote	32 (22,5 %)	16 (13,8 %)
6 Angebote	8 (5,6 %)	39 (33,6 %)
Logopädie	30 (21,1 %)	86 (74,1 %)
Neuropädagogik	77 (54,2 %)	10 (8,6 %)
Neuropsychologie	53 (37,3 %)	98 (84,5 %)
Aktivierende Pflege	79 (55,6 %)	86 (74,1 %)
Arbeitstherapie	44 (31,0 %)	20 (17,2 %)
Musiktherapie	4 (2,8 %)	47 (40,5 %)

6.4 Unfallursachen

6.4.1 Einleitung

Volkswirtschaftlich und gesundheitsökonomisch sind nicht nur Bestrebungen zur Verbesserung des Outcomes nach einem stattgehabten Schädel-Hirn-Trauma (SHT) durch Optimierung der Rettungskette und der medizinischen Behandlung sinnvoll und vonnöten. Ebenso wichtig ist es, nach Möglichkeiten der Vermeidung von Unfällen zu suchen und eine aktive und passive Prävention zur Verhinderung eines signifikanten SHT zu betreiben. Letzteres erscheint sogar bedeutsamer, da es unbestreitbar sinnvoller ist, einen Unfall – wenn möglich – zu vermeiden, als seine Verletzungsfolgen zu kurieren. Der Prävention sollte hier also eine entsprechend gewichtige Rolle zugeschrieben werden.

Auf dem 104. Deutschen Ärztetag (2001) wurde anlässlich der Vorlage des Berichtes „Verletzungen und deren Folgen – Prävention als ärztliche Aufgabe" (73) eigens ein Zehn-Punkte-Programm erstellt, das sich insbesondere mit der Unfallprävention befasst. Hierbei wurde die Bedeutung der Unfallprävention auch für das ärztliche Handeln erheblich aufgewertet.

Die sinnvolle Prävention jedoch kann sich nur aus der genauen Kenntnis der Unfallursachen ableiten. Das Verständnis eines Unfallmechanismus und die Wahrnehmung der besonderen Gefahren ermöglicht erst die konstruktive und effektive Ableitung präventiver Maßnahmen. In dieser Hinsicht kommt der Unfallursachenforschung eine besondere Bedeutung zu. Hierbei gilt es insbesondere, aus der Häufung bestimmter Unfallabläufe gegebenenfalls „Schwachstellen" der bisherigen präventiven und damit protektiven Maßnahmen zu erkennen. Daher ist es von großer Bedeutung, sich mit den Unfallsituationen und deren Ursachen zu befassen und Tendenzen und Regelhaftigkeiten darin zu erkennen.

Zur statistischen Erfassung von Unfällen im Allgemeinen und Unfallursachen im Speziellen existiert in Deutschland kein einheitliches bzw. zentrales Register. Jedoch liegen Informationen über unfallbedingte Verletzungen in Deutschland aus verschiedenen administrativen Quellen vor. Auch sind hierzu einige Bevölkerungsumfragen im Sinne eines Mikrozensus veröffentlicht (z. B. (74)). Bei den administrativen Datenquellen handelt es sich unter anderem um die

Tabelle 81. Abschluss der Rehabilitation.

Parameter	Region Hannover (inklusive Celle) n = 142	Region Münster n = 116
Befunde bei der Entlassung aus der Rehabilitationsklinik[a]		
GOS dokumentiert	95 (64,4 %)	81 (69,8 %)
GOS schwer behindert	14 (9,9 %)	24 (20,7 %)
DRS dokumentiert	81 (57,0 %)	15 (12,9 %)
DRS: leichte Beeinträchtigung	23 (28,4 %)	2 (13,3 %)
teilweise Beeinträchtigung	19 (23,5 %)	5 (33,3 %)
moderate Beeinträchtigung	18 (22,2 %)	5 (33,3 %)
FIM dokumentiert	80 (56,3 %)	11 (9,5 %)
keine Angabe zu Extremitätenlähmungen	32 (22,5 %)	36 (31,0 %)
sensomotorische Sprachstörungen	37 (26,1 %)	43 (37,1 %)
visuelle Störungen	28 (19,7 %)	22 (19,0 %)
Anfallsprophylaxe	29 (20,4 %)	8 (6,9 %)
Dauer des Aufenthaltes		
< 1 Monat	30 (21,1 %)	50 (43,1 %)
1–3 Monate	65 (45,8 %)	49 (42,2 %)
> 3 Monate	47 (33,1 %)	17 (14,7 %)
Entlassung		
Verlegung in andere Klinik	18 (12,7 %)	35 (30,2 %)
Selbstversorgung	66 (46,5 %)	36 (31,0 %)
Empfehlungen		
Ergotherapie	75 (52,8 %)	52 (44,8 %)
Logopädie	18 (12,8 %)	47 (40,5 %)
Neuropädagogik	51 (35,9 %)	10 (8,6 %)
Neuropsychologie	32 (22,5 %)	68 (58,6 %)
Belastungserprobung	38 (26,8 %)	46 (39,7 %)
berufliche Förderung	16 (11,3 %)	34 (29,3 %)
Berentung infolge SHT	5 (3,5 %)	8 (6,9 %)
Prognose der Wiedereingliederung		
Schul-/Berufstätigkeit mit Fördermaßnahmen	25 (17,6 %)	13 (11,2 %)
Prognose unbekannt	16 (11,3 %)	8 (6,9 %)

[a] Die Prozentwerte für die jeweiligen Scoreausprägungen beziehen sich auf die Anzahl der Fälle mit einer Angabe.

Tabelle 82. Vergleich der Daten aus der Nachbefragung ein Jahr nach dem Unfall.

Parameter	Region Hannover (inklusive Celle) n = 3106	Region Münster n = 1201
Nachbefragungsstatus (prozentualer Bezug auf Patientenzahl in den Regionen)		
Nachbefragungsangaben vorhanden	3106 (66,9 %)	1201 (56,1 %)
Nachbefragungsteilnehmer: Alter		
< 16 Jahre	1023 (32,9 %)	300 (25,9 %)
16–64 Jahre	1609 (52,2 %)	747 (62,2 %)
Nachbefragungsteilnehmer: initialer SHT-Schweregrad in der initialversorgenden Klinik[a]		
GCS		
leicht	1735 (95,0 %)	480 (87,6 %)
mittel	45 (2,5 %)	20 (3,6 %)
schwer	46 (2,5 %)	48 (8,8 %)
keine GCS-Angabe	1280 (40,5 %)	653 (54,4 %)
Berechneter Schweregrad		
leicht	2763 (90,1 %)	938 (85,5 %)
mittel	215 (7,0 %)	97 (8,8 %)
schwer	89 (2,9 %)	62 (5,7 %)
keine Berechnung möglich	39 (1,3 %)	104 (8,7 %)
Nachbefragungsteilnehmer: Ausfüllung des Fragebogens		
Selbstausfüllung	1773 (58,1 %)	750 (62,4 %)
Beschwerden vom Unfall		
ja	607 (19,5 %)	276 (23,0 %)
Zurechtkommen im täglichen Leben wie vor dem Unfall		
im Alltagsleben: ja	2830 (91,1 %)	1093 (91,0 %)
im Familienleben: ja	2859 (92,0 %)	1104 (91,9 %)
im Freundeskreis: ja	2810 (90,4 %)	1094 (91,1 %)
im gesellschaftlichen Leben: ja	2745 (88,4 %)	1068 (88,9 %)
Schulveränderung aufgrund des Unfalls		
ja	691 (22,2 %)	315 (26,2 %)
Berufsveränderung aufgrund des Unfalls		
ja	1323 (42,6 %)	540 (45,0 %)
Zusätzliche Behandlungen aufgrund des Unfalls		
ja	1175 (37,8 %)	351 (29,2 %)
ärztliche Behandlung	926 (29,8 %)	272 (22,6 %)
fachärztliche Behandlung	553 (17,8 %)	128 (10,7 %)

[a] Die Prozentwerte beziehen sich nur auf die gültigen Fälle, also nur auf die Fälle, in denen der GCS angegeben ist oder ein Schweregrad berechnet werden kann.

Verkehrsunfallstatistik sowie die Todesursachenstatistik des Statistischen Bundesamtes, die Datenerhebungen der Versicherer und Berufsgenossenschaften, die Krankenhausstatistik und schließlich Umfrageergebnisse der Bundesanstalt für Arbeitsschutz und Arbeitsmedizin (z. B. (75, 76)). Als sehr umfassende Informationsquelle kann der Bundesgesundheitssurvey 1998 (77) angesehen werden. Es wurde dabei eine repräsentative Bevölkerungsgruppe zwischen 18 und 79 Jahren u. a. nach erlittenen Verletzungen mit ärztlicher Behandlungsbedürftigkeit befragt.

Die veröffentlichten Daten einiger dieser Datenquellen werden zum Vergleich und zur Diskussion der nun vorliegenden Studienergebnisse herangezogen werden.

6.4.2 Unfallsituation

Die vorliegende Studie beschäftigt sich im oben genannten Sinne mit den zum SHT führenden Unfallumständen und nimmt eine Einteilung in mehrere Kategorien von Unfallsituationen und -mechanismen vor. Bezüglich des situativen Umfeldes werden vier Gruppen gebildet. Es werden dabei sowohl der Arbeits- und Freizeitunfall, als auch der häusliche und Verkehrsunfall unterschieden.

Häufigkeiten/regionale Verteilung

Hinsichtlich der Verteilung der Anzahl erfasster Schädel-Hirn-Traumen auf die vier Hauptgruppen der Unfallsituationen zeigen sich im regionalen Vergleich keine wesentlichen Unterschiede. Es treten in der Region Münster etwa zu je einem Fünftel Arbeitsunfälle (19,2 %) und Verkehrsunfälle (20,7 %), zu einem Viertel häusliche Unfälle (24,0 %) und zu einem Drittel Freizeitunfälle (32,8 %) auf. Im Großraum Hannover verschiebt sich die Verteilung etwas von den Arbeits- hin zu den häuslichen Unfällen. Bei einem Anteil von nur 13,0 % Arbeitsunfällen ereignen sich zu 32,4 % häusliche Unfälle. Freizeit- (36,5 %) und Verkehrsunfälle (24,6 %) liegen

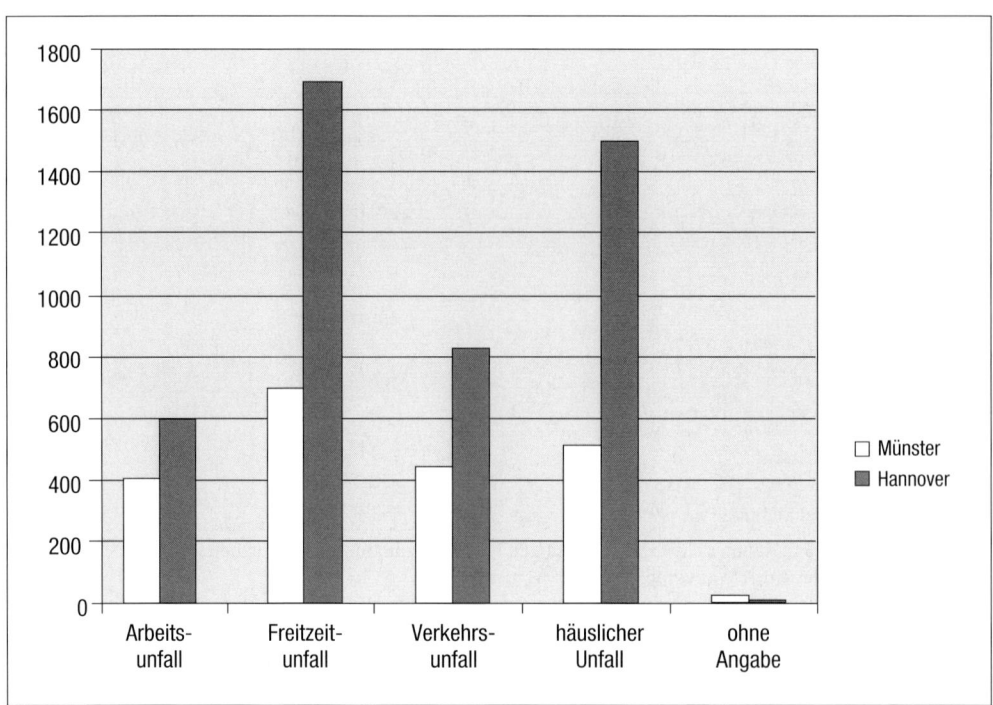

Abbildung 35. Absolute Anzahl der Patienten mit SHT (y-Achse) in Korrelation zu den Unfallsituationen (x-Achse, Mehrfachangaben möglich) für die Regionen Münster und Hannover.

etwa in den selben Größenordnungen wie in der Region Münster.

Bei der Interpretation muss bedacht werden, dass bei mehreren SHT eine Kategorisierung in verschiedene Gruppen möglich ist: z. B. Freizeit- und Verkehrsunfall oder Arbeits- und Verkehrsunfall. Entsprechend sind Mehrfachangaben möglich. Deutlich zeigt sich, dass die weit überwiegende Anzahl – nämlich ziemlich genau zwei Drittel – der erfassten Unfälle mit SHT im häuslichen Bereich bzw. während der Freizeit geschehen. Nur 15,0 % der Verletzungen entstehen infolge eines Arbeitsunfalls, entsprechend werden lediglich 18,9 % aller Unfallsituationen als Verkehrsunfälle kategorisiert. Im Bundesgesundheitssurvey 1998 (77) wird bereits darauf hingewiesen, dass Unfälle im Haus und in der Freizeit mit einem 60 %igen Anteil am Gesamtunfallvorkommen ein besonders häufiges Gesundheitsproblem darstellen. Dieser Trend lässt sich nun offenbar auch für die hier untersuchten SHT-Patienten belegen.

Geschlechterverteilung

Vorauszuschicken ist, dass innerhalb dieser Erhebung die männlichen Patienten den größeren Anteil an SHT-Verletzten stellen. Insgesamt sind 58,4 % (3958 von 6783 Patienten) männlichen Geschlechts. Die geschlechterspezifische Betrachtung der Unfallsituationen zeigt ebenso eine Verteilung, die sich bereits in den oben erwähnten Datensammlungen abzeichnet. In der vorliegenden Studie verunfallen die männlichen Patienten prozentual häufiger bei Freizeitunfällen als bei Arbeitsunfällen. Die weiblichen Patienten hingegen erleiden ihre Verletzung am häufigsten bei häuslichen Unfällen.

Der Unterschied bei den Arbeitsunfällen lässt sich allerdings am ehesten auf die höhere durchschnittliche Erwerbstätigkeit der männlichen Bevölkerung zurückführen. Das Statistische Bundesamt gibt für das hier relevante Jahr 2001 ein Erwerbstätigkeitsverhältnis zwischen Männern und Frauen von ca. 5 : 4 (= 1,274) an, welches in etwa dem hier gefundenen Verhältnis der

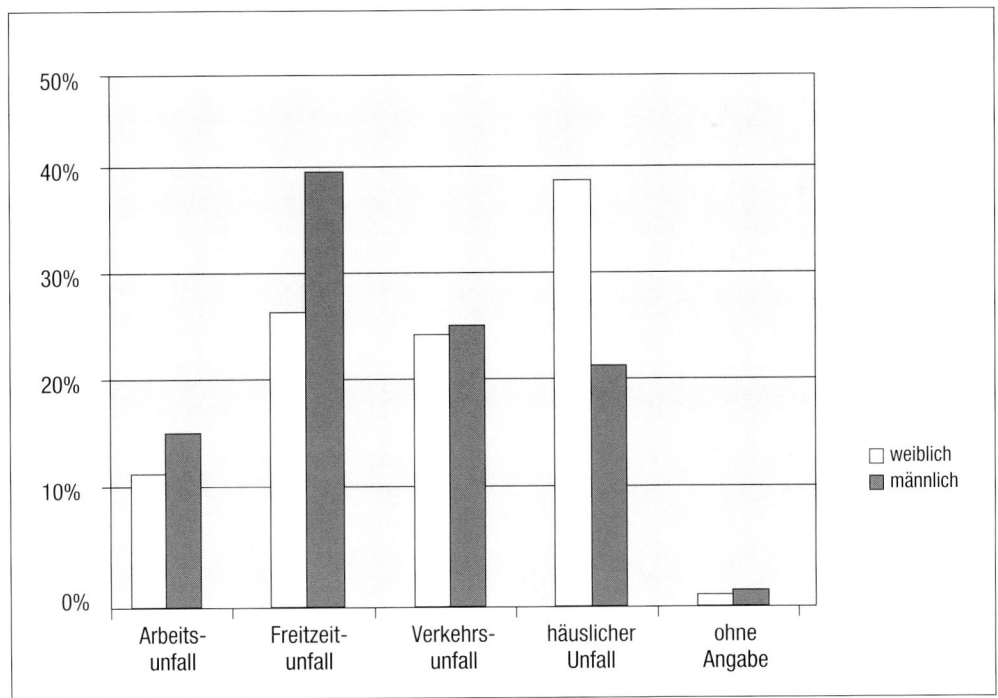

Abbildung 36. Prozentuale Verteilung der situativen Unfallkategorien (Mehrfachangaben möglich) bezüglich des Geschlechts (n = 6783).

Arbeitsunfälle entspricht (= 1,307) (78). Insofern erscheint das relative Risiko eines Mannes, ein ärztlich zu behandelndes SHT durch einen Arbeitsunfall zu erleiden, nicht gegenüber dem einer Frau erhöht. Durch die geringere Erwerbstätigenquote der Frauen und dem damit offensichtlich verbundenen höheren Anteil an häuslichen Tätigkeiten ist die relative Häufung von häuslichen Unfällen gegenüber den männlichen Patienten sicherlich wenigstens mitbedingt. Da keine verlässlichen Daten über das genaue Ausmaß der häuslichen Tätigkeiten bei Frauen im Vergleich zu Männern existieren, lässt sich die recht deutliche prozentuale Häufung der häuslichen Unfälle bei weiblichen Patienten hinsichtlich eines individuell erhöhten Risikos nicht genau einordnen. Immerhin stellt der häusliche Unfall bei den weiblichen Patienten in 40 % der Fälle die Unfallsituation dar (gegenüber 22,7 % bei den Männern).

Schweregrad des SHT

Untersucht man den Schweregrad des SHT in den einzelnen situativen Unfallkategorien, so muss man zunächst berücksichtigen, dass bei 43,5 % (!) der in der Studie erfassten Patienten kein initialer Schweregrad des Schädel-Hirn-Traumas angegeben wird. Die folgenden Betrachtungen sind also unter der Annahme zu verstehen, dass im Mittel keine unterschiedliche Verteilung der SHT-Schweregrade zwischen den Patienten mit Angabe des Schweregrades und ohne Angabe desselben vorliegt.

Es lässt sich feststellen, dass die schweren Schädel-Hirn-Traumata bei den Verkehrsunfällen

deutlich überrepräsentiert sind. Mehr als jeder achte durch einen Verkehrsunfall Schädel-Hirntraumatisierte Patient in dieser Studie erleidet ein schweres SHT (GCS 3–8). Für die übrigen Unfallsituationen zeigt sich jeweils eine untereinander ähnliche Häufigkeitsverteilung. Die Fallzahlen der Patienten ohne eine Kategorisierung sind zu gering und daher in ihrer Verteilung nicht bedeutsam.

6.4.3 Art des Unfallereignisses (Unfallmechanismus)

Durch eine Einteilung in genauere Kategorien des Unfallherganges wird versucht, das zum SHT führende Unfallereignis abzubilden. Es werden 14 verschiedene Unfallmechanismen definiert. Das Hauptaugenmerk liegt hierbei besonders auf den verschiedenen Situationen der Beteiligten im Rahmen eines Verkehrsunfalls. Die bereits oben angesprochenen 43,5 % aller Fälle, in denen keine Einschätzung des initialen GCS-Scores vorliegt, werden in der Tabelle 84 mit abgebildet. Die Spalte am rechten Tabellenrand summiert die Patienten mit GCS-Angabe (100,0 %), die entsprechend gesetzten Prozentangaben beziehen sich in der zugehörigen Zeile auf nur dieses Kollektiv.

Bereits oben konnte festgestellt werden, dass die Verkehrsunfallopfer unter den SHT-Patienten dieser Studie deutlich häufiger ein schweres SHT erleiden als Patienten anderer Unfalltypen. In der Tabelle 84 wird nun deutlich, welche Arten von Verkehrsunfällen hierbei eine besondere Gefährdung für die Verkehrsteilnehmer in sich

Tabelle 83. Korrelation Unfallsituation und SHT-Schweregrad (GCS-Angabe in der Klinik, n = 3736).

	SHT-Schweregrad			Gesamt
	leicht GCS 15-13	mittel GCS 12-9	schwer GCS 8-3	
Verkehrsunfall	586 (80,6 %)	37 (5,1 %)	104 (14,3 %)	727 (100,0 %)
Freizeitunfall	1257 (93,6 %)	50 (3,7 %)	36 (2,7 %)	1343 (100,0 %)
Arbeitsunfall	524 (94,6 %)	16 (2,9 %)	14 (2,5 %)	554 (100,0 %)
Häuslicher Unfall	1023 (92,6 %)	41 (3,7 %)	41 (3,7 %)	1105 (100,0 %)
Keine Angaben oder ohne Kategorisierung	5 (71,4 %)	1 (14,3 %)	1 (14,3 %)	7 (100,0 %)
Gesamt	3395 (90,9 %)	145 (3,9 %)	196 (5,2 %)	3736 (100,0 %)

Tabelle 84. Korrelation Unfallmechanismus und SHT-Schweregrad (GCS-Angabe in der Klinik, rechte Spalte n = 3736). Gesamtkollektiv n = 6783.

	SHT-Schweregrad				Gesamt	Gesamt mit Angabe des SHT
	GCS 15–13	GCS 12–9	GCS 8–3	GCS unbek.		
Verkehrsunfall, Fußgänger	105 / 49,8 % / 82,0 %	9 / 4,3 % / 7,0 %	14 / 6,6 % / 10,9 %	83 / 39,3 %	211 / 100,0 %	128 / 100,0 %
Verkehrsunfall, Fahrradfahrer mit Helm	27 / 32,5 % / 90,0 %	1 / 1,2 % / 3,3 %	2 / 2,4 % / 6,7 %	53 / 63,9 %	83 / 100,0 %	30 / 100,0 %
Verkehrsunfall, Fahrradfahrer ohne Helm	275 / 52,9 % / 89,6 %	16 / 3,1 % / 5,2 %	16 / 3,1 % / 5,2 %	213 / 41,0 %	520 / 100,0 %	307 / 100,0 %
Verkehrsunfall, Motorradfahrer mit Helm	33 / 38,4 % / 62,3 %	2 / 2,3 % / 3,8 %	18 / 20,9 % / 34,0 %	33 / 38,4 %	86 / 100,0 %	53 / 100,0 %
Verkehrsunfall, Motorradfahrer ohne Helm	6 / 66,7 % / 66,7 %		3 / 33,3 % / 33,3 %		9 / 100,0 %	9 / 100,0 %
Verkehrsunfall, PKW-Insasse (inkl. Fahrer)	341 / 45,0 % / 83,0 %	16 / 2,1 % / 3,9 %	54 / 7,1 % / 13,1 %	347 / 45,8 %	758 / 100,0 %	411 / 100,0 %
Verkehrsunfall, LWK-Insasse (inkl. Fahrer)	16 / 80,0 % / 94,1 %	1 / 5,0 % / 5,9 %	0	3 / 15,0 %	20 / 100,0 %	17 / 100,0 %
Verkehrsunfall, sonstiges/nicht bekannt	15 / 34,1 % / 71,4 %	2 / 4,5 % / 9,5 %	4 / 9,1 % / 19,1 %	23 / 52,3 %	44 / 100,0 %	21 / 100,0 %
Sportunfall, als Skater	20 / 50,0 % / 90,9 %	2 / 5,0 % / 9,1 %		18 / 45,0 %	40 / 100,0 %	22 / 100,0 %
Sportunfall, sonstige (außer Skater)	230 / 55,4 % / 94,7 %	6 / 1,4 % / 2,5 %	7 / 1,7 % / 2,9 %	172 / 41,4 %	415 / 100,0 %	243 / 100,0 %
Trauma, durch Sturz	1707 / 49,3 % / 93,3 %	63 / 1,8 % / 3,4 %	59 / 1,7 % / 3,2 %	1631 / 47,1 %	3460 / 100,0 %	1829 / 100,0 %
Trauma, durch äußere Gewalt	566 / 60,5 % / 95,6 %	19 / 2,0 % / 3,2 %	7 / 0,7 % / 1,2 %	344 / 36,8 %	936 / 100,0 %	592 / 100,0 %
Suizid	1 / 11,1 % / 25,0 %	1 / 11,1 % / 25,0 %	2 / 22,2 % / 50,0 %	5 / 55,6 %	9 / 100,0 %	4 / 100,0 %
Keine Angabe oder unbekannt	53 / 27,6 % / 75,7 %	7 / 3,6 % / 10,0 %	10 / 5,2 % / 14,3 %	122 / 63,6 %	192 / 100,0 %	70 / 100,0 %
Gesamt	3395 / 50,1 % / 90,9 %	145 / 2,1 % / 3,9 %	196 / 2,9 % / 5,2 %	3047 / 44,9 %	6783 / 100,0 %	3736 / 100,0 %

bergen. Die verunfallten Motorradfahrer dieser Erhebung erleiden nämlich durchschnittlich zu 22,1 % (bzw. etwa zu einem Drittel aus dem Kollektiv mit GCS-Angabe) eine schwere SHT-Verletzung (GCS 3–8), was gegenüber den anderen Unfalltypen eine deutliche Überrepräsentation darstellt. Nicht überraschend ist die Verteilung der Schweregrade des SHT bei den PKW-Insassen. Hier ist etwa jeder achte Patient von einem schwerem Schädel-Hirn-Trauma betroffen. Eine weitere Patientengruppe mit überdurchschnittlich hohem Anteil an schweren Schädel-Hirn-Traumata sind die Fußgänger mit einem Anteil von 10,9 % schwerer SHT-Verletzungen innerhalb des genannten Subkollektivs.

6.4.4 Korrelation der Unfallursachen mit zeitlichen Faktoren

Jahreszeiten

Die Datenerfassung über ein vollständiges Jahr ermöglicht die Betrachtung jahreszeitlicher Abhängigkeiten und Veränderungen im Hinblick auf die Unfallursachen. In der Tabelle 85 sind ausgewählte Unfallsituationen hinsichtlich ihres jahreszeitlichen Auftretens dargestellt.

Fasst man die sechs Monate von April bis einschließlich September als „Sommermonate" zusammen (markiert in Tabelle 85) und stellt sie den sechs übrigen Monaten gegenüber, so ergibt

sich für die dargestellten Unfallsituationen ein signifikanter Unterschied. Auffällig ist zunächst die Häufung von Verkehrsunfällen in den Sommermonaten. Immerhin verunfallen 54,1 % aller Verkehrsunfallverletzten in der wärmeren Jahreshälfte (773 Patienten gegenüber 656 Patienten in den Wintermonaten). Besonders augenscheinlich gilt dieses für die Fahrrad- bzw. die Motorradunfälle. So ereignen sich 59,8 % aller erfassten Fahrradunfälle in den Sommermonaten (Maximum im August mit 13,2 %). Bei den Motorradfahrern ist diese Tendenz – hier wohl erwartungsgemäß – noch deutlicher. Nur annähernd ein Drittel (34,1 %) der Motorrad-verunfallten erleiden den Unfall in der kälteren Jahreshälfte.

Interessant ist sicherlich auch die jahreszeitliche Verteilung des Auftretens von häuslichen Unfällen. Wie oben dargestellt zeigt sich hier eine deutliche Häufung in den Wintermonaten. Nur 44 % (615 Patienten) der in dieser Studie erfassten Unfälle ereignen sich in den sechs Monaten von April bis September. Dagegen verunfallen 783 Patienten in der übrigen Zeit des Jahres.

Für die weiteren erfassten Unfallsituationen bzw. -ursachen können keine signifikanten jahreszeitlichen Verteilungsunterschiede ausgemacht werden. Dies betrifft in erster Linie die Kategorien „Freizeitunfälle" und „Arbeitsunfälle". Hinsichtlich der Verletzungsursache „Sui-

Tabelle 85. Häufigkeit ausgewählter Unfallursachen in Korrelation zum Monat ihres Auftretens (Monate März 2000 – Februar 2001).

	Verkehrsunfall		Fahrradunfall		Motorradunfall		Häuslicher Unfall	
März 2000	103	(7,2 %)	22	(4,7 %)	3	(3,8 %)	117	(8,4 %)
April	109	(7,6 %)	36	(7,6 %)	11	(13,9 %)	98	(7,0 %)
Mai	131	(9,2 %)	52	(11,1 %)	5	(6,3 %)	105	(7,5 %)
Juni	132	(9,2 %)	52	(11,1 %)	10	(12,7 %)	113	(8,1 %)
Juli	125	(8,7 %)	38	(8,1 %)	6	(7,6 %)	97	(6,9 %)
August	148	(10,4 %)	62	(13,2 %)	5	(6,3 %)	97	(6,9 %)
September	128	(9,0 %)	41	(8,7 %)	15	(19,0 %)	105	(7,6 %)
Oktober	112	(7,8 %)	43	(9,1 %)	8	(10,1 %)	106	(7,6 %)
November	114	(8,0 %)	37	(7,9 %)	4	(5,0 %)	112	(8,0 %)
Dezember	100	(7,0 %)	32	(6,8 %)	2	(2,5 %)	150	(10,7 %)
Januar 2001	109	(7,6 %)	20	(4,3 %)	7	(8,9 %)	165	(11,8 %)
Februar	118	(8,3 %)	35	(7,4 %)	3	(3,8 %)	133	(9,5 %)
Gesamt	1429	(100,0 %)	470	(100,0 %)	79	(100,0 %)	1398	(100,0 %)

zid" lässt sich allerdings feststellen, dass sieben von den acht erfassten Fällen ebenso in den Sommermonaten gemäß obiger Definition stattfinden. Aufgrund der niedrigen Fallzahl lässt sich aus dieser Tendenz jedoch keine Signifikanz ableiten.

Wochentage

Auch die Verteilung der Häufigkeiten bestimmter Unfallsituationen über den Verlauf der Woche zeigt erwähnenswerte Auffälligkeiten. Zunächst lässt sich feststellen, dass die Verkehrsunfälle keine besonderen Häufungstendenzen aufweisen. Insbesondere ergibt sich auch kein signifikanter Unterschied zwischen den Arbeitstagen (Montag bis Freitag) und dem Wochenende.

Bei den Arbeitsunfällen zeigt sich erwartungsgemäß, dass diese am Wochenende seltener auftreten. Immerhin geschehen noch fast ein Fünftel aller Arbeitsunfälle am Samstag (9,5 %) und Sonntag (8,8 %). Interessant ist hier die Verteilung der Häufigkeiten innerhalb der üblichen Arbeitstage. Während an einem Montag noch 163 (19,1 %) der Arbeitsunfälle erfasst werden, werden es im Wochenverlauf weniger und sind an den Freitagen schließlich lediglich 116 (13,6 %).

Bei den Freizeitunfällen verhält es sich umgekehrt zu den Arbeitsunfällen. Die in der Freizeit verunfallten Patienten sind signifikant häufiger am Wochenende zu finden als unter der Woche.

Die Tabelle 86 zeigt, dass 36,5 % der Freizeitunfälle am Samstag und Sonntag geschehen. Untersucht man, durch welche Unfallursachen diese Häufung im Einzelnen entsteht, so finden sich vor allem zwei Ursachen: Das Freizeittrauma durch äußere Gewalt tritt signifikant deutlich häufiger am Samstag auf und ereignet sich auch am Sonntag öfter als an den Tagen Montag bis Freitag. Zum zweiten ist der freizeitliche Sportunfall ein Ereignis, das in einem Viertel (24,8 %) der Fälle am Sonntag geschieht.

Die häuslichen Unfälle zeigen ebenso wie die Verkehrsunfälle in der Analyse keine signifikanten Unterschiede hinsichtlich ihrer Häufigkeitsverteilung über die Wochentage.

Lebensalter der Patienten

In der vorliegenden Studie werden Patienten jeden Lebensalters erfasst. Das ermöglicht eine Untersuchung der Unfallursachen in Relation zum Alter der Patienten und Patientinnen. Hierdurch können Risiko-Altersgruppen für bestimmte Unfallursachen bzw. -mechanismen identifiziert werden. Insbesondere erscheinen hier die Daten bzgl. der Kinder (bis 16 Jahre) sowie die Daten hinsichtlich der jungen Erwachsenen (17–25 Jahre) als besonders „SHT-gefährdete" Altersgruppe beachtenswert (79, 80) In der Altersgruppe der Rentner (Patienten mit einem Alter von 65 Jahren oder älter) ergeben sich abgesehen von dem erwartungsgemäß niedrigen Anteil an Arbeitsunfällen und dem entsprechend hohen Anteil an Freizeitunfällen keine bedeutsamen Unterschiede zu den sonstigen erwachsenen Patienten.

Tabelle 86. Häufigkeit ausgewählter Unfallursachen in Korrelation zum Wochentag ihres Auftretens.

	Freizeitunfall gesamt	Freizeitunfall durch äußere Gewalt	Freizeitunfall als Sportunfall	Arbeitsunfall gesamt
Montag	269 (15,3 %)	49 (14,0 %)	22 (10,5 %)	163 (19,1 %)
Dienstag	204 (11,6 %)	42 (12,0 %)	20 (9,5 %)	140 (16,4 %)
Mittwoch	219 (12,4 %)	37 (10,6 %)	26 (12,4 %)	131 (15,4 %)
Donnerstag	195 (11,1 %)	27 (7,7 %)	22 (10,5 %)	147 (17,2 %)
Freitag	231 (13,1 %)	43 (12,3 %)	32 (15,2 %)	116 (13,6 %)
Samstag	320 (18,2 %)	87 (24,9 %)	36 (17,1 %)	81 (9,5 %)
Sonntag	322 (18,3 %)	65 (18,6 %)	52 (24,8 %)	75 (8,8 %)
Gesamt	1760 (100,0 %)	350 (100,0 %)	210 (100,0 %)	853 (100,0 %)

Betrachtet man die Daten der Kinder getrennt in Gruppen von Vorschulkindern (0–6 Jahre) und Schülern (6–16 Jahre), so zeigen sich durchaus Unterschiede. Die Schüler verunfallen im Verkehr vor allem als Fahrradfahrer (143 von 234 = 61,1 % aller verkehrsverunfallten Schüler), weitaus weniger häufig dagegen als PKW-Insassen (15,8 %). Sonstige Verkehrsunfallursachen fallen hier nicht ins Gewicht. Bei den Vorschulkindern steht als Unfallsituation erwartungsgemäß vor allem der Unfall als PKW-Insasse (34 %) im Vordergrund. Beachtet man die Daten der insgesamt hohen Zahl von Fahrradunfällen bei Schülern, so fällt hierbei auch auf, dass bei 113 (79 %) dieser 143 Verkehrsunfälle mit einem SHT von den Schülern kein Fahrradhelm getragen wird.

Die mit Abstand häufigste Unfallursache im Sinne eines häuslichen Unfalls ist bei den Schädel-Hirn-traumatisierten Vorschulkindern das Trauma durch Sturz (362 von 371 Fällen, = 97,6 %). Dies gilt in dieser Altersgruppe auch für die Unfälle im Freizeitbereich (148 von 172 Unfällen, = 86,0 %). Bei den Schülern ist der Sturz mit 44,1 % ebenso die Unfallursache Nummer eins im Freizeitbereich, jedoch sind auch der Sportunfall mit 29 % und der Fahrradunfall mit 8,4 % bedeutsame Faktoren. Während bei den Vorschulkindern der häusliche Unfall insgesamt mit einem Anteil von 59,3 % an dem gesamten erfassten Unfallvorkommen dieser Altersgruppe im Vordergrund steht (Freizeitunfälle = 27,5 %), gilt dies bei den Schülern erwartungsgemäß so nicht. Hier sind die meisten SHT in der Freizeit erworben (63,7 %), gefolgt von den Unfällen in der Schule, bzw. auf dem Schulweg (30,7 %) und den Verkehrsunfällen (22,0 %).

Die Gruppe der Patienten im Alter von 17–26 Jahren ist relativ zu ihrem Anteil an der Gesamtbevölkerung die am häufigsten von einem Schädel-Hirn-Trauma betroffene Gruppe. Dabei sind es vor allem die Kategorien der PKW-Unfälle sowie auch die Traumata durch äußere Gewalt, in denen diese Altersgruppe deutlich überrepräsentiert ist. Etwa jedes dritte Schädel-Hirn-Trauma durch äußere Gewalt betrifft in dieser Studie einen Patienten im Alter von 17–26 Jahren. Dieselbe hohe Quote zeigt sich auch für das durch einen PKW-Unfall verursachte Schädel-Hirn-Trauma. Diese Zahlen decken sich gut mit der

Unfallbilanz 1999 der Bundesanstalt für Straßenwesen (81), gemäß der die Gruppe der 18–24-jährigen Personen mit 22 % den überaus größten Anteil an der Gesamtzahl der im Verkehr Verletzten und Getöteten stellt. Allein das Verkehrsunfall-Letalitätsrisiko dieser Altersgruppe ist demnach etwa dreimal so hoch wie das der übrigen Altersgruppen.

In der Altersgruppe der Rentner ist das Schädel-Hirn-Trauma durch Sturz – ähnlich wie bei den Kleinkindern – mit 79,5 % wieder der bei weitem häufigste Unfallmechanismus. Beachtenswerterweise spielen die PKW-Verkehrsunfälle hier praktisch keine Rolle.

6.4.5 Korrelation der Unfallursachen mit dem Outcome der Patienten

Zur Einschätzung des Outcomes der Patienten werden in dieser Studie im Wesentlichen die Glasgow Coma Scores bei Entlassung aus dem Akutkrankenhaus erfasst, sowie die Glasgow Outcome Scores der Patienten, die aus der stationären Rehabilitation entlassen werden. Korreliert man diese Daten mit den Unfallursachen so ergeben sich vor allem hinsichtlich der Unfallmechanismen einige bedeutsame Auffälligkeiten.

Sieht man vom Suizid als Unfallmechanismus ab, so zeigen sich die höchsten Todesraten während des stationären Aufenthaltes beim Schädel-Hirn-Trauma durch Motorradunfall (8,6 %) und durch Verkehrsunfall als Fußgänger (6,6 %). Die nächstfolgenden Unfallmechanismen mit hoher Todesrate in der Akutklinik sind die Traumata durch Sturz (3,6 %) und der PKW-Unfall (3,3 %) Die Prozentangaben beziehen sich jeweils auf den Anteil der verstorbenen Patienten an allen wegen des betreffenden Unfallmechnismus verunfallten Patienten mit erfasstem GCS bei Entlassung. Erwartungsgemäß sind in eben diesen Unfallursachenkategorien auch die höchsten Anteile an Patienten mit niedrigem Glasgow Coma Score bei Entlassung aus dem Akutkrankenhaus zu finden. In allen vier genannten Kategorien beträgt der Anteil an Patienten mit einem GCS von 15 bei Entlassung 90 % oder weniger. In den übrigen der oben definierten Kategorien von Unfallmechanismen

Tabelle 87. Absolute und relative Häufigkeit des Auftretens von Unfallmechanismen in ausgewählten Altersgruppen (n = 6783). Die Prozentangaben und die absoluten Zahlen entsprechen der Verteilung der Altersgruppen innerhalb der Kategorien von Unfallmechanismen, die unteren Prozentangaben zeigen die Häufigkeitsverteilung der Unfallmechanismen innerhalb der jeweiligen Altersgruppe.

	Alter der Patienten				
	0–5 Jahre	6–16 Jahre	17–26 Jahre	27–64 Jahre	≥ 65 Jahre
Verkehrsunfall, Fußgänger	8	38	23	77	65
	3,8 %	18,0 %	10,9	36,5 %	30,8 %
	0,9 %	3,3 %	2,0 %	3,2 %	5,4 %
Verkehrsunfall, Fahrradfahrer mit Helm	3	30	16	29	5
	3,6 %	36,1 %	19,3 %	34,9 %	6,0 %
	0,3 %	2,6 %	1,4 %	1,2 %	0,4 %
Verkehrsunfall, Fahrradfahrer ohne Helm	18	113	82	242	65
	3,5 %	21,7 %	15,8 %	46,5 %	12,5 %
	2,1 %	9,8 %	7,2 %	10,0 %	5,4 %
Verkehrsunfall, Motorradfahrer mit Helm		9	25	50	2
		10,5 %	29,1 %	58,1 %	2,3 %
		0,8 %	2,2 %	2,1 %	0,2 %
Verkehrsunfall, Motorradfahrer ohne Helm		1	4	4	
		11,1 %	44,4 %	44,4 %	
		0,1 %	0,4 %	0,2 %	
Verkehrsunfall, PKW-Insasse (inkl. Fahrer)	16	37	264	409	32
	2,1 %	4,9 %	34,8 %	54,0 %	4,2 %
	1,9 %	3,2 %	23,2 %	16,9 %	2,7 %
Verkehrsunfall, LWK-Insasse (inkl. Fahrer)		1	4	15	
		5,0 %	20,0 %	75,0 %	
		0,1 %	0,4 %	0,6 %	
Verkehrsunfall, sonstiges/nicht bekannt	2	5	8	26	3
	4,5 %	11,4 %	18,2 %	59,1 %	6,8 %
	0,2 %	0,4 %	0,7 %	1,0 %	0,3 %
Sportunfall, als Skater		24	6	10	
		60,0 %	15,0 %	25,0 %	
		2,1 %	0,5 %	0,4 %	
Sportunfall, sonstige (außer Skater)	8	225	99	78	5
	1,9 %	54,2 %	23,9 %	18,8 %	1,2 %
	0,9 %	19,5 %	8,7 %	3,2 %	0,4 %
Trauma, durch Sturz	746	475	279	1005	955
	21,6 %	13,7 %	8,1 %	29,0 %	27,6 %
	86,3 %	41,2 %	24,5 %	41,4 %	79,5 %
Trauma, durch äußere Gewalt	53	167	303	380	33
	5,7 %	17,8 %	32,4 %	40,6 %	3,5 %
	6,1 %	14,5 %	26,6 %	15,7 %	2,7 %
Suizid			1	7	1
			11,1 %	77,8 %	11,1 %
			0,1 %	0,3 %	0,1 %
Keine Angabe oder unbekannt	10	27	25	95	35
	5,2 %	14,0 %	13,0 %	49,8 %	18,2 %
	1,1 %	2,4 %	2,2 %	3,9 %	2,9 %
Gesamt	864	1152	1139	2427	1201
	12,7 %	17,0 %	16,8 %	35,8 %	17,7 %
	100,0 %	100,0 %	100,0 %	100,0 %	100,0 %

liegt der Anteil von Patienten mit dem optimalen GCS-Wert bei 94 % oder höher.

Die Auswertung der Angaben zum Glasgow Outcome Score ist aufgrund der im Vergleich niedrigen Fallzahl nicht unproblematisch. Die GOS-Daten bei Entlassung aus der stationären Rehabilitationsbehandlung liegen für 176 Patienten (68,2 %) vor. Somit liegt bei immerhin 31,8 % dieser „Reha-Patienten" der GOS bei Entlassung nicht vor. Die Verteilung hinsichtlich der Unfallsituationen zeigt, dass unter diesen Patienten die Verkehrsunfallopfer mit 39,2 % den größten Anteil stellen. Es folgen als Unfallkategorien die häuslichen Unfälle (16,4 %), die Traumata durch Freizeitunfall (15,0 %), weiter die Traumata durch Sturz bzw. äußere Gewalteinwirkung (6,3 %) und schließlich die Arbeitsunfälle (5,8 %). Die Verteilung bezüglich ausgewählter Unfallmechanismen zeigt die Tabelle 88.

Bei den sonstigen definierten Unfallmechanismen zeigen sich keine relevanten Häufigkeiten von schlechtem GOS, hier sind fast ausschließlich keine oder minimale Behinderungen angegeben.

6.4.6   Zur Situation der Fahrradfahrer

Beim regionalen Vergleich zeigt sich, dass für die Region Münster deutlich mehr Fahrradfahrer in die Studie eingeschlossen sind als für Hannover. Der Anteil der Fahrradunfälle an der Gesamtzahl der in dieser Studie erfassten Verkehrsunfälle liegt in Münster bei 40 %, das sind 11,6 % aller erfassten Unfälle. In Hannover sind lediglich 31,9 % der im Verkehr verunfallten mit dem Fahrrad unterwegs (7,6 % aller Unfallmechanismen). Dieses ist plausibel vor dem Hintergrund, dass im Münsterland das Fahrrad als Verkehrsmittel einen hohen Anteil hat. Nach Angaben der Polizei sind täglich über 100 000 Münsteraner mit dem Fahrrad unterwegs. Statistisch gibt es in Münster ca. 1,7 Fahrräder pro Einwohner.

Schon auf S. 134 konnte gezeigt werden, dass Fahrradverkehrsunfälle vermehrt in den Sommermonaten April bis September auftreten. Betrachtet man die Altersverteilung der Patienten, welche durch einen Fahrradverkehrsunfall verunglückten, so zeigt sich, dass bei den jüngeren Altersgruppen, insbesondere bei den Grundschülern (6–10 Jahre), der Fahrradverkehrsunfall deutlich gehäuft gegenüber anderen Unfallarten vorkommt. Dies erklärt sich sicherlich unter anderem durch den bei dieser Altersgruppe zu unterstellenden höheren Nutzungsgrad

Tabelle 88. Absolute und relative Häufigkeit des gemeinsamen Auftretens eines Unfallmechanismus und eines Scores des GOS bei der Entlassung aus der stationären Rehabilitation.

	Glasgow Outcome Score					
	Pat. verstorben	apallisches Syndrom/VS	schwer behindert	mäßig behindert	keine/minimale Behind.	ohne Angabe
Verkehrsunfall, Fußgänger			2 (11,1 %)	5 (27,8 %)	2 (11,1 %)	9 (50,0 %)
Verkehrsunfall, Fahrradfahrer ohne Helm			4 (12,1 %)	8 (24,2 %)	12 (36,4 %)	9 (27,3 %)
Verkehrsunfall, Motorradfahrer mit Helm			1 (10,0 %)	2 (20,0 %)	4 (40,0 %)	3 (30,0 %)
Verkehrsunfall, PKW-Insasse (inkl.Fahrer)	1 (1,9 %)		9 (17,3 %)	18 (34,6 %)	23 (44,2 %)	13 (25,0 %)
Trauma, durch Sturz	2 (1,9 %)	2 (1,9 %)	13 (12,3 %)	17 (16,0 %)	21 (19,8 %)	51 (48,1 %)

von Fahrrädern gegenüber der sonstigen Bevölkerung.

Interessant ist, dass in Hannover 95 % der in dieser Studie erfassten Schädel-Hirn-traumatisierten Fahrradfahrer keinen Helm tragen! In Münster liegt diese Quote immerhin noch bei 74 %. Hier wird offensichtlich, dass die Schutzwirkung eines Helmes noch von zu wenig Fahrradfahrern ernstgenommen wird (siehe auch (82–84)). Hinsichtlich der Schwere des Schädel-Hirn-Traumas findet sich allerdings kein Verteilungsunterschied zwischen den Patienten, die behelmt mit dem Fahrrad verunfallten und denen ohne Helm. Dieses kann aber keineswegs als Hinweis auf eine fehlende Schutzwirkung eines Fahrradhelmes interpretiert werden, da man unterstellen darf, dass eine große Anzahl von Fahrradverkehrsunfällen wegen eines Helmes nicht zu einem Schädel-Hirn-Trauma führten und daher in dieser Studie nicht erfasst sind. Genaue Zahlen hierzu liegen nicht vor.

Bezüglich der Schwere des Schädel-Hirn-Traumas fällt auf, dass die Fahrradverkehrsunfälle unter den Patienten mit einem mittelschweren SHT einen Anteil von 12,4 % ausmachen und damit überrepräsentiert sind. Insofern kann man feststellen, dass das mittlere SHT beim Fahrradverkehrsunfall mit SHT gegenüber anderen Unfallmechanismen gehäuft auftritt.

6.5 Begleitverletzungen

6.5.1 Überblick

Begleitverletzungen zusätzlich zum Schädel-Hirn-Trauma können die Prognose des Schädel-Hirn-Traumas weiter verschlechtern. Als akut bedrohlich sind insbesondere Beteiligungen von Thorax, Abdomen oder Becken anzusehen. Mittels der Dokumentation der betroffenen Körperregionen wird im vorliegenden Projekt das Ausmaß derartiger zusätzlicher Verletzungen näherungsweise erfasst.

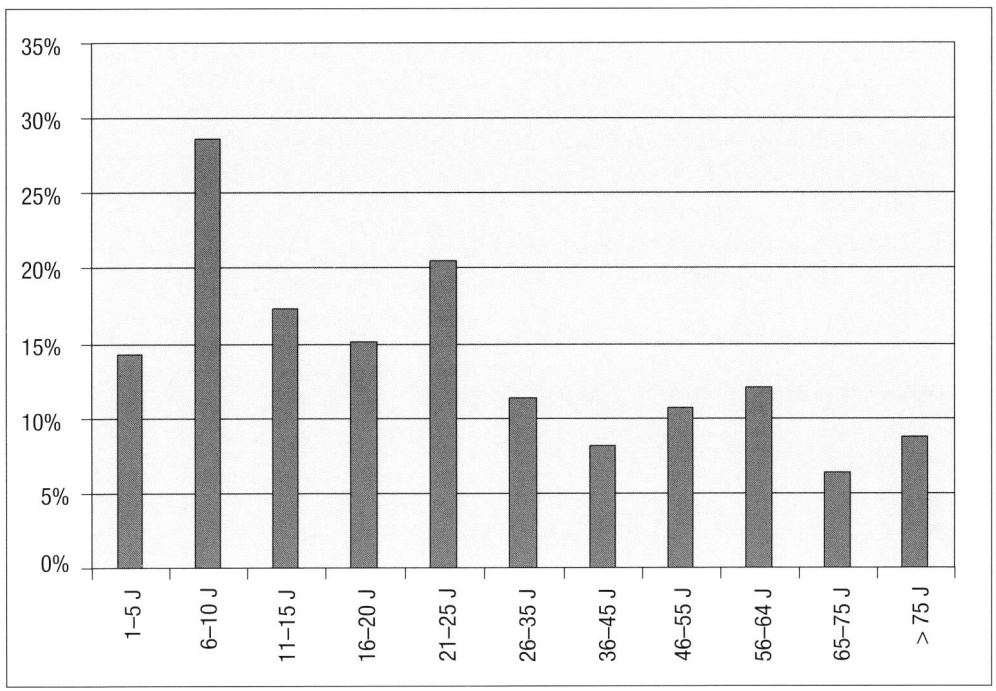

Abbildung 37. Prozentualer Anteil der Fahrradverkehrsunfallopfer an der Gesamtzahl der Schädel-Hirn-traumatisierten Patienten innerhalb der einzelnen Altersgruppen.

So sind für 4531 Patienten (66,8 % aller 6783 Patienten oder 73,1 % der 6202 Patienten mit einer Angabe zu Begleitverletzungen) Begleitverletzungen in der Initialversorgung vermerkt, hierbei handelt es sich allerdings zu einem großen Teil um Bagatellverletzungen (ca. 25 %), da von diesen Patienten immerhin ca. ein Drittel sofort wieder in die ambulante Versorgung nach Hause entlassen wird.

Am häufigsten treten mit 58,7 % die Gesichtsschädelverletzungen neben dem Schädel-Hirn-Trauma auf. Immerhin 8,8 % haben eine Halswirbelsäulenverletzung. Die weiteren gravierenden Verletzungen von Thorax (7,2 %), Becken (3,4 %) und Abdomen (2,6 %) spielen eine eher untergeordnete Rolle. Auffallend ist noch der hohe Anteil von 19,6 % der Patienten mit zusätzlichen Extremitätenverletzungen (Tabelle 89, siehe auch Kapitel 5.2, S. 53).

Der Verdacht auf Begleitverletzungen spiegelt sich auch in der Häufigkeit der abgeforderten Konsiliaruntersuchungen wider. Bei 32,2 % aller Patienten wird ein Konsil angefordert. Bei einem Sechstel der Patienten ist dies die Neurologie (Kapitel 5.2, S. 55).

Die Bedeutung der Begleitverletzungen wird auch dadurch unterstrichen, dass von 72 Patienten, die im Beobachtungszeitraum (bis ein Jahr nach dem Unfall) an den Folgen eines SHT versterben, nur zwei (2,8 %) keine Begleitverletzungen aufweisen.

Die ursprünglich geplante Einschätzung der Schwere der Begleitverletzungen anhand des

Tabelle 89. Zusätzliche Verletzungen, Mehrfachantworten möglich (n = 6783).

Zusätzliche Verletzungen	n	%
Gesichtsschädel	3639	58,7
Halswirbelsäule	548	8,8
Wirbelsäule	164	2,6
Thorax	449	7,2
Abdomen	160	2,6
Becken	213	3,4
Extremitäten	1218	19,6
Keine/leichte Bagatellverletzungen	1671	26,9
Angabe fehlt	581	

ISS (Injury Severity Scores) (85, 86) scheiterte daran, dass nur bei 0,4 % der Patienten in der vorliegenden Studie dieser Score dokumentiert wird. Eine Bewertung der Schwere des Polytraumatisierten mittels ISS findet derzeit in nur sehr wenigen Kliniken statt.

Auch die Definition des Polytraumas scheint Schwierigkeiten zu bereiten. So werden durchaus Patienten als Polytrauma klassifiziert, bei denen gleichzeitig nur Gesichtsschädelverletzungen oder lediglich Verletzungen aus der nicht spezifizierten Gruppe anderer Begleitverletzungen vermerkt werden.

Die vorhandene Datenlage ermöglicht jedoch einen guten Überblick über die Bedeutung der Begleitverletzungen für den Versorgungsablauf bei Schädel-Hirn-Verletzungen.

6.5.2 Begleitverletzungen und Schweregrad des SHT

Ungefähr ein Viertel der Schädel-Hirn-Verletzten hat keinerlei nachweisbare weitere Verletzungen bzw. Bagatellverletzungen (Prellungen, Schürfwunden, Zahnverletzungen, psychische Probleme etc.) Bei einer genaueren Aufschlüsselung nach der Schwere des Schädel-Hirn-Traumas (initialer GCS) haben dann 30 % der Patienten mit einem leichten, 42 % mit einem mittleren und 25 % mit einem schweren SHT keine zusätzlichen schwereren Begleitverletzung (Tabelle 90). Wichtig ist insbesondere letztere Feststellung, dass damit 75 % aller schwer Schädel-Hirn-Verletzten zusätzliche Verletzungen aufweisen. Diese Feststellung impliziert, dass ein schweres Schädel-Hirn-Trauma in eine Einrichtung (Trauma-Zentrum) gebracht werden sollte, die auch die in der Regel zu erwartenden Begleitverletzungen behandeln kann.

Unabhängig von der Schwere der Schädel-Hirn-Verletzung ist die Gesichtsschädelverletzung die häufigste Begleitverletzung. Die spezielle Betrachtung der Gesichtsschädelverletzungen zeigt einen Anteil von 55,9 % bei den leichten, von 44,8 % für die mittleren und von 60,7 % bei den schweren SHT-Fällen (Tabelle 90). Der Anteil der Fälle mit einer alleinigen Verletzung des Gesichtsschädels beträgt dabei 42,3 % und für die

Fälle mit einer dokumentierten initialen GCS 40,3 %.

Die vergleichenden Analysen unter Verwendung des anhand der Neurologiedaten berechneten Schweregrades zeigen in der Größenordnung nur geringfügig differierende Verteilungen, wobei dann nur noch 4 % der 6783 Fälle fehlende Angaben haben (im Vergleich zu ca. 50 % bei obiger dokumentierter GCS).

In Tabelle 91 sind die zusätzlich zum SHT aufgetretenen Verletzungsmuster nach den Körperregionen (Gesicht, Thorax, Abdomen, Becken, Extremitäten) und die Kombinationen dieser Verletzungsmuster dargestellt. Dies ermöglicht eine quantitative Aussage über die betroffenen Körperregionen sowie die als Kombinationen betroffenen Regionen.

Bei den leicht Schädel-Hirn-Verletzten ist der Brustkorb bei 5,9 %, die Wirbelsäule/Halswirbelsäule bei 10,2 %, der Bauchraum bei 1,7 % und das Becken bei 2,4 % allein oder in Kombination mit den anderen Körperregionen verletzt. Bei den mittleren SHT ist die Wirbelsäule bei 17,7 %, der Brustkorb bei 9,5 %, der Bauchraum bei 3,6 % und das Becken bei 5,1 % betroffen. Wirbelsäulenverletzungen werden bei 24,1 %, eine Thoraxbeteiligung bei 31,8 %, eine Abdomenbeteiligung bei 13,1 % und eine Beckenverletzung bei 11,0 % der schwer Schädel-Hirn-Verletzten gefunden.

Alleinige zusätzliche Verletzungen an den Extremitäten finden sich zu 5,7 % unter den leicht Schädel-Hirn-Verletzten und weitere 8,4 % weisen zusätzliche Wirbelsäulen- oder Halswirbelsäulenverletzungen auf. Beim mittleren und schweren SHT finden sich diese beiden Verletzungsmuster der Extremitäten mit einem Anteil von jeweils ca. 7 % (Tabelle 91).

Die akut-bedrohlichen Verletzungen mit Beteiligung von Thorax, Abdomen oder Becken sind bei 273 Patienten (8,6 %) mit leichtem, bei 13 Patienten (9,7 %) mit mittlerem und bei 64 Patienten (33,5 %) mit schwerem Schädel-Hirn-Trauma zu finden (Tabelle 91).

Trotzdem ergeben sich für die Struktur der Versorgung dieser Patienten wesentliche Feststellungen. Unter den schweren Schädel-Hirn-Verletzungen zeigen sich bezüglich dieser bedrohlichen Verletzungen zusätzlich zum Kopf Verletzungen des Thorax (2,6 %) und Thoraxverletzungen in Kombination mit anderen Regionen (26,7 %) in ca. einem Drittel der Fälle. Isolierte zusätzliche Verletzungen des Abdomens oder in Kombination mit anderen Regionen finden sich bei 13,1 % und Beckenverletzungen isoliert oder in Kombination bei 12,0 % der Patienten.

Die übrigen (detaillierten) Verletzungsmuster lassen unabhängig vom Schweregrad keine weiteren Häufungen erkennen.

Weitere Ergebnisse bezüglich zusätzlicher Verletzungen siehe Kapitel 6.8, S. 160 und 176.

Tabelle 90. Gesichtsschädelverletzungen und initialer SHT-Schweregrad (GCS).

Zusätzliche Verletzungen	SHT-Schweregrad				Gesamt
	leichtes SHT	mittleres SHT	schweres SHT	ohne GCS	
Keine/leichte Bagatellverletzungen	955 (30,1 %)	56 (41,8 %)	48 (25,2 %)	612 (22,5 %)	1671 (26,9 %)
Nur Gesichtsschädel	1316 (41,6 %)	36 (26,9 %)	55 (28,8 %)	1216 (44,8 %)	2623 (42,3 %)
Gesichtsschädel und andere Körperregionen	454 (14,3 %)	24 (17,9 %)	61 (31,9 %)	436 (16,2 %)	975 (15,7 %)
Nur andere Körperregionen	439 (13,9 %)	18 (13,4 %)	27 (14,1 %)	449 (16,5 %)	933 (15,1 %)
Gesamt	3164 (100,0 %)	134 (100,0 %)	191 (100,0 %)	2713 (100,0 %)	6202 (100,0 %)
Keine Angabe	231 (6,8 %)	11 (7,6 %)	5 (2,6 %)	334 (11,3 %)	581 (8,6 %)
Gesamt	3395	145	196	2947	6783

Tabelle 91. Begleitverletzungen (Kombinationen detailliert) und initialer SHT-Schweregrad (GCS).

Zusätzliche Verletzungen	Leichtes SHT		Mittleres SHT		Schweres SHT		Gesamt	
Keine/leichte Bagatellverletzungen	955	(30,1 %)	56	(41,8 %)	48	(25,2 %)	1059	(30,3 %)
Gesichtsschädel	1316	(41,6 %)	36	(24,8 %)	55	(28,1 %)	1407	(40,3 %)
Halswirbelsäule (HWS)	65	(2,1 %)	2	(1,5 %)	3	(1,5 %)	70	(2,0 %)
Wirbelsäule (WS)	14	(0,4 %)	3	(2,2 %)	1	(0,5 %)	18	(0,5 %)
Geschichtsschädel + HWS/WS	85	(2,7 %)	4	(3,0 %)	3	(1,6 %)	92	(2,6 %)
Extremitätenverletzungen	176	(5,6 %)	10	(7,5 %)	13	(6,8 %)	199	(5,7 %)
Extremitäten + Gesicht/HWS/WS	280	(8,8 %)	10	(7,5 %)	14	(7,3 %)	296	(8,4 %)
Thorax	35	(1,1 %)			5	(2,6 %)	40	(1,1 %)
Thorax + Extrem./Gesicht/HWS/WS	117	(3,7 %)	3	(2,2 %)	24	(12,5 %)	142	(4,1 %)
Abdomen	10	(0,3 %)					10	(0,3 %)
Abdomen + Extrem./Gesicht/HWS/WS	20	(0,6 %)	1	(0,7 %)	2	(1,0 %)	23	(0,6 %)
Becken	11	(0,3 %)			1	(0,5 %)	12	(0,3 %)
Becken + Extrem./Gesicht/HWS/WS	42	(1,3 %)	3	(2,2 %)	2	(1,0 %)	47	(1,3 %)
Thorax + Abdomen + Extrem./Gesicht/HWS/WS	12	(0,4 %)	2	(1,5 %)	12	(6,3 %)	26	(0,7 %)
Thorax+Becken+Extrem./Gesicht/HWS/WS	15	(0,4 %)	2	(1,5 %)	7	(3,7 %)	24	(0,7 %)
Thorax+Abdom.+Becken + Extrem./Gesicht/HWS/WS	10	(0,3 %)	1	(0,7 %)	8	(4,2 %)	19	(0,5 %)
Abdomen + Becken + Extrem./Gesicht/HWS/WS	1	(0,1 %)	1	(0,7 %)	3	(1,6 %)	5	(0,1 %)
Gesamt	3164	(100,0 %)	134	(100,0 %)	191	(100,0 %)	3489	(100,0 %)
Keine Angabe	231	(6,8 %)	11	(7,6 %)	5	(2,6 %)	247	(6,6 %)
Gesamt	3395		145		196		3736	

Erläuterung: „+" = nachfolgende Verletzungen sind zusätzlich zu der Vorausgegangenen
„/" = Und/oder-Auftreten der so aufgeführten Verletzungen

6.6   Initialversorgung

6.6.1   Versorgung am Unfallort

Das deutsche Rettungssystem mit der Versorgung von Verletzten durch einen Arzt am Unfallort ist in dieser flächendeckenden Form einmalig in der Welt.

Damit ergeben sich grundlegende Unterschiede zwischen den Rettungssystemen in verschiedenen Ländern; so erfolgt z. B. in den Vereinigten Staaten die Notfallversorgung von Unfallverletzten über Rettungssanitäter durch Konsultation mit dem in der Rettungsleitstelle tätigen Arzt. Obwohl den dort tätigen Rettungssanitätern eine bessere Qualifikation als in Europa zu-

gesprochen wird, konnte insbesondere durch den Vergleich der Versorgung von schwerverletzten Patienten durch einen Notarzt am Unfallort ein zielgerechteres Handeln und letztendlich bessere Behandlungsergebnisse und niedrigere Letalitätsraten (87–89) nachgewiesen werden. Außerdem bestehen Unterschiede in der Versorgung durch Rettungshubschrauber im Vergleich mit bodengebundenen Rettungsmitteln. Patienten mit schwerem SHT aus der ersten Gruppe profitierten gegenüber Patienten der zweiten Gruppe, da sie bessere Früh- und Spätergebnisse (90) aufwiesen.

Von den 6783 Patienten der vorliegenden Studie, die im Untersuchungsjahr ein Schädel-Hirn-

Trauma erlitten, wurden immerhin 2719 (40,1 %) ärztlich am Unfallort versorgt. Von diesen sind ca. 20 % als schwere oder mittlere Schädel-Hirn-Verletzungen einzustufen, womit ca. 80 % ein leichtes SHT aufweisen. Dementsprechend stellt sich die Frage, ob hier nicht eine Überversorgung stattfindet bzw. ob die Ressourcen nicht besser gesteuert werden könnten. Der hohe technische und personelle Aufwand zeigt sich auch in der Schnelligkeit der Versorgung durch einen Arzt am Unfallort, wodurch ca. 90 % der Unfallpatienten innerhalb von 40 Minuten zusammen mit dem Arzt den Unfallort verlassen können (Abbildung 38).

Eine Korrelation zwischen Bewusstseinslage und SHT-Schweregrad findet sich in Tabelle 92. Während fast 90 % aller Patienten mit einem schweren SHT bewusstlos oder narkotisiert sind, sind über 90 % aller Patienten mit einem leichten SHT vom Bewusstsein her orientiert oder lediglich getrübt.

6.6.2 Intubation

Für das Gehirn ist die gute Oxygenierung überlebenswichtig (91). Deshalb muss die Sicherung der Atemwege ein vorrangiges Behandlungsziel in der Notfallversorgung sein. Die Intubation verbessert nachweislich die Überlebensrate nach einem schweren SHT (67). Dies spiegelt sich auch in den allgemein anerkannten Richtlinien der medizinischen Fachgesellschaften (92, 93) wider, die eine Intubation der komatösen Patienten empfehlen.

Geht man von einem Anteil von ca. 5,2 % schwerer Schädel-Hirn-Traumen in der Initialversorgung aus, so sind es 353 Patienten, die intubiert werden müssten. Es ist aber davon auszugehen, dass die ca. 264 Patienten mit mittelschwerem SHT (3,9 %) in der Mehrzahl von einer Intubation profitieren würden (Kapitel 5.2, Tabelle 4).

Tabelle 92. Bewusstseinslage am Unfallort und SHT-Schweregrad (GCS-Angabe) am Unfallort.

SHT-Schweregrad	Bewusstseinslage am Unfallort				Gesamt
	orientiert	getrübt	bewusstlos	narkotisiert	
Leichtes SHT	754 (40,8 %)	995 (53,8 %)	93 (5,0 %)	6 (0,3 %)	1848 (100,0 %)
Mittleres SHT	16 (14,4 %)	80 (72,1 %)	12 (10,8 %)	3 (2,7 %)	111 (100,0 %)
Schweres SHT		22 (10,3 %)	172 (80,4 %)	20 (9,3 %)	214 (100,0 %)
Gesamt	770 (35,5 %)	1097 (50,5 %)	277 (12,7 %)	29 (1,3 %)	2173 (100,0 %)

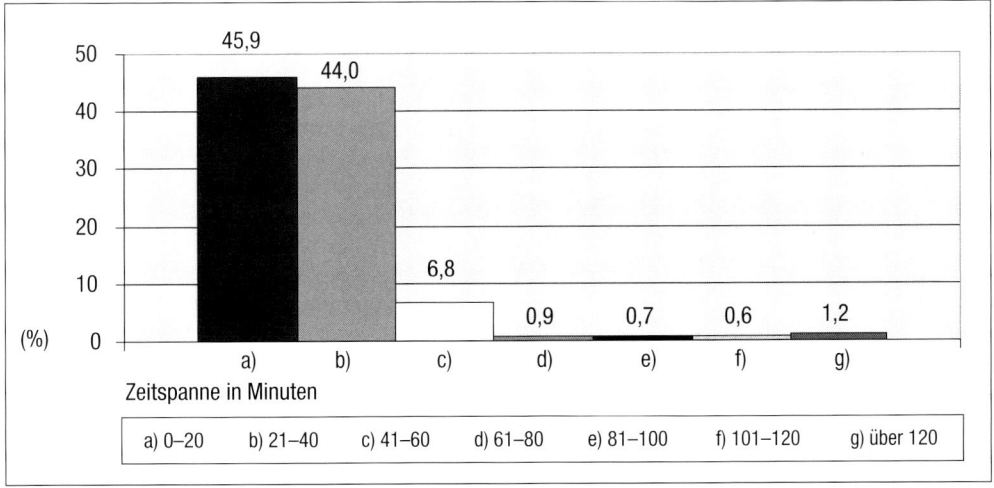

Abbildung 38. Zeit zwischen Unfall und Abfahrt des Notarztes vom Unfallort bei Einweisungsmodus per Rettungshubschrauber (RTH) und Notarzteinsatzfahrzeug bzw. Rettungswagen (NEF/RTW/NAW).

Aber nur bei 239 der 2719 Patienten (8,8 %), bei denen ein Arzt am Unfallort ist, wird eine Intubation am Unfallort dokumentiert. Verwunderlich ist weiterhin, dass nur bei 81,0 % der Patienten, die auch nach Einschätzung des Arztes vor Ort ein schweres SHT haben, eine Intubation erfolgt (Kapitel 5.2 „Ergebnisse aus der Initialversorgung", Tabelle 10). Von den 239 intubierten Patienten haben 90 neben dem Schädel-Hirn-Trauma eine zusätzliche Verletzung, 69 davon im Gesichtsschädelbereich, die erfahrungsgemäß heftig auch in die Atemwege bluten.

In der Klinik werden 24 Patienten zusätzlich intubiert. Die Mehrzahl (80,0 %) der als intubationspflichtig angesehenen Patienten wird innerhalb von vier Stunden intubiert. Von den 263 intubierten Patienten müssen 32 (12,2 %) mit einem schweren SHT im stationären Verlauf reintubiert werden.

Nur 17,2 % der schweren SHT werden während des stationären Verlaufs tracheotomiert, obwohl gerade diese Patienten von einer Tracheotomie zu profitieren scheinen (94).

6.6.3 Volumengabe am Unfallort

Der Einfluss der Hypotension auf das Spätergebnis von Patienten mit schwerem SHT wurde in den Ergebnissen der Trauma Coma Data Bank (95) dargestellt. Es ergibt sich eine Steigerung der Letalität von 27 % bei Patienten, die nachweislich keine Phase einer Hypotension (< 90 mmHg) durchliefen, auf 50 %, wenn präklinisch eine Hypotension aufgetreten war. In einer präklinischen Studie (91), in der Patienten mit schwerem SHT durch einen Rettungshubschrauber versorgt wurden und bei denen am Unfallort zusätzlich über ein Pulsoxymeter die Sauerstoffsättigung gemessen wurde, konnte in Abhängigkeit vom systolischen Druck unter 100 mmHg und einer Sauerstoffsättigung unter 90 % ein deutlich schlechteres Outcome festgestellt werden. Zur Verhinderung dieser kritischen Hypotension ist die rechtzeitige Volumengabe notwendig.

In der vorliegenden Studie erfolgt bei 35,1 % der 2719 ärztlich versorgten Patienten am Unfallort schon eine Volumengabe, dabei erhalten

59,4 % aller mittelschweren und 82,0 % aller schweren SHT-Verletzten eine Volumensubstitution. Spätestens 40 Minuten nach dem Unfallereignis sind in 89,9 % der Fälle die Patienten so stabil, dass der Notarzt vom Unfallort abfahren kann. Dieser Zustand ist bei 45,9 % schon nach 20 Minuten erreicht (Abbildung 38).

6.6.4 Rettungswege

In der vorliegenden Studie suchen ein Drittel der Patienten selbst das Krankenhaus auf. Bei immerhin der Hälfte erfolgt der Transport mit einem bodengebundenen Rettungsmittel (RTW, NAW oder Krankenwagen) und bei ca. 5 % mit dem Rettungshubschrauber (Kapitel 5.2, Abbildung 7). Nahezu alle schweren und 90 % aller mittelschweren Schädel-Hirn-Traumen (am Unfallort) werden mittels Rettungstransport in die Klinik gebracht. Für immerhin ein Drittel aller schweren Fälle transportiert ein Rettungshubschrauber diese Patienten. Aber auch zwei Drittel aller leicht Schädel-Hirn-Verletzten kommen mittels Rettungstransport in die Klinik. Ein großer Teil dieser Transporte ist durch weitere Verletzungen oder das Alter (Kinder oder ältere Personen) erklärt (Tabelle 93).

Im Wesentlichen entsprechen die Kliniken den Aufnahmewünschen der Patienten und den Vorgaben der Rettungsleitstellen. Nur 0,2 % der Patienten werden aufgenommen, weil eine andere Klinik den Patienten nicht aufnehmen konnte. Diese 0,2 % stehen deutschlandweit aber für ca. 600 Patienten, die nicht in der initial angesteuerten Klinik versorgt werden können. Da es sich hierbei mehrheitlich (ca. 90 %) um schwere und mittelschwere Traumen handelt, bedeutet dies, dass für 2,2 % der mittleren und schweren SHT eben nicht das nächste geeignete Krankenhaus zur Verfügung steht. Bei diesen Patienten wird also die Rettung verzögert, weil das zuerst kontaktierte Krankenhaus nicht aufnehmen kann (Kapitel 5.2, Tabelle 7).

Es zeigt sich aber auch deutlich, dass die absolute Mehrzahl der Patienten nach spätestens einer Stunde in einer Klinik Aufnahme findet (Kapitel 5.2, Abbildung 13).

Tabelle 93. Einweisungsmodus in eine Klinik in Bezug auf den SHT-Schweregrad (GCS-Angabe) am Unfallort (n = 3816).

Einweisungsmodus	SHT-Schweregrad			Gesamt
	leichtes SHT	mittleres SHT	schweres SHT	
Einweisung mit RTH	90 (4,9 %)	15 (13,5 %)	70 (32,7 %)	175
Einweisung mit NEF/RTW/NAW	1151 (62,3 %)	84 (75,7 %)	140 (65,4 %)	1375
Einweisung mittels Krankentransport	247 (13,4 %)	7 (6,3 %)	1 (0,5 %)	255
(Haus-) Arzt-/Selbst-/sonstige Einweisung	359 (19,4 %)	5 (4,5 %)	3 (1,4 %)	367
Gesamt	1847	111	214	2172

6.6.5 Neurologische Befunde

Die neurologischen Befunde, die während der Initialversorgung erhoben wurden, sind im Kapitel 5.2 auf den Seiten 48 und 53 beschrieben.

6.6.6 Untersuchungen in der Initialversorgung

Da die Versorgung des Hirns mit Sauerstoff bei suffizientem Blutdruck ein entscheidender Faktor für die Funktionserhaltung und Verhinderung des sekundären Hirnschadens ist, muss die schnelle Stabilisierung des Patienten sichergestellt werden. Um diesen Zusammenhang abzubilden, sind weitere Untersuchungsparameter aus der Phase der Initialversorgung dokumentiert.

In der Tabelle 94 sind die Häufigkeiten der Dokumentationen dieser Untersuchungsparameter aufgeführt. In 59,9 % der Fälle sind keine weiteren Parameter erhoben oder dokumentiert. In den übrigen Fällen werden bis auf den Blutdruck und den Puls diese Parameter eher selten erhoben oder dokumentiert. Da sie aufgrund ihrer inkonsistenten Dokumentation nicht aussagekräftig erscheinen, wird im Weiteren auf eine Ergebnisdarstellung verzichtet.

6.6.7 Initialversorgung in der Klinik

Der absolut überwiegende Teil der Patienten (78,4 %) wird zuerst von Unfall- und/oder Allgemeinchirurgen betreut (Kapitel 5.2, Tabelle 12).

Das Vorliegen von bzw. der Verdacht auf Begleitverletzungen spiegelt sich in der Häufigkeit

Tabelle 94. Weitere Untersuchungsparameter (Mehrfachangaben möglich) (n = 6783).

Weitere Untersuchungs-parameter	n	%
Keine vorhanden	4060	59,9
Kerntemperatur	938	13,9
Blutdruck	2244	33,3
Puls	2183	32,4
Atemfrequenz	422	6,3
Fi O_2	53	0,8
p O_2	154	2,3
p CO_2	106	1,6
Hb	1324	19,7
Quick	870	12,9
BE	56	0,8

der abgeforderten Konsiliaruntersuchungen wider. Bei 32,2 % aller Patienten wird ein Konsil angefordert (Kapitel 5.2, Tabelle 20).

6.6.8 Bewusstseinslage in der Akutklinik

Wie schon in Rahmen der ärztlichen Versorgung am Unfallort (Tabelle 92), findet sich auch im Rahmen der Initialversorgung in einer Klinik eine Korreleation zwischen Bewusstseinslage und SHT-Schweregrad. Während über 90 % aller Patienten mit einem schweren SHT bewusstlos oder narkotisiert sind, sind auch in der Klinik fast alle Patienten mit einem leichten SHT vom Bewusstsein her orientiert oder getrübt.

6.6.9 Amnesie

Von den insgesamt 2054 Patienten mit einer anterograden und/oder retrograden Amnesie haben 340 (36,5 % von 2054) eine Amnesiedauer von bis zu fünf Minuten, 396 (42,5 %) eine Amnesiedauer von fünf bis 30 Minuten und 196 Patienten (21,01 %) eine Amnesiedauer von über 30 Minuten. Allerdings fehlt die Angabe zur Amnesiedauer bei 932 Patienten (45,4 % von 2054). Im Mittel dauert die Amnesie 58,3 Minuten (± 238 Minuten Standardabweichung) bei einem Median von zehn Minuten.

6.6.10 Bildgebung

Von den 6783 in die Studie aufgenommenen Patienten, welche die Krankenhäuser wegen einer Schädel-Hirn-Verletzung aufsuchen, bekommen 5507 (82,0 %) eine Röntgenaufnahme des Schädels und 1300 (19,3 %) eine Computertomographie des Kopfes (Kapitel 5.2, Abbildung 10). Dies ist verwunderlich, da der Informationsgehalt einer Computertomographie wesentlich größer als der eines Röntgenbildes ist. Ein Röntgenbild des Schädels gibt keine Auskunft über die Situation des Gehirns; Blutungen im Schädelinneren können nicht erkannt werden. Unter gesundheitsökonomischen und strahlenhygienischen Gesichtspunkten ist für die Zukunft sicher zu überlegen, ob auf die Aufnahme von leichten Schädel-Hirn-Trauma-Patienten zur Beobachtung verzichtet werden kann, wenn diese verzögert ein CT erhalten und somit eine bedrohliche Verletzung ausgeschlossen wird.

Nahezu alle schweren SHT (97,3 %) aber auch 508 (15,0 %) der als leicht eingestuften Schädel-Hirn-Traumen erhalten ein CT (Tabelle 96).

Bei der absoluten Mehrzahl 87,4 % vergehen mehr als 60 Minuten zwischen dem Unfallzeitpunkt und dem ersten CT. Auch von den schweren Schädel-Hirn-Traumen erhält immerhin noch ein Viertel das erste CT nach mehr als einer Stunde nach dem Unfall (Kapitel 5.2, S. 54). Diese Zeiten sind insbesondere kritisch bei den mittleren und schweren SHT, da hier das CT die einzige Möglichkeit ist, eine operationswürdige Blutung als Ursache der diagnostizierten Bewusstseinsstörung auszuschließen.

Auch wenn man nicht den Zeitraum zwischen dem Unfall und dem ersten CT, sondern die Zeit von der Aufnahme in der Klinik (Untersuchungsbeginn) bis zum ersten CT betrachtet, vergeht bei 48,1 % aller Patienten mehr als eine Stunde bis zum Erst-CT. Bei den schweren SHT gelingt es bei 70,3 %, ein CT innerhalb einer Stunde durchzuführen und bei 45,2 % beschleunigt sich dies auf eine halbe Stunde (Kapitel 5.2, S. 54 und Tabelle 20).

Ein kraniales Notfall-MRT findet nur bei 0,1 % der Patienten statt. Lediglich bei 806 (12 %) Patienten wird auf jede Form einer Bildgebung verzichtet (Kapitel 5.2, Abbildung 10). Die Untersuchung belegt, dass die Magnetresonanztomographie in der Notfall-Bildgebung untergeordnete Rolle spielt.

Die Tabellen 96 und 97 belegen, dass bei nahezu allen Patienten mit einem schweren SHT ein CT durchgeführt wird (186/191 = 97,3 %). Gleiches gilt für bewusstlose bzw. narkotisierte Patienten (ca. 82 %). Eine Röntgenaufnahme des Schädels wird dagegen jeweils nur bei ca. 60 % dieser Fälle angefertigt. Keinerlei Notfall-Bildgebung wird für weniger als 2 % der schweren Schädel-Hirn-Verletzungen vorgenommen (nahezu alle sind innerhalb kürzester Zeit verstorbene Patienten).

Tabelle 95. Bewusstseinslage und SHT-Schweregrad (GCS-Angabe) während der Initialversorgung in der Akutklinik.

SHT-Schweregrad	Bewusstseinslage in der Akutklinik				Gesamt
	orientiert	getrübt	bewusstlos	narkotisiert	
Leichtes SHT	2671 (79,3 %)	685 (20,4 %)	3 (0,1 %)	8 (0,2 %)	3367 (100,0 %)
Mittleres SHT	48 (33,3 %)	87 (60,4 %)	4 (2,8 %)	5 (3,5 %)	144 (100,0 %)
Schweres SHT		11 (5,6 %)	62 (31,6 %)	123 (62,8 %)	196 (100,0 %)
Gesamt	2719 (73,2 %)	783 (21,2 %)	69 (1,9 %)	136 (3,7 %)	3707 (100,0 %)

6.7 Stationäre Versorgung

6.7.1 Stationäre Aufnahme und Entlassung

Von den 6783 in die Studie eingeschlossenen Patienten werden 5221 Patienten (77 %) nach der Initialversorgung stationär aufgenommen. Von den restlichen Patienten wird der größte Teil (21,8 %) sofort wieder in die ambulante Versorgung nach Hause entlassen, wovon lediglich 59 Patienten (0,9 %) ohne weiteren Therapiebedarf sind (Kapitel 5.2, Abbildung 12).

Von den 5221 stationär aufgenommenen Patienten müssen 87 (1,3 % von 6783) sofort in ein spezialisiertes Zentrum verlegt werden. 778 (11,5 % von 6783) Patienten bedürfen einer Intensivtherapie, wobei immerhin 289 (5,5 % der aufgenommenen Patienten oder 4,4 % aller Patienten) von ihnen unmittelbar nach der Aufnahme operiert werden müssen. Nur für 0,1 % wird nach der Operation eine Verlegung in ein anderes Haus notwendig.

Die restlichen 4361 Patienten können auf eine Normalstation aufgenommen werden.

Von den insgesamt 5221 stationär aufgenommen Patienten werden 4674 (89,5 %) nach einer durchschnittlichen Verweildauer von fünf Tagen nach Hause entlassen. Hiervon 3925 (75,2 %) mit einer Therapieempfehlung und 749 ohne. Weitere 339 Patienten (6,5 % aller stationär versorgten Patienten) werden nach dem unmittelbaren Klinikaufenthalt in einer anderen Klinik direkt weiter versorgt, davon explizit 86 (1,6 %) in einer anderen Akutklinik und nur 69 (1,3 %) in einer Einrichtung zur Frührehabilitation. Die Ergebnisse aus den an der vorliegenden Studie beteiligten Rehabilitationskliniken zeigen aber insgesamt 185 Patienten, welche die Frührehabilitationsphase B durchlaufen. Unter diesen 185 Patienten sind zum größten Teil auch die 184

Tabelle 96. Notfall-Bildgebung in der Klinik und SHT-Schweregrad (GCS-Angabe) in der Klinik (Mehrfachantworten möglich).

Notfall-Bildgebung	SHT-Schweregrad			Gesamt
	leichtes SHT	mittleres SHT	schweres SHT	
Röntgen Schädel	2804 (92,6 %)	111 (3,7 %)	113 (3,7 %)	3028 (100,0 %)
Röntgen Halswirbelsäule	679 (82,3 %)	45 (5,5 %)	101 (12,2 %)	825 (100,0 %)
CCT	508 (66,1 %)	74 (9,6 %)	186 (24,2 %)	768 (100,0 %)
Kraniales MRT	3 (42,9 %)	1 (14,3 %)	3 (42,9 %)	7 (100,0 %)
CT Körperstamm	19 (39,6 %)	5 (10,4 %)	24 (50,0 %)	48 (100,0 %)
Sonstige Bildgebung	1227 (88,0 %)	48 (3,4 %)	120 (8,6 %)	1395 (100,0 %)
Keine Bildgebung	478 (96,8 %)	13 (2,6 %)	3 (0,6 %)	494 (100,0 %)
Gesamt	3395	145	191	3731

Tabelle 97. Notfall-Bildgebung in der Klinik und Bewusstseinslage in der Klinik (Mehrfachantworten möglich).

Notfall-Bildgebung	Bewusstseinslage in der Klinik				Gesamt
	orientiert	getrübt	bewusstlos	narkotisiert	
Röntgen Schädel	4002 (75,1 %)	1119 (21,0 %)	71 (1,3 %)	137 (2,6 %)	5329 (100,0 %)
Röntgen HWS	870 (65,2 %)	302 (22,6 %)	32 (2,4 %)	131 (9,8 %)	1335 (100,0 %)
CCT	591 (46,4 %)	407 (31,9 %)	86 (6,8 %)	190 (14,9 %)	1274 (100,0 %)
Kraniales MRT	4 (44,4 %)	1 (11,1 %)		4 (44,4 %)	9 (100,0 %)
CT Körperstamm	27 (33,8 %)	14 (17,5 %)	4 (5,0 %)	35 (43,8 %)	80 (100,0 %)
Sonstige Bildgebung	2089 (72,5 %)	589 (20,5 %)	64 (2,2 %)	138 (4,8 %)	2880 (100,0 %)
Keine Bildgebung	738 (93,4 %)	44 (5,6 %)	3 (0,4 %)	5 (0,6 %)	790 (100,0 %)
Gesamt	4973	1230	105	232	6540

(3,5 %) Patienten zu finden, für die bei der stationären Entlassung eine Anschlussbehandlung bzw. eine weitere Versorgung in einer Rehabilitationsklinik dokumentiert ist. Zum Zeitpunkt der Initialversorgung in einer Klinik weisen ca. 25 % von diesen lediglich ein leichtes Schädel-Hirn-Trauma (GCS-Angabe) auf. 113 (0,4 %) Patienten werden in einem Heim und 19 in häuslicher (Voll-)pflege aufgenommen (Kapitel 5.3, S. 71 und Tabelle 31).

44 Patienten versterben während des stationären Aufenthaltes an den Folgen der Schädel-Hirn-Verletzung.

Die Aufteilung der stationären Aufnahmen nach dem Alter spiegelt die Altersverteilung in der Studienpopulation gut wider, d. h. dass bestimmte Altersgruppen nicht vermehrt aufgenommen werden müssen (Kapitel 5.3, Tabelle 21).

6.7.2 Intensivaufnahmen

Von den 5221 stationär versorgten Patienten müssen 778 zuerst auf einer Intensivstation aufgenommen werden. Das sind 14,9 % aller stationären Aufnahmen bzw. 11,5 % aller Patienten mit einem Schädel-Hirn-Trauma. Für die Bundesrepublik bedeutet dieses einen zusätzlichen Anfall von 29 731 Aufnahmen auf Intensivstationen pro Jahr durch Schädel-Hirn-Verletzungen.

Die mittlere Aufenthaltsdauer auf der Intensivstation beträgt 6,4 Tage. Nach spätestens einem Tag können 38,1 % der behandelten Patienten von der Intensivstationen entlassen werden. Nach einer Woche sind 74,3 % der Patienten verlegt. Immerhin 12,2 % der Intensivpatienten benötigen eine Behandlungszeit von mehr als 21 Tagen (Kapitel 5.3, S. 62).

6.7.3 Normalstation

Ein Aufenthalt auf der Normalstation ist für alle 5221 Patienten dokumentiert, wobei die intensivstationär versorgten Patienten zu einem späteren Zeitpunkt auf die Normalstation verlegt werden. Ausgenommen sind die 39 bereits auf der Intensivstation verstorbenen Patienten (5.5, 5.4.3).

Von den 5221 stationär versorgten Patienten werden 4433 direkt auf Normalstation aufgenommen. Bei 721 (16,2 %) Patienten werden CT-Kontrollen für notwendig erachtet (bis zu siebenmal) (Kapitel 5.3, S. 65).

Der Aufwand für die Versorgung der Schädel-Hirn-Verletzten wird auch deutlich an der Einbindung anderer Disziplinen. Bei mehr als der Hälfte (51,4 %) aller stationär versorgten Patienten werden Konsiliaruntersuchungen durchgeführt: hauptsächlich Neurologie (37,3 %), Innere Medizin (14,6 %) und HNO (16,8 %) (Kapitel 5.3, S. 66).

Nur 21,2 % der stationär versorgten Patienten werden krankengymnastisch betreut. Nur 1,0 %

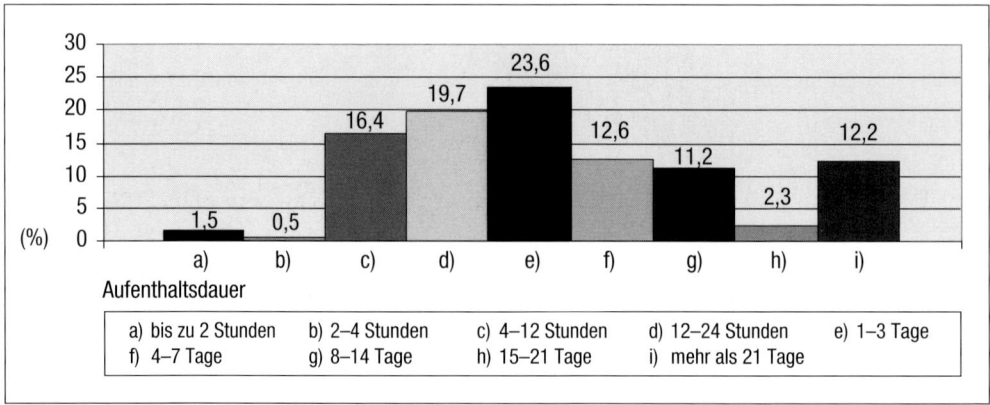

Abbildung 39 (auch Abbildung 16). Aufenthaltsdauer auf der Intensivstation (n = 609).

bekommt eine logopädische Therapie und 0,7 % erhalten eine Ergotherapie (Kapitel 5.3, S. 68).

Bei 90,3 % der Patienten wird der Verlauf auf der Normalstation als komplikationslos eingestuft. Eine Häufung einer speziellen Komplikation kann nicht ermittelt werden (Kapitel 5.3, S. 70).

Von den auf die Normalstation aufgenommenen Patienten werden 35,0 % innerhalb der ersten 24 Stunden entlassen. 88,8 % aller 4433 Normalstationspatienten werden innerhalb einer Woche entlassen (Abbildung 40). Nur 2,1 % verweilen mehr als 21 Tage (Kapitel 5.3, S. 71).

6.7.4 Entlassung

Bei 75,8 % der stationär versorgten Patienten erfolgt eine Entlassung nach Hause mit einer Therapieempfehlung und bei 14,4 % ohne weitere Therapieanweisung. Nur 1,3 % der Patienten werden einer Frührehabilitationsmaßnahme zugeführt (Abbildung 41).

Bei der Entlassung von der Normalstation gaben 88,2 % der Patienten keine neurologischen Störungen an. Aber noch 5,5 % klagen über Schwindel und jeweils ca. 1,5 % über Störungen beim Sehen, Schlucken oder Hören (Abbildung 24).

Kognitive Störungen werden nur von 3,7 % der Patienten beklagt (Kapitel 5.3, S. 74, und Kapitel 5.6).

Diskrepant zu diesen Ergebnissen ist, dass 8,6 % der Patienten bei der Entlassung nicht oder nur teilweise mobilisiert sind (Kapitel 5.3, S. 74).

Bei der Entlassung aus dem Akutkrankenhaus am Ende des Normalstationsaufenthalts werden 55,1 % als arbeits- oder schulunfähig eingestuft (Kapitel 5.3, S 74).

6.8 Stationäre Rehabilitation und Frührehabilitation

Exakte, prospektiv gewonnene und für die betreffenden Regionen entsprechend vergleichbare Daten zum derzeitigen (Qualitäts)management (96) in der Neurorehabilitation von Patienten nach Schädel-Hirn-Trauma (SHT) fehlen bisher für Deutschland. Daher war bei der Planung der vorliegenden Studie neben Aussagen zur Epidemiologie und der Analyse der Akutversorgung von Patienten nach SHT der zweite Hauptaspekt die Erfassung von Daten zur posttraumatischen Rehabilitation und hier gesondert für die Bereiche der neurologisch-neurochirurgischen Frührehabilitation (NNFR)

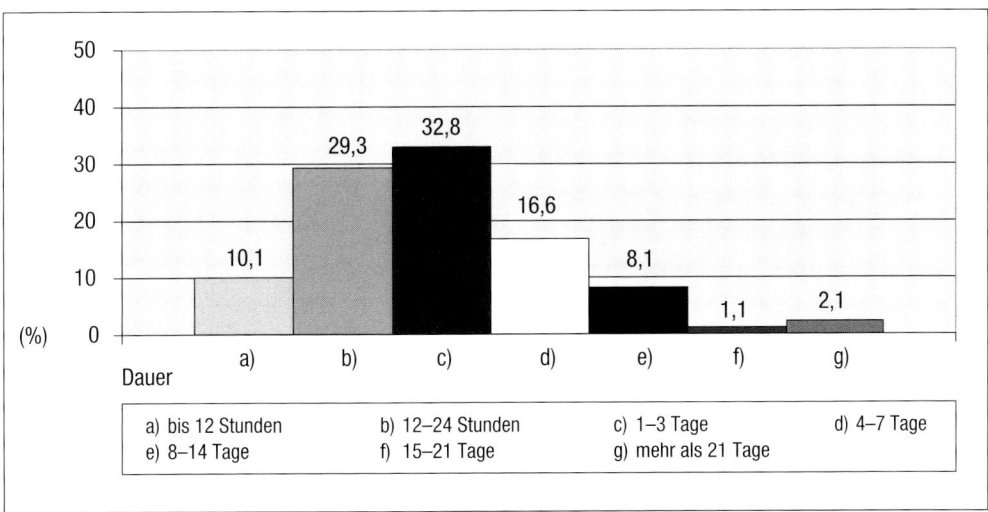

Abbildung 40 (auch Abbildung 22). Dauer des stationären Aufenthaltes für alle Patienten, die nur auf einer Normalstation versorgt wurden (n = 4366).

als dem wichtigsten Bindeglied im Spektrum der Neurorehabilitation (7, 97, 98).

6.8.1 Die posttraumatische neurologisch-neurochirurgische Frührehabilitation (NNFR)

Nach *Hildebrand* (96) erfordert „Qualität im Krankenhaus eine alle Akteure vereinigende Vision; messbare Ziele; die Mobilisierung der Mitarbeiter; ein im ganzen Krankenhaus sorgfältig abgestimmtes Handeln; eine an den Krankenhauszielen ausgerichtete Planung, deren Dokumentation und die zielführende Auswertung der Ergebnisse". Die Fragen zum Qualitätsmanagement in der neurologisch-neurochirurgischen Frührehabilitation (NNFR) und in der postakuten Neurorehabilitation, denen sich die vorliegende Studie zuwendet und die sie in Teilaspekten zu beantworten sucht, beziehen sich auf die strukturellen und personellen Vorgaben für dieses in Deutschland 1993 neu eingeführte, kostenintensive Therapiekonzept, auf die durchgeführten Behandlungen, also das klinische Management und auf das frühe Behandlungsergebnis, allgemein als „Outcome" bezeichnet.

Dabei entspricht Outcome (99) hier jedoch nicht dem tatsächlichen funktionellen Endzustand und ist kein Synonym für die wiedererlangte Le-

bensqualität des Patienten nach erlittenem Schädel-Hirn-Trauma (100).

Im Rückblick erstaunt es, dass sich keinerlei Hinweis auf die Notwendigkeit oder die ausdrückliche Forderung einer adäquaten Neurorehabilitation für Patienten nach SHT in den seit 1995 erstmals international und national publizierten Richtlinien für die Akutbehandlung von SHT findet (10, 64). Erst 2000 wurde die NNFR in den Algorithmus der neurochirurgischen Notfallversorgung aufgenommen (101). Dabei hat die funktionelle posttraumatische Rehabilitation in Deutschland eine lange Tradition. Sie kann im Hinblick auf die Betonung der neuronalen Plastizität des Gehirns als die entscheidende Voraussetzung für die Wiederherstellung gestörter Hirnfunktionen auf die frühen Arbeiten des Neurologen und Neurochirurgen *Otfrid Foerster* (Breslau 1773–1941) zurückgeführt werden (102). Der Psychologe *Kurt Goldstein* hatte schon während des ersten Weltkrieges neue Konzepte für die psycho-soziale Rehabilitation von Kriegs-Hirnverletzten formuliert und in seiner Klinik in Frankfurt am Main erfolgreich praktiziert (103). Es war schließlich der Neurochirurg *Wilhelm Tönnis* (erster Lehrstuhlinhaber für Neurochirurgie), der im zweiten Weltkrieg umfassend und wirkungsvoll Sonder-

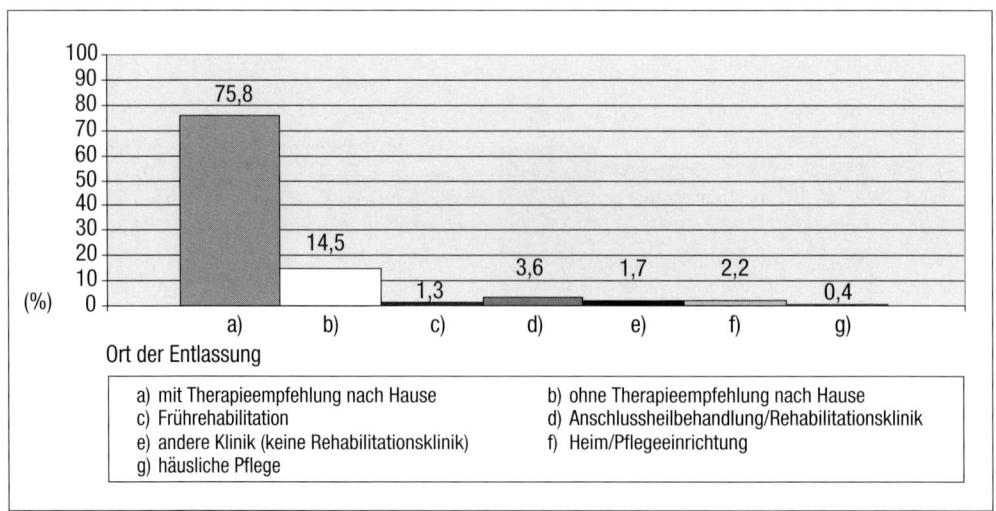

Abbildung 41 (auch Abbildung 23). Versorgung nach der Entlassung aus der akutklinischen stationären Versorgung (n = 5145).

lazarette für die Spezialversorgung und frühe Rehabilitation von Hirnverletzten erstmals planmäßig strukturell und personell realisierte. Die hiermit erreichten funktionellen Behandlungsergebnisse bestätigten die Richtigkeit seines neuartigen Qualitätsmanagements in der Behandlung von Hirnverletzten (104), das jetzt am Beginn des 21. Jahrhunderts für alle Schädel-Hirn-Traumen in der vorliegenden Studie bevölkerungsbasiert untersucht wird.

Die Übernahme des Behandlungskonzeptes von *Tönnis* für hirnverletzte Kriegsopfer erwies sich für die später kriegführenden Militärs in Israel, England und den USA als sehr erfolgreich und somit richtig, wie 1986 auf dem Weltkongress für Rehabilitation in Manila eindrucksvoll durch Daten belegt werden konnte (105). In der neuropsychologischen Neurorehabilitation waren es vor allem *K. Goldstein* (103), später *A. Luria* und seine Schülerin *Anne-Lise Christensen* (106, 107) und in jüngster Zeit *G.P. Prigatano* (108), die dem Konzept der holistischen Rehabilitation zur sozialen Wiedereingliederung des Hirnverletzten zum Durchbruch verhalfen. Richtungsweisende Arbeiten der letzten zwei, drei Jahrzehnte zur Rehabilitation von Patienten nach traumatischen Hirnschäden kommen überdies von Neurologen, Neurochirurgen und Rehabilitationsärzten aus England, Frankreich, Israel, Schottland, den USA und auch aus Deutschland, wie sich auf dem Weltkongress der World Federation for Neurorehabilitation in Hongkong im Februar 2006 beispielhaft gezeigt hat. Die Behandlungskonzepte funktioneller Wiederherstellung nach erlittener Hirnverletzung basieren strukturell und personell auf der Vorstellung, dass nur durch eine frühzeitige und nahtlos ineinander übergehende medizinische (gemeint ist die neurochirurgische-neurotraumatologische-neurologische) Therapie und eine zugleich beginnende kontinuierliche Kette neurologischer, neuropsychologischer und sozialer Rehabilitationsmaßnahmen, bei Nutzung aller zur Verfügung stehenden technischen Hilfen, von Anfang an die immer anzustrebende soziale Wiedereingliederung des Patienten in Familie, Gesellschaft und Beruf ermöglichen wird. Eben dies ist das Prinzip der holistischen Neurorehabilitation. Folgerichtig war daher mit Nachdruck zu fordern, dass am Anfang der Rehabilitation nach akutem SHT die neurologische-neurochirurgische Frührehabilitation zu stehen hat (englisch: zunächst als „acute", heute als „early" rehabilitation bezeichnet) (43, 97, 98, 101, 109–115).

Das Gesetz zur Angleichung der Leistungen zur Rehabilitation aus dem Jahre 1974 und das Gesundheitsreformgesetz von 1989 vermochten die historische Trennung von kurativer Medizin und medizinischer Rehabilitation in Deutschland bedauerlicherweise zunächst nicht zu überwinden (116). Bereits Ende der 1970er Jahre hatten auf Initiative der Rentenversicherungsträger und des Bundesverbandes für Rehabilitation und Interessenvertretung Behinderter e.V. (BDH) die Planungen zum Ausbau regionaler Versorgungsnetzwerke für eine möglichst frühzeitige und nahtlose Neurorehabilitation von hirnverletzten Kindern und Erwachsenen für die Region Niedersachsen (Hessisch-Oldendorf) und den norddeutschen Raum begonnen. Die Notwendigkeit zur Einführung der Frührehabilitation von Erwachsenen und Kindern nach Schädel-Hirn-Trauma und die hierfür erforderlichen speziellen strukturellen und personellen Änderungen bei der Krankenhausplanung (Zuständigkeit des Gesundheitsministeriums) und Planung von neuen Rehabilitationsbetten (Kranken- und Rentenversicherung) wurde Ende der 1980er und Anfang der 1990er Jahre von allen an dieser Diskussion Beteiligten gesehen und nachhaltig befürwortet. Ärztliche und neuropsychologische Erfahrungen mit Hirnverletzten aller Schweregrade und Altersstufen und die hieraus resultierenden retrospektiven wissenschaftlichen Arbeiten ließen dabei keinen Zweifel an der Effizienz gerade frühzeitiger neurorehabilitativer Verfahren und an der Notwendigkeit, hierfür Spezialabteilungen flächendeckend und wohnortnah einzurichten (105). Im Jahr 1990 veranstaltete *von Wild* gemeinsam mit *H.-H. Janzik*, Nervenarzt und Rehabilitationsmediziner, Bonn-Godesberghöhe, die erste internationale wissenschaftliche Tagung zur neurologischen Frührehabilitation (117).

Gutachten „Hilfen zur Versorgung Schädel-Hirn-Verletzter"

Ausschlaggebend für die Neueinrichtung von Betten für die Frührehabilitation im Krankenhaus-Bedarfsplan Nordrhein-Westfalen und die damit beabsichtigte Entlastung neurochirurgischer Intensivstationen waren die tatsächlich ermittelten Zahlen zur Neurorehabilitation, wie sie 1992 in dem Gutachten von *S. Kirchberger, K. Wingenfeld* (3) und *H.H. Janzik, K. von Wild, V. Hömberg* niedergelegt worden waren (4).

Kirchberger und Mitarbeiter (1992 und 1993) errechneten nach Durchsicht der Krankenblätter für die rund 17 Millionen Einwohner in Nordrhein-Westfalen insgesamt 1900 schwer Schädel-Hirn-Verletzte. Das entsprach einer Inzidenz von elf pro 100 000 der Bevölkerung pro Jahr im Jahr 1990. Das Durchschnittsalter war 42 Jahre. Am häufigsten betroffen waren Männer zwischen 20 und 30 Jahren mit etwa 20 %. Weitere 13 % Patienten waren älter als 70 Jahre, 26 % über 60 Jahre und 13 % waren Jugendliche zwischen elf und 20 Jahren. Die unfallbedingte Sterblichkeit innerhalb der ersten zehn Tage betrug etwa 26 %. Nach drei Wochen konnten 10 % der Patienten wegen angeblich fehlender oder nur geringer Beeinträchtigungen in die ambulante Behandlung entlassen werden. Die meisten schweren SHV wurden in der Neurochirurgie nur akutmedizinisch versorgt und nach einer Verweildauer von bis zu zehn Tagen entweder in ein anderes Krankenhaus oder eine andere Abteilung desselben Krankenhauses verlegt. „Die Verlegung erfolgt zu einem Zeitpunkt, zu dem verstärkt Rehabilitationsbemühungen einsetzen müssten." Aufgefallen war auch eine gewisse Selektion bei der Zuweisung zur Rehabilitation. Mehr als die Hälfte der über 40-jährigen Patienten wurde auf diese Weise ohne Rehabilitationschance in die Langzeitpflege abgeschoben. Umgekehrt erhielten die meisten unter 20-jährigen Jugendlichen relativ schnell einen Platz in der Rehabilitation (118).

Neuropsychologische Rehabilitation

In der NNFR nach Schädel-Hirn-Trauma stehen neben den zentralmotorischen Beeinträchtigungen die Störungen höherer Hirnleistungen (psychische und kognitive Beeinträchtigungen) im Vordergrund der Behandlungsmaßnahmen. Letztendlich bestimmt das Ausmaß bleibender mental-kognitiver, verhaltensneurologischer Funktionsbehinderungen die soziale Reintegration hirngeschädigter Patienten (vergleiche hierzu (106, 107, 119).

Standards in der neurologisch-neurochirurgischen Frührehabilitation

Im Jahr 1991 wurde die Arbeitsgemeinschaft „Neurologisch-Neurochirurgische Frührehabilitation", unterstützt zunächst von der Expertengruppe „Neurologische Rehabilitation" der Bundesarbeitsgemeinschaft medizinisch-beruflicher Rehabilitationseinrichtungen (BAR) Phase II, gegründet.

Diese interdisziplinäre Expertengruppe aus Neurologie, Neuropädiatrie, Neurochirurgie und Neuropsychologie hatte schon im März 1993 ihre „Standards der neurologisch-neurochirurgischen Frührehabilitation" publiziert, zu deren Beachtung und Einhaltung sich alle Mitglieder für die von ihnen geleiteten Institutionen freiwillig verpflichteten. Hierdurch sollte eine spätere wissenschaftlich verwertbare prospektive Qualitätskontrolle ermöglicht werden (7). Mitglieder dieser AG waren aus dem Einzugsbereich Hannover und Münster Frau *Dr. Ritz*, Bremen Friedehorst, Herr *Dr. Gobiet*, Hessisch-Oldendorf und *von Wild* aus Münster (120). Die von der AG sowohl für die Patientenaufnahme als auch zur Beendigung der Frührehabilitation festgelegten Kriterien sind in diesen Standards im Detail beschrieben. Gleiches gilt für die strukturelle und personelle Ausstattung und die fachgerechte Umsetzung des als erforderlich angesehenen Therapiespektrums in dem hierfür vorgesehenen Zeitrahmen und die Lokalisation der Abteilungen, um eine wohnortnahe, gleichzeitig flächendeckende Versorgung in einem Umkreis von nicht mehr als 150 km Entfernung vom Wohnort des Patienten zu garantieren. Die Patienten sollen entweder in Krankenhäusern der Maximalversorgung oder Rehabilitationseinrichtungen versorgt werden, für die eine neurologische, neurochirurgische und neuroradiologische Abteilung in weniger als 20 Minuten erreichbar sein muss und die Möglichkeit der konsiliarischen Untersuchung in den Fächern Unfallchirurgie,

Augen- und HNO-Heilkunde sowie für Innere Medizin gewährleistet ist, ohne den betroffen Patienten zusätzlich zu belasten.

Einer der Schwerpunkte der Forschung in der NNFR ist die Evaluation bisheriger Therapiemethoden und Bewertungsskalen zur Objektivierung und Vergleichbarkeit der Rehabilitations- bzw. Therapieverläufe. Das gilt auch für die von der Gruppe 1993 (7) publizierten Koma-Remissions-Skala, die in der späteren Diskussion mit den Kostenträgern als objektives Untersuchungsinstrument zur Abschätzung der Frühreha-Bedürftigkeit für das neu eingeführte Phasenmodell entsprechend der Phase B akzeptiert wurde. Bei Erreichen der maximal möglichen Punktezahl von 24 auf der KRS gilt in der Regel die Intensivbehandlungsphase B1 der NNFR als beendet. Diese erste Phase B entspricht –325 bis +40 Punkten im Frühreha-Barthel-Index. Das wurde inzwischen auch von der Deutschen Gesellschaft für Neurologische Rehabilitation (DGNR) und der Deutschen Gesellschaft für Neurotraumatologie und klinische Neurorehabilitation (DGNKN) für die angeschlossenen Mitglieder und Institutionen wissenschaftlich akzeptiert. Ein FRBI von 40 und mehr Punkten wird daher als Indikation für die späte NNFR-Phase B2 angesehen mit fließendem Übergang in die Phase C mit +80 Punkten unter der klinischen Voraussetzung, dass keine dauernde (intensiv-)medizinische Überwachung mehr erforderlich ist, eine zumindest teilweise körperliche Belastbarkeit bei wiederhergestellter Stuhl- oder Harn-Inkontinenz gewährleistet ist und keine Selbst- oder Fremdgefährdung oder eine schwere Störung des Sozialverhaltens vorliegen und die Fähigkeit zur Teilname an Behandlungen in Kleingruppen ärztlicherseits garantiert werden. Die späteren subakuten und chronischen Behandlungsphasen Phase D/E entsprechen auch allgemeinen Rehabilitations-Anschlussheilverfahren, Belastungserprobungen und Arbeitstherapien. Die durchaus individuell sehr unterschiedlichen Verweildauern der aufgeführten Einzelphasen B–D (121) zeigen das für jeden einzelnen Hirntraumatiker erlittene Schädigungsmuster höherer zerebraler Funktionen in direkter Abhängigkeit von seinem Erholungspotenzial (neuronale Plastizität) und externer Einflussnahme auf die Wiederherstel-

lung geschädigter Hirnleistungen, wobei sekundäre und tertiäre Komplikationen den Erholungsverlauf ungünstig beeinflussen und entsprechend das klinische Erscheinungsbild im so genannten „Spektrum der funktionellen Neurorehabilitation" (von Wild 1993) wesentlich mit prägen (97).

Die Arbeitsgemeinschaft NNFR hat das (Qualitäts)Management in der neurologischen und neurochirurgischen Frührehabilitation verbindlich beschrieben (110), sodass diese Kriterien inzwischen in Deutschland, Österreich und der Schweiz befolgt werden. In diesem Buch haben Experten, gestützt auf eigene, sorgfältig dokumentierte klinische Beobachtungen, ihre Erfahrungen und Behandlungsergebnisse – vor dem Hintergrund der aufgezeigten Schnittstellenproblematik der Phasenmodelle von VDR und BAR – formuliert und unter Berücksichtigung der einschlägigen Literatur diskutiert. Hier finden sich verbindliche Kriterien zum Qualitätsmanagement in der Frührehabilitation als Empfehlungen für den deutschsprachigen Raum. Die Daten der vorliegenden Studie werden daher zum Prüfstein dieser Empfehlungen bzw. für das hier empfohlene Qualitätsmanagement.

Klassifikation von Verletzungsschwere, Erholung und frühem Outcome

Von besonderem Interesse und entsprechender Bedeutung für die Fragestellung der Akutbehandlung und für das frühe Outcome von schweren und mittelschweren Schädel-Hirn-Verletzten sind die Resultate der EBIC-Studie von 1999 (9) gerade auch unter Berücksichtigung der von ihr formulierten Guidelines (64). Es handelt sich um eine prospektive, multizentrische Untersuchung unter Beteiligung von 67 neurochirurgischen Kliniken aus 12 europäischen Ländern mit 1005 Patienten (> 16 Jahre). Sie zeichnet sich aus durch eine besonders sorgfältige Dokumentation und Auswertung der Daten in Bezug auf Verletzungsschwere, Diagnostik und Therapie innerhalb der ersten 24 Stunden, Verlaufsdaten, Komplikationen und auf die GOS in einem Zeitraum bis zu sechs Monaten. Hierbei konnten fünf Studienzentren das frühe Outcome mittels der GOS erheben. Von dort erfassten 847 Patienten mit Schädel-Hirn-Traumen wurden 796

(94 %) in ihrem späteren Verlauf analysiert. Verstorben waren 31 %, weitere 51 % hatten ein günstiges frühes Outcome mit GOS 4 und 5 (moderately disabled, good recovery), jedoch mit einer bemerkenswerten Variationsbreite von 42 %, berechnet für Spanien, und 68 % in Frankreich. Es stimmt auch nachdenklich, wenn zur Klassifikation der SHT-Verletzungsschwere nach der GCS die Trennung zwischen mittelschweren und schweren Verletzungen (GCS 12–9 bzw. 8 und weniger) an der Unmöglichkeit der Erhebung der GCS bei 37 % der Verletzten bereits im „Neuro-Zentrum" gescheitert ist. Das schränkt sowohl die prospektive als auch die retrospektive Evaluation des Behandlungsmanagements erheblich ein. In der vorliegenden Studie zeigen sich für uns unerwartet vergleichbare Verhältnisse bezüglich der SHT-Schweregradabschätzung, auf die einzugehen ist.

Isolierte Schädel-Hirn-Traumen und Mehrfachverletzungs-Polytrauma

E. Ortega-Suhrkamp, Mitglied der AG NNFR, hat die in ihrer Klinik für NNFR zusammengestellten Ergebnisse kritisch bei 448 SHT-Unfällen analysiert und publiziert (122). Von 270 Patienten nach isoliertem SHT mit einem Durchschnittsalter von 42,9 Jahren (15–86 Jahre), kamen 79 % aus einer neurochirurgischen und 21 % aus einer chirurgischen Klinik, im Mittel 33 Tage nach dem SHT. Die durchschnittliche Aufenthaltsdauer betrug 78 Tage. Im Vergleich hierzu hatten die 178 kombiniert mehrfachverletzten Patienten mit SHT ein mittleres Lebensalter von 35,2 Jahren (17–84 Jahre). Von ihnen kamen nur 52 % aus einer Neurochirurgie, aber 48 % aus einer chirurgischen Klinik; im Mittel 58 Tage nach dem Unfall. Ihre Therapiedauer betrug im Mittel 102 Tage.

Patienten mit Kombinationsverletzungen zeigten 8 % häufiger neurologische Komplikationen als isolierte SHT. Von ihnen mussten 50 % wegen einer oder mehrerer internistischer Komplikationen behandelt werden (Herz, Lunge, Abdomen, ableitende Harnwege). Hervorzuheben ist, dass sich jedoch für beide Gruppen bezüglich der Frühergebnisse kein Unterschied im Funktionellen Selbstständigkeitsindex (FIM) und nach der Disability Rating Scale (DRS) ergaben.

Entgegen der bisherigen Literatur waren hiernach die Ergebnisse nach NNFR bei Kombinationsverletzungen nicht schlechter als bei Patienten nach isoliertem Schädel-Hirn-Trauma.

Epidemiologie, Akutversorgung und Rehabilitation schwerer SHT in NRW

Die von *Kirchberger* erstmals vorgestellten und diskutierten „harten" epidemiologischen Daten zur Versorgung und frühen Rehabilitation von schwer Schädel-Hirn-Verletzten in NRW, wie sie der Strukturplanung und Umsetzung des Konzeptes zur neurologisch-neurochirurgischen Frührehabilitation in NRW als Grundlage dienen, entsprachen ziemlich genau den Zahlenangaben von *K. Mayer* und *R. Wiechers* für Deutschland (123), bereitgestellt von Infratest Gesundheitsforschung für die Jahre 1991 und 1992 sowie den beiden überregionalen Statistiken der Vereinigten Schweizerischen Krankenhäuser (VESKA) und der Schweizerischen Unfallversicherungsanstalt (SUVA). Die Autoren berichteten aufgrund der Analyse der Daten des Diagnose- und Therapie-Index für die BRD bzw. der Krankenblattstatistik der ehemaligen DDR eine Inzidenz oder Kennziffer der stationären Morbidität von 300,19 Patienten mit SHT je 100 000 Einwohner pro Jahr, respektive 300,48 Patienten mit einer Hirngefäßerkrankung in den Jahren 1988 und 1990. Kalkuliert wurde die Verletzungsschwere der SHV nach der Bedürftigkeit an Intensivpflege. Hiernach mussten 29,5 % wegen des erlittenen SHT auf der Intensivstation behandelt werden. Bei Einteilung der Patienten auf der Basis der einzelnen Krankengeschichten ergab sich hingegen ein Anteil an „schweren SHT" unter Berücksichtigung nur der Hauptdiagnose von 4,2 % und unter Berücksichtigung der Haupt und Nebendiagnose aber in 9,1 % aller SHT. Das entspricht 8400 oder 27 500 Patienten bei damals 63 254 Millionen Einwohnern pro Jahr mit einem GCS von 8 und weniger. Überproportional häufig von einem schweren SHT betroffen waren mit 68 % die Altersgruppe zwischen 15–25 Jahren sowie die Patienten jenseits des 66. Lebensjahres mit 32 %. Der Anteil von Kindern bis fünf Jahre betrug 15 %. Die Daten von 32 der 70 befragten Rehabilitationskliniken waren bezüglich einer Behinderung aufgrund der traumatischen Hirnläsionen ausgewertet worden (22 530 Patienten, 29,4 %, nach SHT bzw. 41,2 % mit Hirngefäß-erkrankungen). Hier standen zentralmotorische Paresen mit 71 % im Vordergrund gefolgt von Aphasien in 33 % und 19 % Dysarthrien. Eine Beeinträchtigung kognitiver Funktionen betraf 50 %, ein hirnorganisches Syndrom 52 % der Patienten. In der Gruppe der 863 erfassten Kinder führten mit einem Anteil von 60–80 % die zentralmotorischen Behinderungen und mit sogar 80–100 % die psychischen Beeinträchtigungen in der Rehabilitation (!), weshalb wir von den Vergleichszahlen der vorliegenden Studie hierzu weitere Aufschlüsse erwarten.

Rehabilitationsauftrag und Notstand auf neurochirurgischen Intensivstationen in NRW

1994 wurde unter anderen in NRW die Abteilung für neurotraumatologische Frührehabilitation in Münster in Betrieb genommen. Seither wurden die epidemiologischen Daten und die in dieser Abteilung erbrachten Rehabilitationsleistungen, die Komplikationen und das frühe Outcome (nach der Glasgow Outcome Scale, GOS) dokumentiert und wissenschaftlich begleitet. Teilergebnisse wurden immer wieder auf nationalen und internationalen wissenschaftlichen Tagungen vorgestellt und diskutiert (43, 97, 98, 101, 112–114, 124, 125). Alle bisher erhobenen Daten bestätigen übereinstimmend bezüglich struktureller Qualitätsmerkmale und der Prozessqualität wie auch der erreichten Ergebnisqualität das 1990 und 1993 definierte und von der Arbeitsgemeinschaft für NNFR empfohlene Konzept.

Die Verläufe während der NNFR wurden bei 252 konsekutiv nach den Richtlinien der AG NNFR behandelten Patienten nach SHT retrospektiv analysiert. Die Einstufung der Verletzungsschwere ergab in 68 % einen GCS-Wert von 8 und weniger, in 22 % einen GCS-Wert von 12–9 und 10 % mit einem GCS-Wert von 15–13. Die mittlere Dauer der vorausgegangenen Intensivtherapie betrug 7,2 Tage, der mittlere stationäre Aufenthalt auf der NNFR 51 Tage (4–388 Tage). Insgesamt 134 Komplikationen, die eine entsprechende Sofortbehandlung erforderten, traten bei diesen 252 Patienten auf: neurologische und pulmonologische Erkrankungen (einmalig oder mehrfach) jeweils in 27 % der Fälle

und 19 % kardiovaskuläre, 18 % metabolische und 9 % abdominelle Störungen. Insgesamt 98 neurochirurgische Sekundäreingriffe waren bei 71 Patienten erforderlich, wobei 23 % dieser Patienten weitere Male operiert werden mussten. Von diesen Operationen wurden 26 % während der ersten zehn Tage und insgesamt 71 % während des ersten Monats der NNFR erforderlich. Das Outcome am Ende der NNFR war wie folgt: GOS 1: 6 %; GOS 2: 5 %; GOS 3: 47 %; GOS 4: 24 %, GOS 5: 18 %.

Die Analyse der Langzeitergebnisse nach NNFR (im Median 26 Monate, 6 bis 60 Monate) von 252 Patienten, die wegen unterschiedlicher Hirnfunktionsstörungen behandelt worden waren, lässt die Dynamik der weiteren funktionellen Erholung erkennen. Diese betraf in 69 % Männer und in 31 % Frauen mit einem Durchschnittsalter von 48 Jahren (14–87 Jahre). Für die 240 Patienten nach akutem SHT entsprach der erste GCS-Wert nach dem Unfall in 66 % einer schweren, in 23 % einer mittelschweren und in 11 % einer so genannten leichten Hirnverletzung. Ihre durchschnittliche Liegedauer auf der NNFR betrug 52 Tage. Insgesamt 160 dieser Patienten (66,7 %) waren in eine weiterführende Rehabilitation (Phase C) verlegt worden. 32 Patienten (13,3 %) wurden direkt nach Hause mit ambulanter Rehabilitation (Phase D) entlassen, während 25 Patienten (10,4 %) in ein Pflegeheim verlegt worden waren. Fünf Patienten (2,1 %) waren stationär in eine Psychiatrie eingewiesen und sieben der Patienten (2,9 %) in die Innere Klinik des Hauses verlegt worden. Der GOS-Wert zum Zeitpunkt der Entlassung aus der NNFR im Vergleich zur Nachuntersuchung (hier in Klammern angegeben) zeigte eine deutliche Verbesserung der Funktionen über die Zeit: GOS 1: 5 % (15 %), GOS 2: 6 % (5 %); GOS 3: 46 % (21 %); GOS 4: 24 % (27 %), GOS 5: 19 % (32 %). Für Patienten mit GOS 2 war nur in einem Fall eine Erholung nach GOS 3 erfolgt, während drei dieser Patienten verstarben und elf unverändert blieben. In der Gruppe mit GOS 3 verbesserten sich 51 der 110 Patienten (46 %) nach GOS 4 und 5, während sich ein Patient verschlechtert hatte und verstorben war. In der Gruppe der 58 Patienten mit GOS 4 verbesserten sich 28 Patienten (48 %), bei 15,5 % verschlechterte sich der Zustand. Aus der Gruppe

GOS 5 verschlechterten sich 14 der 46 Patienten (30 %).

Prognostisch bedeutungsvoll ist die Tatsache, dass kein Patient, der weniger als 20 Punkte von insgesamt 24 auf der KRS am Tage 40 der NNFR aufwies, später einen Funktionszuwachs entsprechend GOS 4 oder 5 erreichte. Kein Patient mit einer KRS unter 10 Punkten zu diesem Zeitpunkt erreichte ein GOS besser als 2.

145 Patienten (60,4 %) kehrten in ihre Familien zurück, 36 (15 %) lebten in einem Pflegeheim und 17 (7 %) waren noch in einer Rehabilitationsklinik, fünf Patienten in einer Behindertenwerkstatt. Ein Patient befand sich im Gefängnis. Das beruflich-soziale Outcome unter Berücksichtigung des initialen GCS-Wertes zeigte, dass nur 16 % nach schwerer SHV bzw. 27 % nach mittelschwerer und 33 % nach leichter SHV ihre früheren Tätigkeit wieder ausüben konnten.

Bemerkenswert war, dass von 116 Patienten, die einer ambulanten Rehabilitation bedurft hätten, nur 67 (58 %) eine entsprechende physikalische Behandlung erhielten. Eine ambulante neuropsychologische Therapie erhielten sogar nur 7 % der Patienten (126).

Posttraumatische Epilepsie

Bezüglich der aus der Literatur und eigener Erfahrung bekannten, sehr widersprüchlichen Diskussion zum Thema posttraumatischer Epilepsie, ihrer Therapie und Prophylaxe, wird auf die kritischen neuen Beiträge von *Pagni, Ritz* und *Temkin* (127–129) hingewiesen. Es wird gezeigt, dass es auch gerade bezüglich der medikamentösen Prophylaxe in den uns angeschlossenen Kliniken trotz der Richtlinien einer weiteren Klärung bedarf (7).

6.8.2 Posttraumatische Rehabilitation: Bewertung der Ergebnisse der vorliegenden Untersuchung

Nicht für alle Bereiche ist eine strikte Trennung der Behandlung und entsprechend eine gesonderte Auswertung der erhobenen Befunde für die einzelnen Phasen B bis D möglich (Kapitel 5.4, S. 79). Das betrifft die Alters- und Geschlechtsverteilung der 258 Patienten ebenso

wie das (Qualitäts)Management in der frühen Phase B (Kapitel 5.4, Abbildung 25 und Tabellen 36–38). Wichtig sind die Daten, die sich bei differenzierter Beurteilung des Managements für die Phase B entsprechend der unterschiedlichen strukturellen Besonderheiten finden. In der Region Hannover werden Patienten von dort überwiegend in einer Rehabilitationsklinik, in den Tabellen mit „Reha-Zentrum Region Hannover" beschrieben, fortlaufend behandelt (Phasen B bis D), während in Münster die Patienten in der Regel zur NNFR in die entsprechende Spezialabteilung an der neurochirurgischen Klinik an einem Krankenhaus der Maximalversorgung entweder direkt von der Neurochirurgie oder von außerhalb eingewiesen und bis zur weiteren Verlegung oder Entlassung frührehabilitiert werden.

Die Resultate der vorliegenden Studie sind geeignet, die Vor- und Nachteile für das (Qualitäts)Management an beiden Institutionen aufzuzeigen und erlauben damit erstmals Rückschlüsse auf die konzeptionellen Vorstellungen für eine optimierte NNFR, zumal beide (zur Zeit der Studie) verantwortlichen Leiter der Arbeitsgemeinschaft NNFR angehörten. Die entsprechenden Auswertungen werden deshalb in einem gesonderten Kapitel (6.8.3) zusammengestellt und bewertet.

Zuweisung für eine stationäre Rehabilitationsmaßnahme

Nur 258 der insgesamt 5221 akut stationär versorgten Schädel-Hirn-Verletzten (4,9 %) bzw. 3,8 % aller 6783 Patienten nach SHT werden nachfolgend einer stationären Neurorehabilitation zugeführt. Bemerkenswerte Unterschiede zeigen die Versorgungswege (Kapitel 5.1, Tabelle 3). Aus der Region Hannover kommen 142 (55 %) aller Rehabilitationspatienten was 3,1 % aller dortigen Schädel-Hirn-Traumen entspricht. Für die Region Münster bedeuten die 116 (45 %) Rehabilitationspatienten dagegen 5,4 % aller Schädel-Hirn-Verletzten. Diese Unterschiede könnten sich aus dem in Münster mit 84,9 % gegenüber Hannover mit 67,8 % deutlich höheren Anteil der stationären Versorgung erklären. Betrachtet man jedoch zusätzlich die unterschiedlichen Inzidenzen für das akute SHT für beide Regionen mit 370 pro 100 000 Einwohner für Hannover und 249 pro 100 000 Einwohner in Münster, unterstreicht dies einmal mehr die vermehrte stationäre Krankenhaus- und Frührehabilitationsbehandlung im Raum Münster und eine deutlich höhere Nutzung struktureller Rehabilitationseinrichtungen unabhängig von der erlittenen Verletzungsschwere.

Dies wird im Zusammenhang mit einem besonderen Interesse der Neurochirurgen in Münster an einer Verbesserung des (Qualitäts)Managements gesehen und einer damit verbundenen intensiven Aufklärung zur Akutbehandlung und NNFR nach SHT im Versorgungsbereich während der vergangenen Jahre, um die Ergebnisqualität nachhaltig beeinflussen zu können gemäß des Versorgungsauftrages.

Ganz entsprechend zeigen die Übernahmezeiten für die NNFR der Patienten nach SHT signifikante Unterschiede der betrachteten Regionen, wobei die Mehrzahl aller Patienten im vergleichsweise kürzesten Zeitintervall nach dem Trauma in Münster zur Aufnahme kamen; mit 51 % aller Patienten innerhalb der ersten zwei Wochen und sogar fast einem Drittel innerhalb der ersten Woche. Das entspricht sowohl dem hier angestrebten klaren Trend zur Entlastung der Intensivstation innerhalb der Neurochirurgie als auch dem Bemühen, durch möglichst frühzeitigen NNFR das Erholungspotenzial zu fördern und zugleich drohende Komplikationen und Sekundärschäden zu vermeiden. Hierauf

wird bei den Komplikationen (Tabelle 106). nochmals einzugehen sein.

Auch bezüglich der so wichtigen Altersverteilung der zur Rehabilitation aufgenommenen Patienten zeigt sich ein ähnlicher Trend, wenn für die 16- bis 20-Jährigen in Münster 10,3 % gegenüber 3,5 % in Hannover und bei den über 65-jährigen Patienten mit 31,0 % gegenüber 24,4 % berechnet werden – bei jedoch gleicher Geschlechtsverteilung (Tabelle 99). Neben Lebensalter und Morbidität (Tabelle 102) spielen Unterschiede in den regionaler Versorgungswegen sicher eine zusätzliche Rolle (Frage: „Welches ist die nächstgelegene Klinik für die Akutversorgung und die nachfolgende NNFR?").

Betrachtet man den Anteil der Kinder unter 15 Jahren, so ist ihr Anteil in Hannover signifikant höher als in Münster – wohl wegen der dort üblichen primär kinderchirurgischen Versorgung in zwei speziellen Kinderkliniken und entsprechend höherer Anzahl an Kinderbetten, während andererseits Kinder in der Regel in speziellen NNFR-Einrichtungen behandelt werden wie z. B. in Hessisch-Oldendorf, Bremen und Herdecke. Die an sich nur verhältnismäßig geringe Anzahl an Kindern, die eine Rehabilitation nach akutem SHT erhielten, ist möglicherweise auf eine eher zurückhaltende allgemeine Einstellung der Kinderärzte zur Frührehabilitation im Raum Münster zurückzuführen, wie sie auch für die akute neurotraumatologische Versorgung, die stationäre Beobachtung und die Behandlung erneut zu diskutieren ist. Gleiches gilt für die

Tabelle 98. Übernahmezeit von Unfall bis stationärer Rehabilitation (Tage).

Zeit bis zur Übernahme in die Rehabilitation seit dem Unfall (Tage)	Alle Patienten in stationärer Rehabilitation (n = 258)			Alle Patienten mit stationärer Frührehabilitation (n = 185)		
	Reha-Zentrum Region Münster	Reha-Zentrum Region Hannover	andere Reha-kliniken	Reha-Zentrum Region Münster	Reha-Zentrum Region Hannover	andere Reha-kliniken
< 8 Tage	21 (30,9 %)	1 (1,2 %)	13 (12,0 %)	21 (30,9 %)	1 (1,4 %)	9 (19,1 %)
8–14 Tage	14 (20,6 %)	17 (20,7 %)	12 (11,1 %)	14 (20,6 %)	14 (20,0 %)	8 (17,0 %)
15–30 Tage	28 (41,2 %)	45 (54,9 %)	44 (40,7 %)	28 (41,2 %)	37 (52,9 %)	18 (38,3 %)
1–3 Monate	5 (7,4 %)	19 (23,2 %)	36 (33,3 %)	5 (7,4 %)	18 (25,7 %)	11 (23,4 %)
3–6 Monate			3 (2,8 %)			1 (2,1 %)
Gesamt	68 (100,0 %)	82 (100,0 %)	108 (100,0 %)	68 (100,0 %)	70 (100,0 %)	47 (100,0 %)

Annahme einer möglichen Beeinträchtigung neuropsychologischer Funktionen nach leichtem SHT bei sonst unauffälligem neurologischen Befund, der allgemein noch als nicht stationär rehabilitationspflichtig eingestuft wird bzw. den es unter akuten Verletzungsbedingungen zunächst stationär abzuklären gilt (110, 130). Unsere jetzigen Erfahrungen erfordern ein Umdenken der Kinderärzte. Oder aber die betreffende spezielle Rehabilitationseinrichtung für Kinder gilt den Pädiatern als zu weit entfernt. Hier ist daher eine spezielle und gesonderte Nachanalyse angebracht im Sinne der angestrebten Qualitätsverbesserung bei erkennbaren Mängeln zur Zeit der Untersuchung. Generell kann jedoch gesagt werden, dass die früher von *Kirchberger* et al. (118) erkannte „Altersselektion" für die weiterführende Rehabilitation und die Aufnahmekriterien der NNFR für den Raum Münster ebenso wie für die anderen Frührehabilitationskliniken durch diese Studie widerlegt ist.

Schweregrad der funktionellen Beeinträchtigung nach SHT

Die Koma-Remissions-Skala (KRS) der AG NNFR ist ein geeignetes Messinstrument zur Abschätzung des Ausmaßes funktioneller Beeinträchtigung höherer Hirnfunktionen zu Beginn der NNFR und klinisch relevanter Veränderungen im weiteren Verlauf der Neurorehabilitation bezüglich der Rückbildung sensomotorischer wie

mental-kognitiver Funktionsstörungen. Darüber hinaus hilft die KRS bei der Einschätzung der Verlaufsprognose mental-kognitiver Erholung nach Hirntrauma (S. 153). Ein KRS-Wert bei der Aufnahme in die stationäre Rehabilitation ist allerdings nur für 175 (67,9 %) der 258 Patienten dokumentiert. Für 27 (15,4 %) Patienten ist bei der Aufnahme der KRS-Wert kleiner als 11, bei weiteren 35 Patienten liegt er zwischen 11 und 19 Punkten (insgesamt 35,4 % unter 20 Punkten). Der hohe Anteil von Patienten mit einer maximalen KRS-Punktezahl von 24 Punkten (89 = 50,9 %) bei Aufnahme (Tabelle 100) entspricht dem Anteil an Patienten mit so genannten leichten Schädel-Hirn-Verletzungen, bei welchen kognitive neuropsychologische Störungen im Vordergrund stehen.

Die Gegenüberstellung der KRS aller 175 Schädel-Hirn-Verletzten mit den 149 Patienten in der Frührehabilitation zeigt die Unterschiede für die bei der Aufnahme festgestellten funktionellen Beeinträchtigungen mit einem deutlich höheren Anteil leichterer Beeinträchtigungen (Gruppe 24/24) in der Gesamtgruppe (Tabelle 100). Es bleibt hier festzuhalten, dass bei 57 % der Frührehabilitationspatienten der KRS-Wert zu Beginn weniger als 24 Punkte beträgt, entsprechend den Kriterien für die frühe Phase B1, und mehr Patienten schwerere Schädigungen aufweisen als alle 175 stationären Rehabilitationspatienten; 47 % der SHT-Patienten werden mit

Tabelle 99. Alter der Patienten bei Aufnahme in die stationäre Rehabilitation.

Alter bei Aufnahme in die stationäre Rehabilitation	Alle Patienten in stationärer Rehabilitation (n = 258)			Alle Patienten mit stationärer Frührehabilitation (n = 185)		
	Reha-Zentrum Region Münster	Reha-Zentrum Region Hannover	andere Reha-kliniken	Reha-Zentrum Region Münster	Reha-Zentrum Region Hannover	andere Reha-kliniken
< 16 Jahre	2 (2,9 %)	3 (3,7 %)	8 (7,4 %)	2 (2,9 %)	2 (2,9 %)	7 (14,9 %)
16–20 Jahre	7 (10,3 %)	2 (2,4 %)	8 (7,4 %)	7 (10,3 %)	2 (2,9 %)	4 (8,5 %)
21–25 Jahre	4 (5,9 %)	13 (15,9 %)	9 (8,3 %)	4 (5,9 %)	12 (17,1 %)	5 (10,6 %)
26–45 Jahre	18 (26,5 %)	30 (36,6 %)	17 (15,7 %)	18 (26,5 %)	23 (32,9 %)	4 (8,5 %)
46–64 Jahre	23 (33,8 %)	19 (23,2 %)	29 (26,9 %)	23 (33,8 %)	17 (24,3 %)	16 (34,0 %)
65–75 Jahre	7 (10,3 %)	11 (13,4 %)	18 (16,7 %)	7 (10,3 %)	10 (14,3 %)	5 (10,6 %)
> 75 Jahre	7 (10,3 %)	4 (4,9 %)	19 (17,6 %)	7 (10,3 %)	4 (5,7 %)	6 (12,8 %)
Gesamt	68 (100,0 %)	82 (100,0 %)	108 (100,0 %)	68 (100,0 %)	70 (100,0 %)	47 (100,0 %)

24 KRS-Punkten in die Frührehabilitation zur fachgerechten Intensivbehandlung verlegt, was widersprüchlich erscheinen mag, jedoch entsprechend Phase B2 aufgrund ihrer sehr ausgeprägten mental-kognitiven Störungen – mit oder ohne lebensgefährliche Begleitverletzungen – völlig zu Recht erfolgt. Auf diese Tatsache hat die AG NNFR immer wieder hingewiesen und sieht sich jetzt durch diese Zahlen vollauf bestätigt.

Das spätere Outcome bei Entlassung belegt die Richtigkeit der Einweisung für alle Patienten (Tabellen 110 und 112).

Die GCS wird leider nur für 175 der 258 Patienten (67,8 %) zu Beginn der NNFR erhoben und zeigt weniger detailliert als mit der KRS die Schwere der zerebralen Funktionsstörungen (Tabelle 101).

Auch bei der GCS-Einteilung fällt der mit 59,3 % hohe Anteil von Patienten nach so genannter „leichter" traumatischer Hirnschädigung auf bzw. sind es sogar zwei Drittel aller Rehabilitationspatienten. Sie sind Ausdruck

traumatischer verhaltensneurologischer Funktionsstörungen und zusätzlicher körperlicher Risiken, die sich wie bei der KRS im frühen Outcome abbilden (Kapitel 5.4, S. 78). Bei Aufnahme in die NNFR ist der prozentuale Anteil schwerer und mittlerer Hirnschäden erwartungsgemäß höher als im Gesamtkollektiv. Diese Zahlen rechtfertigen das Konzept der NNFR bezüglich der zugrunde liegenden traumatischen Schädigungen auch hinsichtlich der Entlastung von Intensivstationen und zugleich der Vermeidung von Sekundärkomplikationen.

Der Frühreha-Barthel-Index zeigt in Ergänzung zur GCS und KRS erwartungsgemäß dort, wo er bestimmt ist, eine gute Zuordnung der akuten und postakuten Hirnschäden in beiden untersuchten Gruppen. Der FRBI wird zu Beginn für 204 Patienten (79,1 %) angegeben (Tabelle 35). Ein FRBI unter +25 bei 150 Patienten (73,5 %) entspricht der erwarteten Schwere funktioneller Schädigungen und einer Indikation für eine NNFR, während ein FRBI von über 75 wie hier bei 25 Patienten (12,3 %) den Phasen C und D zuzuordnen ist.

Tabelle 100. Einschätzung der funktionellen Schädigung (höherer) Hirnleistungen mit der KRS (maximal 24 Punkte) bei Erstaufnahme in die Rehabilitationseinrichtung nach akuter SHV.

KRS	Alle Reha-Patienten (n = 258)	Nur Frührehabilitation (n = 185)
≤ 10/24	27 (15,4 %)	27 (18,1 %)
11–19/24	35 (20,0 %)	35 (23,5 %)
20–23/24	24 (13,7 %)	23 (15,4 %)
24/24	89 (50,9 %)	64 (43,0 %)
Gesamt	175 (100,0 %)	149 (100,0 %)
Keine Angabe	83 (32,1 %)	36 (19,5 %)
Gesamt	258	185

Tabelle 101. Einschätzung der vorliegenden Hirnschädigung mit der GCS (3–15 Punkte) bei Erstaufnahme in die Rehabilitationseinrichtung nach akuter SHV.

GCS	Alle Reha-Patienten (n = 258)	Nur Frührehabilitation (n = 185)
Leichtes SHT	115 (65,7 %)	86 (59,3 %)
Mittleres SHT	41 (23,4 %)	41 (28,3 %)
Schweres SHT	19 (10,9 %)	18 (12,4 %)
Gesamt	175 (100,0 %)	145 (100,0 %)
Keine Angabe	83 (32,1 %)	40 (21,6 %)
Gesamt	258	185

In Tabelle 102 wird noch besser als mit der KRS die absolute Bedürftigkeit der Patienten zur NNFR deutlich, wenn 84 % in der Frührehabilitation und 74 % aller Rehabilitationspatienten der Klasse schwerster Hirnfunktionsstörungen zugeordnet werden und nur 7 % bzw. 12 % einen FRBI von über 75 aufweisen. Hier zeigt sich die diagnostische Schärfe im Zusammenspiel mit der KRS (27).

Nachfolgend werden vorherige Ergebnisse zur KRS differenzierter bezüglich der bevorzugten NNFR-Einrichtungen in den Rehabilitationszentren der beiden Regionen Münster und Hannover und in anderen Häusern betrachtet (Tabelle 103). Der Anteil aller Patienten entspricht der regionalen Inzidenz. Im Frührehabilitationsbereich zeigt sich für Münster zunächst der hohe Anteil mit 63 Patienten gegenüber 23 SHT-Patienten in den anderen Häusern und ebenso mit 24 % Schwerstbeeinträchtigten ein deutlicher Unterschied zum Rehabilitationszentrum für die Region Hannover. Hier wird die Entlastung der Intensivstationen in der Neurochirurgie besonders deutlich. Dieses Bild bleibt auch bei Betrachtung aller Rehabilitationspatienten.

Der mit jeweils ca. 52 % hohe Anteil mäßig stark Beeinträchtigter mit KRS 24/24 wird auf die Bedeutung ausgeprägter traumatischer mental-kognitiver Störungen für die NNFR zurückgeführt und ferner auf die Anzahl von behandlungsbedürftigen Mehrfachverletzungen im gleichen Haus im Gegensatz zu den anderen Kliniken, die diese Möglichkeiten nicht in gleicher Weise vorhalten (siehe hierzu auch Mehrfachverletzungen, Tabellen 104 und 105 und Komplikationen, Tabelle 106).

Der hohe Anteil fehlender Angaben für die KRS bei den „anderen Kliniken" hat wohl die gleichen Gründe wie die nicht dokumentierte GCS, nämlich Unkenntnis und Flüchtigkeit. Dabei ist der Ausgangswert so wichtig zur Einschätzung des weiteren Verlaufs und die Beendigung von Rehabilitationsmaßnahmen (Tabelle 103).

Körperliche Untersuchungsbefunde, Mehrfachverletzungen, Komplikationen

Von besonderem Interesse und bisher nicht genügend beantwortet ist der mit ca. 80 % dokumentierte Anteil zusätzlicher Verletzungen beim Schädel-Hirn-Trauma in der Neurorehabilitation (Tabellen 104 und 105). Sie beeinflussen nicht nur den Rehabilitationsbeginn, sondern auch den Rehabilitationsverlauf, die sie verzögern, verschlechtern können oder indem sie gar eine Verlegung für die fachärztlich konsiliarische Mit- oder Weiterbehandlung erfordern können. Ein Polytrauma ist für 95 Patienten (37 %) beschrieben (Kapitel 5.4, S. 76), ohne dass die besondere Schwere der Mehrfachverletzungen im Sine eines echten Polytraumas ausreichend dokumentiert wurde. Hier wird eine zusätzliche Aufklärung im unfallchirurgischen Bereich erforderlich. Betrachtet man den initialen GCS und die Art der Mehrfachverletzungen, dann wird deutlich, warum einige Patienten mit nur leichtem SHT oder einem KRS 24/24 bzw. einem FRBI über 40 Punkte lange Rehabilitationsverläufe und ein nur mäßiges, ja schlechtes Outcome aufweisen. Schwere Mittelgesichtsverletzungen beeinträchtigen die Nahrungsaufnahme, das Schlucken und die Kommunikation und erfordern von Anfang an eine gezielte Schluckdiagnostik, fazio-orale Therapie (FOT), Sprech- und Sprachtherapien in der NNFR. Sie können bei schwer bewusstseinsgestörten Patienten Anlass für psychomotorische Erregungszustände, Aspi-

Tabelle 102. Einschätzung der Schwere funktioneller Schädigungen höherer Hirnleistungen mit dem FRBI bei Erstaufnahme in die Rehabilitationseinrichtung nach akuter SHV.

FRBI	Alle Reha-Patienten (n = 258)	Nur Frührehabilitation (n = 185)
–325 bis +25	150 (73,5 %)	142 (83,5 %)
+ 25 bis +75	29 (14,2 %)	17 (10,0 %)
Über + 75	25 (12,3 %)	11 (6,5 %)
Gesamt	204 (100,0 %)	170 (100,0 %)
Keine Angabe	54 (20,9 %)	15 (8,1 %)
Gesamt	258	185

Tabelle 103. Koma-Remissions-Werte bei Aufnahme in die stationäre Rehabilitation (Regionalisierung).

KRS (bei Aufnahme in die Reha)	Alle Patienten in stationärer Rehabilitation (n = 258)			Alle Patienten nur mit stationärer Frührehabilitation (n = 100)		
	Reha-Zentrum Region Münster	Reha-Zentrum Region Hannover	andere Reha-kliniken	Reha-Zentrum Region Münster	Reha-Zentrum Region Hannover	andere Reha-kliniken
≤ 10/24	15 (22,7 %)	8 (11,1 %)	4 (10,8 %)	15 (23,8 %)	2 (12,5 %)	3 (42,8 %)
11–19/24	9 (13,7 %)	23 (31,9 %)	3 (8,1 %)	8 (12,7 %)	9 (56,3 %)	1 (14,3 %)
20–23/24	7 (10,6 %)	12 (16,7 %)	5 (13,5 %)	7 (11,1 %)	3 (18,8 %)	1 (14,3 %)
24/24	35 (53,0 %)	29 (40,3 %)	25 (67,6 %)	33 (52,4 %)	2 (12,5 %)	2 (28,6 %)
Gesamt	66 (100,0 %)	72 (100,0 %)	37 (100,0 %)	63 (100,0 %)	16 (100,0 %)	7 (100,0 %)
Keine Angabe	2	10	71	1		13
Gesamt	68	82	108	64	16	20

rationen und Mangelernährung sein. Gesichtsbegleitverletzungen bei nur leichtem SHT hingegen sind in erster Linie Ausdruck behandlungsbedürftiger, mit GCS, KRS oder FRBI nicht in allen Fällen exakt erfasster, mental-kognitiver Verhaltensstörungen. Für die Patienten in der stationären Rehabilitation sind bei 164 (65,9 %) derartige Gesichtsverletzungen als häufigste zusätzliche Verletzung (allein oder zusammen mit weiteren) zu finden (Tabellen 104 und 105).

Sekundäreingriffe zur planmäßigen Versorgung von Begleitverletzungen können eine vorübergehende Verlegung des Patienten in andere Kliniken erfordern. Externe Fixateure zur Stabilisierung von Frakturen im Bereich der Extremitäten und des Beckens bedürfen der fortlaufenden Kontrolle durch die Traumatologen und einer speziellen Anleitung für die Schwestern und Therapeuten. Extremitätenverletzungen weisen 89 (35,7 %) Rehabilitationspatienten auf (Tabelle 104).

Spinale Traumen sind hier im Rahmen eines SHT für 22 % der Rehabilitationspatienten dokumentiert. Das ist ein unerwartet hoher Anteil, der in der Literatur für die gesamte Wirbelsäule zwischen 12 % und 17 % angegeben wird. Eine akute Rückenmarksschädigung ist hingegen nicht beschrieben, wie sie in der Literatur mit 50 pro 1 Million der Bevölkerung heute angegeben wird. In Deutschland werden spinale Traumen akut sofort in spezielle Zentren zur Rehabilitation verlegt (Tabellen 104 und 105).

Tabelle 104. Begleit-/Mehrfachorganverletzungen bei Aufnahme in eine Rehabilitationseinrichtung nach akuter SHV (n = 249). Mehrfachangaben möglich.

Zusätzliche Verletzungen	n	%
Gesichtsschädel	164	65,9
Halswirbelsäule	32	12,9
Wirbelsäule	24	9,3
Thorax	61	24,5
Abdomen	21	8,4
Becken	28	11,2
Extremitäten	89	35,7
Keine oder leichte Bagatellverletzungen	43	17,3

Kombinationsverletzungen beim SHT sind bekannt und beeinflussen ebenso wie Komplikationen den Rehabilitationsverlauf und das Outcome. Die Vielzahl hier registrierter Begleitverletzungen und ihre Kombinationen setzen ebenso wie die beobachteten Komplikationen eine prompte Diagnose und spezifische fachärztliche Behandlung während der NNFR voraus, was in den Richtlinien der AG NNFR berücksichtigt wurde und heute in entsprechend arbeitenden Abteilungen befolgt wird. Die Zahlen unterstreichen dieses Konzept einer am Schwerpunktkrankenhaus angesiedelten neurochirurgischen NNFR nachdrücklich, indem die betroffenen Patienten zeitgleich fachspezifisch übergreifend interdisziplinär auf allen Gebieten behandelt werden ohne die NNFR zu unterbre-

Tabelle 105. Gegenüberstellung GCS und Mehrfachorganverletzungen bei Erstaufnahme in eine Rehabilitationseinrichtung nach akuter SHV (n = 249).

Zusätzliche Verletzungen	Leichte SHV	Mittlere SHV	Schwere SHV	Gesamt
Keine oder leichte Bagatellverletzungen	30 (27,3 %)	6 (15,8 %)	5 (26,3 %)	41 (24,6 %)
Gesichtsschädel	29 (26,4 %)	13 (34,2 %)	4 (21,1 %)	46 (27,5 %)
Halswirbelsäule (HWS)	1 (0,9 %)			1 (0,6 %)
Wirbelsäule (WS)				
Geschichtsschädel + HWS/WS	2 (1,8 %)	1 (2,6 %)		3 (1,8 %)
Extremitätenverletzungen	3 (2,7 %)	1 (2,6 %)		4 (2,4 %)
Extremitäten + Gesicht/HWS/WS	11 (10,0 %)	7 (18,4 %)	2 (10,5 %)	20 (12,0 %)
Thorax	3 (2,7 %)	1 (2,6 %)		4 (2,4 %)
Thorax + Extrem./Gesicht/HWS/WS	12 (10,9 %)	6 (15,8 %)	4 (21,1 %)	22 (13,2 %)
Abdomen				
Abdomen + Extrem./Gesicht/HWS/WS	1 (0,9 %			1 (0,6 %)
Becken				
Becken + Extrem./Gesicht/HWS/WS	3 (2,7 %)	1 (2,6 %)	1 (5,3 %)	5 (3,0 %)
Thorax + Abdomen + Extrem./Gesicht/HWS/WS	5 (4,5 %)		1 (5,3 %)	6 (3,6 %)
Thorax + Becken + Extrem./Gesicht/HWS/WS	6 (5,5 %)		1 (5,3 %)	7 (4,2 %)
Thorax + Abdom. + Becken + Extrem./Gesicht/HWS/WS	2 (1,8 %)	2 (1,8 %)		4 (2,4 %)
Abdomen + Becken + Extrem./Gesicht/HWS/WS	2 (1,8 %)		1 (5,3 %)	3 (1,8 %)
Gesamt	110	38	19	167

„+" = nachfolgende Verletzungen sind zusätzlich zu der Vorausgegangenen
„/" = Und/oder-Auftreten der so aufgeführten Verletzungen)

chen oder den Patienten zu verlegen. Hierbei wird von allen Beteiligten auf die Vermeidung bzw. prompte Behandlung unvermeidbarer Komplikationen geachtet.

Die mit ca. 43 % bemerkenswert große Anzahl beobachteter Komplikationen während des Rehabilitationsverlaufes ist hinsichtlich Struktur- und Prozesssprozessqualität von Bedeutung (Kapitel 5.4, Tabellen 42 und 43, Abbildung 26). Erfordern sie doch eine sofortige Diagnose und adäquate fachärztliche Mitbehandlung (Kapitel 5.4.3: nur in einem Viertel der Fälle wird keine Konsiliaruntersuchung angefordert!) und unter Umständen den hierzu erforderlichen Transport, wenn nicht eine Verlegung in eine andere Abteilung bzw. in ein anderes Krankenhaus. Die Verläufe zeigen für diese Studie, dass die Komplikationen erkannt und beherrscht werden.

Im Kapitel 5.4 „Ergebnisse in der Rehabilitationsphase" (Tabelle 33) wird die Schwere der erlittenen Hirnverletzung und der lebensbedrohlichen, anhaltenden vegetativen Entgleisungen zu Beginn der Rehabilitation dargestellt. Besonderes Augenmerk verdient der mit ca. 33 % hohe Anteil an zentralmotorischen Schluckstörungen, die für das Ausmaß an Komplikationen im Bereich der Atemwege führend verantwortlich sind.

Schluckstörungen bestehen bei einem Drittel aller Rehabilitationspatienten.

Erstaunlich ist der mit ca. 31 % hohe Anteil an liegenden Magensonden bei der Aufnahme wegen des damit verbundenen Risikos einer schienenden Aspiration und der funktionellen Beeinträchtigung bei der in der aktivierenden Pflege

(FOT), Ergo-, Sprech- und Sprachtherapie (Kapitel 5.4, Tabelle 34). Die Qualität der akuten Patientenversorgung könnte hier durch die Anlage einer PEG bei entsprechender Bewusstseinsstörung oder diagnostizierter Schluckproblematik sicher verbessert werden.

Insgesamt ist für ein Fünftel aller Patienten ein auffälliger Atemtyp dokumentiert, der wohl im Rahmen der noch andauernden zentralen vegetativen Dysregulationen zu bewerten ist. Speichelfluss liegt bei einem Viertel und Schwitzen bei einem Drittel der Patienten vor (Kapitel 5.4, Tabelle 33). Der Anteil von 18 % Trachealkanülenträgern und weiteren 5 % Patienten mit einem Stoma ist Ausdruck der initialen Schwere des Schädel-Hirn-Traumas sowie der länger anhaltenden schweren Bewusstseinseinschränkung und desgestörten Schluckens. Die AG NNFR hat als Indikation bzw. als Übernahmekriterium für die Frührehabilitation ausgeführt, dass weder eine pathologische Hirndrucksteigerung noch eine schwer wiegende allgemeine Infektion oder eine rasch fortschreitende konsumierende Erkrankung vorliegen dürfen und der Patient bei stabilisierten Vitalparametern in der Lage sein müsse, ausreichend spontan zu atmen. Selbstverständlich sind Tracheostoma, PEG und suprapubischer Katheter ebenso wie zunächst nur provisorisch operativ versorgte Frakturen keine Hinderungsgründe. Frühzeitige und in regelmäßigen Abständen durchzuführende laborchemische und bakteriologische Untersuchungen (Körperöffnungen) sind nicht zuletzt auch im Hinblick auf die Früherkennung resistenter Keime und nosokomialer Infektionen erforderlich und rechtfertigen durch Prävention, wie sie bereits erfolgreich betrieben wird, die Kosten der Laboruntersuchungen entsprechend der NNFR-Empfehlungen. So werden bei einem Viertel der Patienten zum Zeitpunkt der Übernahme bereits pathologische Keime nachgewiesen, ohne dass jedoch für diese Studie eine Spezifizierung nach der Keimart erfragt wird (Kapitel 5.4, S. 77).

Bei dem Vergleich der Komplikationsraten für alle Rehabilitationspatienten und die Gruppe der Patienten nur mit stationärer NNFR fallen die berichteten Komplikationen im Rehabilitationszentrum Region Hannover auf (Tabelle 107), während die Zahlenangaben für Münster wohl als realistisch erreichbare Anhaltszahlen in die zukünftige Bewertung eingehen können und sich mit den Zahlen der AG NNFR decken (98, 131). Hierbei ist die in Münster sehr frühe Übernahme der Mehrzahl aller Patienten im Vergleich mit allen anderen Rehabilitationskliniken und die Anzahl in der NNFR versorgten Patienten besonders zu berücksichtigen. Wenn für die „anderen Rehabilitationskliniken" mit 82 % bzw. 77 % ein höherer Prozentsatz komplikationsfreier Verläufe dokumentiert ist, spricht das zunächst einmal für die besondere Qualität des Managements, ohne dass das Studienprotokoll hier weitergehend erklärende Vergleichsanalysen (Patientenklientel, Dokumentation etc.) erlaubt.

Die in dieser Untersuchung für 46,5 % aller Rehabilitationspatienten dokumentierte Versorgung mit einem transurethralen Blasenkatheter fällt auf. Sie stellt einen zusätzlichen Risikofaktor für den bemerkenswert hohen Anteil späterer Komplikationen der ableitenden Harnwege dar (17,4 % in Kapitel 5.4, Tabelle 42). Die Versorgung mit einem suprapubischen Blasenkatheter gilt bei länger anhaltenden Blasenentleerungsstörungen und schwer Bewusstseinsgestörten als die Methode der Wahl. Gleiches gilt für die frühzeitige Versorgung mit einer PEG-Sonde für eine ausreichende und hochkalorische Ernährung, durch die eine funktionelle Rehabilitation auch höherer Hirnleistungen nachweislich gefördert wird. Katheter und Sonden sind Sicherungsmaßnahmen, die wie das Tracheostoma keinerlei Einschränkung für die Durchführung physikalischer Therapien – einschließlich der Hydrotherapie – bedeuten.

Therapiedichte in der Rehabilitation

Zusammenfassend lässt sich für die vorliegende Studie sagen, dass die zur Anwendung kommenden Therapieformen (Kapitel 5.4, Tabelle 44) ebenso wie die Dauer und auch die individuell auf den Bedarf des Patienten abgestimmten Kombinationen in ihrer Verabreichung dem heutigen Standard und den Empfehlungen der AG NNFR entsprechen (7, 43, 97, 98, 110, 114, 120–122, 124). Für zwei Drittel ist eine aktivierende Pflege dokumentiert, das entspricht der Schwere der funktionellen Beeinträchtigung am

Beginn der stationären Rehabilitation. Unzureichend erscheint jedoch die Durchführung von Neuropsychologie für weniger als 60 % aller Patienten, leiden diese doch alle an einer mehr oder weniger deutlich ausgeprägten und psychologisch nachweisbaren Beeinträchtigung mental-kognitiver, neuropsychologischer Funktionen, die einer speziellen und weiterführenden Therapie bedürfen. Die hier dokumentierten Angaben entsprechen zweifellos der Praxis. Sie müssen jedoch als unzureichend eingestuft werden und sollten Anlass sein, eine qualitativ angemessene, bessere neuropsychologische Behandlung von Patienten nach SHT einzufordern. Gleiches gilt für die posttraumatische ambulante Weiterbehandlung (Kapitel 5.4.5).

Wenn insgesamt nur 20 % der 258 Patienten eine Musiktherapie erhalten, so ist das zunächst unverständlich und könnte dadurch erklärt werden, dass in einigen Rehabilitationskliniken entweder die Therapeuten fehlen oder aber diese Therapieform im entsprechenden Budget nicht vorgesehen ist. Für den Frührehabilitationsbereich in Münster (Rehabilitationszentrum Region Münster) stellt diese Therapieform einen festen, unverzichtbaren Bestandteil dar, wie an-

dererseits die Neuropädagogik (38 %) in dem Rehabilitationszentrum der Region Hannover heimisch ist. Derartige regionale Unterschiede bedürfen hinsichtlich der Empfehlungen der AG NNFR einer weitere Analyse.

Rehabilitationsphasen, Verweildauer und frühes funktionelles Behandlungsergebnis (Outcome)

Die allgemeine Aufenthaltsdauer in einer Rehabilitationsklinik (Kapitel 5.4, Abbildung 27) für die Patienten, für die bei der Aufnahme in die stationäre Rehabilitation ein leichtes Schädel-Hirn-Trauma dokumentiert ist, mag überraschen. Wenn von 115 Patienten dieser Gruppe 89 (77,4 %) bis zu drei Monaten stationär rehabilitiert werden, ist dies vor allem Ausdruck der tatsächlich bestehenden schweren Beeinträchtigung mental-kognitiver Funktionen, die nicht mit GCS und auch nicht umfassend genug mit der KRS oder dem FRBI beschrieben sind. Patienten mit einem mittelschweren oder einem schweren Schädel-Hirn-Trauma haben erwartungsgemäß überwiegend eine längere als dreimonatige Verweildauer (61 % bzw. 63,7 %).

Tabelle 106. Komplikationen in der stationären Rehabilitation (Mehrfachangaben möglich).

Bereich der Komplikationen	Alle Patienten in stationärer Rehabilitation (n = 258)			Alle Patienten mit stationärer Frührehabilitation (n = 185)		
	Reha-Zentrum Region Münster	Reha-Zentrum Region Hannover	andere Reha-kliniken	Reha-Zentrum Region Münster	Reha-Zentrum Region Hannover	andere Reha-kliniken
Atemwege	14 (20,6 %)	39 (45,1 %)	6 (5,6 %)	14 (20,6 %)	37 (52,9 %)	6 (12,8 %)
Urologisch	13 (19,1 %)	30 (36,6 %)	2 (1,9 %)	13 (19,1 %)	30 (42,9 %)	2 (4,3 %)
Neurologisch/ neurochirurgisch	9 (13,2 %)	21 (25,6 %)	9 (8,3 %)	9 (13,2 %)	17 (24,3 %)	2 (4,3 %)
Ophthal-mologisch		22 (26,8 %)	1 (0,9 %)		18 (25,7 %)	1 (2,1 %)
Sonstige	1 (1,5 %)	20 (24,4 %)	2 (1,9 %)	1 (1,5 %)	17 (24,3 %)	1 (2,1 %)
Magen-Darm	6 (8,8 %)	7 (8,5 %)	2 (1,9 %)	6 (8,8 %)	7 (10,0 %)	2 (4,3 %)
Herz-Kreislauf	7 (10,3 %)	3 (3,7 %)	3 (2,8 %)	7 (10,3 %)	3 (4,3 %)	2 (4,3 %)
And. internist. Komplikat.	6 (8,8 %)	3 (3,7 %)	4 (3,7 %)	6 (8,8 %)	3 (4,3 %)	4 (8,5 %)
Keine	41 (60,3 %)	19 (23,2 %)	88 (81,5 %)	41 (60,3 %)	15 (21,4 %)	36 (76,6 %)
Gesamt	68 (100,0 %)	82 (100,0 %)	108 (100,0 %)	68 (100,0 %)	70 (100,0 %)	47 (100,0 %)

In Tabelle 107 fällt auf, dass im Zentrum Münster ein Drittel aller Patienten weniger als einen Monat rehabilitiert wird und 74 % nach drei Monaten entlassen bzw. weiterverlegt werden. Das entspricht exakt den vorgegebenen Zeiträumen der AG NNFR und bestätigt einmal mehr die Richtigkeit dieser Empfehlungen für die NNFR nach akutem SHT mit einem Aufenthalt von durchschnittlich drei Monaten mit einer zunächst vorgegebenen Obergrenze von sechs Monaten, wenn nicht ein weiteres Rehabilitationspotenzial klinisch einwandfrei nachweisbar ist. Auch die Daten aus den „anderen Rehabilitationskliniken" unterstreichen diese Forderung, hier allerdings mit dem signifikanten Unterschied, dass bei der ausschließlich für die NNFR ausgewiesenen Patientengruppe in Münster 10 % mehr Patienten innerhalb von einem Monat die NNFR beendet haben. Wenn in Münster ein Viertel bzw. in den „anderen Kliniken" 21 % der Patienten länger als drei Monate in der NNFR verblieben, ist dies Ausdruck der fortbestehenden Funktionsstörung und für Kostenträger und Sozialpolitiker von entscheidender Bedeutung für ihre strukturellen zukünftigen Planungen. Im Rehabilitationszentrum der Region Hannover sind erneut abweichende Verhältnisse zu berücksichtigen, wenn über die Hälfte aller Patienten länger als drei Monate verbleibt – was für die NNFR aus dem Rahmen fällt –, aber durch den hier gegebenen und offensichtlich praktizierten fließenden Übergang von Phase B zu C und weiter nach D zu erklären ist (einschließlich Berufsfindung und fortführender Sonderpädagogik). Es bleibt festzuhalten, dass die Mehrzahl der Patienten die NNFR innerhalb

von drei Monaten beendet bzw. in eine Klinik für B2 oder C weiterverlegt wird.

In die stationäre Verweildauer gehen zahlreiche Faktoren ein, die in der Studie nicht weiter differenziert werden. Führend sind jedoch sicher, außer der im Vordergrund stehenden Schwere der erlittenen Hirnschädigung, die strukturelle Voraussetzung für die Rehabilitationsphasen B bzw. C und D, das Ausmaß verhaltensneurologischer Störungen und Begleitverletzungen bzw. Komplikationen während und am Ende der Phase B und für alle Phasen gleichermaßen sowie die sozialen Verhältnisse in Bezug zu der verbliebenen Behinderung des Patienten (KRS, FRBI, FIM, früher GOS und andere) bei Entlassung aus der stationären Rehabilitation.

Die Daten zu den Rehabilitationsverläufen sind im Kapitel 5.4 „Ergebnisse in der Rehabilitationsphase" (Unterkapitel 5.4.2) beschrieben. Von den 258 Patienten beenden 100 (39 %) ihre Rehabilitation mit der Phase B (siehe hierzu auch 6.8.3), weitere 69 Patienten (26,7 %) mit der Phase C und 89 Patienten (34,5 %) mit der Phase D.

Zum Abschluss der stationären Rehabilitation wird das funktionelle Outcome mittels der GOS und mit dem FRBI erhoben (Kapitel 5.4, Tabellen 46, 110 und 113).

Leider fehlen Angaben zur GOS bei 82 (38,1 %) der Patienten. Ohne Eingangs-GCS und abschließende GOS ist eine Patientendokumentation unvollständig und schränkt den Aussagewert zum Qualitätsmanagement bezüglich der erreichten Ergebnisqualität (regional, national

Tabelle 107. Verweildauer in der stationären Rehabilitation.

Verweildauer	Rehabilitation (n = 258)			Frührehabilitation (n = 185)		
	Reha-Zentrum Region Münster	Reha-Zentrum Region Hannover	andere Reha-kliniken	Reha-Zentrum Region Münster	Reha-Zentrum Region Hannover	andere Reha-kliniken
< 1 Monat	22 (32,4 %)	14 (17,1 %)	37 (34,3 %)	22 (32,4 %)	11 (15,7 %)	11 (23,4 %)
1–3 Monate	28 (41,2 %)	26 (31,7 %)	59 (54,6 %)	28 (41,2 %)	22 (31,4 %)	26 (55,3 %)
> 3 Monate	18 (26,5 %)	42 (51,2 %)	12 (11,1 %)	18 (26,5 %)	37 (52,9 %)	10 (21,3 %)
Gesamt	68 (100,0 %)	82 (100,0 %)	108 (100,0 %)	68 (100,0 %)	70 (100,0 %)	47 (100,0 %)

und auch international) erheblich ein. Politiker, Kostenträger, Krankenhausträger und Rehabilitationsmediziner benötigen dringend derartige Zahlen für ihre Leistungsberechnungen und strukturellen Planungen. Trotz der Limitierungen lassen die hier vorgelegten Daten wichtige Rückschlüsse auf zukünftige Anhaltszahlen zu, da sie prospektiv, multizentrisch kontrolliert erhoben sind (Kapitel 5.4, Abbildung 28; nachfolgend Tabelle 108).

So ist zunächst bemerkenswert, dass in der Gruppe der so genannten leichten SHT Patienten versterben oder als schwer behindert eingestuft werden. Allgemein wird diese Tatsache bei Planung und (Qualitäts)Management nach akutem SHT von Seiten aller Beteiligten trotz entsprechender Hinweise in der Literatur nicht hinreichend berücksichtigt (130, 132).

Der FRBI kann nur Hinweise geben (111). Als einzig verbindliches Kriterium ist er durch die hier vorgestellten Daten nachgewiesen. Die AG NNFR hat aufgrund fundierter Erfahrungen in der Neurorehabilitation von Anfang an in ihrer Kritik der bestehenden Phaseneinteilung immer wieder dezidiert hierauf hingewiesen und sieht sich durch die jetzt vorliegenden Ergebnisse vollauf bestätigt (7, 98, 106, 110, 117, 119, 121, 122, 130, 131).

Im Übrigen entsprechen erwartungsgemäß die Daten für das frühe Outcome ebenso wie das Behandlungsergebnis ein Jahr nach dem Unfall in erster Line der Schwere der primären Hirnverletzungen. Den Einfluss interkurrenter Erkrankungen und Komplikationen während der Rehabilitation werden nicht gesondert in der Studie analysiert.

In den Kreuztabellen mit der Korrelation zur GCS bei Aufnahme in die Rehabilitation (Tabellen 108–110) finden sich Zahlen, die zukünftig bei der Diskussion um die Erfordernisse einer Neurorehabilitation nach SHT berücksichtigt werden müssen. Wichtig ist auch, dass für 106 von 258 Patienten keine entsprechende Aussage mittels GOS und GCS dokumentiert ist. Das ist zu bedauern, ändert aber an der Aussagekraft dieser Befunde für zukünftige Entscheidungen nichts. Vielmehr bestätigen diese Daten, die von den Autoren während der letzten Jahrzehnte vertretene Forderung nach einer speziellen Rehabilitation gerade auch für Patienten mit einem als leicht und mittelschwer eingestuftem SHT.

Betrachtet man das frühe Outcome anhand des GOS, so sind die Verstorbenen und die apallischen Patienten erwartungsgemäß der Gruppe schwerer Hirnschäden zugeordnet. Ihr Anteil mit 1,3 % bzw. 2 % ist als bemerkenswert bzw. sehr gut im Sinne des durchgeführten (Qualitäts)Managements einzustufen, vergleicht man frühere Angaben für diese Region von *Kirchberger* et al. mit 4,2 % schweren SHT auf der Intensivstation (118) und *Hoffmann* et al. mit 66 % schweren und 23 % mittelschweren SHT während der NNFR mit 5 % Verstorbenen und 6 % Apallikern (126, 131) und international mit der EBIC-Studie mit 31 % Verstorbenen nach schwerem und mittelschwerem SHT (9).

15 % der Patienten blieben nach leichtem SHT schwer und 40 % mäßig stark behindert, d. h. deutlich über die Hälfte der so genannten leicht Hirnverletzten hat eine dauernde Behinderung davongetragen. Diese Zahlen stellen nicht nur erneut die GCS-Klassifikation in Frage (130), sondern widerlegen die auch bei den Versicherungsträgern und einigen Rehabilitationsmedizinern vorherrschende Meinung, wonach eine NNFR bei einer KRS von 24/24 Punkten bzw. einem FRBI von +40 Punkten und mehr beendet bzw. sogar unnötig angesehen wird. Die Ergebnisse bestätigen daher nachdrücklich das Konzept des 1990 postulierten (Qualitäts)Managements einer neurochirurgischen NNFR und allgemein einer NNFR entsprechend den AG-Empfehlungen (4, 98, 109, 116, 117, 120).

Das zeigen auch die noch differenzierteren funktionellen Ergebnisse nach der DRS für alle SHT-Verletzungsschweregrade am Ende der Rehabilitation. Nur ca. 4 % der Patienten leiden nicht unter Folgen (Tabelle 109).

Die Dokumentation des DRS für das frühe Outcome erfolgt lediglich in einer Rehabilitationseinrichtung aus den Studienregionen, ist aber generell ein viel genutztes Instrument zur Einschätzung des funktionellen Rehabilitationsergebnisses und liefert auch in der vorliegenden Studie bemerkenswerte Daten. Sehr gut bilden sich in dieser Tabelle die funktionellen Beeinträchtigungen unterschiedlicher Schwere für alle GCS-Gruppen ab, bei gleichem Anteil an verstorbenen und apallischen Patienten wie beim GOS. Kein schwer Hirnverletzter ist ohne oder mit nur leichten Beeinträchtigungen, während beim mittelschweren SHT 21 % der Patienten nur noch leichte Beeinträchtigungen aufweisen.

Der Frühreha-Barthel-Index hat die in der Literatur beschriebenen Vorzüge und wird daher als zuverlässiges Instrument im deutschsprachigen Raum zunehmend erfolgreich genutzt.

Der in Tabelle 110 aufgelistete FRBI für Hirnverletzte im Zusammenhang mit der primären GCS zeigt einschränkend das vorbekannte Bild der noch nachweisbaren funktionellen Beeinträchtigung, ohne dass ein FRBI von über +75 beim leichten SHT einen prognostischen Rückschluss bezüglich einer weiteren Rückbildung

oder verbleibender Hirnleistungsstörungen und sozialen Wiedereingliederung erlaubt (vergleiche Tabelle 102).

Der hohe Anteil nicht weiter klassifizierter primärer Verletzungsschwere bei Aufnahme in die Rehabilitationseinrichtung und die häufig fehlende funktionelle Einschätzung während und am Ende der Rehabilitation nach der KRS, dem FRBI, nach Möglichkeit zusammen mit der DRS und dem FIM, kann so nicht akzeptiert werden (110, 122) (Tabellen 108–110) und ist vielmehr durch die hierfür Verantwortlichen nach Datenlage kurzfristig im Hinblick auf eine Verbesserung der Struktur-, Prozess- und Ergebnisqualitäten zu beheben.

Tabelle 108. Abschätzung der wiedererlangten Hirnleistungen nach der GOS-5-Punkte-Skala bei Entlassung aus stationärer Rehabilitation im Vergleich zum eingeschätzten posttraumatischen Hirnschaden nach dem GCS-Punktwert (3–15) bei Erstaufnahme in die Rehabiliationseinrichtung.
Anmerkung: Dem im Deutschen verwendeten Terminus „apallisches Syndrom" entspricht im Englischen die Bezeichnung „vegetative state (VS)" (siehe auch Kapitel 5.4, S. 87).

GOS/GCS	Leichte SHV	Mittlere SHV	Schwere SHV	Gesamt
Keine/minimale Behinderung	46 (45,5 %)	8 (23,5 %)		54 (35,5 %)
Mäßig behindert	40 (39,6 %)	12 (35,3 %)	3 (17,6 %)	55 (36,2 %)
Schwer behindert	15 (14,9 %)	13 (38,2 %)	10 (58,8 %)	38 (25,0 %)
Apallisches Syndrom/vegetative state (VS)			3 (17,6 %)	3 (2,0 %)
Patient verstorben		1 (2,9 %)	1 (5,9 %)	2 (1,3 %)
Gesamt	101	34	17	152

Tabelle 109. Abschätzung der verbliebenen funktionellen Behinderung nach der DRS bei Entlassung aus der stationären Rehabilitation im Vergleich zum posttraumatischen Hirnschaden nach dem Punktwert auf der GCS (3–15) bei Erstaufnahme in die Rehabilitationseinrichtung (n = 15 Fälle keine Angaben).

Disability Rating Scale (DRS)	Leichte SHV	Mittlere SHV	Schwere SHV	Gesamt
Keine Beeinträchtigung	3 (5,5 %)			3 (3,6 %)
Leichte Beeinträchtigung	14 (25,5 %)	5 (20,8 %)		19 (22,6 %)
Teilweise Beeinträchtigung	14 (25,5 %)	3 (12,5 %)		17 (20,2 %)
Moderate Beeinträchtigung	17 (30,9 %)	5 (20,8 %)	1 (20,0 %)	23 (27,4 %)
Moderat schwere Beeinträchtigung	5 (9,1 %)	6 (25,0 %)	1 (20,0 %)	12 (14,3 %)
Schwere Beeinträchtigung	2 (3,6 %)	2 (8,3 %)		4 (4,8 %)
Sehr schwere Beeinträchtigung		2 (8,3 %)	1 (20,0 %)	3 (3,6 %)
Apallisches Syndrom/VS			1 (20,0 %)	1 (1,2 %)
Patient verstorben		1 (4,2 %)	1 (20,0 %)	2 (2,4 %)
Gesamt	55	24	5	84

Therapieempfehlungen bei Entlassung

Die erfassten Daten spiegeln die derzeitige (zurückhaltende) Einstellung einiger klinisch tätiger Rehabilitationsmediziner zur weiterführenden ambulanten Rehabilitation wider (siehe auch Kapitel 5.4, S. 90).

Wie zu erwarten, werden die „klassischen Therapien" verordnet, nicht jedoch Psychotherapien und Logopädie zur Verbesserung bzw. Wiederherstellung kognitiv-mentaler, psychologischer posttraumatischer Störungen. Vor dem Hintergrund der Daten für das erreichte frühe Outcome (Tabellen 108–110, 112, 113) wird hier ein be-

Tabelle 110. Funktionelle Beeinträchtigung nach dem FRBI im Vergleich mit dem posttraumatischen Hirnschaden nach dem Punktwert auf der GCS (3–15) bei Erstaufnahme in die Rehabilitationseinrichtung (FRBI erfasst bei n = 149).

Frühreha-Barthel-Index (FRBI)	Leichte SHV	Mittlere SHV	Schwere SHV	Gesamt
–325 bis +25	17 (17,9 %)	14 (37,8 %)	13 (76,5 %)	44 (29,5 %)
+26 bis +75	15 (15,8 %)	7 (18,9 %)	1 (5,9 %)	23 (15,4 %)
Über +75	63 (66,3 %)	15 (40,5 %)	2 (11,8 %)	80 (53,7 %)
–325 bis +25 (verstorben)		1 (2,7 %)	1 (5,9 %)	2 (1,3 %)
Gesamt	95	37	17	149

Tabelle 111. Therapieempfehlungen für die ambulante Nachbehandlung in Abhängigkeit von der bei der Entlassung aus stationärer Rehabilitation mit der mittels GOS (n = 176) eingeschätzten verbliebenen funktionellen Beeinträchtigung und der beschriebenen Orientierung (kognitive Hirnleistung) der Patienten bei Entlassung aus der Rehabilitation.

Therapie-empfehlungen	Kognitive Orientierung	GOS bei Entlassung aus der Rehabilitation				Gesamt (inklusive Patienten ohne GOS)
		apallisches Syndrom/VS	schwer behindert	mäßig behindert	keine/ minimale Behinderung	
Kranken-gymnastik	nicht orientiert	3 (100,0 %)	25 (69,4 %)	3 (5,3 %)		51 (25,5 %)
	orientiert		11 (30,6 %)	54 (94,7 %)	50 (100,0 %)	149 (74,5 %)
Ergotherapie	nicht orientiert	3 (100,0 %)	25 (75,8 %)	3 (7,7 %)		43 (34,4 %)
	orientiert		8 (24,2 %)	36 (92,3 %)	18 (100,0 %)	82 (65,6 %)
Logopädie	nicht orientiert	1 (100,0 %)	16 (69,6 %)			25 (39,1 %)
	orientiert		7 (30,4 %)	12 (100,0 %)	8 (100,0 %)	39 (60,9 %)
Neuro-pädagogik	nicht orientiert	1 (100,0 %)	8 (66,7 %)			15 (25,0 %)
	orientiert		4 (33,3 %)	18 (100,0 %)	13 (100,0 %)	45 (75,0 %)
Neuro-psychologie	nicht orientiert	3 (100,0 %)	4 (57,1 %)			26 (26,3 %)
	orientiert		3 (42,9 %)	7 (100,0 %)	14 (100,0 %)	73 (73,7 %)
Computer-gestütztes Training	nicht orientiert	3 (100,0 %)	3 (50,0 %)			4 (12,9 %)
	orientiert		3 (50,0 %)	5 (100,0 %)	13 (100,0 %)	27 (87,1 %)

stehender Mangel in der Prozessqualität offensichtlich, der durch Aufklärung, Lehre und praktische Anleitung in den Rehabilitationszentren zukünftig mit allem Nachdruck zu beheben ist.

Frühes funktionelles Behandlungsergebnis (Outcome) bis einschließlich 12 Monate nach Hirnverletzung

Das frühe Outcome bei Entlassung und nach einem Jahr sind Momentaufnahmen aus einem mehrjährigen dynamischen Prozess fortlaufender funktioneller Veränderungen und Erholung.

Diese Tabelle spiegelt die primäre Hirnverletzungsschwere und das Ausmaß begleitender Verletzungen ebenso wider wie die zuvor besprochenen Übernahmezeiten und das Lebensalter der Patienten, wobei erneut für das Zentrum Münster im Vergleich mit Hannover und den anderen Kliniken diese neben anderen hier nicht näher analysierten Faktoren in den Grad der beschriebenen Behinderung eingehen. Von besonderem Interesse ist, diese Daten mit dem Outcome nach Frührehabilitation zu vergleichen (Tabellen 129–131, 135, 136). Hier wird ebenso die initiale Schwere der akuten Hirnverletzung

als auch der primäre und für den Erholungsverlauf entscheidende Faktor im Hinblick auf das frühe Outcome für alle betrachteten Kategorien funktioneller Beeinträchtigung einschließlich Tod deutlich. Das gilt auch für den FRBI in Tabelle 113.

Immer wenn eine NNFR durchgeführt wird nimmt die Anzahl der Patienten mit schwersten funktionellen Beeinträchtigungen zu, weshalb die Gegenüberstellung der Gruppe mit Frührehabilitation und der Gruppe aller stationären Rehabilitationspatienten eingeschränkt zu betrachten ist, jedoch die Bedeutung der NNFR in Münster bezüglich zu behandelnder posttraumatischer Hirnleistungsstörungen unterstreicht, entsprechend dem Versorgungsauftrag dieser Abteilung. Die Zahlen für Hannover und die anderen Kliniken sind eher ähnlich.

Für 180 Patienten mit einer stationären Rehabilitation liegen Angaben zur ihrem Status aus der Befragung ein Jahr nach dem Unfall vor. Sechs Patienten befinden sich zu diesem Zeitpunkt noch in einer Rehabilitationseinrichtung, zwei weitere sind innerhalb dieses Jahres nach der Entlassung aus der stationären Rehabilitation verstorben (Todesursachen unbekannt).

Tabelle 112. Glasgow-Outcome-Skala bei der Entlassung aus der stationären Rehabilitation.

Glasgow-Outcome-Skala bei Entlassung	Alle Patienten in stationärer Rehabilitation (n = 258)			Alle Patienten mit stationärer Frührehabilitation (n = 185)		
	Reha-Zentrum Region Münster	Reha-Zentrum Region Hannover	andere Reha-kliniken	Reha-Zentrum Region Münster	Reha-Zentrum Region Hannover	andere Reha-kliniken
Patient verstorben	2 (3,2 %)		1 (2,4 %)	2 (3,2 %)		1 (9,1 %)
Apallisches Syndrom/VS	2 (3,2 %)	1 (1,4 %)		2 (3,2 %)	1 (1,6 %)	
Schwer behindert	20 (31,7 %)	13 (18,3 %)	5 (11,9 %)	20 (31,7 %)	13 (21,3 %)	2 (18,2 %)
Mäßig behindert	14 (22,2 %)	32 (45,1 %)	17 (40,5 %)	14 (22,2 %)	29 (47,5 %)	4 (36,4 %)
Keine/minimale Behinderung	25 (39,7 %)	25 (35,2 %)	19 (45,2 %)	25 (39,7 %)	18 (29,5 %)	4 (36,4 %)
Gesamt	63 (100,0 %)	71 (100,0 %)	42 (100,0 %)	63 (100,0 %)	61 (100,0 %)	11 (100,0 %)
Keine Angabe	5 (7,4 %)	11 (13,4 %)	66 (61,1 %)	5 (7,4 %)	9 (12,9 %)	36 (76,6 %)
Gesamt	68	82	108	68	70	47

Am Ende des ersten Jahres ist die Rehabilitationsphase traumatischer funktioneller Störungen noch lange nicht beendet, auch wenn die hier dokumentierten Ergebnisse eine sehr zufrieden stellende Frühprognose bezüglich der angestrebten und zu erwartenden sozialen Wiedereingliederung im Sinne holistischer Rehabilitation erlauben.

Die Wohnsituation wird in aller Regel während der Rehabilitation frühzeitig thematisiert und gemeinsam von Sozialdiensten, Psychologen, Er-

gotherapeuten und Krankengymnasten im Miteinander mit den Ärzten und Familienangehörigen abgestimmt und vorbereitet. Stellt doch die soziale Wiedereingliederung das erstrebte Rehabilitationsziel dar. Wie häufig wird es erreicht?

In dieser Zusammenschau wird der Auftrag an die NNFR deutlich, wenn 80 % und mehr der dort rehabilitierten Patienten ihre Wohnsituation nach einem Jahr als unverändert angeben, trotz unterschiedlicher Verletzungsschwere und der funktionellen Beeinträchtigung bei ihrer

Tabelle 113. Frühreha-Barthel-Index bei der Entlassung aus der stationären Rehabilitation.

Frühreha-Barthel-Index bei Entlassung	Alle Patienten in stationärer Rehabilitation (n = 258)			Alle Patienten mit stationärer Frührehabilitation (n = 185)		
	Reha-Zentrum Region Münster	Reha-Zentrum Region Hannover	andere Rehakliniken	Reha-Zentrum Region Münster	Reha-Zentrum Region Hannover	andere Rehakliniken
–325 bis +25	22 (33,8 %)	18 (30,5 %)	14 (19,7 %)	22 (33,8 %)	17 (31,5 %)	12 (30,8 %)
+25 bis +75	13 (20,0 %)	8 (13,6 %)	12 (16,9 %)	13 (20,0 %)	8 (14,8 %)	7 (17,9 %)
Über +75	28 (43,1 %)	33 (55,9 %)	44 (62,0 %)	28 (43,1 %)	29 (53,7 %)	19 (48,7 %)
Verstorben	2 (3,1 %)		1 (1,4 %)	2 (3,1 %)		1 (2,6 %)
Gesamt	65 (100,0 %)	59 (100,0 %)	71 (100,0 %)	65 (100,0 %)	54 (100,0 %)	39 (100,0 %)
Keine Angabe	3 (4,4 %)	23 (28,0 %)	37 (34,3 %)	3 (4,4 %)	16 (22,9 %)	8 (17,0 %)
Gesamt	68	82	108	68	70	47

Tabelle 114. Wohnsituation ein Jahr nach dem Unfall.

Wohnsituation ein Jahr nach dem Unfall	Alle Patienten in stationärer Rehabilitation (n = 180)			Alle Patienten mit stationärer Frührehabilitation (n = 127)		
	Reha-Zentrum Region Münster	Reha-Zentrum Region Hannover	andere Rehakliniken	Reha-Zentrum Region Münster	Reha-Zentrum Region Hannover	andere Rehakliniken
Unverändert	35 (85,4 %)	55 (79,7 %)	56 (80,0 %)	35 (85,4 %)	46 (78,0 %)	23 (85,2 %)
Verändert	6 (14,6 %)	14 (20,3 %)	14 (20,0 %)	6 (14,6 %)	13 (22,0 %)	4 (14,8 %)
im Heim/Pflegeeinrichtung	2 (4,9 %)	4 (5,8 %)	6 (8,6 %)	2 (4,9 %)	4 (6,8 %)	1 (3,7 %)
in betreutem Wohnen		1 (1,4 %)	1 (1,4 %)		1 (1,7 %)	
mit Angehörigen/Partnern	3 (7,3 %)	9 (13,0 %)	6 (8,6 %)	3 (7,3 %)	8 (13,5 %)	3 (11,1 %)
sonstige Veränderungen	1 (2,4 %)		1 (1,4 %)	1 (2,4 %)		
Gesamt	41 (100,0 %)	69 (100,0 %)	70 (100,0 %)	41 (100,0 %)	59 (100,0 %)	27 (100,0 %)

Entlassung. Hier sind die Angaben aus Tabelle 115 von Interesse. Die Unterbringung in einem Pflegeheim schwankt zwischen 5 % und 9 % und betrifft nach dem GOS die bei ihrer Entlassung schwerst und schwerbehinderten Patienten. Das Problem der Angehörigen und Partner haben wir in dieser Studie nicht gesondert beleuchtet. Es zeigt sich jedoch, dass auch Schwerst- und Schwerbehinderte mit ihren Angehörigen zusammen leben.

Bezüglich der durch die Patienten selbst bewerteten Lebenssituation nach einem Jahr nach dem SHT zeigt die vorgenommene Einschätzung auffällige prozentuale Unterschiede.

Bezüglich der Einschätzung „stark verschlechtert" und „verschlechtert" liegen die drei betrachteten Gruppen für Hannover, Münster und andere Kliniken gleichauf. Jedoch ist eine derartige Befragung, auch nach der Literatur (100), unzureichend geeignet für eine aussagekräftige Abschätzung der Lebensqualität nach SHT. Dennoch sind diese Zahlen von Interesse, wenn man sie mit dem frühen Outcome bei Entlassung vergleicht (Tabelle 117). Bei mehr als der Hälfte der Rehabilitationspatienten hat sich die sub-

Tabelle 115. Wohnsituation ein Jahr nach dem Unfall in Bezug zum GOS bei Entlassung.

Glasgow-Outcome-Skala bei Entlassung	Keine Veränderung	In Heim/Pflegeeinrichtung	In betreutem Wohnen	Mit Angehörigen/Partnern	Sonstige Veränderungen
Apallisches Syndrom/VS		1 (50,0 %)		1 (50,0 %)	
Schwer behindert	14 (50,0 %)	5 (17,9 %)		8 (28,6 %)	1 (3,6 %)
Mäßig behindert	38 (84,4 %)	3 (6,7 %)		4 (8,9 %)	
Keine/minimale Behinderung	48 (96,0 %)			1 (2,0 %)	1 (2,0 %)
Gesamt	100	9		14	2
Keine Angabe	47 (32,0 %)	4 (33,3 %)		4 (22,2 %)	
Gesamt	147	13		18	2

Tabelle 116. Subjektive Bewertung der Lebenssituation durch die Patienten ein Jahr nach dem Unfall. Für fünf Patienten liegt keine Bewertung vor.

Bewertung der Lebenssituation ein Jahr nach dem Unfall	Alle Patienten in stationärer Rehabilitation (n = 175)			Alle Patienten mit stationärer Frührehabilitation (n = 127)		
	Reha-Zentrum Region Münster	Reha-Zentrum Region Hannover	andere Rehakliniken	Reha-Zentrum Region Münster	Reha-Zentrum Region Hannover	andere Rehakliniken
Stark verschlechtert	9 (22,0 %)	14 (21,5 %)	26 (37,7 %)	9 (22,0 %)	13 (22,8 %)	12 (46,2 %)
Verschlechtert	14 (34,1 %)	20 (30,8 %)	18 (26,1 %)	14 (34,1 %)	18 (31,6 %)	2 (7,7 %)
Unverändert	18 (43,9 %)	31 (47,7 %)	25 (36,2 %)	18 (43,9 %)	26 (45,6 %)	12 (46,2 %)
Gesamt	41 (100,0 %)	65 (100,0 %)	69 (100,0 %)	41 (100,0 %)	57 (100,0 %)	26 (100,0 %)
Keine Angabe		4	1		2	1
Gesamt	41	69	70	41	59	27

Tabelle 117. Subjektive Bewertung der Lebenssituation durch die Patienten/Angehörigen ein Jahr nach dem Unfall in Bezug zum GOS bei Entlassung.

Glasgow-Outcome-Skala (GOS)	Bewertung der Lebenssituation nach einem Jahr			Gesamt
	stark verschlechtert	verschlechtert	unverändert	
Keine/minimale Behinderung	2 (4,0 %)	19 (38,0 %)	29 (58,0 %)	50 (41,0 %)
Mäßig behindert	14 (33,3 %)	12 (28,6 %)	16 (38,1 %)	42 (34,4 %)
Schwer behindert	15 (53,6 %)	5 (17,9 %)	8 (28,6 %)	28 (23,0 %)
Apallisches Syndrom/VS	2 (100,0 %)			2 (0,2 %)
Gesamt	33	36	53	122

jektive Lebenssituation durch das SHT verschlechtert, dabei haben 59,3 % der Patienten mit Frührehabilitation und 65, 7 % aller 175 Rehabilitationspatienten mit Angabe eines GCS, nur ein leichtes SHT bzw. 12,4 % und 10,9 % ein schweres SHT erlitten (Tabelle 101). Die Dynamik im Verlauf nach Abschluss der Rehabilitation zeigt auch die nachfolgende Tabelle 117, in der GOS bei Entlassung und die Lebenssituation nach einem Jahr gegenübergestellt werden.

Die Bewertung mittels GOS ist als Kriterium für die Prognose der Lebensqualität nach SHT (so wie in der vorliegenden Studie ermittelt) nicht ausreichend (100).

Soziale Wiedereingliederung

Bezüglich der sozialen Wiedereingliederung nach Entlassung (Kapitel 5.4, Tabelle 45) sind die fortbestehenden funktionellen Beeinträchtigungen und hier vor allem die in den kognitiv-mentalen, neuropsychologischen Bereichen sicher ausschlaggebend, auch wenn die vorliegende Studie hierzu keine detaillierten Aussagen machen kann. Es ist daher geplant, ergänzend eine neuropsychologische Nachuntersuchung und, wenn irgend möglich, eine Beurteilung der erreichten Lebensqualität nach SHT durchzuführen.

In Deutschland liegen nur unzureichende Ergebnisse zur Frage der posttraumatischen Schul- und Berufsfähigkeit einer nicht ausgesuchten Population vor, d. h. von nicht nach den Kriterien der Haft- und Berufsunfallversicherung ausgewählten SHT-Patienten. Hier geht es nicht um eine Detailanalyse unter versicherungsrechtlichen Gesichtspunkten, sondern um eine ergänzende Abschätzung der persönlichen Lebenssituation

Tabelle 118. Veränderungen in Schule/Beruf im ersten Jahr nach dem Unfall.

Schüler (n = 14)	
keine schulische Veränderungen	9 (64,3 %)
schulische Veränderungen wegen SHT	5 (35,7 %)
Berufstätige (n = 103)	
keine Änderung wegen SHT	55 (53,4 %)
keine berufliche Veränderung	50 (48,4 %)
Veränderung „alte Arbeit"	1 (1,0 %)
Wechsel an andere Arbeit/-stelle	1 (1,0 %)
neuer Arbeitsanfang	
ohne Arbeit/aufgegeben	3 (3,0 %)
Veränderung wegen SHT	48 (46,6 %)
Veränderung „alte Arbeit"	16 (15,5 %)
Wechsel an andere Arbeit/-stelle	7 (6,8 %)
ohne Arbeit/aufgegeben	25 (24,3 %)
Vorschulalter/ohne berufliche Tätigkeit/Rentner (n = 63)	
Gesamt	178

ganz allgemein und unter Berücksichtigung der durchgeführten Rehabilitationsmaßnahmen.

Die hier dargestellten Veränderungen sind eigentlich nur im Zusammenhang mit jeder einzelnen Biographie und dem entsprechenden sozialen Hintergrund im deutschen Renten- und Versicherungssystem zu betrachten. Trotzdem bieten sie erstmals prospektiv erfasste Zahlen, die mit der Verletzungsschwere und dem frühen Rehabilitationsergebnis sozialmedizinisch von Interesse sein werden. In fast der Hälfte aller Patienten hat das SHT zu einer Veränderung Anlass gegeben, wobei hiervon die Hälfte der Patienten ohne Arbeit ist (oder sie aufgaben), ein wesentlicher Anteil jedoch (durch Berufsfindung) wieder in Arbeit gebracht ist. Das sozialmedizinische und versicherungsrechtliche Problem des SHT wird hier deutlich. Gleiches gilt für die Schulfähigkeit.

Bei Schulfähigkeit und Berufsausübung ist das initiale Hirntrauma letztlich entscheidend, wenn das nachfolgende Qualitätsmanagement dem gegebenen Standard entspricht, wie in dieser Studie nachgewiesen. Diese Zahlen unterstreichen aber auch die Notwendigkeit einer frühzeitigen sozialmedizinischen Beratung und Betreuung und die Vorzüge pädagogischer Begleitung während der weiterführenden Rehabilitation und einer frühzeitigen Berufsberatung und Berufsfindung als Teil des hier vorgestellten holistischen Rehabilitationskonzeptes für Schädel-Hirn-Verletzte aller Altersklassen.

Schlussbemerkung

Nur 3,8 %, d. h. ein verschwindend geringer Prozentsatz der akut Hirnverletzten, die primär wegen des Ausmaßes ihrer Verletzung zunächst stationär behandelt werden, erhalten eine posttraumatische Neurorehabilitation. Nur etwa die Hälfte dieser Patienten, obgleich alle mit zu erwartenden mehr oder weniger ausgeprägten mental-kognitiven, verhaltensneurologischen Funktionsstörungen, werden tatsächlich neuropsychologisch therapiert. Hier ist ein schwer wiegendes Defizit im Versorgungsablauf zu erkennen, das nicht ohne soziale Folgen bei der schulischen und beruflichen Wiedereingliederung und für die Re-Integration in Gesellschaft und Familie (Partnerschaftsproblem) bleibt. Das gilt besonders auch für den ambulanten Rehabilitationsbereich.

Das unter den gegebenen strukturellen Voraussetzungen hier erreichte Behandlungsziel zum Zeitpunkt der Entlassung und nach einem Jahr ist als sehr gut zu bezeichnen, ohne jedoch hieraus eine Langzeitprognose ableiten zu können. Es rechtfertigt die damit verbundenen sozialen Kosten. Der Prozess der Erholung posttraumatischer Hirnfunktionsstörungen und die Wiederherstellung sensomotorischer und mental-kognitiver Schädigungen bei Patienten aller

Altersklassen ist langdauernd und zeigt auch nach unseren Erfahrungen noch wesentliche Änderungen nach einem Jahr bis zu fünf, sogar zehn Jahren nach dem SHT. Das ist bezüglich der ambulanten Therapiemaßnahmen unbedingt zu berücksichtigen. Die zu Beginn und während der Rehabilitationsphasen dokumentierten Verläufe lassen sich nicht in allen Fällen nachvollziehen. Eine noch sorgfältigere Befunddokumentation einschließlich der GCS und die Einschätzung des funktionellen Leistungsvermögens nach KRS, DRS, FRBI und FIM im frühen und weiteren Verlauf der Rehabilitation ist daher unumgänglich und ermöglicht erst die notwendige objektive Beurteilung der tatsächlichen funktionellen Erholung und darüber hinaus einer sinnvollen, weil notwendigen Nachbehandlung aller Hirngeschädigten. Hier liegt die Voraussetzung für die angestrebte soziale Wiedereingliederung (siehe auch 6.10). Die Tatsache, dass bei vielen Patienten die verordneten ambulanten Therapien nicht durchgeführt wurden, erfordert ein strukturelles und prozessuales Umdenken bei allen Beteiligten.

6.8.3 Patienten nur in der Frührehabilitation (n = 100)

Eine neurochirurgische Frührehabilitation wird in Münster durchgeführt, eine neurologische Frührehabilitation in den anderen Rehabilitationseinrichtungen. Die in den Tabellen dieses Kapitels dargestellten Daten lassen bezüglich der Häufigkeit, des Lebensalters und der initialen Verletzungsschwere, des GCS bzw. KRS und FRBI bei Übernahme in die Rehabilitationsabteilung Unterschiede erkennen; auch bezüglich der Verweildauer, beobachteter Mehrfachverletzungen und sekundärer Komplikationen. Wie für eine der Neurochirurgie an einem Akutkrankenhaus eingegliederte Abteilung für neurotraumatologische Frührehabilitation nicht anders zu erwarten, dienen die hier vorgestellten Daten zur Überprüfung der Praktikabilität und der Effizienz des erstmals realisierten Konzepts einer multi-transdisziplinären medizinischen Rehabilitation nach SHT (siehe und vergleiche hierzu GCS, KRS, FRBI, DRS am Beginn der Frührehabilitation und an ihrem Ende mit frühem GOS im Vergleich mit dem allgemeinen GOS). Es interessiert, wann für welchen Schädel-Hirn-Ver-letzten die Phase B beginnt, ob die Verletzungs-schwere und das Patientenalter eine bestimmen-de Rolle spielen, wie lange die Frührehabilitation andauert, mit welchem Er-gebnis der Patient sie beendet, welche Mehr-fachverletzungen, welche Komplikationen wäh-rend der intensivmedizinischen Rehabilitation besondere Zusatzbehandlungen und Präventi-onsmaßnahmen erfordern und schließlich inwie-weit die Empfehlungen der AG NNFR umge-setzt werden. Dies sind Fragen, die erstmals eine hinreichend aussagekräftige Beurteilung des ak-tuellen (Qualitäts)Managements in der Frühre-habilitation in einer Gegenüberstellung der praktizierten Konzepte erlauben sollen.

Tabelle 119. Veränderungen in Schule/Beruf im ersten Jahr nach dem Unfall.

Berufs-/Schul-situation ein Jahr nach dem Unfall	Alle Patienten in stationärer Rehabilitation (n = 180)			Alle Patienten mit stationärer Frührehabilitation (n = 127)		
	Reha-Zentrum Region Münster	Reha-Zentrum Region Hannover	andere Reha-kliniken	Reha-Zentrum Region Münster	Reha-Zentrum Region Hannover	andere Reha-kliniken
Schüler	4	4	6	4	3	5
Schule unverändert	3 (75,0 %)	4 (100,0 %)	3 (50,0 %)	3 (75,0 %)	3 (100,0 %)	2 (40,0 %)
Schule verändert	1 (25,0 %)		3 (50,0 %)	1 (25,0 %)		3 (60,0 %)
Berufstätige	30	40	33	30		
keine Änderung wegen SHT	16 (53,3 %)	22 (55,0 %)	17 (51,5 %)	16 (53,3 %)	18 (50,0 %)	8 (57,1 %)
keine berufl. Veränderung	16 (53,3 %)	18 (45,0 %)	16 (48,5 %)	16 (53,3 %)	15 (41,6 %)	7 (50,0 %)
Veränderung „alte Arbeit"		1 (2,5 %)				
Wechsel der Arbeit/-stelle			1 (3,0 %)		1 (2,8 %)	1 (7,1 %)
neuer Arbeits-anfang						
ohne Arbeit/ aufgegeben		3 (7,5 %)			2 (5,6 %)	
Änderungen wegen SHT	14 (46,7 %)	18 (45,0 %)	16 (48,5 %)	14 (46,7 %)	18 (50,0 %)	6 (42,9 %)
Veränderung „alte Arbeit"	5 (16,7 %)	6 (15,0 %)	5 (15,2 %)	5 (16,7 %)	6 (16,6 %)	2 (14,3 %)
Wechsel der Arbeit/-stelle	4 (13,3 %)	2 (5,0 %)	1 (3,0 %)	4 (13,3 %)	2 (5,6 %)	1 (7,1 %)
ohne Arbeit/ aufgegeben	5 (16,7 %)	10 (25,0 %)	10 (30,3 %)	5 (16,7 %)	10 (27,8 %)	3 (21,5 %)
Vorschulalter/ohne berufliche Tätigkeit/Rentner						
	7	25	31	7	20	8
Gesamt	41	69	70	41	59	27

Zuweisung für eine stationäre Frührehabilitationsmaßnahme

Zunächst fällt auf, dass 64 % aller Frühreha-Patienten, die nur diese Rehabilitationsphase durchlaufen, in Münster zur Aufnahme kommen, nur 16 % im Zentrum der Region Hannover und 20 % in anderen Rehabilitationskliniken. 28 % aller Frühreha-Patienten in Münster kommen innerhalb der ersten Woche, fast die Hälfte innerhalb der ersten zwei Wochen nach dem Unfall zur Aufnahme, wodurch die neurochirurgische Intensivstation, wie beabsichtigt, entlastet wird und zugleich unter den optimalen intensivmedizinischen Bedingungen der Frührehabilitation jeder Patient das für ihn angemessene Behandlungsprogramm erhält, einschließlich der dort möglichen interdisziplinären Versorgung der Begleitverletzungen und Komplikationen. Hingegen werden in den anderen Kliniken nicht so viele Patienten so frühzeitig übernommen, was gewiss in einem unmittelbaren Zusammenhang mit den hierfür erforderlichen Verlegungen und Transportwegen der in dieser Frühphase besonders gefährdeten Patienten und der Schwere ihrer Hirn- und Begleitverletzungen steht. Ganz deutlich wird dies bei der Verlegung in das eine Autostunde von Hannover entfernte dortige Rehabilitationszentrum.

Die Auflistung des Patientenalters in Bezug zum Ort der Behandlung ist selbsterklärend (siehe auch 6.8.2). Deutlich wird hier der höhere Anteil junger Patienten und älterer Patienten in Münster sowie den anderen Kliniken im Vergleich zum Reha-Zentrum für die Region Hannover.

Schweregrad der funktionellen Beeinträchtigung nach SHT

Vor dem Hintergrund dieser Einteilung der Schweregrade erlittener Schädel-Hirn-Verletzungen bei Übernahme in eine Frührehabilitation sieht man, dass bei einem Gesamtanteil von etwa 5 % aller mit der initialen GCS von weniger 9 klassifizierten Patienten schließlich 15 Patienten (hier 18,8 %) nur eine Frührehabilitation erhalten. Der Anteil der mittelschweren Verletzungen entspricht der Erwartung, während mit 44 Patienten oder 55 % der Anteil so genannter leichter SHT überrascht. Die nachfolgenden Tabellen werden hierzu die Erklärung liefern.

Auch beim KRS zeigt sich der hohe Anteil von Frührehabilitationspatienten mit weniger schwer ausgeprägten Hirnfunktionsstörungen (KRS 24/24 Punkte), ohne dass die KRS das Ausmaß bestehender Begleitverletzungen und vor allem aller folgenschweren mental-kognitiven und verhaltensneurologischen Störungen erfasst. Das schränkt den Cut-off-Wert, der die Beendigung der Frührehabilitation rechtfertigen würde, mit 24/24 Punkten der KRS ebenso erheblich ein wie ein Punktewert besser als +25 des FRBI als Obergrenze für eine unbedingte Frührehabilitationsbedürftigkeit. Das wird am frühen funktionellen Outcome am Ende der Frührehabilitation deutlich (Tabellen 134 und 135). Auffällig ist für Münster der um ein Viertel höhere Anteil schwerst Hirngeschädigter im Vergleich mit dem Reha-Zentrum der Region Hannover, während die viel geringere Patientenzahl in den anderen Kliniken keinen direkten

Tabelle 120. Übernahmezeit von Unfall bis stationärer Rehabilitation (Tage).

Zeit bis zur Übernahme in die Rehabilitation seit dem Unfall (Tage)	Alle Patienten, die bereits nach der Frührehabilitation entlassen wurden (n = 100)			Gesamt
	Reha-Zentrum Region Münster	Reha-Zentrum Region Hannover	andere Rehakliniken	
< 8 Tage	18 (28,1 %)		1 (5,0 %)	19 (19,0 %)
8–14 Tage	13 (20,3 %)	2 (12,5 %)	2 (10,0 %)	17 (17,0 %)
15–30 Tage	28 (43,8 %)	9 (56,3 %)	9 (45,0 %)	46 (46,0 %)
1–3 Monate	5 (7,8 %)	5 (31,3 %)	7 (35,0 %)	17 (17,0 %)
3–6 Monate			1 (5,0 %)	1 (1,0 %)
Gesamt	64 (100,0 %)	16 (100,0 %)	20 (100,0 %)	100 (100,0 %)

Tabelle 121. Alter der Patienten bei Aufnahme in die stationäre Rehabilitation.

Alter bei Aufnahme in die stationäre Rehabilitation	Alle Patienten, die bereits nach der Frührehabilitation entlassen wurden (n = 100)			Gesamt
	Reha-Zentrum Region Münster	Reha-Zentrum Region Hannover	andere Rehakliniken	
< 16 Jahre	2 (3,1 %)		2 (10,0 %)	4 (4,0 %)
16–20 Jahre	6 (9,4 %)		1 (5,0 %)	7 (7,0 %)
21–25 Jahre	4 (6,3 %)	1 (6,3 %)	2 (10,0 %)	7 (7,0 %)
26–45 Jahre	18 (28,1 %)	4 (25,0 %)	1 (5,0 %)	23 (23,0 %)
46–64 Jahre	20 (31,3 %)	5 (31,3 %)	8 (40,0 %)	33 (33,0 %)
65–75 Jahre	7 (10,9 %)	5 (31,3 %)	3 (15,0 %)	15 (15,0 %)
> 75 Jahre	7 (10,9 %)	1 (6,3 %)	3 (15,0 %)	11 (11,0 %)
Gesamt	64 (100,0 %)	16 (100,0 %)	20 (100,0 %)	100 (100,0 %)

Tabelle 122. Glasgow-Koma-Skala bei Aufnahme in die stationäre Rehabilitation.

Glasgow-Koma-Skala (bei Aufnahme in die Rehabilitation)	Alle Patienten, die bereits nach der Früh-rehabilitation entlassen wurden (n = 100)
Leichte SHV	44 (55,0 %)
Mittlere SHV	21 (26,3 %)
Schwere SHV	15 (18,8 %)
Gesamt	80 (100,0 %)
Keine Angabe	20 (20,0 %)
Gesamt	100

Vergleich erlaubt, wie die Summe für diese KRS-Gruppe und auch die anderen zeigt.

Der FRBI ist ein gutes Maß für die Hirnfunktionsstörung in der Frühphase nach dem Trauma. 85 % der SHT-Patienten gehören der schwerst hirngeschädigten Gruppe an. Der FRBI erlaubt jedoch nach allgemeiner Erfahrung, im Gegensatz zu dem KRS, im weiteren klinischen Verlauf keine prognostischen Rückschlüsse auf eine spätere Erholung (126, 131).

Körperliche und klinische Untersuchungs-befunde, Mehrfachverletzungen, Komplikationen

Dies ist insofern eine interessante Zusammenstellung, da sie Rückschlüsse auf die erforderliche fachärztliche Mitbehandlung bzw. eventuelle Verlegungen in der Frühphase der Rehabilitation und die Gefahr drohender sekundärer Kompli-

kationen in der Frührehabilitation aufzeigt (131). Mehrfachverletzungen können die Rehabilitationsmaßnahmen einschränken und erschweren, sind aber wie hier gezeigt wird, kein Hinderungsgrund für eine NNFR.

Der hohe Anteil an zusätzlichen Verletzungen und die beobachteten Verletzungskombinationen (Tabelle 126) bestätigen die Vorstellung der AG NNFR, wonach die neurologische-neurochirurgische Rehabilitation nicht nur der funktionellen Erholung bzw. Wiederherstellung gestörter höherer zerebraler Funktionen dient, sondern zugleich der fachgerechten Behandlung von Multiorganverletzungen und der häufig auftretenden Komplikationen, ohne dass eine Verlegung des Patienten hierfür erforderlich wird. Das Behandlungsteam in der Frührehabilitation kennt die Besonderheiten von Mehrfachverletzungen und schließt sie in den Behandlungsplan mit ein. Das gilt für einen Fixateur extern ebenso wie für die Behandlung von Thoraxverletzungen und Brüchen der langen Röhrenknochen. Letztendlich ist beim Polytrauma somit der Aufenthalt auf der Abteilung für Frührehabilitation im Mittel um einige Wochen länger als beim isolierten SHT, das funktionelle Endergebnis, gemessen mit dem FIM, DRS oder FRBI, ergibt jedoch ein gleich gutes Frühresultat. Dieses ist prospektiv untersucht und belegt bei einer Vielzahl von Frühreha-Patienten durch *Ortega-Suhrkamp* in 2001 (122).

Betrachtet man die während der Frührehabilitation dokumentierten Komplikationen (Tabelle 127), so fällt zunächst einmal die Anzahl an

Tabelle 123. Koma-Remissions-Werte bei Aufnahme in die stationäre Rehabilitation.

Koma-Remissions-Skala (bei Aufnahme in die Rehabilitation)	Alle Patienten, die bereits nach der Frührehabilitation entlassen wurden (n = 100)			Gesamt
	Reha-Zentrum Region Münster	Reha-Zentrum Region Hannover	andere Rehakliniken	
≤ 10/24	15 (23,8 %)	3 (18,8 %)	3 (42,8 %)	21 (24,4 %)
11–19/24	8 (12,7 %)	8 (50,0 %)	1 (14,3 %)	17 (19,8 %)
20–23/24	7 (11,1 %)	3 (18,8 %)	1 (14,3 %)	11 (12,8 %)
24/24	33 (52,4 %)	2 (12,4 %)	2 (28,6 %)	37 (43,0 %)
Gesamt	63 (100,0 %)	16 (100,0 %)	7 (100,0 %)	86 (100,0 %)
Keine Angabe	1 (1,6 %)		13 (65,0 %)	14 (14,0 %)
Gesamt	64	16	20	100

Tabelle 124. Frühreha-Barthel-Index bei Aufnahme in die stationäre Rehabilitation.

Frühreha-Barthel-Index (bei Aufnahme in die Rehabilitation)	Alle Patienten, die bereits nach der Frührehabilitation entlassen wurden (n = 100)
–325 bis +25	80 (85,1 %)
+ 26 bis +75	7 (7,4 %)
Über + 75	7 (7,4 %)
Gesamt	94 (100,0 %)
Keine Angabe	6 (6,0 %)
Gesamt	100

Tabelle 125. Zusätzliche Verletzungen, Mehrfachangaben möglich (n = 4 keine Angaben).

Zusätzliche Verletzungen	Alle Patienten, die bereits nach der Frührehabilitation entlassen wurden (n = 100)	
	n	%
Gesichtsschädel	55	57,3
Halswirbelsäule	11	11,5
Wirbelsäule	9	9,4
Thorax	29	30,2
Abdomen	11	11,5
Becken	7	7,3
Extremitäten	31	32,3
Keine oder leichte Bagatellverletzungen	7	7,4

Atemwegs-, urologischen und neurologisch-neurochirurgischen Komplikationen in dem Reha-Zentrum der Region Hannover auf, einer reinen Rehabilitationsklinik, sodass sich die Frage nach notwendigen Verlegungen der betroffenen Patienten ergibt. Tatsächlich sind hiervon alle neurochirurgischen Komplikationen und Tracheotomien betroffen. Nur bei zwei von 16 Patienten treten keine Komplikationen auf (12,5 %). In Münster sind 60 % der Patienten ohne Komplikationen, in den anderen Kliniken sind es 51 %, sodass sich hier die Frage nach dem (Qualitäts)Management in der Pflege und der ärztlichen Behandlung stellt.

Die übrigen Komplikationen entsprechen den früheren Erfahrungen bezüglich ihrer Form und klinischen Bedeutung für den Frührehabilitationsverlauf, der durch jede Komplikation für einen bestimmten mehr oder weniger langen Zeitraum verzögert wird. Ob hiermit die längere Verweildauer im Reha-Zentrum der Region Hannover in einem Zusammenhang steht, kann durch die Datenlage nicht weiter beantwortet werden. Die Vorteile einer neurochirurgischen Frührehabilitation von SHT-Patienten in einem Schwerpunktkrankenhaus werden in diesem Zusammenhang jedoch zusätzlich besonders deutlich.

Therapiedichte in der Rehabilitation

Die Ergebnisse zur Therapiedichte bei den 100 Patienten, die nur die Frührehabilitationsphase durchlaufen, entsprechen denen für alle Rehabilitationspatienten, sodass an dieser Stelle auf die Ausführungen auf S. 163 verwiesen wird.

Tabelle 126. (Mehrfach-)Begleitverletzungen und Einschätzung des Schweregrades der erlittenen Hirnschädigung nach der GCS bei Erstaufnahme in die stationäre Rehabilitation (n = 19 fehlende Angaben für zusätzliche Verletzungen oder GCS).

Zusätzliche Verletzungen	Alle Patienten, die bereits nach der Frührehabilitation entlassen wurden (n = 100)			Gesamt
	leichte SHV	mittlere SHV	schwere SHV	
Keine oder leichte Bagatellverletzungen	16 (27,3 %)	3 (14,3 %)	5 (33,3 %)	24 (25,0 %)
Gesichtsschädel	9 (20,5 %)	7 (33,3 %)	3 (20,0 %)	19 (19,8 %)
Halswirbelsäule (HWS)				
Wirbelsäule (WS)				
Gesichtsschädel/HWS/WS		1 (4,8 %)		1 (1,0 %)
Extremitätenverletzungen	1 (2,3 %)			1 (1,0 %)
Extremitäten/Gesicht/HWS/WS	3 (6,8 %)	3 (14,3 %)	2 (13,4 %)	8 (8,3 %)
Thorax	3 (6,8 %)	1 (4,8 %)		4 (4,2 %)
Thorax + Extrem./Gesicht/HWS/WS	5 (11,9 %)	2 (9,6 %)	4 (26,8 %)	11 (11,5 %)
Abdomen				
Abdomen + Extrem./Gesicht/HWS/WS				
Becken				
Becken + Extrem./Gesicht/HWS/WS				
Thorax + Abdomen + Extrem./Gesicht/HWS/WS	4 (9,5 %)		1 (6,7 %)	5 (5,2 %)
Thorax + Becken + Extrem./Gesicht/HWS/WS	2 (4,6 %)			2 (2,1 %)
Thorax + Abdom. + Becken + Extrem./Gesicht/HWS/WS		2 (9,6 %)		2 (2,1 %)
Abdomen + Becken + Extrem./Gesicht/HWS/WS				
Gesamt	43	19	15	77

Rehabilitationsphasen, Verweildauer und frühes funktionelles Behandlungsergebnis (Outcome)

Die Daten zu den Rehabilitationsverläufen insgesamt sind in Kapitel 5.4.2 beschrieben. 100 der 258 Patienten (39 %) beenden ihre Rehabilitation mit der Phase B (das ist die in diesem Kapitel 6.8.3 betrachtete Patientengruppe), weitere 69 Patienten (26,7 %) mit der Phase C und 89 Patienten (34,5 %) mit der Phase D.

Hier zeigt sich, dass in Münster, wo nur die Phase B behandelt wird, der Patient entweder frühzeitig entlassen oder zur weiterführenden Rehabilitation in eine für den einzelnen Patienten gemäß seines Alters und seiner bestehenden funktionellen Schädigungen besonders geeignete Klinik oder andere Einrichtung weiterverlegt

wird. Dieses entspricht dem Versorgungsauftrag durch das Land Nordrhein-Westfalen in Münster mit einer Entlastung der Intensivstationen und zugleich einer wohnortnahen Förderung des Rehabilitationspotenzials ohne Verlegung des Betroffenen.

Von Interesse ist die Gegenüberstellung dieser Daten mit den Befunden für alle Rehabilitationspatienten, welche die spontane Dynamik im Rehabilitationsverlauf deutlich machen. Das gilt insbesondere auch für die Gegenüberstellung der GCS als Zeichen der Schwere der erlittenen traumatischen Schädigung vor Beginn der Rehabilitation zum erreichten GOS-Wert am Ende der stationären Rehabilitation. Der hohe Anteil an nicht klassifiziertem initialem GCS und spä-

Tabelle 127. Komplikationen in der stationären Rehabilitation (Mehrfachangaben möglich).

Art der Komplikationen in der Frühreha nach akutem SHT	Alle Patienten, die bereits nach der Frührehabilitation entlassen wurden (n = 100)			Gesamt
	Reha-Zentrum Region Münster	Reha-Zentrum Region Hannover	andere Rehakliniken	
Atemwege	14 (21,9 %)	11 (68,8 %)	5 (25,0 %)	30 (30,0 %)
Urologisch	12 (18,8 %)	9 (56,3 %)	2 (10,0 %)	23 (23,0 %)
Neurologisch/ neurochirurgisch	9 (13,2 %)	6 (37,5 %)	1 (5,0 %)	16 (16,0 %)
Ophthalmologisch		2 (12,5 %)		2 (2,0 %)
Sonstige	1 (1,6 %)	1 (6,3 %)	1 (5,0 %)	3 (3,0 %)
Magen-Darm	6 (9,4 %)	2 (12,5 %)	2 (10,0 %)	10 (10,0 %)
Herz-Kreislauf	7 (10,9 %)	1 (6,3 %)	2 (10,0 %)	10 (10,0 %)
Andere internistische Komplikationen	6 (9,4 %)	2 (12,5 %)	4 (20,0 %)	12 (12,0 %)
Keine	38 (59,4 %)	2 (12,5 %)	11 (55,0 %)	51 (51,0 %)
Gesamt	64 (100,0 %)	16 (100,0 %)	20 (100,0 %)	100 (100,0 %)

Tabelle 128. Verweildauer in der stationären Rehabilitation.

Verweildauer	Alle Patienten, die bereits nach der Frührehabilitation entlassen wurden (n = 100)			Gesamt
	Reha-Zentrum Region Münster	Reha-Zentrum Region Hannover	andere Rehakliniken	
< 1 Monate	21 (32,8 %)	3 (18,8 %)	10 (50,0 %)	34 (34,0 %)
1–3 Monate	25 (39,1 %)	8 (50,0 %)	9 (45,0 %)	42 (42,0 %)
> 3 Monate	18 (28,1 %)	5 (31,3 %)	1 (5,0 %)	24 (24,0 %)
Gesamt	64 (100,0 %)	16 (100,0 %)	20 (100,0 %)	100 (100,0 %)

terem Outcome schränkt die Aussage über Rehabilitationsverlauf und Rehabilitationserfolg auch für die NNFR beträchtlich ein.

Für eine weiterführende Erklärung zur DRS sind diese interessanten, jedoch zu kleinen Zahlen aus nur einer Klinik nicht repräsentativ. Sie zeigen den Trend. DRS ist ein sehr gut geeignetes Messinstrument, das zukünftig neben KRS, FRBI und FIM genutzt werden sollte.

Mit der Betrachtung des FRBI bei Entlassung bildet sich am Ende der NNFR die Schwere der erlittenen und zunächst verbleibenden Hirnfunktionsstörungen und die Dynamik in der Erholung ab. Besonders bemerkenswert sind mit 22 % die schweren Beeinträchtigungen nach leichtem SHT, 65 % nach mittelschwerem und 73 % nach

schwerem SHT. Ein Drittel aller erfassten 77 Patienten erreicht +75 und mehr Punkte, initial waren es 7,4 % von 94 Patienten. Die Frührehabilitation steht ganz am Anfang der Rehabilitationsmaßnahmen und erfordert u. a. auch nach den hier vorliegenden Zahlen eine konsequente Fortführung in den Phasen B2-D.

Therapieempfehlungen bei Entlassung aus der Frührehabilitation

Wie bereits für alle Rehabilitationspatienten diesbezüglich festgestellt (siehe Tabelle 111), werden am Ende der Frührehabilitation zwar richtige Empfehlungen gegeben, die entsprechenden Therapien aber in ihrer Qualität und Dichte ebenso wenig wie in ihrer Ergebnisqualität überprüft. Hier zeigt sich ein Ansatz, das Management zukünftig zu verbessern vor dem Hintergrund der oben beschriebenen Funktionsbeeinträchtigungen am Ende der NNFR.

Frühes Outcome bis einschließlich 12 Monate nach Hirnverletzung

Die GOS als funktionelle Einstufung der Rehabilitationsergebnisse reflektiert die Schwere der erlittenen Hirnschädigung, das individuelle Rehabilitationspotenzial, die Dynamik im Rehabili-

Tabelle 129. Glasgow-Outcome-Skala bei der Entlassung aus der stationären Rehabilitation und SHV-Schweregrad (Glasgow-Koma-Skala) bei Aufnahme in die stationäre Rehabilitation (n = 29 ohne Angaben).

Glasgow-Outcome-Skala (GOS)	Alle Patienten, die bereits nach der Frührehabilitation entlassen wurden (n = 100)			Gesamt
	leichte SHV	mittlere SHV	schwere SHV	
Keine/minimale Behinderung	19 (47,5 %)	2 (11,1 %)		21 (29,6 %)
Mäßig behindert	12 (30,0 %)	4 (22,2 %)	2 (15,46 %)	18 (25,3 %)
Schwer behindert	9 (22,5 %)	11 (61,1 %)	8 (61,5 %)	28 (39,4 %)
Apallisches Syndrom/VS			2 (15,4 %)	2 (2,8 %)
Patient verstorben		1 (5,6 %)	1 (7,7 %)	2 (2,8 %)
Gesamt	40	18	13	71

Tabelle 130. Disability-Rating-Scale bei der Entlassung aus der stationären Rehabilitation und SHV- Schweregrad (Glasgow-Koma-Skala) bei Aufnahme in die stationäre Rehabilitation (n = 15 Fälle keine Angaben).

Disability Rating Scale (DRS)	Alle Patienten, die bereits nach der Frührehabilitation entlassen wurden (n = 100)			Gesamt
	leichte SHV	mittlere SHV	schwere SHV	
Keine Beeinträchtigung				
Leichte Beeinträchtigung				
Teilweise Beeinträchtigung				
Moderate Beeinträchtigung	3 (60,0 %)	1 (11,1 %)		4 (25,0 %)
Moderat schwere Beeinträchtigung	1 (20,0 %)	3 (33,3 %)	1 (50,0 %)	5 (31,2 %)
Schwere Beeinträchtigung	1 (20,0 %)	2 (22,2 %)		3 (18,8 %)
Sehr schwere Beeinträchtigung		2 (22,2 %)		2 (12,5 %)
Apallisches Syndrom/VS				
Patient verstorben		1 (11,1 %)	1 (50,0 %)	2 (12,5 %)
Gesamt	5	9	2	16

Tabelle 131. Frühreha-Barthel-Index bei der Entlassung aus der stationären Rehabilitation und SHV-Schweregrad (Glasgow-Koma-Skala) bei Aufnahme in die stationäre Rehabilitation (n = 23 ohne Angaben).

Frühreha-Barthel-Index (FRBI)	Alle Patienten, die bereits nach der Frührehabilitation entlassen wurden (n = 100)			Gesamt
	leichte SHV	mittlere SHV	schwere SHV	
–325 bis +25	9 (22,0 %)	13 (61,9 %)	11 (73,3 %)	33 (42,8 %)
+26 bis +75	10 (24,4 %)	5 (23,8 %)	1 (6,7 %)	16 (20,8 %)
Über +75	22 (53,7 %)	2 (9,5 %)	2 (13,3 %)	26 (33,8 %)
–325 bis +25 (verstorben)		1 (4,8 %)	1 (6,7 %)	2 (2,6 %)
Gesamt	41	21	15	77

tationsverlauf und das frühe Ergebnis nach intensivmedizinischer NNFR. Wenn 60 % der Patienten in Münster mäßige oder minimale bzw. keine Behinderungen aufweisen, könnte das als zufriedenstellend bezeichnet werden, besagt jedoch gar nichts über die tatsächlich noch vorliegenden funktionseinschränkenden kognitiven und verhaltensneurologischen Einschränkungen. Inwieweit der mit 37 % hohe Anteil an Patienten ohne oder mit nur minimalen Behinderungen in Münster den hier vermehrt behandelten leichten

SHT entspricht, lassen die vorliegenden Daten nicht erkennen. Das gilt auch für die anderen Gruppen in anderen Häusern.

Zur Beurteilung der Entwicklung des Rehabilitationspotenzials der einzelnen Patienten nach NNFR und eventueller nachfolgender weiterer rehabilitativer Maßnahmen liegen von 61 Patienten mit nur der stationären Frührehabilitation (Phase B) Angaben zur ihrem Status aus der Befragung ein Jahr nach dem Unfall vor.

Tabelle 132. Frühreha-Barthel-Index bei der Entlassung aus der stationären Rehabilitation.

Frühreha-Barthel-Index bei Entlassung	Alle Patienten, die bereits nach der Frührehabilitation entlassen wurden (n = 100)			Gesamt
	Reha-Zentrum Region Münster	Reha-Zentrum Region Hannover	andere Rehakliniken	
–325 bis +25	21 (34,4 %)	10 (71,4 %)	12 (60,0 %)	43 (45,2 %)
+26 bis +75	13 (21,3 %)	3 (21,4 %)	4 (20,0 %)	20 (21,0 %)
Über +75	25 (41,0 %)	1 (7,1 %)	3 (15,0 %)	29 (30,5 %)
–325 bis +25 (Verstorben)	2 (3,3 %)		1 (5,0 %)	3 (3,3 %)
Gesamt	61 (100,0 %)	14 (100,0 %)	20 (100,0 %)	95 (100,0 %)
Keine Angabe	3 (4,7 %)	2 (12,5 %)		5 (5,0 %)
Gesamt	64	16	20	100

Tabelle 133. Therapieempfehlungen in Abhängigkeit von GOS und kognitiver Orientierung bei Entlassung aus der Rehabilitation.

Therapie-empfehlun-gen	Alle Patienten, die bereits nach der Frührehabilitation entlassen wurden (n = 100)					Gesamt
	Kognitive Orientierung	GOS bei Entlassung aus der Rehabilitation				
		apallisches Syndrom/VS	schwer behindert	mäßig behindert	keine/ minimale Behinderung	
Kranken-gymnastik	nicht orientiert	2 (100,0 %)	20 (76,9 %)	2 (10,5 %)		24 (41,4 %)
	orientiert		6 (23,1 %)	17 (89,5 %)	11 (100,0 %)	34 (58,6 %)
Ergo-therapie	nicht orientiert	2 (100,0 %)	22 (78,6 %)	2 (12,5 %)		26 (49,1 %)
	orientiert		6 (21,4 %)	14 (87,5 %)	7 (100,0 %)	27 (50,9 %)
Logopädie	nicht orientiert	1 (100,0 %)	14 (73,7 %)			15 (42,9 %)
	orientiert		5 (26,3 %)	8 (100,0 %)	7 (100,0 %)	20 (57,1 %)
Neuro-pädagogik	nicht orientiert	2 (100,0 %)	6 (85,7 %)			8 (53,3 %)
	orientiert		1 (14,3 %)	5 (100,0 %)	1 (100,0 %)	7 (46,7 %)
Neuro-psychologie	nicht orientiert	1 (100,0 %)	13 (68,4 %)			14 (40,0 %)
	orientiert		6 (31,6 %)	8 (100,0 %)	7 (100,0 %)	21 (60,0 %)
Computer-gestütztes Training	nicht orientiert		3 (50,0 %)			3 (20,0 %)
	orientiert		3 (50,0 %)	4 (100,0 %)	5 (100,0 %)	12 (80,0 %)

Bezüglich der Wohnsituation wird auf die Erklärungen zur analogen Tabelle 114 für alle Rehabilitationspatienten verwiesen.

Die hier abgebildeten Zahlen sind ebenfalls schon in die Tabelle 114 für alle Rehabilitationspatienten eingegangen und dort besprochen. Wohnsituation und subjektive Leistungsfähigkeit bzw. Befindlichkeit von Patienten nach SHT sind, wenn auch aussagekräftig, nur Teilaspekte zur wiedererreichten Lebensqualität und lassen erkennbar die verhaltensneurologischen Teilaspekte unberücksichtigt, die in der Regel das endgültige Outcome entscheiden und mitbestimmen. Daher sollte zukünftig ein Messinstrument zur Anwendung kommen, das alle diese Teilaspekte berücksichtigt und jetzt in Form des QOLIBRI (Quality of Life after Brain Injury)

nach erfolgreich abgeschlossener Testphase zur klinischen Anwendung zur Verfügung steht (100).

Soziale Wiedereingliederung

Die Daten zur sozialen Wiedereingliederung innerhalb eines Jahres nach dem Unfall bedürfen Untersuchungen mit größeren Fallzahlen und insgesamt einer kritischen Analyse der speziellen persönlichen Bedürfnisse, Schädigungsfolgen und Erwartungen. Insgesamt geben sie jedoch auch so einen guten Hinweis auf das Rehabilitationspotenzial auch bei älteren Patienten, die den Einsatz der Frührehabilitation nicht nur rechtfertigen, sondern zwingend erfordern (43, 97, 126).

Tabelle 134. Glasgow-Outcome-Skala bei der Entlassung aus der stationären Rehabilitation.

Glasgow-Outcome-Skala bei Entlassung	Alle Patienten, die bereits nach der Frührehabilitation entlassen wurden (n = 100)			Gesamt
	Reha-Zentrum Region Münster	Reha-Zentrum Region Hannover	andere Rehakliniken	
Patient verstorben	2 (3,3 %)		1 (50,0 %)	3 (5,3 %)
Apallisches Syndrom/VS	2 (3,3 %)			2 (2,7 %)
Schwer behindert	20 (33,3 %)	7 (53,8 %)	1 (50,0 %)	28 (37,3 %)
Mäßig behindert	14 (23,3 %)	6 (46,2 %)		20 (26,7 %)
Keine/minimale Behinderung	22 (36,7 %)			22 (29,3 %)
Gesamt	60 (100,0 %)	13 (100,0 %)	2 (100,0 %)	75 (100,0 %)
Keine Angabe	4 (6,3 %)	3 (18,8 %)	18 (90,0 %)	25 (25,0 %)
Gesamt	64	16	20	100

Tabelle 135. Wohnsituation ein Jahr nach dem Unfall.

Wohnsituation ein Jahr nach dem Unfall	Alle Patienten, die bereits nach der Frührehabilitation entlassen wurden (n = 100)			Gesamt
	Reha-Zentrum Region Münster	Reha-Zentrum Region Hannover	andere Rehakliniken	
Unverändert	32 (84,2 %)	5 (41,7 %)	8 (72,7 %)	45 (84,0 %)
Verändert	6 (15,8 %)	7 (58,3 %)	3 (27,3 %)	16 (16,0 %)
im Heim/Pflegeeinrichtung	2 (5,3 %)	3 (25,0 %)	1 (9,1 %)	6 (9,8 %)
in betreutem Wohnen		1 (8,3 %)		1 (1,6 %)
mit Angehörigen/Partnern	3 (7,9 %)	3 (25,0 %)	2 (18,2 %)	8 (13,1 %)
sonstige Veränderungen	1 (2,6 %)			1 (1,6 %)
Gesamt	38 (100,0 %)	12 (100,0 %)	11 (100,0 %)	61 (100,0 %)

Schlussbemerkung

Das von der AG NNFR erarbeitete, mit Politikern und Kostenträgern Anfang der 1990er Jahre vertretene und schließlich 1993/94 in die Praxis eingeführte neue Konzept neurologisch-neurochirurgischer Frührehabilitation hat sich nach den Daten der vorgelegten Studie in allen Einzelheiten und in jeder Weise bewährt und rechtfertigt im Hinblick auf die Frühresultate bei Entlassung und die soziale Wiedereingliederung nach einem Jahr die damit verbundenen hohen Kosten vollauf. Die bereitgestellte Strukturqualität in den untersuchten Regionen ist ausgezeichnet, allerdings zeichnen sich aufgrund der besonderen Bedürfnisse der Patienten in diesem frühesten Stadium der möglichen Wiederherstellung der posttraumatisch gestörten physischen

Tabelle 136. Bewertung der Lebenssituation (subjektiv durch die Patienten selbst).

Bewertung der Lebenssituation 1 Jahr nach dem Unfall	Alle Patienten, die bereits nach der Frührehabilitation entlassen wurden (n = 100)			Gesamt
	Reha-Zentrum Region Münster	Reha-Zentrum Region Hannover	andere Rehakliniken	
Stark verschlechtert	9 (23,7 %)	5 (41,7 %)	6 (60,0 %)	20 (33,3 %)
Verschlechtert	13 (34,2 %)	5 (41,7 %)	1 (10,0 %)	19 (31,7 %)
Unverändert	16 (42,1 %)	2 (16,7 %)	3 (30,0 %)	21 (35,0 %)
Gesamt	38 (100,0 %)	12 (100,0 %)	10 (100,0 %)	60 (100,0 %)
Keine Angabe			1	1
Gesamt	38 (100,0 %)	12 (100,0 %)	11 (100,0 %)	61 (100,0 %)

Tabelle 137. Veränderungen in Schule/Beruf im ersten Jahr nach dem Unfall.

Schulische/berufliche Veränderungen ein Jahr nach dem Unfall	Alle Patienten, die bereits nach der Frührehabilitation entlassen wurden (n = 100)			Gesamt
	Reha-Zentrum Region Münster	Reha-Zentrum Region Hannover	andere Rehakliniken	
Schüler	2		2	4
Schule unverändert	1 (50,0 %)			1 (25,0 %)
Schule verändert	1 (50,0 %)		2 (100,0 %)	3 (75,0 %)
Berufstätige	30	4	6	40
keine Änderung wegen SHT	16 (53,3 %)	2 (50,0 %)	3 (50,0 %)	21 (52,5 %)
keine berufl. Veränderung	16	1 (25,0 %)	2 (33,3 %)	19 (47,5 %)
Veränderung „alte Arbeit"				
Wechsel der Arbeit/-stelle			1 (16,7 %)	1 (2,5 %)
neuer Arbeitsanfang				
ohne Arbeit/aufgegeben		1 (25,0 %)		1 (2,5 %)
Änderungen wegen SHT	14 (46,7 %)	2 (50,0 %)	3 (50,0 %)	19 (47,5 %)
Veränderung „alte Arbeit"	5 (13,2 %)	1 (25,0 %)	2 (33,3 %)	8 (20,0 %)
Wechsel der Arbeit/-stelle	4 (10,5 %)			4 (10,0 %)
ohne Arbeit/aufgegeben	5 (13,2 %)	1 (25,0 %)	1 (16,7 %)	7 (17,5 %)
Vorschulalter/ohne berufliche Tätigkeit/Rentner				
	6	8	3	17
Gesamt	38 (100,0 %)	12 (100,0 %)	11 (100,0 %)	61 (100,0 %)

und kognitiv-psychischen Störungen deutliche Vorteile für eine wohnortnahe Frührehabilitation ab. Hiernach bleibt zu hoffen, dass die gemäß der Richtlinien der AG NNFR verlaufende Frührehabilitation eine noch bessere Einschätzung erlittener und verbliebener Funktionsstörungen mit üblichen Messinstrumenten nutzen wird, sodass die sich sehr positiv abzeichnenden Frühergebnisse regional, national und im internationalen Vergleich bezüglich des (Qualitäts) Managements in der Rehabilitationsbehandlung und sozialen Wiedereingliederung nach einem Schädel-Hirn-Trauma besser als bisher zu beurteilen sein werden.

6.9 Verlauf der Versorgung

6.9.1 Versorgungsverläufe

Von den 6783 in die Studie eingeschlossenen Patienten werden 1487 (21,9 %) sofort wieder in die ambulante Versorgung entlassen, hiervon 59 (0,9 %) ohne weiteren Therapiebedarf. Weitere 56 Patienten (0,8 %) mit leichteren Unfallverletzungen werden in anderen Kliniken (z. B. Kieferklinik) ambulant/stationär versorgt (siehe Kapitel 5.2, S. 56).

5221 (77 %) Patienten werden nach der Initialversorgung in der Akutklinik stationär aufgenommen. Von diesen müssen 72 (1,3 %) nachfolgend unmittelbar in ein spezialisiertes Zentrum verlegt werden. 296 Patienten (5,6 % der stationär aufgenommenen) müssen unmittelbar nach der Aufnahme operiert werden. Nur bei 0,1 % ist nach der Operation eine Verlegung in ein anderes Haus notwendig.

778 Patienten (11,5 %) bedürfen einer Intensivtherapie mit einer durchschnittlichen Verweildauer von 6,4 Tagen (±10,8 Tage Standardabweichung) (siehe Kapitel 5.2, S. 62).

Die restlichen 4443 (65,5 %) Patienten werden direkt auf eine Normalstation aufgenommen (siehe 5.3.3).

Die Aufteilung der stationären Aufnahmen nach dem Alter spiegelt gut die Altersverteilung in der Studienpopulation wider, d. h. dass bestimmte Altersgruppen nicht dazu zwingen, vermehrt aufgenommen zu werden (Tabelle 21).

Nach der stationären Behandlung werden 4674 (68,9 %) Patienten nach Hause entlassen, davon 3925 (57,9 %) mit einer Therapieempfehlung und 749 (11,0 %) ohne.

Weitere 339 (5,0 %) der stationären Patienten werden unmittelbar nach dem Klinikaufenthalt in einer anderen Klinik betreut, davon 86 (1,3 %) in einer anderen Akutklinik (zu Spezialbehandlungen und Weiterversorgung), nur 69 (1,0 %) in einer angeschlossenen Frührehabilitation und 184 (2,7 %) Patienten in einer direkten stationären Rehabilitation bzw. Anschlussheilbehandlung.

113 (1,7 %) Patienten werden in ein Heim und 19 (0,2 %) in häusliche (Voll-)Pflege aufgenommen.

Von allen 6783 Patienten mit einem Schädel-Hirn-Trauma im Beobachtungszeitraum versterben im Rahmen der Initialversorgung 19 (0,3 %), während des akut-stationären Aufenthalts 44 (0,7 %), in der Rehabilitation drei Patienten und sechs im Nachbefragungszeitraum innerhalb eines Jahres infolge des erlittenen Schädel-Hirn-Traumas, insgesamt also 72 Patienten (1,1 %).

6.9.2 Intensivaufnahmen

Von den 5221 stationär aufgenommenen Patienten müssen 788 zuerst auf einer Intensivstation versorgt werden. Dies sind 15,1 % aller stationären Aufnahmen bzw. 11,5 % aller Patienten. Für die Bundesrepublik Deutschland bedeutet dies einen zusätzlichen Bedarf von ca. 30 000 Aufnahmen auf Intensivstationen pro Jahr durch Schädel-Hirn-Verletzungen.

Nach einem Tag konnten 38,1 % der behandelten Patienten von der Intensivstation entlassen werden. Innerhalb von sieben Tagen sind 74,3 % der Patienten von der Intensivstation auf eine Normalstation verlegt. Immerhin 12,2 % der Intensivpatienten benötigen eine Behandlungszeit von mehr als 21 Tagen. Schwere SHV verweilen 23,6 Tage (± 37,7 Tage Standardabweichung) und mittelschwere 12,5 Tage (± 11,0 Tage Standardabweichung) auf der Intensivstation.

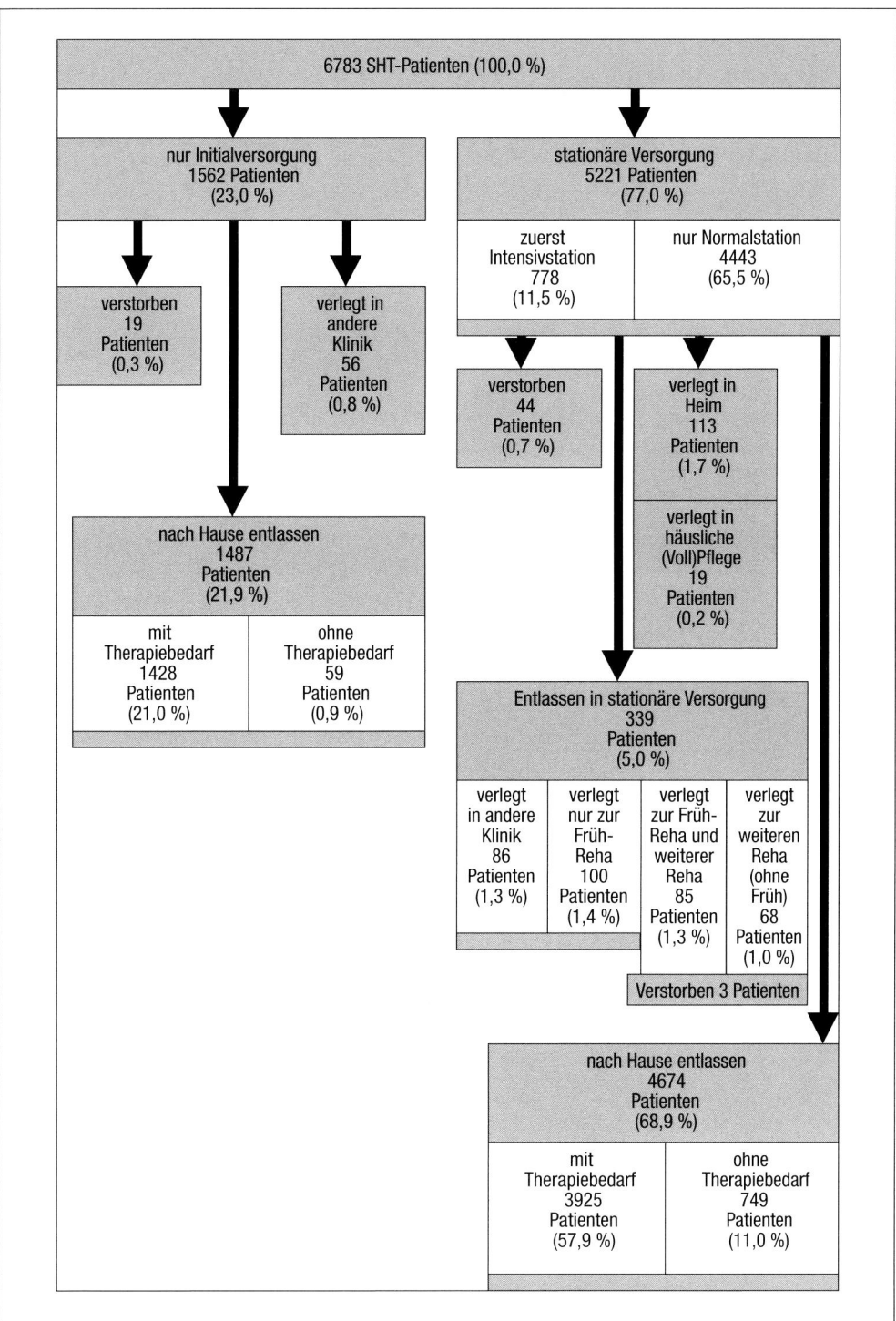

Abbildung 42. Versorgungsverläufe.

6.9.3 Normalstation

4443 Patienten werden nach dem Unfall direkt auf Normalstationen aufgenommen. Bei ungefähr einem Viertel werden CT-Kontrollen für notwendig erachtet (bis zu maximal sieben CTs).

Der Aufwand für die Versorgung der Schädel-Hirn-Verletzten wird ebenfalls deutlich an der Einbindung anderer Disziplinen. Bei mehr als der Hälfte (51,4 %) werden Konsiliaruntersuchungen durchgeführt (hauptsächlich Neurologie 37,3 %, Innere Medizin 14,6 % und HNO 16,7 %).

Nur 21,2 % der Patienten werden krankengymnastisch betreut. Nur 48 (1,0 %) Patienten bekommen eine logopädische Therapie und 36 (0,7 %) eine Ergotherapie.

Bei 90,3 % der Patienten wird der Verlauf auf der Normalstation als komplikationslos eingestuft. Eine Häufung einer speziellen Komplikation kann nicht ermittelt werden.

Von den 4443 auf der Normalstation aufgenommen Patienten werden 39,4 % innerhalb der ersten 24 Stunden entlassen. 88,7 % aller Normalstationspatienten verlassen die Station innerhalb einer Woche. Nur 3,5 % bleiben mehr als 21 Tage. Ihre durchschnittliche Verweildauer beträgt 3,2 Tage (± 6,2 Tage Standardabweichung).

Bei 75,8 % erfolgte eine Entlassung von der Normalstation mit einer Therapieempfehlung, bei 14,5 % ohne weitere Therapieanweisung. Nur 1,3 % der Patienten werden direkt einer Frührehabilitationsmaßnahme zugeführt.

Bei der Entlassung von der Normalstation geben 88,2 % der Patienten keine weiteren Störungen an. Noch 5 % klagen über Schwindel und jeweils ca. 1,5 % über Störungen beim Sehen, Schlucken oder Hören.

Kognitive Störungen werden nur von 3,7 % der Patienten beklagt. Diskrepant zu diesen Ergebnissen ist, dass 8,6 % der Patienten bei der Entlassung nicht oder nur teilweise mobilisiert waren.

Bei der Entlassung aus dem Akutkrankenhaus am Ende des Normalstationsaufenthalts werden 55,2 % als arbeits- oder schulunfähig eingestuft (siehe auch S. 71).

6.10 Patientenselbsteinschätzung nach einem Jahr

Als weiterführende Analyse der Ergebnisse aus Kapitel 5.6 zur Patientennachbefragung ein Jahr nach dem Unfall wird im folgenden Kapitel primär die Abhängigkeit der Beantwortung und damit der Selbsteinschätzung vom Schweregrad der Schädel-Hirn-Verletzung und dem Alter der Patienten untersucht.

6.10.1 Beteiligung an der Patientennachbefragung

Wie schon in Kapitel 5.6 beschrieben liegt für 4307 Patienten (63,5 %) eine Beantwortung der Nachbefragung ein Jahr nach dem Unfallereignis vor. Hinsichtlich des Schweregrades der Schädel-Hirn-Verletzung und des Alters zeigen sich keine Unterschiede zwischen der Gruppe der 4307 antwortenden und der Gruppe der 2279 nichtantwortenden Patienten. Die Altersverteilung ergibt einen Anteil von 14 % für Kinder unter sechs Jahren, von 18 % für Kinder und Jugendliche zwischen sechs und unter 16 Jahren, von 53 % für die Erwachsenen mit einem Alter von 16 bis unter 65 Jahren und von 15 % für die Gruppe der ältesten Patienten, die älter als 64 Jahre sind.

6.10.2 Beantwortung der Nachbefragung

Die unterschiedlichen Anteile der Selbstbeantwortung der Nachbefragung sind in Abhängigkeit vom Alter der Patienten, insbesondere bei Kindern unter 12 Jahren, in Kapitel 5.6.2 dargestellt.

6.10.3 Unfallbedingte (subjektive) Beeinträchtigungen

4283 Patienten (99,4 %) beantworteten die Frage nach ihren subjektiv als unfallbedingt eingeschätzten Beschwerden ein Jahr nach der SHV. Von diesen Patienten beklagen 883 Patienten (20,6 %) posttraumatische Beeinträchtigungen.

Auffallend ist vor allem, dass knapp die Hälfte aller über 64-jährigen Patienten noch vom Unfall herrührende Beeinträchtigungen beklagt. Von diesen 296 Patienten liegt für 151 (51,7 %) eine Bewertung des initialen Schweregrades mittels GCS vor. 137 Patienten (90,8 %) weisen initial ein leichtes SHT, sieben (4,6 %) initial ein mittleres SHT und ebenfalls sieben (4,6 %) initial ein schweres SHT auf.

Von den 513 Patienten zwischen 16 und 64 Jahren, die nach einem Jahr über vom Unfall herrührende Beeinträchtigungen klagen, liegt für 319 (62,2 %) eine GCS-Angabe zum initialen SHT vor. Von diesen haben 259 Patienten (81,2 %) initial ein leichtes SHT, elf Patienten (3,4 %) initial ein mittleres SHT und 49 Patienten (15,4 %) initial ein schweres Schädel-Hirn-Trauma.

Von den 62 Patienten unter 16 Jahren, die nach einem Jahr vom Unfall herrührende Beschwerden haben, kann für 27 (43,5 %) eine Zuordnung für den initalen Schweregrad mittels GCS vorgenommen werden. 23 Patienten (85,2 %) haben initial ein leichtes SHT und vier Patienten (14,8 %) initial ein schweres Schädel-Hirn-Trauma.

Die Verwendung des mit Hilfe weiterer Befunde berechneten Schweregrades liefert in der Größenordnung gleiche Verteilungen wie oben für die verschiedenen Altersverteilungen berechnet, bei jeweils ca. 5 % fehlenden Angaben.

Von den insgesamt 883 Patienten, die nach einem Jahr vom Unfall herrührende Beschwerden hatten, machten 872 Patienten nähere Angaben zur Art dieser Beschwerden.

Insgesamt geben 495 Patienten (56,8 % von 872 bzw. 11,6 % aller antwortenden Patienten) mehrere Beschwerden einschließlich der Möglichkeit anderer Beschwerden mittels Freitexteintrag an. Von den unter 16-jährigen Patienten geben 24 (38,7 %) mehrere Beschwerden an und von den 16- bis 64-jährigen Patienten haben 268 (52,2 %) mehrere Beschwerden. Von den über

64-jährigen Patienten geben 203 (68,6 %) mehrere Beschwerden an.

Die am häufigsten genannten Beeinträchtigungen sind Kopfschmerzen, Schwindelgefühle und Konzentrationsstörungen. Auf die drei Altersgruppen bezogen werden diese Beschwerden mit zunehmendem Alter prozentual häufiger genannt. Von den 519 Patienten, die über Kopfschmerzen klagen, haben 236 (45,5 %) zusätzlich Schwindelgefühle und 242 (46,6 %) zusätzlich Konzentrationsstörungen. Über alle drei Beschwerden zugleich klagen insgesamt 166 Patienten (32,0 %). Andere Kombinationen treten nicht gehäuft auf (Tabelle 139).

In einer näheren Analyse dieser Beeinträchtigungen bezogen auf den initialen SHT-Schweregrad zeigt sich, dass von 2215 Patienten, die initial ein leichtes SHT hatten, 409 (18,5 %) über Beschwerden ein Jahr nach dem Unfall klagen, davon 254 (62,1 %) über Kopfschmerzen. Von diesen haben 72 (28,3 % von 254) zusätzlich Konzentrationsstörungen und Schwindelgefühle. Über Bewegungsstörungen neben eventuell weiteren Beschwerden klagen 58 Patienten (14,2 % von 409). Es treten keine weiteren Kombinationen gehäuft auf. Ähnlich stellen sich die angegebenen Beschwerden bei den Patienten dar, bei denen initial kein SHT-Schweregrad angegeben ist.

Von den 65 Patienten mit einem initial mittleren SHT geben 17 (26,2 %) Beschwerden an. Acht (47,1 %) von ihnen klagen unter anderem über Kopfschmerzen, davon vier zusätzlich über Schwindelgefühle und Konzentrationsstörungen. Fünf Patienten weisen Bewegungsstörungen auf. Weitere Kombinationen treten nicht gehäuft auf.

Von den 94 Patienten, die initial ein schweres SHT haben, klagen 60 (63,8 %) nach einem Jahr über vom Unfall herrührende Beschwerden. 27 Patienten (45,0 % von 60 Patienten) haben un-

Tabelle 138. Unfallbedingte Beeinträchtigungen in Abhängigkeit vom Alter.

Beschwerden als Unfallfolge	< 6 Jahre	6–16 Jahre	17–64 Jahre	≥ 65 Jahre	Gesamt
Ja	12 (2,0 %)	62 (7,8 %)	513 (22,6 %)	296 (47,3 %)	883 (20,6 %)
Nein	582 (98,0 %)	733 (92,2 %)	1755 (77,4 %)	330 (52,7 %)	3400 (79,4 %)
Gesamt	594	795	2268	626	4283

ter anderem Kopfschmerzen, 30 (50,0 %) unter anderem Bewegungsstörungen und 14 (23,3 %) unter anderem Sprachstörungen. Insgesamt sechs Patienten (10,0 %) haben unter anderem Bewegungsstörungen und Sprachstörungen.

Insgesamt 196 Patienten geben weitere Beschwerden an. Unter anderem werden Angstgefühle, Schmerzen, Sensibilitätsstörungen, Anfallsleiden, belastungsabhängige Beschwerden und Rückenschmerzen genannt. Teilweise werden die vorgegebenen Beschwerden auch näher erläutert, wie beispielsweise „Arm fast wieder funktionstüchtig", „Probleme beim Kopfdrehen" und „Bewegungsstörungen im Bein".

6.10.4 Veränderung der Wohnsituation durch den Unfall

Von 4287 Patienten (99,5 %) liegt eine Angabe darüber vor, ob sich die Wohnsituation durch den Unfall verändert hat. Bei 111 Patienten (2,6 %) hat sie sich geändert. Die sehr niedrigen Anteile bezüglich einer Veränderung der Wohnsituation bei den Kindern und Jugendlichen sind mit der Versorgung durch die Eltern erklärt (Tabelle 140).

Bei der genaueren Beschreibung der Wohnsituation ein Jahr nach dem Unfall werden in drei Fällen Mehrfachantworten gegeben. Einmal „mit Angehörigen/Partnern" und „Sonstiges", zweimal „mit Angehörigen/Partnern", „allein/selbstständig" und „Sonstiges". Dabei ist nicht genauer spezifiziert, was unter „Sonstiges" zu verstehen ist.

In einer Zusatzanalyse unter Berücksichtigung des initialen SHT-Schweregrades zeigt sich, dass von den 30 nach einem Jahr in einem Heim oder in einer Pflegeeinrichtung lebenden Patienten in 15 Fällen eine entsprechende GCS-Angabe vorliegt. Fünf Patienten (33,3 %) haben initial ein schweres SHT und zehn (66,7 %) initial ein leichtes SHT. Von den fünf Patienten mit einem initial schweren SHT sind drei zwischen 16 und 64 Jahren und zwei älter als 64 Jahre.

Von den 37 nach einem Jahr mit Angehörigen oder Partnern zusammenlebenden Patienten ist für 14 ein GCS dokumentiert. Neun Patienten (64,2 %) haben initial ein schweres und fünf (35,8 %) initial ein leichtes SHT. Von den neun Patienten mit einem initial schweren SHT sind acht zwischen 16 und 64 Jahren und einer älter als 64 Jahre.

Tabelle 139. Art der unfallbedingten Beeinträchtigungen in Abhängigkeit vom Alter (Mehrfachantworten möglich) (n = 872).

Art der Beschwerden	< 6 Jahre (n = 26)	6–16 Jahre (n = 61)	16–64 Jahre (n = 500)	≥ 65 Jahre (n = 285)	Gesamt (n = 872)
Kopfschmerzen	6 (23,1 %)	33 (54,1 %)	298 (59,6 %)	182 (62,8 %)	519 (59,5 %)
Schwindelgefühle	2 (7,7 %)	12 (19,7 %)	146 (29,2 %)	182 (62,8 %)	342 (39,2 %)
Konzentrationsstörungen	3 (11,5 %)	16 (26,2 %)	180 (36,0 %)	144 (49,7 %)	343 (39,3 %)
Bewegungsstörungen	1 (3,8 %)	8 (13,1 %)	92 (18,4 %)	66 (22,8 %)	167 (19,2 %)
Sprachstörungen	1 (3,8 %)	8 (13,1 %)	28 (5,6 %)	18 (6,2 %)	55 (6,3 %)
Sehstörungen	2 (7,7 %)	5 (8,2 %)	41 (8,2 %)	31 (10,7 %)	79 (9,1 %)
Hörstörungen		2 (3,3 %)	30 (6,0 %)	35 (12,1 %)	67 (7,7 %)
Riechstörungen	1 (3,8 %)	5 (8,2 %)	42 (8,4 %)	15 (5,2 %)	63 (7,2 %)
Andere Beschwerden	3 (11,5 %)	20 (32,8 %)	140 (28,0 %)	33 (11,4 %)	196 (22,5 %)

Tabelle 140. Veränderung der Wohnsituation durch den Unfall in Abhängigkeit vom Alter.

Veränderung der Wohnsituation	< 6 Jahre	6–16 Jahre	17–64 Jahre	≥ 65 Jahre	Gesamt
Ja	2 (0,3 %)	3 (0,4 %)	54 (2,4 %)	52 (8,3 %)	111 (2,6 %)
Nein	592 (99,7 %)	792 (99,6 %)	2217 (97,6 %)	575 (91,7 %)	4176 (97,4 %)
Gesamt	594	795	2271	627	4287

Von den 27 nach einem Jahr allein und/oder selbstständig wohnenden Patienten haben 14 initial ein leichtes SHT. Bei den übrigen 13 fehlt eine Angabe zum initialen SHT-Schweregrad.

Bei den 12 Patienten, die nach einem Jahr in Betreuung wohnten, haben vier Patienten initial ein leichtes, ein Patient ein mittleres und ein Patient ein schweres SHT. Bei sechs Patienten fehlt die Angabe des initialen SHT-Schweregrades.

Die Verwendung des mit Hilfe weiterer Befunde berechneten initialen Schweregrades zeigt für die verschiedenen Altersgruppen in der Größenordnung gleiche Verteilungen wie oben – bei jeweils erheblich weniger fehlenden Angaben.

Unter der Angabe „Sonstiges" findet sich als Freitextangabe viermal der Hinweis auf eine behindertengerechte Einrichtung oder Umbau eines Hauses oder einer Wohnung. Ansonsten finden sich je einmal die Angaben „eigenes Haus", „häusliche Pflege", „Putzhilfe einmal wöchentlich" und „Auszug aus einem Heim in eine Wohnung".

6.10.5 Veränderung der Lebenssituation durch den Unfall

Die Lebenssituation ein Jahr nach dem Unfall wird durch Fragen nach dem Zurechtkommen im Alltagsleben, im Familienkreis, im Freundeskreis, im gesellschaftlichen Leben und in der Ausbildung oder im Beruf jeweils im Vergleich mit dem Zurechtkommen vor dem Unfall beschrieben.

Zurechtkommen im Alltagsleben

Von 4200 Patienten (97,5 %) liegt eine Angabe zum Zurechtkommen im Alltagsleben ein Jahr

nach dem Unfall vor. Davon kommen 160 Patienten (3,8 %) nur noch teilweise und 117 Patienten (2,8 %) überhaupt nicht mehr so zurecht wie vor dem Unfall.

Von den 117 Patienten, die ein Jahr nach dem Unfall nicht mehr wie vor dem Unfall im Alltagsleben zurechtkommen, haben 35 (55,6 %) initial ein leichtes, zwei (3,2 %) initial ein mittleres und 26 (41,3 %) initial ein schweres SHT. Insgesamt liegt für 63 (53,8 %) eine Angabe zum initialen SHT-Schweregrad mittels GCS vor. Von den 26 Patienten, die initial ein schweres SHT haben, sind 20 zwischen 16 und 64 Jahre alt, vier älter als 64 Jahre und zwei unter 16 Jahre.

Von den 160 Patienten, die ein Jahr nach dem Unfall nur noch teilweise wie vor dem Unfall im Alltagsleben zurechtkommen, haben 75 (87,2 %) initial ein leichtes SHT, fünf (5,8 %) initial ein mittleres und sechs (7,0 %) initial ein schweres SHT. Bei 74 Patienten (46,3 %) fehlt eine Angabe zum initialen SHT-Schweregrad. Von den sechs Patienten, die initial ein schweres SHT haben, sind vier zwischen 16 und 64 Jahre alt und zwei älter als 64 Jahre.

Die Verwendung des mit Hilfe weiterer Befunde berechneten initialen Schweregrades bestätigt die obigen Verteilungen für die verschiedenen Altersgruppen bei jeweils erheblich weniger fehlenden Angaben.

Zurechtkommen im Familienkreis

Von 4151 Patienten (96,4 %) liegt eine Angabe zum Zurechtkommen im Familienkreis ein Jahr nach dem Unfall vor. Davon kommen 86 Patienten (2,1 %) nur noch teilweise und 102 (2,5 %) überhaupt nicht mehr so zurecht wie vor dem Unfall.

Tabelle 141. Durch den Unfall veränderte Wohnsituation ein Jahr nach dem Unfall in Abhängigkeit vom Alter (Mehrfachantworten möglich).

Jetzige Wohnsituation	< 6 Jahre	6–16 Jahre	17– 64 Jahre	≥ 65 Jahre	Gesamt
Im Heim/Pflegeeinrichtung			7 (6,4 %)	23 (21,1 %)	30 (27,5 %)
In betreutem Wohnen			2 (1,8 %)	10 (9,2 %)	12 (11,0 %)
Mit Angehörigen/Partnern	1 (0,9 %)	3 (2,8 %)	24 (22,0 %)	9 (8,3 %)	37 (33,9 %)
Allein/Selbstständig			21 (19,3 %)	6 (5,5 %)	27 (24,8 %)
Sonstiges	2 (1,8 %)	1 (0,9 %)	2 (1,8 %)	3 (2,8 %)	8 (7,3 %)

Von den 102 Patienten, die ein Jahr nach dem Unfall nicht mehr wie vor dem Unfall im Familienkreis zurechtkommen, haben 29 (59,2 %) initial ein leichtes, zwei (4,1 %) initial ein mittleres und 18 (36,7, %) initial ein schweres SHT. Bei den restlichen 53 Patienten (49,5 %) fehlt eine Angabe zum initialen SHT-Schweregrad mittels GCS. Von den 18 Patienten, die initial ein schweres SHT haben, sind 14 zwischen 16 und 64 Jahre alt, drei älter als 64 Jahre und einer unter 16 Jahre.

Von den 86 Patienten, die ein Jahr nach dem Unfall nur noch teilweise wie vor dem Unfall im Familienkreis zurechtkommen, haben 40 (80,0 %) initial ein leichtes, ein Patient (2,0 %) initial ein mittleres und neun (18,0 %) initial ein schweres SHT. Bei den restlichen 36 Patienten (41,9 %) fehlt die Angabe zum initialen SHT-Schweregrad mittels GCS. Von den neun Patienten, die initial ein schweres SHT haben, sind sechs zwischen 16 und 64 Jahre alt, zwei älter als 64 Jahre und einer unter 16 Jahre.

Die Verwendung des mit Hilfe weiterer Befunde berechneten initialen Schweregrades bestätigt die obigen Verteilungen für die verschiedenen Altersgruppen.

Zurechtkommen im Freundeskreis

Von 4133 Patienten (96,0 %) liegt eine Angabe zum Zurechtkommen im Freundeskreis ein Jahr nach dem Unfall vor. Davon kommen 118 Patienten (2,9 %) nur noch teilweise und 111 (2,7 %) überhaupt nicht mehr so zurecht wie vor dem Unfall.

Von den 111 Patienten, die ein Jahr nach dem Unfall nicht mehr wie vor dem Unfall im Freundeskreis zurechtkommen, haben 30 (57,7 %) initial ein leichtes, ein Patient (1,9 %) initial ein mittleres und 21 (40,4 %) initial ein schweres SHT. Bei 59 Patienten (53,2 %) fehlt eine Angabe zum initialen SHT-Schweregrad mittels GCS. Von den 21 Patienten, die initial ein schweres SHT haben, sind 16 zwischen 16 und 64 Jahre alt, drei älter als 64 Jahre und zwei unter 16 Jahre.

Von den 118 Patienten, die ein Jahr nach dem Unfall nur noch teilweise wie vor dem Unfall im Freundeskreis zurechtkommen, haben 56 (76,7 %) initial ein leichtes, zwei (2,7 %) initial ein mittleres und 15 (20,6 %) initial ein schweres SHT. Bei 45 Patienten (38,1 %) fehlt eine Angabe zum initialen SHT-Schweregrad mittels GCS. Von den 15 Patienten, die initial ein schweres SHT haben, sind 12 zwischen 16 und 64 Jahre alt und drei älter als 64 Jahre.

Die Verwendung des mit Hilfe weiterer Befunde berechneten initialen Schweregrades bestätigt

Tabelle 142. Zurechtkommen im Alltagsleben ein Jahr nach dem Unfall im Vergleich zur Situation vor dem Unfall in Abhängigkeit vom Alter.

Zurechtkommen im Alltagsleben	< 6 Jahre	6–16 Jahre	17–64 Jahre	≥ 65 Jahre	Gesamt
Genau so wie vor dem Unfall	528 (99,2 %)	783 (98,9 %)	2153 (95,1 %)	459 (75,0 %)	3923 (93,4 %)
Teilweise wie vor dem Unfall		1 (0,1 %)	57 (2,5 %)	102 (16,7 %)	160 (3,8 %)
Nicht mehr wie vor dem Unfall	4 (0,8 %)	8 (1,0 %)	54 (2,4 %)	51 (8,3 %)	117 (2,8 %)
Gesamt	532	792	2264	612	4200

Tabelle 143. Zurechtkommen im Familienkreis ein Jahr nach dem Unfall im Vergleich zur Situation vor dem Unfall in Abhängigkeit vom Alter.

Zurechtkommen im Familienkreis	< 6 Jahre	6–16 Jahre	17–64 Jahre	≥ 65 Jahre	Gesamt
Genau so wie vor dem Unfall	546 (98,9 %)	777 (98,6 %)	2160 (96,3 %)	480 (84,5 %)	3963 (95,5 %)
Teilweise wie vor dem Unfall	1 (0,2 %)	5 (0,6 %)	34 (1,5 %)	46 (8,1 %)	86 (2,1 %)
Nicht mehr wie vor dem Unfall	5 (0,9 %)	6 (0,8 %)	49 (2,2 %)	42 (7,4 %)	102 (2,5 %)
Gesamt	552	788	2243	568	4151

auch hier die obigen Verteilungen für die verschiedenen Altersgruppen.

Zurechtkommen im gesellschaftlichen Leben

Von 4085 Patienten (94,8 %) liegt eine Angabe zum Zurechtkommen im gesellschaftlichen Leben ein Jahr nach dem Unfall vor. Davon kommen 145 (3,5 %) nur noch teilweise und 127 (3,1 %) überhaupt nicht mehr so zurecht wie vor dem Unfall.

Von den 127 Patienten, die ein Jahr nach dem Unfall nicht mehr wie vor dem Unfall im gesellschaftlichen Leben zurechtkommen, haben 38 (55,9 %) initial ein leichtes, drei (4,4 %) initial ein mittleres und 27 (39,7 %) initial ein schweres SHT. Bei 59 Patienten (46,5 %) fehlt eine Angabe zum initialen SHT-Schweregrad mittels GCS. Von den 27 Patienten, die initial ein schweres SHT haben, sind 21 zwischen 16 und 64 Jahre alt, vier älter als 64 Jahre und zwei unter 16 Jahre.

Von den 145 Patienten, die ein Jahr nach dem Unfall nur noch teilweise wie vor dem Unfall im gesellschaftlichen Leben zurechtkommen, haben 69 (83,1 %) initial ein leichtes, fünf (6,0 %) initial ein mittleres und neun (10,8 %) initial ein schweres SHT. Bei 62 Patienten (42,8 %) fehlt eine Angabe zum initialen SHT-Schweregrad

mittels GCS. Von den neun Patienten, die initial ein schweres SHT haben, sind acht zwischen 16 und 64 Jahre alt und einer älter als 64 Jahre (Tabelle 145).

Die Verwendung des mit Hilfe weiterer Befunde berechneten initialen Schweregrades bestätigt auch hier die obigen Verteilungen für die verschiedenen Altersgruppen.

Zurechtkommen in Ausbildung/Schule/Beruf

Von 3533 Patienten (82,0 %) liegen Angaben zum Zurechtkommen in Ausbildung/Schule/Beruf ein Jahr nach dem Unfall vor. Davon kommen 87 (2,5 %) nur noch teilweise und 116 (3,3 %) überhaupt nicht mehr so zurecht wie vor dem Unfall.

Von den 116 Patienten, die ein Jahr nach dem Unfall nicht mehr wie vor dem Unfall in der Ausbildung, in der Schule oder im Beruf zurechtkommen, haben 33 (54,1 %) initial ein leichtes, sechs (9,8 %) initial ein mittleres und 22 (36,1 %) initial ein schweres SHT. Bei 55 (47,4 %) fehlt eine Angabe zum initialen SHT-Schweregrad mittels GCS. Von den 22 Patienten, die initial ein schweres SHT haben, sind 18 zwischen 16 und 64 Jahre alt, zwei unter 16 Jahre und zwei älter als 64 Jahre.

Tabelle 144. Zurechtkommen im Freundeskreis ein Jahr nach dem Unfall im Vergleich zur Situation vor dem Unfall in Abhängigkeit vom Alter.

Zurechtkommen im Freundeskreis	< 6 Jahre	6–16 Jahre	17–64 Jahre	≥ 65 Jahre	Gesamt
Genau so wie vor dem Unfall	530 (99,3 %)	774 (98,2 %)	2139 (95,3 %)	461 (81,3 %)	3904 (94,5 %)
Teilweise wie vor dem Unfall		5 (0,6 %)	53 (2,4 %)	60 (10,6 %)	118 (2,9 %)
Nicht mehr wie vor dem Unfall	4 (0,7 %)	9 (1,2 %)	52 (2,3 %)	46 (8,1 %)	111 (2,7 %)
Gesamt	534	788	2244	567	4133

Tabelle 145. Zurechtkommen im gesellschaftlichen Leben ein Jahr nach dem Unfall im Vergleich zur Situation vor dem Unfall in Abhängigkeit vom Alter.

Zurechtkommen im gesellschaftlichen Leben	< 6 Jahre	6–16 Jahre	17–64 Jahre	≥ 65 Jahre	Gesamt
Genau so wie vor dem Unfall	510 (99,2 %)	770 (98,5 %)	2113 (94,3 %)	420 (76,6 %)	3813 (93,3 %)
Teilweise wie vor dem Unfall		2 (0,3 %)	66 (2,9 %)	77 (14,1 %)	145 (3,5 %)
Nicht mehr wie vor dem Unfall	4 (0,8 %)	10 (1,2 %)	62 (2,8 %)	51 (9,3 %)	127 (3,1 %)
Gesamt	514	782	2241	548	4085

Von den 87 Patienten, die ein Jahr nach dem Unfall nur noch teilweise wie vor dem Unfall in der Ausbildung, in der Schule oder im Beruf zurechtkommen, haben 40 (81,6 %) initial ein leichtes, ein Patient (2,0 %) initial ein mittleres und acht (16,3 %) initial ein schweres SHT. Bei 38 (43,7 %) fehlt eine Angabe zum initialen SHT-Schweregrad mittels GCS. Von den acht Patienten, die initial ein schweres SHT haben, sind sieben zwischen 16 und 64 Jahre alt und einer älter als 64 Jahre.

Die Verwendung des mit Hilfe weiterer Befunde berechneten initialen Schweregrades bestätigt auch hier die obigen Verteilungen für die verschiedenen Altersgruppen.

Zusammenfassung zur Veränderung der Lebenssituation

In allen Lebensbereichen zeigt sich eine zunehmende Beeinträchtigung mit steigendem Alter. Ebenso findet sich durchgängig eine Korrelation zwischen dem Ausmaß der Beeinträchtigung und dem initialen Schweregrad des Schädel-Hirn-Traumas mittels GCS.

Nur 74 Patienten (1,7 % von 4307) machen zu keinem der fünf Bereiche eine Angabe. Von diesen 74 Patienten sind 50 (67,6 % von 74) unter 16 Jahre alt und nahezu alle weisen initial ein leichtes SHT auf, sodass bei ihnen mit hoher Wahrscheinlichkeit von keinerlei Veränderungen im Vergleich zur Zeit vor dem Unfall ausgegangen werden kann.

Insgesamt 3286 Patienten (76,3 % von 4307) geben für alle fünf Lebensbereiche an, dass sie genau so gut zurechtkommen wie vor dem Unfall. Von diesen 3286 Patienten sind 1074 (32,7 %) unter 16 Jahre alt, 2023 (61,6 %) zwischen 16 und 64 Jahre und 189 (5,8 %) sind älter als 64 Jahre.

1731 Patienten (95,4 %) haben initial ein leichtes, 42 (2,3 %) initial ein mittleres und 41 (2,3 %) initial ein schweres SHT. Bei den restlichen 1472 Patienten (44,8 %) fehlt eine Angabe zum initialen SHT-Schweregrad mittels GCS.

Dagegen geben 54 Patienten (1,3 % von 4307) an, dass sie in allen fünf Bereichen überhaupt nicht mehr wie vor dem Unfall zurechtkommen. Von diesen 54 Patienten sind neun (16,7 % von 54) unter 16 Jahre alt, 29 (53,7 %) zwischen 16 und 64 Jahre und 16 (29,6 %) sind älter als 64 Jahre. 16 Patienten (59,3 %) haben initial ein leichtes und elf Patienten (40,7 %) haben initial ein schweres SHT. Bei den restlichen 27 Patienten (50,0 %) fehlt eine Angabe zum initialen SHT-Schweregrad mittels GCS.

Die Verwendung des mit Hilfe weiterer Befunde berechneten initialen Schweregrades bestätigt auch hier die obigen Verteilungen für die verschiedenen Altersgruppen.

Andere Kombinationen hinsichtlich von Veränderungen in den verschiedenen Lebensbereichen treten überwiegend nur bei einem bis zehn Patienten und damit nicht gehäuft auf.

6.10.6 Veränderung/Abbruch der Schulausbildung oder der Berufstätigkeit wegen des Unfalls

Für zwei Drittel der nachbefragten Patienten kann eine Aussage zu schulischen oder beruflichen Veränderungen innerhalb eines Jahres nach dem Unfall mit einem SHT gemacht werden (Tabelle 147).

Die restlichen 1438 Unfallpatienten waren entweder Kinder im Vorschulalter, ohne eine berufliche Tätigkeit oder berentet. In der Gruppe mit 287 Patienten zwischen 16 und 65 Jahren sind in

Tabelle 146. Zurechtkommen in Ausbildung/Schule/Beruf ein Jahr nach dem Unfall im Vergleich zur Situation vor dem Unfall in Abhängigkeit vom Alter.

Zurechtkommen in Ausbildung/Schule/Beruf	< 6 Jahre	6–16 Jahre	17–64 Jahre	≥ 65 Jahre	Gesamt
Genau so wie vor dem Unfall	396 (98,0 %)	764 (97,2 %)	1975 (93,4 %)	195 (85,5 %)	3330 (94,3 %)
Teilweise wie vor dem Unfall	1 (0,2 %)	13 (1,7 %)	66 (3,1 %)	7 (3,1 %)	87 (2,5 %)
Nicht mehr wie vor dem Unfall	7 (1,8 %)	9 (1,1 %)	74 (3,5 %)	26 (11,4 %)	116 (3,3 %)
Gesamt	404	786	2115	228	3533

den jüngeren Jahrgängen ab 20 Jahren Studenten und Studentinnen oder Personen in anderen beruflichen Weiterqualifizierungs- oder Umschulungsmaßnahmen, Hausfrauen/Hausmänner und Frühberentete subsummiert (siehe auch 5.6.6).

Veränderung oder Abbruch der Schulausbildung

Für insgesamt 1006 (23,4 %) Schüler und Schülerinnen liegt ein Nachbeobachtungsstatus nach einem Jahr vor. Zusätzlich zur schulischen Ausbildung arbeiten 86 (8,6 %) von ihnen in einem Teilzeit-Job. Nur 13 (1,3 %) geben an, dass aufgrund des SHT schulische Veränderungen vorgenommen werden mussten.

Der weitaus größte Teil der Schüler und Schülerinnen (93,6 % nach GCS bzw. 92,4 % nach berechnetem SHT-Schweregrad) weist ein leichtes SHT auf. Bei den 17 schweren SHT-Fällen (nach GCS) ist in drei (17,6 %) Fällen eine schulische Veränderung erforderlich, während dies nur für fünf (0,9 % von 661) leichte oder mittlere SHT angegeben ist.

Veränderung oder Aufgabe des Berufs wegen des Unfalls

Für die 112 Patienten und Patientinnen, die angeben, sie hätten aufgrund des Unfalls mit einem SHT ihren Beruf oder Arbeitsplatz ändern müssen, weisen 36 (56,3 %) ein leichtes und 22 (34,4 %) ein schweres SHT (nach GCS) auf.

Dagegen haben von den Patienten und Patientinnen, die keinerlei berufliche Veränderungen vorgenommen haben, 95,1 % ein leichtes und 3,4 % ein schweres SHT (nach GCS).

Ihren Beruf aufgeben müssen in Folge des Unfalls 34 (53,1 %) Patienten und Patientinnen, während dies nur 2,3 % nicht aufgrund eines SHT-Unfalls vornehmen. Betrachtet man dabei nur die Gruppe mit einem schweren SHT, so ist das Verhältnis 77,2 % gegenüber 12,5 %.

Die Verwendung des mit Hilfe weiterer Befunde berechneten initialen Schweregrades liefert nahezu identische Verteilungen zu den obigen Verteilungen für die verschiedenen Altersgruppen.

6.10.7 Weitere Therapien nach dem Unfall nach der Entlassung aus dem Krankenhaus oder aus der Rehabilitation

Insgesamt liegen von 4254 Patienten (98,8 %) Angaben vor, ob zusätzliche Behandlungen aufgrund des Unfalls nach der Entlassung aus einem Krankenhaus oder einer Rehabilitationsklinik notwendig sind. 1526 Patienten (35,9 % von 4254) erhalten im ersten Jahr nach dem Unfall zusätzliche Behandlungen

Auffallend ist die Zunahme der Häufigkeit von weiteren Behandlungen und Therapien mit zunehmendem Alter.

Von den 367 Patienten, die über 64 Jahre alt sind und zusätzliche Therapien nach der Entlassung aus einer Klinik erhalten, haben 160 Patienten (93,5 %) initial ein leichtes, sechs (3,6 %) initial ein mittleres und fünf (2,9 %) initial ein schweres SHT. Bei 196 Patienten (53,4 %) liegt initial keine Angabe zum SHT-Schweregrad mittels GCS vor.

Von den 948 Patienten zwischen 16 und 64 Jahren, die zusätzliche Therapien nach der Entlassung aus einer Klinik erhalten, haben 460

Tabelle 147. Veränderung oder Abbruch der Schulausbildung oder der Berufstätigkeit aufgrund des Unfalls in Abhängigkeit vom Alter.

Veränderungen in Ausbildung/Schule/Beruf	< 6 Jahre	6–16 Jahre	17–64 Jahre	≥ 65 Jahre	Gesamt
Vorschulalter/ohne berufliche Tätigkeit/Rentner	602 (100,0 %)		287 (12,6 %)	549 (87,4 %)	1438　(33,4 %)
Schüler		783 (98,2 %)	223　(9,8 %)		1006　(23,4 %)
Berufstätige		15　(1,8 %)	1769 (77,6 %)	79 (12,6 %)	1853　(43,2 %)
Gesamt	602　(14,0 %)	798 (18,5 %)	2279 (52,9 %)	628 (14,6 %)	4307 (100,0 %)

(88,0 %) initial ein leichtes, 15 (2,9 %) initial ein mittleres und 48 (9,2 %) initial ein schweres SHT. Bei den restlichen 425 Patienten (44,8 %) liegt initial keine Angabe zum SHT-Schweregrad mittels GCS vor.

Von den 211 Patienten unter 16 Jahren, die zusätzliche Therapien nach der Entlassung aus einer Klinik erhalten, haben 112 (93,4 %) initial ein leichtes, vier (3,3 %) initial ein mittleres und weitere vier (3,3 %) initial ein schweres SHT. Bei 91 Patienten (43,1 %) liegt initial keine Angabe zum SHT-Schweregrad mittels GCS vor.

Die Verwendung des mit Hilfe weiterer Befunde berechneten initialen Schweregrades bestätigt auch hier die obigen Verteilungen für die verschiedenen Altersgruppen.

Von den insgesamt 1526 Patienten, die aufgrund des Unfalls zusätzliche Therapien nach der Entlassung aus einer Klinik erhalten, liegen nähere Angaben zur Art dieser Behandlungen und Therapien vor (Tabelle 150).

Insgesamt geben 624 Patienten (40,9 % von 1526) mehrere zusätzliche Therapien einschließ-

lich der Möglichkeit sonstiger zusätzlicher Behandlungen per Freitext an. Von den unter 16-jährigen Patienten geben 34 (16,1 % von 211) mehrere zusätzliche Behandlungen an. Von den 16- bis 64-jährigen Patienten haben 355 (37,4 % von 948) mehrere zusätzliche Behandlungen, von den über 64-jährigen Patienten geben 235 (64,0 % von 367) mehrere zusätzliche Behandlungen an.

Die am häufigsten genannten zusätzlichen Therapien sind ärztliche Behandlungen, fachärztliche Behandlungen und Krankengymnastik. Dabei erhalten insgesamt 102 Patienten (6,7 % von 1526) weder eine ärztliche noch eine fachärztliche Behandlung. Von diesen erhalten aber 86 (84,3 % von 102) neben gegebenenfalls weiterer Therapien eine krankengymnastische Therapie.

Nur jeweils eine der aufgeführten Behandlungs- oder Therapiearten erhalten im ersten Jahr nach dem Unfall 874 Patienten. Nur eine ärztliche Behandlung erhalten 653 Patienten (54,5 % von 1198). Von den 681 Patienten, die eine zusätzliche fachärztliche Behandlung wahrnehmen, erhalten 161 Patienten (23,6 %) nur diese fach-

Tabelle 148. Arbeitsverhältnis vor und nach dem Unfall in Abhängigkeit vom Alter.

Veränderungen im Beruf	6–16 Jahre	17–64 Jahre	≥ 65 Jahre	Gesamt
Keine Änderung wegen SHT	15 (100,0 %)	1658 (93,7 %)	78 (98,7 %)	1751 (94,0 %)
keine berufliche Veränderung	13 (86,7 %)	1527 (86,3 %)	68 (86,1 %)	1608 (86,3 %)
Veränderung „alte Arbeit"	2 (13,3 %)	32 (1,8 %)	2 (2,5 %)	36 (1,9 %)
Wechsel andere Arbeit/-stelle		54 (3,1 %)	4 (5,1 %)	58 (3,1 %)
neuer Arbeitsanfang			2 (2,5 %)	2 (1,1 %)
ohne Arbeit/aufgegeben		45 (2,5 %)	2 (2,5 %)	47 (2,5 %)
Veränderung wegen SHT		111 (6,3 %)	1 (1,3 %)	112 (6,0 %)
Veränderung „alte Arbeit"		26 (1,5 %)		26 (1,4 %)
Wechsel andere Arbeit/-stelle		32 (1,8 %)		32 (1,7 %)
ohne Arbeit/ aufgegeben		53 (3,0 %)	1 (1,3 %)	54 (2,9 %)
Gesamt	15 (0,8 %)	1769 (95,0 %)	79 (4,2 %)	1863 (100,0 %)

Tabelle 149. Zusätzliche Behandlungen aufgrund des Unfalls nach der Entlassung aus dem Krankenhaus bzw. aus der Rehabilitation in Abhängigkeit vom Alter.

Zusätzliche Behandlungen aufgrund des Unfalls	< 6 Jahre	6–16 Jahre	17–64 Jahre	≥ 65 Jahre	Gesamt
Ja	82 (13,9 %)	158 (20,0 %)	919 (40,8 %)	367 (59,7 %)	1526 (35,9 %)
Nein	510 (86,1 %)	635 (80,0 %)	1335 (59,2 %)	248 (40,3 %)	2728 (64,1 %)
Gesamt	592	793	2254	615	4254

ärztliche Behandlung. Von den 321 Patienten, die Krankengymnastik erhalten, bekommen 60 (18,7 %) nur Krankengymnastik als zusätzliche Therapie.

Von den insgesamt 1198 Patienten, die eine ärztliche Behandlung erhalten, bekommen 545 Patienten (45,5 %) weitere zusätzliche Behandlungen. Davon erhalten 439 (80,6 % von 545) neben gegebenenfalls weiteren Therapien zusätzlich eine fachärztliche Behandlung. 191 (35,0 % von 545) erhalten neben gegebenenfalls weiteren Therapien zusätzlich Krankengymnastik. Zusätzlich zu der ärztlichen Behandlung erhalten 125 Patienten (22,9 % von 545) neben gegebenenfalls weiteren Therapien eine fachärztliche Behandlung und Krankengymnastik. Andere Kombinationen traten nicht gehäuft auf.

In einer näheren Analyse der zusätzlichen Therapien bezogen auf den initialen SHT-Schweregrad mittels GCS zeigt sich, dass von 2215 Patienten, die initial ein leichtes SHT haben, 731 Patienten (33,0 %) nach der Entlassung aus einem Krankenhaus oder einer Rehabilitationseinrichtung weitere Therapien erhalten. 351 davon (48,0 % von 731) bekommen nur eine ärztliche Behandlung, 89 (12,2 %) nur eine fachärztliche Behandlung und 126 (17,2 %) nur ärztliche und fachärztliche Behandlungen. Von den restlichen 165 Patienten (22,6 % von 731) erhalten 134 (81,2 % von 165 Patienten) neben gegebenenfalls weiteren Behandlungen zusätzlich Krankengymnastik, elf (6,7 %) eine logopädische Therapie, 16 (9,7 %) eine psychologische Therapie, neun (5,5 %) eine ergotherapeutische

Therapie und drei (1,8 %) eine Arbeitstherapie. 29 Patienten (17,6 %) geben zusätzlich noch sonstige Therapiemaßnahmen an. Abgesehen von 83 Patienten, die neben gegebenenfalls weiteren Therapien eine zusätzliche ärztliche Behandlung und Krankengymnastik erhalten, treten keine weiteren Kombinationen gehäuft auf.

Von den 65 Patienten, die initial ein mittleres SHT haben, erhalten 25 Patienten (38,5 %) nach der Entlassung aus einem Krankenhaus oder einer Rehabilitationseinrichtung weitere Therapien, davon sieben (28,0 %) nur eine ärztliche Behandlung, zwei (8,0 %) nur eine fachärztliche Behandlung und fünf (20,0 %) nur ärztliche und fachärztliche Behandlung. Von den restlichen elf Patienten (44,0 % von 25) erhalten neben gegebenenfalls weiteren Behandlungen fünf (45,5 % von elf) zusätzlich Krankengymnastik, ein Patient (9,1 %) eine logopädische Therapie, zwei (18,2 %) eine psychologische Therapie, sechs (54,5 %) eine ergotherapeutische Therapie, ein Patient (9,1 %) eine Arbeitstherapie und fünf (45,5 %) nennen sonstige Therapien. Abgesehen von vier Patienten, die neben gegebenenfalls weiteren Therapien eine zusätzliche krankengymnastische und ergotherapeutische Therapie erhalten, treten keine weiteren Kombinationen gehäuft auf.

Von den 94 Patienten, die initial ein schweres SHT haben, bekommen 56 (59,6 %) nach der Entlassung aus einem Krankenhaus oder einer Rehabilitationseinrichtung weitere Therapien, davon drei (5,4 % von 56) nur eine ärztliche Behandlung, ein Patient (1,8 %) nur eine fachärztli-

Tabelle 150. Art der zusätzlichen Behandlungen aufgrund des Unfalls nach der Entlassung aus dem Krankenhaus bzw. aus der Rehabilitation in Abhängigkeit vom Alter (Mehrfachantworten möglich).

Art der zusätzlichen Behandlungen	< 6 Jahre (n = 82)	6–16 Jahre (n = 158)	17–64 Jahre (n = 919)	≥ 65 Jahre (n = 367)	Gesamt (n = 1526)
Ärztliche Behandlung	73 (89,0 %)	126 (79,7 %)	673 (73,3 %)	326 (88,8 %)	1198 (78,6 %)
Fachärztliche Behandlung	8 (9,8 %)	36 (22,8 %)	405 (44,1 %)	232 (63,2 %)	681 (44,6 %)
Logopädische Therapie	1 (1,2 %)	7 (4,4 %)	25 (2,7 %)	13 (3,5 %)	46 (3,0 %)
Krankengymnastik	6 (7,3 %)	17 (10,8 %)	218 (23,7 %)	78 (21,8 %)	321 (21,0 %)
Psychologische Therapie	4 (4,9 %)	5 (3,2 %)	39 (4,2 %)	6 (1,6 %)	54 (3,5 %)
Ergotherapie		1 (0,6 %)	42 (4,6 %)	9 (2,5 %)	52 (3,4 %)
Arbeitstherapie			21 (2,3 %)	1 (0,3 %)	22 (1,4 %)
Sonstige zusätzliche Behandlungen	3 (3,7 %)	11 (7,0 %)	46 (5,0 %)	22 (6,0 %)	82 (5,4 %)

che Behandlung und ein Patient (1,8 %) nur ärztliche und fachärztliche Behandlungen. Von den anderen 51 Patienten (91,1 %) erhalten neben gegebenenfalls weiteren Behandlungen 37 (66,1 %) zusätzlich Krankengymnastik, 13 (23,2 %) eine logopädische Therapie, neun (16,1 %) eine psychologische Therapie, 18 (32,1 %) eine ergotherapeutische Therapie, sechs (10,7 %) eine Arbeitstherapie, und sieben (12,5 %) sonstige Therapiemaßnahmen. 18 Patienten (32,1 %) erhalten unabhängig von gegebenenfalls weiteren Therapien zusätzlich eine ärztliche und eine fachärztliche Behandlung, 26 (46,4 %) erhalten neben gegebenenfalls weiteren Therapien eine ärztliche und/oder eine fachärztliche Behandlung und Krankengymnastik, davon neun (34,6 % von 26) zusätzlich noch eine Ergotherapie. Weitere Kombinationen treten nicht gehäuft auf.

Insgesamt 82 Patienten geben an, sonstige zusätzliche Behandlungen erhalten zu haben, 59 Patienten (72,0 % von 82) spezifizieren diese. 23 (39,0 % von 59) erhalten Massagen, sieben (11,9 %) eine zahnärztliche Behandlung. Ansonsten werden Akupunktur, Homöopathie, Lymphdrainage und Behandlung von HNO-Ärzten, Kinderärzten und Orthopäden genannt.

6.10.8 Notwendigkeit eines weiteren Krankenhausaufenthaltes aufgrund des Unfalls

Zu der Notwendigkeit eines gegebenenfalls weiteren Krankenhausaufenthaltes aufgrund des Unfalls machen 4235 Patienten Angaben (98,3 %). Bei insgesamt 141 Patienten (3,3 %) ist ein weiterer Krankenhausaufenthalt notwendig.

Eine deutliche Zunahme von erforderlichen Krankenhausaufenthalten innerhalb des ersten Jahres nach dem Unfall ist mit zunehmendem Alter festzustellen.

Zu der Art des weiteren Krankenhausaufenthaltes machen 129 Patienten (91,5 % von 141) Angaben. 123 Patienten (95,3 % von 129) haben einen weiteren stationären Krankenhausaufenthalt und sechs (4,7 %) einen teilstationären Aufenthalt.

Von den 2215 Patienten, die initial ein leichtes SHT haben, ist für 45 (2,0 %) ein weiterer Krankenhausaufenthalt erforderlich, davon für 43 (95,0 %) ein stationärer und für zwei (5,0 %) ein teilstationärer Aufenthalt. 31 Patienten (68,9 % von 45) haben ein Alter zwischen 16 und 64 Jahren, 12 (26,7 %) sind älter als 64 Jahre und zwei (4,4 %) jünger als 16 Jahre.

Von den 65 Patienten, die initial ein mittleres SHT haben, gibt es für zwei (3,1 %) einen weiteren Krankenhausaufenthalt innerhalb des ersten Jahres nach dem Unfall, davon für je einen Patienten einen stationären und einen teilstationären Aufenthalt. Ein Patient ist zwischen 16 und 64 Jahre alt und ein Patient jünger als 16 Jahre.

Von den 94 Patienten, die initial ein schweres SHT aufweisen, haben 23 (24,5 %) einen weiteren stationären Krankenhausaufenthalt. Von diesen sind 19 (82,6 %) zwischen 16 und 64 Jahre alt, zwei (8,7 %) älter als 64 Jahre und zwei (8,7 %) jünger als 16 Jahre.

6.10.9 Erhalt von Hilfsmitteln nach dem Unfall

Von 4223 Patienten (98,0 %) liegen Angaben zum Erhalt von Hilfsmitteln nach dem Unfall vor. Insgesamt bekommen 207 Patienten (4,9 % von 4223) Hilfsmittel, wobei die Patienten mit zunehmendem Alter häufiger Hilfsmittel bekommen.

Von den 2215 Patienten, die initial ein leichtes SHT haben, erhalten 61 (2,8 %) aufgrund des Unfalls Hilfsmittel. Davon sind 35 (57,4 %) älter

Tabelle 151. Patientenalter und Notwendigkeit einer unfallbedingten weiteren Krankenhausbehandlung.

Notwendigkeit eines weiteren Krankenhausaufenthaltes	< 6 Jahre	6–16 Jahre	17–64 Jahre	≥ 65 Jahre	Gesamt
Ja	4 (0,7 %)	15 (1,9 %)	91 (4,0 %)	31 (5,1 %)	141 (3,3 %)
Nein	577 (99,3 %)	776 (98,1 %)	2160 (96,0 %)	581 (94,9 %)	4094 (96,7 %)
Gesamt	581	791	2251	612	4235

als 64 Jahre, 26 (42,6 %) zwischen 16 und 64 Jahre.

Von den 65 Patienten, die initial ein mittleres SHT haben, erhalten neun (13,8 %) aufgrund des Unfalls Hilfsmittel. Davon sind fünf Patienten (55,6 %) älter als 64 Jahre und vier (44,4 %) zwischen 16 und 64 Jahre.

Von den 94 Patienten, die initial ein schweres SHT haben, erhalten 41 (43,6 %) aufgrund des Unfalls Hilfsmittel. Davon sind sechs (14,6 %) älter als 64 Jahre, 33 (80,5 %) zwischen 16 und 64 Jahre und zwei (4,9 %) jünger als 16 Jahre.

6.10.10 Beantragung eines Schwerbehindertenausweises aufgrund des Unfalls

Zur Beantragung eines Schwerbehindertenausweises aufgrund des Unfalls machen 4216 Patienten (97,9 %) Angaben. 135 Patienten (3,2 % von 4215) beantragen einen Schwerbehindertenausweis.

Von den 2215 Patienten, die initial ein leichtes SHT haben, beantragen 37 (1,7 %) aufgrund des Unfalls einen Schwerbehindertenausweis. Davon sind 15 (40,5 %) älter als 64 Jahre und 22 (59,5 %) zwischen 16 und 64 Jahre alt. Von den 65 Patienten, die initial ein mittleres SHT haben, wird von sieben (10,8 %) aufgrund des Unfalls einen Schwerbehindertenausweis beantragt. Davon sind drei Patienten (42,9 %) älter als 64 Jahre und vier (57,1 %) zwischen 16 und 64 Jahre alt.

Von den 94 Patienten, die initial ein schweres SHT haben, beantragen 31 (33,0 %) aufgrund des Unfalls einen Schwerbehindertenausweis. Davon sind vier (12,9 %) älter als 64 Jahre, 25 (80,6 %) zwischen 16 und 64 Jahre alt und zwei (6,5 %) sind jünger als 16 Jahre.

6.10.11 Berentung aufgrund des Unfalls

Zur Berentung aufgrund des Unfalls machen von den 1863 in Frage kommenden Patienten 1846 (99,1 %) Angaben. Davon sind 37 (2,0 %) wegen des Unfalls berentet.

Von den Patienten, die initial ein leichtes SHT haben, sind 0,6 %, von den Patienten mit einem initial mittelschweren SHT sind 7,7 % und von den schweren SHT-Fällen 14,9 % der Patienten aufgrund des Unfalls berentet.

Im Rahmen einer detaillierteren Altersanalyse zeigt sich, dass von den 50 aufgrund des Unfalls berenteten Patienten fünf jünger als 30 Jahre alt, 14 zwischen 30 und 44 Jahre, 16 zwischen 45 und 59 Jahre, drei zwischen 60 und 64 Jahre, zwei zwischen 65 und 69 Jahre und zehn Patienten älter als 70 Jahre sind.

6.10.12 Bewertung der Lebenssituation etwa ein Jahr nach dem Unfall

Ihre Lebenssituation ein Jahr nach dem Unfall bewerten insgesamt 4247 Patienten (98,6 %). Während 3827 Patienten (90,1 %) ihre Lebenssituation ein Jahr nach dem Unfall im Vergleich

Tabelle 152. Patientenalter und Art weiterer unfallbedingter Krankenhausaufenthalte.

Art des weiteren Krankenhausaufenthaltes	< 6 Jahre	6–16 Jahre	17–64 Jahre	≥ 65 Jahre	Gesamt
Stationär	4 (100,0 %)	13 (92,9 %)	81 (96,4 %)	25 (92,6 %)	123 (95,3 %)
Teilstationär		1 (7,1 %)	3 (3,6 %)	2 (7,4 %)	6 (4,7 %)
Gesamt	4	14	84	27	129

Tabelle 153. Patientenalter und Erhalt von Hilfsmitteln.

Erhalt von Hilfsmitteln	< 6 Jahre	6–16 Jahre	17–64 Jahre	≥ 65 Jahre	Gesamt
Ja		11 (1,4 %)	98 (4,3 %)	98 (15,9 %)	207 (4,9 %)
Nein	569 (100,0 %)	776 (98,6 %)	2154 (95,7 %)	517 (84,1 %)	4016 (95,1 %)
Gesamt	569	787	2252	615	4223

zu ihrer Situation vor dem Unfall als unverändert beurteilten, bewerten 333 (7,8 %) ihre Lebenssituation als verschlechtert und 87 (2,1 %) als stark verschlechtert.

Von den 2215 Patienten, die initial ein leichtes SHT haben, geben 2182 (98,5 %) eine Beurteilung ihrer Lebenssituation ein Jahr nach dem Unfall ab. 2017 Patienten (92,4 % von 2182) bewerten ihre Lebenssituation als unverändert. Davon sind 718 (35,6 %) jünger als 16 Jahre, 1091 (54,1 %) zwischen 16 und 64 Jahre und 208 (10,3 %) älter als 64 Jahre alt. 150 Patienten (6,9 %) bewerten ihre Lebenssituation als verschlechtert, davon sind vier (2,7 %) jünger als 16 Jahre, 82 (54,7 %) zwischen 16 und 64 Jahre und 64 (42,7 %) älter als 64 Jahre alt. 15 Patienten (0,7 % von 2182) bewerten ihre Lebenssituation als stark verschlechtert. Davon ist ein Patient (6,7 %) jünger als 16 Jahre, neun (60,0 %) sind zwischen 16 und 64 Jahre und fünf (33,3 %) älter als 64 Jahre alt.

Von den 65 Patienten, die initial ein mittleres SHT haben, geben 64 (98,5 %) ein Urteil zu ihrer Lebenssituation ein Jahr nach dem Unfall ab. 52 Patienten davon (81,3 %) bewerteten ihre Lebenssituation als unverändert. Davon sind 29 (55,8 %) jünger als 16 Jahre, 19 (36,5 %) zwischen 16 und 64 Jahre alt und vier (7,7 %) älter als 64 Jahre. Sechs Patienten (9,4 %) bewerten ihre Lebenssituation als verschlechtert, davon haben drei (50,0 %) ein Alter zwischen 16 und 64 Jahren und drei (50,0 %) sind älter als 64 Jahre. Ebenfalls sechs Patienten (9,4 %) bewerten ihre Lebenssituation als stark verschlechtert. Die Altersverteilung entspricht ebenfalls der in der obigen Patientengruppe, die eine Verschlechterung angibt.

Von den 94 Patienten, die initial ein schweres SHT haben, geben 93 (98,9 %) ein Urteil ihrer Lebenssituation ein Jahr nach dem Unfall ab. 50 Patienten (53,8 %) bewerten ihre Lebenssituation als unverändert. Davon sind acht (16,0 %) jünger als 16 Jahre, 39 (78,0 %) zwischen 16 und 64 Jahre und drei (6,0 %) sind älter als 64 Jahre alt. 15 Patienten (16,1 %) bewerten ihre Lebenssituation als verschlechtert, davon sind zwölf (80,0 %) zwischen 16 und 64 Jahre alt und drei

Tabelle 154. Beantragung eines Schwerbehindertenausweises aufgrund des Unfalls in Abhängigkeit vom Alter.

Beantragung eines Schwerbehindertenausweises	< 6 Jahre	6–16 Jahre	17–64 Jahre	≥ 65 Jahre	Gesamt
Ja		6 (0,8 %)	79 (3,5 %)	50 (8,3 %)	135 (3,2 %)
Nein	567 (100,0 %)	784 (99,2 %)	2173 (96,5 %)	556 (91,7 %)	4080 (96,8 %)
Gesamt	567	790	2252	606	4215

Tabelle 155. Berentung aufgrund des Unfalls in Abhängigkeit vom Alter.

Berentung	6–16 Jahre	17–64 Jahre	≥ 65 Jahre	Gesamt
Ja		36 (2,1 %)	1 (1,3 %)	37 (2,0 %)
Nein	15 (100,0 %)	1717 (97,9 %)	77 (98,7 %)	1809 (98,0 %)
Gesamt	15	1753	78	1846

Tabelle 156. Bewertung der Lebenssituation etwa ein Jahr nach dem Unfall im Vergleich zu der Situation vor dem Unfall in Abhängigkeit vom Alter.

Bewertung der Lebenssituation nach dem Unfall	< 6 Jahre	6–16 Jahre	17–64 Jahre	≥ 65 Jahre	Gesamt
Stark verschlechtert	1 (0,2 %)	8 (1,0 %)	54 (2,4 %)	24 (4,0 %)	87 (2,1 %)
Verschlechtert	2 (0,3 %)	13 (1,6 %)	166 (7,4 %)	152 (24,9 %)	333 (7,8 %)
Unverändert	589 (99,5 %)	773 (97,4 %)	2031 (90,2 %)	434 (71,1 %)	3827 (90,1 %)
Gesamt	592	794	2251	610	4247

(20,0 %) älter als 64 Jahre. 28 Patienten (30,1 % von 93) bewerten ihre Lebenssituation als stark verschlechtert. Davon sind zwei (7,1 %) jünger als 16 Jahre, 23 (82,1 %) sind zwischen 16 und 64 Jahre alt und drei Patienten (10,7 %) sind älter als 64 Jahre.

Mittels einer Freitextangabe können die Patienten weitere Angaben zur Lebenssituation machen. 552 Patienten (12,8 %) machen hiervon Gebrauch. 183 (33,2 %) erwähnen, dass von dem Unfall und der Verletzung keine Störungen, Beeinträchtigungen oder Probleme zurückgeblieben sind. Ansonsten wurden an dieser Stelle Unfälle beschrieben, Verletzungen genannt, vorübergehende oder immer noch bestehende körperliche und psychische Beschwerden erwähnt, einzelne Punkte zur Nachbefragung nochmals explizit ausformuliert und Behandlungen detailliert angesprochen und beurteilt.

6.10.13 Zusammenfassung

Die Befragung von Verletzten etwa ein Jahr nach der Schädel-Hirn-Verletzung (SHV) erfasst deren subjektives Befinden und Erleben, die Lebensgestaltung und Lebensqualität, so wie sie von den Betroffenen wahrgenommen und wiedergegeben wird. Sie erlaubt aber keine Aussage über deren objektiven Zustand, über Art und Ausmaß tatsächlich körperlich-seelischer Beeinträchtigungen und Störungen als Verletzungsfolgen. Die Ergebnisse der Befragung entsprechen im Wesentlichen den Erkenntnissen und Erfahrungen der Neurotraumatologie sowie den Beobachtungen und Befunden der nachbehandelnden Ärzte und der Gutachter.

In dieser Art und bei so vielen Betroffenen sind diese aber bislang nicht erfasst und statistisch gesichert worden. Bemerkenswert und wichtig für die Wertung des zu erwartenden Krankheitsverlaufes sowie nötiger und sinnvoller therapeutischer Maßnahmen sind:

1. Nach dem subjektiven Empfinden der Betroffenen ist in Abhängigkeit vom Schweregrad des SHT der Verlauf mit immerhin 53 % bis 92 % der Verletzten ohne oder ohne wesentliche Beeinträchtigung ihrer Lebenssituation und bei „nur" bis zu 30 % erheblichen Beein-

trächtigungen nach schwerem SHT recht günstig.

2. Die subjektiven Beschwerden und Beeinträchtigungen sind in höherem Lebensalter nach dem 65. Lebensjahr offenbar stärker ausgeprägt und länger anhaltend. Hierbei ist aber zu bedenken, dass dies durch eine altersbedingte Komorbidität mit verursacht sein kann.

3. Zwischen Schwere des SHT sowie Ausmaß und Dauer der geltend gemachten Beschwerden und Beeinträchtigungen besteht häufig eine erhebliche Diskrepanz. So ist der Prozentsatz derer, die ein Jahr nach einem nur leichten SHT noch über erhebliche Beschwerden klagen, mit 20 % bis 50 % sehr hoch. Hirnorganisch ist dies nicht zu erklären. Hier sind – persönlichkeits- und/oder situativ bedingte – psychoreaktive Störungen zu vermuten und abzuklären.

Bei den Patienten, die initial mit einem leichten SHT eingestuft werden, gibt es offensichtlich eine Untergruppe, für welche die Einschätzung der Schwere durch den Behandler nicht den späteren Behandlungserfolg widerspiegelt. Ob also das Trauma schwerer als ursprünglich angenommen und somit ein hirnorganisches Korrelat zu vermuten ist oder ob es sich um persönlichkeits- und situativ bedingte psychoreaktive Störungen handelt, bedarf der weiteren Forschung.

Eine weitergehende Kommentierung der umfangreichen Nachbefragungsergebnisse an dieser Stelle würde den Rahmen eines Ergebnisberichtes sprengen.

6.11 Besonderheiten bei Kindern

Der Anteil an Kindern bei den Schädel-Hirn-Verletzungen ist in der vorliegenden Untersuchung erstaunlich hoch. 28,1 % aller Patienten der Studie sind unter 16 Jahre alt, obwohl ihr Anteil an der Bevölkerung nur 15,5 % ausmacht. Bezogen auf die Bevölkerung in den untersuchten Regionen entspricht dies einer Inzidenz von 581 Schädel-Hirn-Traumen pro 100 000 Kinder. Für die Bundesrepublik Deutschland muss pro Jahr also von 70 819 Kindern mit einer Schädel-Hirn-Verletzung ausgegangen werden.

Die jüngste Altersgruppe der Studie mit den Kindern unter einem Jahr hat einen Anteil von 1,2 % an allen Schädel-Hirn-Traumen. Der Anteil dieser kleinen Kinder an der Bevölkerung der Studienregionen beträgt 0,56 %. Damit ergibt sich für die Studienregionen eine Inzidenz von 670 Schädel-Hirn-Traumen pro 100 000 Kinder unter einem Jahr.

Bei Kindern in der Altersgruppe bis sechs Jahre (944 verunfallte Kinder) ergibt sich eine Inzidenz von 721/100 000 Kindern, während es in der Altersgruppe zwischen sechs und 15 Lebensjahren noch 458 Schädel-Hirn-Verletzungen pro 100 000 Kinder sind.

In der Literatur wird von fast allen Autoren davon ausgegangen, dass Kinder insbesondere in den ersten Lebensjahren ein hohes Risiko haben, ein SHT zu erleiden, obwohl jedoch Inzidenzberechnungen meist fehlen. Ausnahmen sind hier nur die älteren Untersuchungen von *Annegers* (133) und *Kraus* (37). In der Aquitanien-Studie wird von 350/100 000 ausgegangen (38). *Jager* et al. finden z. B. in der Altersgruppe bis vier Jahre eine Inzidenz von 1091/100 000 und bei Fünf- bis 14-Jährigen eine Inzidenz von 571/100 000, also Werte, die trotz der unterschiedlichen Altersgruppeneinteilung noch höher sind, als die hier vorgestellten (41).

In allen Statistiken zur Neurotraumatologie überwiegt der Anteil der männlichen Patienten. Auch in dieser Untersuchung zeigt sich, dass schon im ersten Lebensjahr und in der Folgezeit mehr Jungen als Mädchen eine Schädel-Hirn-Verletzung erleiden.

Die Einteilung nach den Schweregraden der Schädel-Hirn-Verletzung mittels GCS während der initialen Versorgung in der Akutklinik zeigt für die Kinder unter 16 Jahren ein deutliches

Überwiegen der leichten Schädel-Hirn-Traumen mit 95,1 % bei den Kindern bis fünf Jahre, 93,2 % bei den Sechs- bis Zehnjährigen und 93,5 % bei den Elf- bis 15-Jährigen. Mittelschwere Schädel-Hirn-Verletzungen haben 4,2 % der Kinder bis fünf Jahre, 5,0 % der Sechs- bis Zehnjährigen und 4,6 % der Elf- bis 15-Jährigen. Der Anteil der schweren SHT ist mit insgesamt 1,4 % gering (Tabelle 157).

Die Inzidenz der schweren Schädel-Hirn-Traumen bei Kindern unter sechs Jahren beträgt 3,8/100 000 Kinder und für die Altersgruppe sechs bis 15 Jahre liegt sie bei 6/100 000 Kinder.

Diese Werte erscheinen im Vergleich mit anderen Publikationen gering. *Reid* et al. zeigen bei Kindern in der Minnesota-Region eine Inzidenz der schweren SHT von 73,3/100 000 (134). *Keenan* zeigt eine Inzidenz bei den unter zwei Jahre alten Kindern von 17/100 000 (135).

Die Letalität für alle Kinder unter 16 Jahren beträgt nur 0,47 % und bei Kindern unter fünf Jahren beträgt die Letalität 0,5 %. Wesentlich eindrucksvoller wird die Letalität, wenn man sich nur die schweren Schädel-Hirn-Verletzungen anschaut. Von den fünf Kindern unter sechs Jahren mit einem schweren SHT sind drei gestorben (60 %). In der Gruppe der Sechs- bis 15-Jährigen beträgt die Letalität nach schwerem SHT noch 14 %.

Dies spiegelt die große Gefährdung der Kinder wider, bei denen das SHT noch immer Todesursache Nummer eins in der Altersgruppe zwischen zehn und 14 Jahren, Todesursache Nummer zwei in der Gruppe der Fünf- bis Neunjährigen sowie Nummer drei bei den Ein- bis Vierjährigen ist (Gesundheitsberichterstattung des Bundes 2000, (136)).

Es ist auffällig, dass 59,6 % der Kinder am Unfalltag nach Hause entlassen werden können. Noch deutlicher wird dies bei den Kindern unter

Tabelle 157. Schweregrade bei initialer Versorgung in der Akutklinik für Kinder und Jugendliche unter 16 Jahren.

	< 6 Jahre	6–10 Jahre	11–15 Jahre	Gesamt
Leichtes SHT	449 (95,1 %)	301 (93,2 %)	245 (93,5 %)	995 (94,1 %)
Mittleres SHT	20 (4,2 %)	16 (5,0 %)	12 (4,6 %)	48 (4,5 %)
Schweres SHT	3 (0,7 %)	6 (1,8 %)	5 (1,9 %)	14 (1,4 %)
Gesamt	472 (44,6 %)	323 (30,6 %)	262 (24,3 %)	1057 (100,0 %)

sechs Jahren. Hier werden 68,5 % in die Betreuung der Eltern entlassen. Nur 2,8 % der Kinder sind länger als sieben Tage im Krankenhaus.

Hauptunfallursache ist, wie auch in anderen Altersgruppen, der Sturz mit 62,7 %. Sport und Verkehr haben nur einen Anteil von 12,6 % bzw. 13,1 %.

Nur neun (!) der 62 Kinder werden mit einem mittleren oder schweren SHT (nach GCS) in eine Rehabilitationsklinik eingewiesen, obwohl dies gerade hier angezeigt wäre.

6.12 Besonderheiten bei älteren Menschen

Entgegen Untersuchungen in anderen Ländern erleiden in der vorliegenden Studie ältere Personen nicht häufiger als junge ein Schädel-Hirn-Trauma. Der Anteil der Patienten, die älter als 65 Jahre sind, beträgt 17,0 %, was recht genau ihrem Anteil von 17,3 % in der Bevölkerung entspricht. Die Inzidenz von 344/100 000 Einwohner, die älter als 65 Jahre sind, liegt nur wenig über der Inzidenz des SHT in der Gesamtpopulation mit 332/100 000 Einwohnern.

Erst wenn man die mehr als 75 Jahre alten Patienten betrachtet, fällt auf, dass diese einen Anteil von 10,8 % der SH-Verletzten haben, bei einem Bevölkerungsanteil von nur 7,7 %. Aufgrund der höheren Lebenserwartung überwiegt der Anteil der Frauen, die in dieser Altergruppe 18,5 % aller SH-Verletzten ausmachen.

Diese Häufung bei sehr alten Menschen findet sich auch in anderen Untersuchungen wie bei *Servadei* 2002 (33) und *Jager* 2000 (41). Auch *Masson*, *Thicoipe* et al. finden 2001 in ihrer Studie ein Viertel aller Verunfallten in der Gruppe ab 70 Jahren (50).

Die Schwere der Verletzung zeigt eine Zunahme der mittelschweren Verletzungen bei älteren Menschen (jeweils 5 % bei den 66- bis 75-Jährigen und den über 75-Jährigen). Jedoch fällt die Anzahl der schweren SHT von noch 8,4 % bei den unter 65-Jährigen auf 5,5 % bei den 66- bis 75-Jährigen und auf 5,2 % bei den über 75-Jährigen.

Ursache des Schädel-Hirn-Traumas bei älteren Patienten ist hier noch deutlicher als bei den jüngeren der Sturz mit 80,9 % (bei den mehr als 75 Jahre alten Patienten sogar 87,3 %). Verkehrsunfälle treten in den Hindergrund mit 13,5 % (bei unter 75-Jährigen: 8,6 %). Dies findet sich auch als Hauptursache in anderen Ländern (siehe (43)).

Die durchschnittliche Aufenthaltsdauer im Krankenhaus beträgt in der vorliegenden Studie 4,9 Tage. Für die über 65-jährigen Patienten sind dies 8,4 Tage (± 19,6 Tage Standardabweichung). Der Median von 3,9 Tagen weist eine Schiefverteilung auf, bei der 13,4 % der Patienten dieser Altersgruppe am Unfalltag und 54,1 % innerhalb von sieben Tagen entlassen werden. Aber immerhin 30,5 % bleiben mehr als sieben Tage im Krankenhaus.

Bei der Betrachtung der Letalität ist der Anteil dieser Altersgruppe deutlich erhöht. Während von der Gesamtpopulation nur 0,9 % der Patienten an den Folgen des Schädel-Hirn-Traumas versterben, sind dies bei den über 65-Jährigen schon 1,7 % und bei den mehr als 75 Jahre alten Patienten 3,6 %.

Wichtig bei dieser Betrachtung ist, dass das Alter als ein strenger Prädiktor eines schlechten „Outcome" nach SHT (53) gilt. Auch *Hukkelhoven* et al. zeigen 2003, dass das Alter streng mit dem Outcome korreliert (54).

Die vorliegende Untersuchung kann dies bestätigen: Von den 20 Patienten mit schwerem SHT, die älter als 75 Jahre sind, versterben 15 (75 %). 64 Patienten mit mehr als 65 Jahren erleiden ein schweres oder mittelschweres Schädel-Hirn-Trauma. Aber nur 38 Patienten erhalten eine Behandlung in einer Rehabilitationsklinik (siehe auch 6.1.5).

Eine Analyse der Schweregradverteilung unter Berücksichtigung des Alters zeigt eine kontinuierliche Abnahme der Häufigkeit des schweren SHT. Das schwere SHT findet sich zu 8,4 % bei den 46- bis 65-Jährigen, um danach abzufallen. Bei den über 75-Jährigen finden sich nur noch 2,7 % schwere SHT und 2,6 % mittlere SHT. Die erhöhte Letalität in dieser Altersgruppe ist also nicht primär Folge der Schwere, sondern zeigt, dass in höherem Alter auch schon geringe Verletzungen letal enden können.

6.13 Gesundheitsökonomische Analyse

6.13.1 Grundlagen

Die Gesundheitsökonomie – eine relativ junge Wissenschaftsdisziplin – wendet die Methoden und Erkenntnisse der Wirtschaftswissenschaften auf den Bereich des Gesundheitswesens an. Die Wirtschaftstheorie basiert auf der Grundüberlegung, dass die Bedürfnisse der Menschen tendenziell unbegrenzt sind, während die zur ihrer Befriedigung zur Verfügung stehenden Mittel aufgrund der Knappheit an Gütern und Ressourcen begrenzt sind. Das gilt auch für das Gesundheitswesen. Die Knappheit der Mittel ist somit die Begründung für die Gesundheitsökonomie (137, S. 3 ff). Es müssen also ökonomische (wirtschaftliche) Entscheidungen darüber getroffen werden, für wen mit welchen Ressourcen wie viel von welchem Gut produziert werden soll. Es handelt sich dabei um ein zentrales Koordinierungsproblem der Volkswirtschaft, das als Allokationsproblem bezeichnet wird. Für die Gesundheitsökonomie wird das Ziel definiert, die zur Verfügung stehenden Mittel so einzusetzen, dass möglichst wirksame Gesundheitsversorgung gewährleisten ist (138, S. 15 ff). Die steigende Bedeutung von gesundheitsökonomischer Evaluation dokumentiert sich international – und zunehmend auch national – in vermehrt durchgeführten gesundheitsökonomischen Studien (137, S. 7 ff; 139).

Ziel einer gesundheitsökonomischen Evaluation ist die Unterstützung rationaler Entscheidungsfindung durch Informationen über Kosten, Nutzen und Effizienz eingesetzter Technologien (140, S. 461 ff; 141, S. 40). Für die vorliegende Untersuchung stand die Frage im Vordergrund, wie hoch die relevanten Kosten für die Versorgung von Schädel-Hirn-Trauma-Patienten im Durchschnitt sind, um daraus eine Kostenabschätzung für Deutschland zu erstellen. Zusätzlich sollen folgende Teilaspekte näher analysiert werden:

– die ökonomischen Auswirkungen der unterschiedlichen Behandlungen im Rahmen der Initialversorgung, der stationären Versorgung auf einer Normalstation und der stationären Versorgung mit Intensivbehandlung;

– die ökonomischen Auswirkungen der unterschiedlichen Behandlungsverfahren in verschiedenen Altersstufen;

– Vergleich der ökonomischen Auswirkungen der beiden möglichen Vorgehensweisen:
  1. 24-stündige Beobachtung im Krankenhaus für jeden Patienten

  versus

– 2. CT für jeden Patienten, aber keine stationäre Aufnahme.

Hintergrund für die Studie war die in Deutschland fehlende umfassende Dokumentation von Daten zu Versorgungsabläufen, zur langfristigen Morbidität und zum Status der sozialen und beruflichen Wiedereingliederung und den daraus abzuleitenden Kosten einer großen Population. Die Darstellung der Kostensituation soll dabei die Entscheidungsfindung für einen optimalen und dem medizinischen Wissensstand entsprechenden Versorgungsablauf unterstützen.

Bei der gesundheitsökonomischen Evaluation können verschiedene Standpunkte, so genannte Perspektiven eingenommen werden (z. B. die des Kostenträgers, des Leistungserbringers, des Patienten). Je nachdem welche Perspektive eingenommen wird, werden unterschiedliche Kosten- und Nutzenkomponenten berücksichtigt. So sind beispielsweise aus Krankenkassensicht Arbeitungsunfähigkeitszeiten nur in der Höhe relevant, wie auch Krankengeldzahlungen angefallen sind. Arbeitsausfallzeiten unter der Sechs-Wochen-Frist sind für Krankenkassen nicht entscheidungsrelevant, da diese nicht in ihre Budgetverantwortung fallen. Demgegenüber sind aus Sicht der Gesamtgesellschaft zusätzlich die Kosten relevant, die bei den Arbeitgebern anfallen. „Die Perspektive, die bei jeder Studie eingenommen werden sollte, ist die gesellschaftliche (soziale) Sichtweise. Diese Perspektive ist die umfassendste und berücksichtigt alle Kosten- und Nutzenkomponenten, ganz gleich wer sie trägt oder wem sie zugute kommen." (142, S. 206 ff). Aus gesellschaftlicher Perspektive sind Kosten der in Geldeinheiten bewertete Ressourcenverbrauch einer Intervention. Dabei wird der

Ressourcenverbrauch in physischen Einheiten gemessen (z. B. Anzahl und Dauer der Arztkontakte). Die Bewertung der Mengeneinheiten in Geldeinheiten spiegelt die Knappheit der jeweiligen Ressource wider. Im Rahmen einer gesundheitsökonomischen Analyse werden alle direkt oder indirekt im Zusammenhang mit der Erkrankung stehenden Ressourcenverbräuche erfasst (140, S. 461 ff).

In der Tabelle 158 werden alle gesundheitsökonomischen Parameter aufgeführt und ihr Einbezug/Nicht-Einbezug ausgewiesen.

Die gesundheitsökonomische Analyse umfasst die Untersuchung der gesamten, im Verlauf der verschiedenen Interventionen erfolgten Maßnahmen. Im Rahmen der Behandlung von Patienten mit – vermutetem – Schädel-Hirn-Trauma sind die Kosten der Erstversorgung am Unfallort sowie des Transportes zum Krankenhaus, die Untersuchungsmaßnahmen im Krankenhaus, die Therapiemaßnahmen auf der Normal- und Intensivstation inklusive der Frührehabilitation im Krankenhaus und der anschließenden Rehabilitationsmaßnahmen zu untersuchen. Darüber hinaus sind die indirekten Kosten zu ermitteln, die die Wertschöpfungsverluste aus den krankheitsbedingten Arbeitsausfallzeiten und dem vorzeitigen Ableben repräsentieren. Die Kostenbetrachtung erfolgt zum einen aus Sicht der Krankenkassen und zum anderen aus Sicht der Gesamtgesellschaft. Diese Vorgehensweise entspricht dem internationalen Standard der gesundheitsökonomischen Analyse.

Zu den Kosten der Versorgung von SHT-Patienten liegen in der Literatur nur sehr wenige Informationen vor. Im Rahmen der Erhebung der vorliegenden Studie wurden ebenfalls keine spezifischen Kostendaten erfasst. Insofern muss die Evaluation auf Basis der erhobenen Mengendaten und der Übertragung von Kosten aus anderen Studien bzw. auf Durchschnittswerten erfolgen. Dieses Vorgehen wird damit gerechtfertigt, dass nicht die tatsächlichen Kosten der unter-

Tabelle 158. Kostenparameter und deren Einbezug in die Studie.

Parameter	Einbezug in der Studie
Direkte medizinische Kosten	
Arztkontakte	keine gesonderte Erhebung, jedoch werden die Kosten für die ärztliche Erstversorgung am Unfallort erfasst und bewertet
stationäre Aufenthalte	Erhebung der Mengeneinheiten und Bewertung mit einem Durchschnittskostensatz
Arzneimittel	keine gesonderte Erhebung, Arzneimittel sind jedoch in den Kosten enthalten, sofern sie im stationären Bereich verabreicht wurden
Heil- und Hilfsmittel	keine Erfassung
Direkte nicht-medizinische Kosten	
Zeitaufwand der Patienten für Behandlungen	wurden nur berechnet für die Zeit der stationären Aufenthalte, sonstiger Zeitaufwand wurde nicht dokumentiert
Eigenaktivitäten der Patienten	keine Erfassung
Mehrzeitaufwand der Patienten	keine Erfassung
Anschaffungen etc.	keine Erfassung
Fahrkosten	Berechnung nur der Kosten für Fahrten in das Krankenhaus
Indirekte Kosten	
Arbeitsunfähigkeit	Arbeitsunfähigkeitszeiten wurden nicht gesondert erhoben, daher konnten diese nur geschätzt werden. Zusätzlich wurden Zeiten für stationäre Aufenthalte angesetzt
Erwerbsunfähigkeit	über Erwerbsunfähigkeitszeiten liegen keine Daten vor
vorzeitiger Tod	Kosten für vorzeitigen Tod konnten aus den vorliegenden Daten abgeleitet werden

suchten Kliniken in den ausgewählten Regionen ermittelt werden sollen, sondern die erhobenen Daten sollen als repräsentative Grundlage für eine bundesweite Abschätzung der Versorgung von SHT-Patienten dienen. Dementsprechend ist der Ansatz von durchschnittlichen Kosten in der akuten bzw. rehabilitativen Versorgung vertretbar, da bundesweit von einer breiten Streuung der Kosten in den einzelnen Einrichtungen auszugehen ist.

6.13.2 Gesamtkosten

Kosten im Zusammenhang mit der Einweisung

Der Einweisungsmodus wird im Rahmen der Studie differenziert erfasst. Tabelle 159 gibt eine Übersicht über mögliche Einweisungswege und die entsprechenden Kosten. Während für die Mengendaten eine detaillierte Datenbasis vorliegt, mussten die Preise/Kosten aus dem Internet recherchiert werden. Die dort gefundenen Angaben weisen teilweise sehr unterschiedliche Preise aus. Das ist unter anderem darauf zurückzuführen, dass unterschiedliche Abrechnungsmodalitäten zugrunde gelegt werden. So können z. B. pro Rettungsfahrt Kosten in Höhe von 180 € (im städtischen Bereich) bis zu 700 € im ländlichen Bereich entstehen. Die in Tabelle 159 aufgeführten Preise sind Mittelwerte, die derartige unterschiedliche Gegebenheiten berücksichtigen (unterschiedliche Preise z. B. pro Flugminute oder pro Kilometer, gestaffelte Entfernungspauschalen und unterschiedliche Einzugsgebiete).

Insgesamt ist für 6783 Fälle der Einweisungsmodus dokumentiert. Davon wurden 3843 Patien-

ten mittels professioneller Rettungsdienste in das jeweilige Krankenhaus gebracht. Im Rahmen der Kostenberechnung wird davon ausgegangen, dass jeder Rettungstransport mittels Notarzteinsatzfahrzeug (NEF), Notarztwagen (NAW) und Rettungswagen (RTW) von einem Notarzt begleitet wird. Insofern unterliegt die vorliegende Kostenermittlung möglicherweise einer – wenn auch geringen – Überschätzung der Kosten. Diese Überschätzung betrifft die Kosten für Rettungstransportwagen, da hier nicht zwangsläufig ein Arzt mitfährt. Allerdings weisen die gefundenen Angaben zur Vergütung der RTW eine erhebliche Schwankungsbreite auf. Es wird ein niedriger Preis in Ansatz gebracht, sodass die mögliche Überschätzung dadurch reduziert wird. Die Gesamtkosten für die untersuchte Patientengruppe für Einweisung durch professionelle Rettungsdienste betragen nach dieser Rechnung 1,1 Mio. €.

Einweisungen durch Ärzte und Selbsteinweisungen finden bei der Kostenbetrachtung ebenfalls Berücksichtigung. Aus Gesellschaftssicht sind alle anfallenden Kosten einzubeziehen, unabhängig davon, bei wem sie entstehen. Daher sind auch die bei Patienten bzw. deren Angehörigen entstandenen Kosten durch den Transport – wenn die Patienten entweder mit dem Privatwagen, einem Taxi oder öffentlichen Verkehrsmitteln in das jeweilige Krankenhaus gebracht werden – berücksichtigt. Aus Sicht der Sozialversicherungsträger fallen nur dann Transportkosten an, wenn Abrechnungen eingereicht wurden. Da hierzu keine näheren Angaben vorliegen, kann nur die Gesellschaftsperspektive darge-

Tabelle 159. Fälle und Kosten des Einweisungsmodus.

	Preise	Kosten pro Fall	Anzahl Fälle	Gesamtkosten
Rettungshub-schrauber (RTH)	53,00 € pro Minute	1640 € (für durchschnittlichen 30-Minuten-Einsatz)	325	533 000 €
Notarzteinsatzfahrzeug (NEF)	221,08 €			
Notarztwagen (NAW)	148,07 €	194,71 €	2194	427 201 €
Rettungswagen (RTW)	214,99 €			
Krankentransportwagen (KTW)	59,16 € (Pauschale für 10 km) + 3,32 € pro km	125,56 € (Einzugsgebiet 30 km)	1324	166 241 €
Summe			3843	1 126 442 €

stellt werden. Über die Höhe der Kosten liegen keine Daten vor. Ausgehend von einer geschätzten durchschnittlichen Entfernung von 30 km und einer Kilometerpauschale von 0,26 € errechnet sich eine Pauschale von 15,60 € für die Hin- und Rückfahrt pro Fall. Insgesamt sind 262 Patienten durch den Arzt eingewiesen oder von sich aus (n = 2289) ins Krankenhaus gekommen. Daraus errechnen sich 39 483,60 € für Hin- und Rückfahrt. Insgesamt 167 Patienten sind als „Sonstige Einweisung" dokumentiert. Für diese Fälle sowie für Fälle ohne Angaben werden keine Kosten ermittelt.

Die Kosten der Einweisung belaufen sich aus Sicht der Sozialversicherungsträger damit auf 1 126 442 € und aus Gesamtgesellschaftsperspektive auf 1 165 926 €. Rechnerisch ergeben sich daraus Fallkosten in Höhe von 293,12 € für die Sozialversicherungsträger sowie in Höhe von 181,97 € aus Sicht der Gesamtgesellschaft.

Kosten im Zusammenhang mit der Notfall-Bildgebung

Die angewendeten Verfahren der Notfall-Bildgebung sind anhand der Krankenakten/-aufzeichnungen und der Fragebögen differenziert dokumentiert. Im Rahmen der Studie wurde nicht vorgesehen, die Kosten in den beteiligten Krankenhäusern zu erheben, da das ein sehr aufwändiges Verfahren darstellt. Alternativ werden so genannte Opportunitätskosten herangezogen. Der Opportunitätskostenansatz ist der im Gesundheitswesen gebräuchlichste Ansatz, da keine Marktpreise im ökonomischen Sinne existieren. Die Opportunitätskosten einer Aktivität sind der entgangene Nutzen aus der zweitbesten Aktivität, d. h. der Preis, der in alternativer Verwendung hätte gezahlt werden müssen (143, S. 209 ff). Im Rahmen der vorliegenden Untersuchung werden die Preise der Gebührenordnung für Ärzte (GOÄ) herangezogen. Diese repräsentieren die von den Krankenkassen übernommenen Kosten für bildgebende Verfahren aus dem Bereich der niedergelassenen radiologischen Praxen und stellen damit die nächstbeste Alternative zu den Krankenhauskosten dar. Die ermittelten Kosten belaufen sich – bezogen auf 6783 Fälle – auf 459 271 € bzw. 68 € pro Fall. Dif-

ferenziert nach Schweregrad ergibt sich das aus Tabelle 160 ersichtliche Bild.

Die Aufschlüsselung der Notfall-Bildgebung nach Altersgruppen und den daraus resultierenden Kosten (Tabelle 161) gibt Aufschluss über das Versorgungsverhalten bei Schädel-Hirn-Trauma-Patienten. Die Angaben in Klammern geben den prozentualen Anteil der Patienten mit Notfallbildgebung an der gesamten Anzahl Patienten wider.

Die Annahme, dass Patienten mit stationärer Aufnahme schwerer verletzt sind als Patienten, die nur eine Initialversorgung erfahren, spiegelt sich auch in den Kosten der Notfallbildgebung wider. Die Durchschnittskosten der stationären Versorgung übersteigen die der Initialversorgung um gut das Anderthalbfache und die Kosten der Notfall-Bildgebung bei intensivmedizinisch betreuten Patienten übersteigt die der nur initial versorgten Patienten um das Fünffache.

Kosten im Zusammenhang mit der stationären Versorgung

Von den 6783 dokumentierten Patienten der vorliegenden Studie werden insgesamt 5221 stationär behandelt. Dabei ist zu unterscheiden zwischen Patienten, die ausschließlich auf der Normalstation versorgt werden und Patienten, die zunächst auf der Intensivstation (n = 778) behandelt und anschließend auf die Normalstation verlegt werden. Die Kosten werden nicht durch Kostenerhebungen in den beteiligten Krankenhäusern ermittelt, sondern auf Basis der erhobenen Mengendaten und mit Kosten aus externen Datenbanken abgeleitet. Für die Krankenhauskosten kann dabei auf Daten des Statistischen

Tabelle 160. Anzahl Patienten und Kosten der Notfall-Bildgebung nach Schweregrad.

	Anzahl Patienten	Gesamt-kosten	Durch-schnitts-kosten
Initialversorgung	1562	56 272 €	36 €
Stationär ohne Intensiv	4443	261 870 €	59 €
Stationär mit Intensiv	778	141 129 €	181 €

Bundesamtes (Durchschnittliche Hauptabteilungspflegesätze für Deutschland 2000) zurückgegriffen werden. Diese Tagespflegesätze werden von den Krankenkassen getragen und repräsentieren damit die Kosten aus Sicht der Sozialversicherungsträger. Aus der Perspektive der Gesellschaft sind die Tagespflegesätze noch um die Investitionskosten zu ergänzen (Anmerkung: In Deutschland existiert ein duales Finanzierungssystem für die Krankenhäuser. Die Krankenkassen übernehmen die Vergütung der medizinischen und pflegerischen Leistungen, während die Investitionen in Gebäude und Anlagen von Ländern, Kommunen und Krankenhausträgern getragen werden). Die Tagespflegesätze setzen sich zusammen aus der Summe von Basispflegesatz, Abteilungspflegesatz und den Kapitalkosten in Höhe von 55 €. Tabelle 162 gibt eine Übersicht über die zugrunde gelegten Tagespflegesätze und Fallzahlen.

Die aus den vorstehenden Angaben ermittelten Durchschnittskosten pro Fall belaufen sich auf 2039 €. Die intensivmedizinisch betreuten 778 Fälle machen 10,8 % der Gesamtfälle aus und

verursachen, – aufgrund der hohen Fallkosten –, 34,0 % der Gesamtkosten für stationären Aufenthalt in der Akutklinik. Aus Sicht der Krankenkassen sind die Basis- und Abteilungspflegesätze entscheidungsrelevant. Insgesamt fallen für die Gesetzliche Krankenversicherung (GKV) 11 508 167 € für die stationäre Behandlung von SHT-Patienten an. Bezogen auf alle stationär versorgten Patienten ergeben sich daraus durchschnittliche Fallkosten in Höhe von 2035 €. Die Kosten der Intensivmedizin betragen 3 915 432 € (mit 6429 € Durchschnittskosten) und die Kosten der Normalstation betragen 7 592 744 € (mit 1504 € Durchschnittskosten).

Kosten im Zusammenhang mit Operationen

Bei 669 der Patienten der Studie muss ein operativer Eingriff vorgenommen werden. Hierzu liegen im Rahmen der Studie keine Kostenerhebungen in den teilnehmenden Krankenhäusern vor. Die Variationsbreite der möglichen operativen Eingriffe für Patienten mit Schädel-Hirn-Trauma ist groß. Da zudem auch keine näheren Angaben zu Art und Umfang der operativen

Tabelle 161. Anzahl und Kosten der Notfallbildgebung nach Schweregrad und Alter.

	Anzahl Patienten	Gesamtkosten	Durchschnittskosten
Initialversorgung			
Kinder < 6 Jahre	248 (28,7 %)	3641 €	14,68 €
Kinder 6–16 Jahre	270 (23,4 %)	7866 €	29,13 €
Erwachsene 17–64 Jahre	815 (22,9 %)	34 217 €	41,98 €
Erwachsene ≥ 65 Jahre	229 (19,1 %)	10 548 €	46,06 €
Stationär ohne Intensiv			
Kinder < 6 Jahre	590 (68,3 %)	13 195 €	22,36 €
Kinder 6–16 Jahre	831 (72,1 %)	33 479 €	40,29 €
Erwachsene 17–64 Jahre	2261 (63,4 %)	161 141 €	71,27 €
Erwachsene ≥ 65 Jahre	761 (63,4 %)	54 093 €	71,08 €
Stationär mit Intensiv			
Kinder < 6 Jahre	26 (3,0 %)	4128 €	158,77
Kinder 6–16 Jahre	52 (4,5 %)	9833 €	189,10 €
Erwachsene 17–64 Jahre	489 (13,7 %)	89 492 €	183,01 €
Erwachsene ≥ 65 Jahre	211 (17,5 %)	37 674 €	178,55 €

Eingriffe für die Studie dokumentiert sind, wird die Kostenbetrachtung als Sensitivitätsanalyse durchgeführt. Die Untersuchung erfolgt zum Einen auf Basis einen kleinen Eingriffs (Bohrlochtrepanation und Ventrikeldrainage), der nach Angabe des Controllings Kosten in Höhe 1315 € verursacht und zum Anderen auf Basis einer komplexen Schädelverletzung (ermittelt durch das Controlling der Medizinischen Hochschule Hannover (MHH) aus den 20 teuersten operativen Eingriffen des Jahres 2003), für die Kosten in Höhe von 18 100 € angesetzt werden. Insgesamt ist mindestens von OP-Kosten in Höhe von 879 735 € und maximal in Höhe von 12 108 900 € auszugehen. Die Gesamtkosten für SHT-Patienten steigen durch die Maximalannahme gegenüber der Minimalannahme um 13,6 % von 83 685 969 € auf 95 021 778 €.

Kosten im Zusammenhang mit Rehabilitationsmaßnahmen

Die Kosten medizinischer Rehabilitationsmaßnahmen variieren je nach Leistungträger, da die Rehabilitationskliniken die Vergütung über direkte Verhandlungen mit den Rentenversicherungsträgern bzw. den Krankenkassen aushandeln. Da von den Kostenträgern jedoch ein gewisser deutschlandweit einheitlicher Standard für die Rehabilitationsverfahren vorausgesetzt wird, kann von geringen Schwankungsbreiten bei der Höhe der Vergütung ausgegangen werden. Der bundesdurchschnittliche Tagespflegesatz (115 €) umfasst – anders als bei den stationären Krankenhausleistungen – die gesamten Kosten, inklusive der Investitionskosten. Dagegen ist für die Frührehabilitation (Phase B inklusive intensiv) ein bundesdurchschnittlicher Ta-

gespflegesatz von 550 € anzusetzen. In den nachfolgenden Tabellen von 6.13 sind die direkten Kosten für die Rehabilitation mit der zusätzlichen Ausweisung des Anteils der Frührehabilitationskosten dargestellt (Kostensätze 2000/2001). Die Vergütung erfolgt auf der Ebene von Tagessätzen, sodass die Kosten im Wesentlichen durch die Länge der Rehabilitationsmaßnahme beeinflusst werden. Die dokumentierten Daten erlauben eine Differenzierung der Zeitverläufe nach weniger als einem Monat, einem bis drei Monaten und mehr als drei Monaten. Die direkten medizinischen Kosten aus Rehabilitationsmaßnahmen belaufen sich nach dieser Berechnung auf insgesamt 9 014 380 € (davon 7 706 600 € Frührehabilitation) für 258 Patienten. Im Durchschnitt entstehen dadurch pro Patient Kosten in Höhe von 34 940 € (29 871 € Frührehabilitation). 31 % der Maßnahmen dauern weniger als einen Monat, 44 % liegen zwischen einem und drei Monaten und ein Viertel der Patienten wird länger als drei Monate in einer Rehabilitationsklinik stationär behandelt. Die meisten der Rehabilitationspatienten (n = 179) gehören zu der Gruppe der Erwachsenen zwischen 17 und 64 Jahren. 15 Patienten sind zwischen sechs und 16 Jahre alt, ein Kind ist jünger als sechs Jahre und 63 der Rehabilitationspatienten sind 65 Jahre alt oder älter.

Indirekte Kosten

Unter indirekten Kosten werden in der Gesundheitsökonomie insbesondere die Wertschöpfungsverluste infolge krankheitsbedingten Arbeitsausfalls verstanden. Im Rahmen der vorliegenden Studie sind die Arbeitsausfallzeiten nicht gesondert erfasst, daher müssen diese

Tabelle 162. Fälle und Kosten der stationären Versorgung.
Anmerkung: Für die chirurgischen Abteilungen wurde ein durchschnittlicher Kostensatz (dritte Spalte) von 386 € errechnet

	Tagespflegesätze	Durchschnittspreise	Gesamtkosten	Kosten pro Fall
Intensivmedizin	942 €	942 €	3 915 423 €	6429 €
Pädiatrie	375 €	375 €	1 207 965 €	821 €
Unfallchirurgie	347 €			
Allgemeine Chirurgie	330 €	386 €	6 384 779 €	1786 €
Neurochirurgie	481 €			
Summe			11 508 167 €	2035 €

aus den vorhandenen Daten abgeleitet werden. Diese Vorgehensweise führt zu einer unvollständigen Kostendarstellung, da nur die Zeiten der stationären Aufenthalte sowie Ausfallzeiten durch vorzeitigen Tod berücksichtigt werden können. Wichtige Informationen zu Arbeitsunfähigkeitszeiten im Anschluss an die stationären Maßnahmen fehlen und können daher im Rahmen Kostenkalkulation nur geschätzt werden. Es ist davon auszugehen, dass die nachfolgende Aufstellung der indirekten Kosten daher einer deutlichen Unterschätzung unterliegt.

Aus methodischer Sicht stehen zwei Instrumente zur Berechnung der indirekten Kosten zur Verfügung. Der gebräuchlichste Ansatz ist der Humankapitalansatz, der den vollständigen Wegfall an Produktionspotenzial als Folge der Krankheit zu ermitteln sucht. Als Indikator wird das durch Krankheit entgangene Einkommen angesetzt, berechnet aus der Zeit des Arbeitsausfalls und multipliziert mit dem durchschnittlichen Arbeitseinkommen. Dabei werden unter Ausfallzeit sowohl die Arbeitsunfähigkeitstage wie auch die Erwerbsunfähigkeitszeiten und der Wegfall von Restlebenszeit durch Tod verstanden. Dieser Ansatz weist verschiedene Probleme auf, da der Zeitausfall für nicht berufstätige Personen nicht in die Berechnung eingeht und die berechnete Arbeitsausfallzeit nicht der tatsächlichen Produktionsausfallzeit entspricht. Demgegenüber stellt der Friktionskostenansatz auf den Zeitraum des tatsächlichen Produktionsausfalls, der für die Arbeitgeber entsteht, ab. Der tatsächliche Ausfall bemisst sich nach dieser Methode durch die Zeit, die bis zur Einstellung eines neuen Arbeitnehmers vergeht, die so genannte Friktionsperiode. Die Unterschiede der beiden Methoden werden besonders in langfristigen Arbeitsausfallzeiten deutlich. Bei der in den europäischen Volkswirtschaften vorherrschenden strukturellen Arbeitslosigkeit werden nach dem Friktionskostenansatz die langfristig erkrankten bzw. verstorbenen Arbeitnehmer nach einer Friktionsperiode von 2,5 bis 3 Monaten ersetzt. Bei kurzen Arbeitsausfallzeiten (also kürzer als die Friktionsperiode) werden bei dem Friktionskostenansatz 80 % der Lohnkosten angesetzt, unter der Annahme, dass der kurzfristige Arbeitsausfall – zumindest teilweise – kompensiert werden kann (z. B. durch Überstunden). Die

kontroverse Diskussion um die beiden methodischen Ansätze ist nicht entschieden, sodass empfohlen wird, beide Ansätze anzuwenden und die unterschiedlichen Auswirkungen auf das Ergebnis zu prüfen (140; 143, S. 165 ff). In der vorliegenden Untersuchung sind jedoch nicht die Arbeits- und Erwerbsunfähigkeitszeiten entscheidungsrelevant, sondern die Verluste aus Restlebenszeit, die über 80 % der indirekten Kosten ausmachen. Bei Ansatz des Friktionskostenansatzes würde dieser Kostenfaktor fast vollständig unberücksichtigt bleiben, denn es würden nur die ersten drei Monate der Restlebenszeit in die Berechnung eingehen, unter der Annahme der Wiederbesetzung des Arbeitsplatzes nach Ablauf der Friktionskostenperiode. Dieser Zeitraum ist jedoch bereits teilweise in den Arbeitsunfähigkeitszeiten und stationären Aufenthalten berücksichtigt worden, sodass die Kosten aus Verlust an Restlebenszeit äußerst gering ausfallen. Da dies die Ergebnisse stark verzerren würde, wird daher im Folgenden auf die Darstellung des Friktionskostenansatzes verzichtet.

In der vorliegenden Untersuchung werden folgende Annahmen zur Ermittlung der indirekten Kosten nach dem Humankapitalansatz getroffen:

– Für Kinder bis 16 Jahre werden keine Kosten für Schulunfähigkeitszeiten berechnet, da weder aus Sicht der Kostenträger noch aus Sicht der Gesamtgesellschaft ein Produktionsausfall stattfindet. Begründet wird dies damit, dass tatsächlich kein Produktionsausfall entsteht, sondern die Kinder den verpassten Unterrichtsstoff in der Regel wieder aufholen.

– Die Dauer der Arbeitsunfähigkeitszeiten im Anschluss an die Behandlung sind nicht erfasst, daher müssen diese geschätzt werden. Für Patienten mit Initialversorgung wird dabei von 14 Tagen, für Patienten, die stationär aufgenommen werden (ohne Intensivversorgung), von 30 Tagen und für Patienten, die intensivmedizinisch versorgt werden, von 60 Tagen Arbeitsunfähigkeit ausgegangen. Diese gehen zusätzlich zu den Ausfallzeiten durch den stationären Aufenthalt in die Kostenberechnung ein.

– Für Krankenhausaufenthalte liegen differenzierte Daten vor, die eine genaue Kalkulation der aus den Ausfallzeiten resultierenden Kosten ermöglichen.

– Rehabilitationsmaßnahmen bei neurologischen Erkrankungen werden mit 100 Tagen angesetzt.

– Für die Berechnung von Ausfallzeiten durch Verlegung in andere Krankenhäuser wird von durchschnittlich fünf Tagen Krankenhausaufenthalt ausgegangen. Dieser Wert errechnet sich als Durchschnitt über alle dokumentierten Krankenhaustage.

– Informationen zu Erwerbsunfähigkeitszeiten liegen nicht vor, daher bleiben diese in der Kostenanalyse unberücksichtigt.

– Der Verlust an Restlebenszeit durch vorzeitigen Tod wird auf Basis der theoretischen Lebenserwartung (mittels der Sterbetafel für 2002 des Statistischen Bundesamtes) errechnet.

Die indirekten Kosten stellen sich wie folgt in Tabelle 163 dar.

Die indirekten Kosten belaufen sich – nach Humankapitalansatz – auf 67,7 Mio. €. Über 80 % davon entfallen auf die rechnerischen Kosten aus dem Verlust aus Restlebenszeit durch vorzeitigen Tod. Die indirekten Kosten werden in dieser Studie eindeutig durch die Einbeziehung der Kosten aus dem Verlust von Restlebenszeit dominiert. Für die vorliegende Studie ist der Ansatz der Friktionskosten daher nicht Entscheidungsgrundlage. Bei den folgenden Darstellungen der Gesamtkosten unter verschiedenen Aspekten werden ausschließlich die Kosten auf der Basis Humankapitalansatz dargestellt.

Die indirekten Kosten betragen über alle Patienten hinweg 9986 € pro Fall. Während die Fallkosten für nur initial versorgte Patienten mit 11 518 € nur wenig darüber liegen, belaufen sich die Fallkosten für Patienten mit Intensivversorgung auf 52 622 €. Bei stationären Patienten ohne intensivmedizinische Versorgung sind die Fallkosten mit 1981 € am niedrigsten. Der größte Einflussfaktor bei den indirekten Kosten sind die Todesfälle und die daraus resultierenden Kosten für den Verlust an Restlebenszeit. Die Kosten für Restlebenszeit sind für die jungen Patienten ungleich höher, sodass ein hoher Anteil von Todesfällen in den unteren Altersgruppen die indirekten Kosten in die Höhe treibt. In der Gruppe der initial versorgten Patienten sind insgesamt nur fünf Patienten verstorben, von denen drei Personen 65 Jahre oder älter waren. Die Sterbefälle machen hier nur 0,11 % der Fälle aus. Demgegenüber beträgt der Anteil der Todesfälle in der Gruppe der Patienten mit intensivmedizinischer Versorgung 5,01 %. Von diesen insgesamt 39 verstorbenen Patienten sind fünf unter 17 Jahre alt, 16 Patienten sind zwischen 17 und 64 Jahre alt und 18 Patienten sind 65 Jahre und älter. Tabelle 164 zeigt die unterschiedlichen Fallkosten für den Verlust durch Restlebenszeit in den einzelnen Altersgruppen.

Die durchschnittlichen indirekten Kosten aus dem Verlust an Restlebenszeit sinken mit steigendem Alter, während parallel dazu die Anzahl der Todesfälle ansteigt. Anders als bei Berechnung der indirekten Kosten aus Arbeitsunfähigkeitszeiten werden hier die Kosten der gesamten Ausfallzeiten errechnet, ohne Berücksichtigung der realistischen Produktionsausfälle. Damit gehen auch die Lebenszeitverluste von Kindern und Jugendlichen sowie von Rentnern in die Ergebnisse ein.

Tabelle 163. Indirekte Kosten nach Humankapitalansatz.

	Anzahl Fälle	Kosten pro Fall	Gesamtkosten
Schul-/Arbeitsunfähigkeit	4346	2 101 €	9 128 552 €
Aufenthalt eigenes Krankenhaus	5221	391 €	2 041 411 €
Verlegung anderes Krankenhaus	118	896 €	105 675 €
Rehabilitation	258	8 372 €	2 118 200 €
Vorzeitiger Tod	63	862 281 €	54 323 691 €
Summe	6783	9 986 €	67 735 756 €

Die folgende Tabelle 165 zeigt die vorzeitigen Todesfälle und die daraus errechneten durchschnittlichen Fallkosten, differenziert nach Altersgruppen.

Ein weiterer wichtiger Aspekt ist die Geschlechtsverteilung. Jungen/Männer haben in dieser Stichprobe ein deutliches Übergewicht bei den Todesfällen, wie Tabelle 166 zeigt.

Knapp 70 % der verstorbenen Patienten sind männlichen Geschlechts. Die Kosten aus dem Verlust von Restlebenszeit für die männlichen Patienten mit Initialversorgung machen bereits 33,7 % der Gesamtkosten für vorzeitigen Tod aus. Aus ökonomischer Sicht ist daher ein besonderes Augenmerk auf männliche Patienten mit einem Schädel-Hirn-Trauma zu legen. Die

Gründe für den überproportionalen Anteil von männlichen Todesfällen sind aus den vorliegenden Daten nicht immer eindeutig zu erkennen.

6.13.3 Diskussion der Ergebnisse

Die Gesamtkosten der Patienten mit Schädel-Hirn-Trauma setzen sich zusammen aus direkten und indirekten Kosten. Tabelle 167 gibt einen Überblick über die Gesamtkosten der SHT-Patienten, sowohl auf Basis des Maximalansatzes der Operationskosten wie auch des Minimalansatzes.

Die Annahme von minimalen Operationskosten gegenüber dem Ansatz der maximalen Operationskosten verursacht eine Kostendifferenz von

Tabelle 164. Todesfälle und Kosten aus Verlust der Restlebenszeit nach Altersstufen.

	Anzahl	Fallkosten	Gesamtkosten
Kinder unter 6 Jahren	3	7 240 257 €	2 413 419 €
Kinder 6–17 Jahre	2	4 052 179 €	2 026 089 €
Erwachsene 17–64 Jahre	30	37 858 994 €	1 261 966 €
Erwachsene ab 65 Jahren	28	5 172 262 €	184 724 €
Gesamt	63	54 323 691 €	862 281 €

Tabelle 165. Todesfälle und Kosten aus Verlust der Restlebenszeit nach Versorgungsstufe.

	Initialversorgung		Stationäre Versorgung			
			ohne Intensivstation		mit Intensivstation	
	Anzahl	Fallkosten	Anzahl	Fallkosten	Anzahl	Fallkosten
Kinder bis 6 Jahre					3	2 413 419 €
Kinder 6–16 Jahre					2	2 026 089 €
Erwachsene 17–64 Jahre	12	1 374 738 €	2	615 591 €	16	1 258 185 €
Erwachsene ab 65 Jahren	7	142 284 €	3	141 093 €	18	208 500 €
Gesamt	19	920 676 €	5	330 892 €	39	901 959 €

Tabelle 166. Todesfälle nach Geschlecht.

	Initialversorgung		Stationäre Versorgung			
			ohne Intensivstation		mit Intensivstation	
	männlich	weiblich	männlich	weiblich	männlich	weiblich
Kinder bis 6 Jahre					3	
Kinder 6–16 Jahre					2	
Erwachsene 17–64 Jahre	8	4	1	1	11	5
Erwachsene ab 65 Jahren	6	1	2	1	11	7
Gesamt	14	5	3	2	27	12

11,2 Mio. € bzw. 11,2 % der Gesamtkosten. Für den Maximalansatz machen die OP-Kosten 12,7 % der Gesamtkosten aus und für den Minimalansatz 1,0 %. Die tatsächlichen Kosten liegen zwischen diesen Extremwerten. Abbildung 43 macht die Bedeutung der Kosten aus operativen Eingriffen und den stationären Krankenhausaufenthalten grafisch deutlich.

Bei den Kosten, die direkt mit der Behandlung der Patienten zusammenhängen, nehmen die Operationen mit 44 % den größten Anteil ein. Die Kosten für stationären Aufenthalt auf der Normalstation machen gut ein Viertel der gesamten direkten Kosten aus. Damit wird die Bedeutung der Operationskosten für die Gesamtkosten der SHT-Patienten deutlich. Die Kosten aus der stationären Krankenhausbehandlung (stationäre Aufenthalte und Operationen) machen rund 25 % bzw. 15 % der Gesamtkosten aus. Aus ökonomischer Sicht ist hier ein Ansatzpunkt für mögliche kostenreduzierende Verfahrensänderungen gegeben. Die indirekten Kosten machen mit Abstand den größten Anteil an den Gesamtkosten aus. Daher sollte diesen Kostenparametern besonderes Augenmerk zukommen. Abbildung 44 gibt die Anteile der indirekten Kosten wieder.

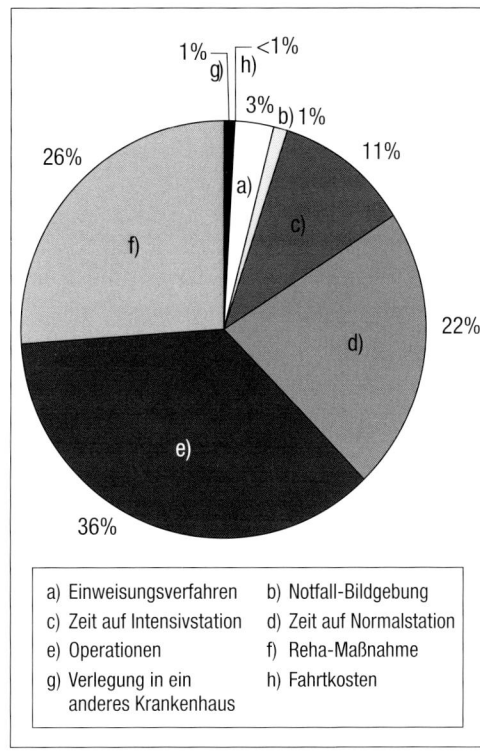

a) Einweisungsverfahren   b) Notfall-Bildgebung
c) Zeit auf Intensivstation   d) Zeit auf Normalstation
e) Operationen   f) Reha-Maßnahme
g) Verlegung in ein   h) Fahrtkosten
anderes Krankenhaus

Abbildung 43. Anteile der direkten Kosten aller SHT-Patienten.

Tabelle 167. Gesamtkosten der Patienten mit Schädel-Hirn-Trauma.

	Maximale Kosten	Minimale Kosten
Direkte Kosten	34 534 976 €	23 305 809 €
Einweisungsverfahren	1 165 926 €	1 165 926 €
Notfall-Bildgebung	459 271 €	459 271 €
Zeit auf Intensivstation Akutklinik	3 915 423 €	3 915 423 €
Zeit auf Normalstation Akutklinik	7 592 744 €	7 592 744 €
Operationen	12 108 900 €	879 735 €
Rehabilitation	9 014 380 €	9 014 380 €
(davon stationäre Frührehabilitation)	7 706 600 €	7 706 600 €
Verlegung in ein anderes Krankenhaus	182 298 €	182 298 €
Entlassung nach Hause (u. a. Fahrtkosten)	96 034 €	96 034 €
Indirekte Kosten	67 735 756 €	67 735 756 €
Schul-/Arbeitsunfähigkeit	9 128 552 €	9 128 552 €
Krankenhausaufenthalt	2 059 638 €	2 059 638 €
Verlegung in ein anderes Krankenhaus	105 675 €	105 675 €
Rehabilitation	2 118 200 €	2 118 200 €
Vorzeitiger Tod	54 323 691 €	54 323 691 €
Gesamtkosten	102 270 732 €	91 041 565 €

Die Kosten für den Verlust an Restlebenszeit nehmen mit über 80 % den größten Anteil an den indirekten Kosten ein. Diese Kosten sind für die Sozialversicherungsträger nur teilweise relevant. Nur der Einnahmeverlust aus dem Ausfall von Beitragszahlungen ist aus Sicht der Kostenträger kostenrelevant. Allerdings fehlen auch kostenrelevante Sozialversicherungsleistungen, die aufgrund des vorzeitigen Todes nicht entstehen. Aus der Perspektive der Gesamtgesellschaft ist die Reduzierung der vorzeitigen Todesfälle der ökonomisch wichtigste Ansatzpunkt. Insbesondere die Vermeidung des vorzeitigen Versterbens junger Menschen mit Schädel-Hirn-Trauma ist ein relevanter Entscheidungsparameter. Alle Maßnahmen, die zu einer Reduzierung von Todesfällen aufgrund von SHT führen (auch präventive Maßnahmen) sind damit für die Gesellschaft sinnvoll. Aufgrund der hohen indirekten Kosten aus dem Verlust an Restlebenszeit besteht hier ein relativ großer Spielraum für entsprechende Maßnahmen.

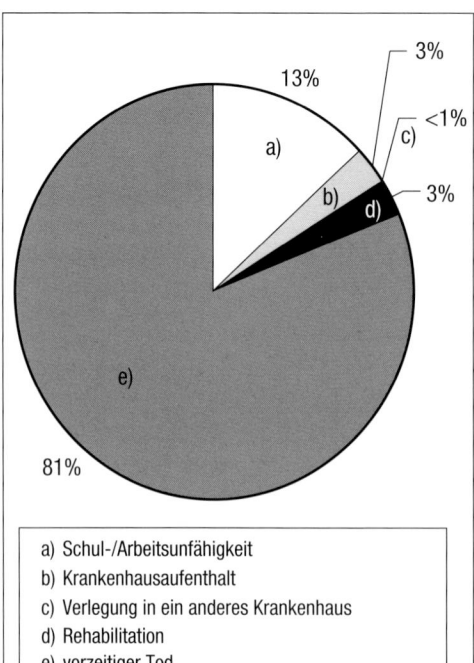

a) Schul-/Arbeitsunfähigkeit
b) Krankenhausaufenthalt
c) Verlegung in ein anderes Krankenhaus
d) Rehabilitation
e) vorzeitiger Tod

Abbildung 44. Anteile der indirekten Kosten aller SHT-Patienten.

Der („ökonomische") Schweregrad der SHT-Patienten wird abgeleitet aus der Einteilung in Patienten mit Initialversorgung, mit stationärer intensivmedizinischer Versorgung und mit stationärer Versorgung ohne Intensivmedizin.

– Initialversorgung   23,0 %

– Stationär ohne Intensiv   65,5 %

– Stationär mit Intensiv   11,5 %

Knapp zwei Drittel der Patienten sind stationär behandelt, benötigen jedoch keine intensivmedizinische Betreuung.

Die Behandlungskosten (direkten Kosten) steigen – erwartungsgemäß – mit dem Trauma-Schweregrad an. Die Fallkosten steigen von 11 759 € bei Patienten mit Initialversorgung auf 71 145 € bei schwerverletzten Patienten, die einer Versorgung auf der Intensivstation bedürfen.

Diese Aufstellung macht deutlich, dass im Rahmen der intensivmedizinischen Betreuung im Akutkrankenhaus der größte Teil der Kosten – insgesamt und pro Fall – anfällt und hier also ein wichtiger Ansatzpunkt für kostenreduzierende Maßnahmen zu suchen ist. Da die therapeutischen Maßnahmen in der Regel kein wesentliches Kostenreduzierungspotenzial bieten, ist das Augenmerk auf präventive Maßnahmen zu richten, die zur Vermeidung der schweren Verletzungen führen. Im Hinblick auf präventive Maßnahmen zur Vermeidung von Schädel-Hirn-Verletzungen ist zu untersuchen, in welcher Altersgruppe die häufigsten Fälle zu finden sind.

Die Altersverteilung der Patienten ist inhomogen. Von den ausschließlich initial versorgten Patienten waren gut 17 % jünger als 17 Jahre. Einen Anteil von rund 32 % erreichen die Kinder und Jugendlichen bei den stationären Aufnahme ohne Intensivmedizin, während diese Altersgruppe bei den intensivmedizinisch behandelten Patienten nur einen Anteil von knapp 10 % erreicht. Die Relation von Behandlungsfällen auf der Intensivstation zu den insgesamt behandelten Fällen kann ein Hinweis auf den Schweregrad des SHT in der jeweiligen Altersgruppe sein.

– Kinder bis 6 Jahre   3,0 %

– Kinder von 6 bis 16 Jahren   4,4 %

Tabelle 168. Kostendarstellung nach „ökonomischem" Schweregrad – Gesamtkosten (n = 6783).

| | Inititialversorgung | | Stationäre Versorgung Akutklinik | | | |
| | | | ohne Intensiv | | mit Intensiv | |
	Anzahl	Kosten	Anzahl	Kosten	Anzahl	Kosten
Direkte Kosten	1562	395 853 €	4443	13 120 305 €	778	21 018 818 €
Einweisungsverfahren	1562	192 870 €	4443	671 042 €	778	302 014 €
Notfall-Bildgebung	1562	56.272 €	4443	261 870 €	778	141 129 €
Zeit auf Intensivstation					609	3 915 423 €
Zeit auf Normalstation	48	74 155 €	4366	5 144 798 €	633	2 373 790 €
Operationen			4443	6 154 000 €	778	5 954 900 €
Rehabilitation			28	739 135 €	230	8 275 245 €
(davon stat. Frühreha)			14	636 900 €	171	7 069 700 €
Verlegung	32	49 437 €	54	83 425 €	32	49 437 €
Entlassung nach Hause	1482	23 119 €	4233	66 035 €	441	6880 €
Indirekte Kosten	1562	17 971 045 €	4443	8 930 416 €	778	40 834 295 €
Schul-/Arbeitsunfähigkeit	469	469 742 €	3271	5 764 530 €	606	2 894 280 €
Krankenhausaufenthalt			4443	1 198 118 €	778	861 520 €
Verlegung	32	8 455 €	54	83 425 €	32	13 795 €
Rehabilitation			28	229 882 €	230	1 888 318 €
Vorzeitiger Tod	19	17 492 848 €	5	1 654 461 €	39	35 176 382 €
Summe	1562	18 366 898 €	4443	22 050 721 €	778	61 853 113 €

Tabelle 169. Kostendarstellung nach „ökonomischem" Schweregrad – Fallkosten (n = 6783).

| | Inititialversorgung | | Stationäre Versorgung Akutklinik | | | |
| | | | ohne Intensiv | | mit Intensiv | |
	Anzahl	Kosten	Anzahl	Kosten	Anzahl	Kosten
Direkte Kosten	1562	253 €	4443	2953 €	778	27 017 €
Einweisungsverfahren	1562	123 €	4443	151 €	778	388 €
Notfall-Bildgebung	1562	36 €	4441	59 €	778	181 €
Zeit auf Intensivstation					609	6429 €
Zeit auf Normalstation	48	1545 €	4366	1178 €	633	3750 €
Operationen			4443	1385 €	778	7654 €
Rehamaßnahmen			28	26 340 €	230	35 979 €
Verlegung	32	1545 €	54	1545 €	32	1545 €
Entlassung nach Hause	1482	16 €	4233	16 €	441	16 €
Indirekte Kosten	1562	11 518 €	4443	2010 €	778	52 486 €
Schul-/Arbeitsunfähigkeit	469	1002 €	3271	1762 €	606	4776 €
Krankenhausaufenthalt			4443	270 €	778	1107 €
Verlegung	32	264 €	54	1545 €	32	431 €
Rehabilitation			28	8210 €	230	8210 €
Vorzeitiger Tod	19	920 676 €	5	330 892 €	39	901 959 €
Summe	1562	11 759 €	4443	4963 €	778	79 503 €

– Erwachsene von 17 bis 64 Jahren   13,7 %

– Erwachsene ab 65 Jahren   17,6 %

Es ist deutlich zu erkennen, dass der Anteil der intensivmedizinisch behandelten Patienten an den insgesamt stationär behandelten Patienten mit zunehmendem Alter ansteigt. Auch der Anteil der operierten Patienten an den Gesamtpatienten steigt in den Altersgruppen an, wenn auch nicht so stark wie die Intensivfälle.

– Kinder bis 6 Jahre   71,3 %

– Kinder von 6 bis 16 Jahren   76,6 %

– Erwachsene von 17 bis 64 Jahren   77,2 %

– Erwachsene ab 65 Jahren   80,9 %

Die folgenden Tabellen 170a und b zeigen, wie viele Fälle in den Altersgruppen zu finden sind und welche Kosten dabei entstehen.

Die direkten Kosten, welche die Therapiekosten repräsentieren, steigen ebenfalls mit steigendem Alter an. Auch das kann als Indiz dafür gewertet werden, dass der Schweregrad bei älteren Personen höher ist als bei jüngeren Patienten mit SHT.

Als ein weiterer Untersuchungsparameter wird der Anteil der eingewiesenen Patienten an der Gesamtbevölkerung in der jeweiligen Altersgruppe herangezogen. Es fällt auf, dass anteilig die Kinder sowie die Erwachsenen über 65 Jahre häufiger vertreten sind als die große Gruppe der Erwachsenen zwischen 17–64 Jahren, die immerhin einen Lebensabschnitt von 47 Jahren umfasst. Der Vergleich findet auf Basis der Angaben des Statistischen Bundesamtes für 2003 (Destatis) statt. Dabei ist zu berücksichtigen, dass diese Angaben eine etwas andere Zuordnung zugrunde legen. Dadurch gibt es eine Verschiebung bei den Altersgruppen sechs bis 16 Jahre (Destatis: sechs–15 Jahre) und 17–64 Jahre (Destatis: 15–65 Jahre). Diese Gruppenverschiebung wurde korrigiert. Es werden nachfolgend die jeweiligen Anteile an der Gesamtbevölkerung (Gesamtstichprobe) in Prozent dargestellt:

	SHT-Studie	Destatis
– Kinder < 6 Jahre	12,7 %	5,5 %
– Kinder 6–16 Jahre	15,3 %	9,3 %

Tabelle 170a. Kostendarstellung nach Altersgruppen.

Kosten	Kinder < 6 Jahre		Kinder 6-16 Jahre	
	Anzahl	Kosten	Anzahl	Kosten
Direkte Kosten	864	870 879 €	1152	2 427 330 €
Einweisungsmodus	864	74 661 €	1152	127 293 €
Notfall-Bildgebung	864	20 964 €	1153	51 178 €
Zeit auf Intensivstation Akutklinik	15	57 462 €	41	170 031 €
Zeit auf Normalstation Akutklinik	605	413 857 €	867	794 107 €
Operationen	616	271 500 €	882	868 800 €
Rehabilitation	1	12 932 €	15	378 380 €
(davon stat. Frührehabilitation)		6600 €		308 000 €
Verlegung anderes Krankenhaus	4	6180 €	13	20 084 €
Entlassung nach Hause	854	13 322 €	1119	17 456 €
Indirekte Kosten	617	7 240 257 €	883	4 056 814 €
Arbeitsunfähigkeit	426		842	
Aufenthalt eigenes Krankenhaus	617		883	
Verlegung anderes Krankenhaus	4		13	4635 €
Rehabilitation	1		14	
Vorzeitiger Tod	3	7 240 257 €	2	4 052 179 €
Gesamtkosten	864	8 111 138 €	1152	6 484 114 €

– Erwachsene
17–64 Jahre   54,3 %   67,3 %

– Erwachsene
≥ 65 Jahre   17,7 %   18,0 %

Anhand dieser Aufstellung ist zu erkennen, dass die Stichprobe der SHT-Studie eine deutliche Verschiebung in den Bereich der Kinder aufweist, d. h. die Gruppe der Kinder ist überrepräsentiert. Dieses Ergebnis ist ein weiterer Hinweis darauf, dass die Gruppe der Kinder besonderer Aufmerksamkeit bedarf und präventive Maßnahmen hier sinnvoll anzusetzen sind.

Ein Vergleich der ökonomischen Auswirkungen hinsichtlich der beiden möglichen Verfahren – 1. 24-stündige Beobachtung im Krankenhaus für jeden Patienten versus 2. CT für jeden Patienten ohne stationäre Aufnahme (siehe Abschnitt 6.13.1 zu Beginn dieses Kapitels) – bringt auf Basis der vorliegenden Daten nachfolgende ökonomische Analyseergebnisse. Aus den Untersuchungen zu den bildgebenden Verfahren ist zu erkennen, dass 100 % der dokumentierten Patienten Aufnahmen des Kopfes und anderer verletzter Körperteile erhalten. Unterstellt man, dass für Patienten nur mit Initialversorgung bildgebende Verfahren nicht sofort zwingend notwendig sind, besteht bei dieser Patientengruppe die alternative Möglichkeit einer „abwartenden" 24-stündigen stationären Beobachtung. Durch den Verzicht auf bildgebende Verfahren entstünde ein Einsparungspotenzial von 56 272 €. Diesen stünden jedoch Kosten für stationären Aufenthalt in Höhe von 482 627 € gegenüber. Aus primär ökonomischer Sicht ist diese Vorgehensweise daher nicht sinnvoll.

Die Untersuchung der Notfall-Bildgebung (vergleiche S. 205) zeigt erwartungsgemäß, dass die durchschnittlichen Kosten pro Patient mit dem („ökonomischen") Schweregrad ansteigen. Darüber hinaus fällt jedoch eine altersabhängige Kostensteigerung bei den jeweiligen („ökonomischen") Schweregradgruppen auf. Diese ist auf Basis der vorliegenden Daten nicht zu erklären. Auch der relativ hohe Anteil der intensivmedizinisch behandelten Erwachsenen mit Notfall-Bildgebung erschließt sich nicht aus dem vorliegenden Datenmaterial und bedarf weiterer

Tabelle 170b. Kostendarstellung nach Altersgruppen.

Kosten	Erwachsene 17–64 Jahre		Erwachsene > 65 Jahre	
	Anzahl	Kosten	Anzahl	Kosten
Direkte Kosten	3566	24 533 146 €	1201	6 703 651 €
Einweisungsmodus	3566	736 121 €	1201	227 851 €
Notfall-Bildgebung	3565	285 066 €	1201	102 315 €
Zeit auf Intensivstation Akutklinik	383	2 556 588 €	170	1 131 342 €
Zeit auf Normalstation Akutklinik	2642	4 215 959 €	933	2 168 820 €
Operationen	2751	9 231 000 €	972	1 737 600 €
Rehabilitation	179	7 371 135 €	63	1 251 710 €
(davon stat. Frührehabilitation)		6 279 900 €		1 112 100 €
Verlegung anderes Krankenhaus	56	86 514 €	45	69 521 €
Entlassung nach Hause	3254	50 762 €	929	14 492 €
Indirekte Kosten	2782	48 721 440 €	987	7 717 245 €
Arbeitsunfähigkeit	2674	7 865 998 €	404	1 262 554 €
Aufenthalt eigenes Krankenhaus	2782	1 368 731 €	987	690 907 €
Verlegung anderes Krankenhaus	56	52 418 €	45	48 622 €
Rehabilitation	179	1 575 300 €	63	542 900 €
Vorzeitiger Tod	30	37 858 994 €	28	5 172 262 €
Gesamtkosten	3566	73 254 586 €	1201	14 420 896 €

Untersuchungen. Diese „Ungleichbehandlung" von Kindern und Erwachsenen zeigt sich auch in einem weiteren Detail. In der Gruppe der nur initial versorgten Patienten erhielten deutlich mehr Kinder keine Notfall-Bildgebung (57,3 % bis sechs Jahre und 19,6 % von sechs bis 17 Jahren) gegenüber den Erwachsenen (6,3 % bis 64 Jahre und 1,7 % ab 65 Jahren). Inwieweit diese Daten auf eine mögliche Über- oder Unterversorgung hindeuten, kann an dieser Stelle nicht geklärt werden.

Die Perspektive (gesellschaftliche oder Kostenträger-/Kassensicht), die bei der gesundheitsökonomischen Analyse eingenommen wird, beeinflusst wesentlich das Ergebnis und hat damit Einfluss auf die Entscheidungsfindung.

Die größten Abweichungen zwischen den beiden Perspektiven ergeben sich in den indirekten Kosten, da diese Leistungen nur teilweise von den Krankenkassen vergütet werden. Dies betrifft insbesondere die Arbeitsausfallzeiten, die in den ersten sechs Wochen von den Arbeitgebern durch Gehaltsweiterzahlungen gesichert werden und erst bei Überschreitung dieser Frist durch die Krankengeldzahlungen der Krankenkassen ersetzt werden. Darüber hinaus sind die Kosten durch den Verlust an Restlebenszeit kein entscheidungsrelevanter Parameter für die Sozialversicherungsträger (mit Ausnahme der Einnahmeverluste aus fehlenden Beitragszahlungen). Bei einer vergleichenden Betrachtung der Kosten durch die Gesellschafts- und die Kassenperspektive reduzieren sich die Kosten pro SHT-Patient damit von ca. 15 000 € auf 5250 €.

6.13.4 Kosten für das Schädel-Hirn-Trauma

Die Ermittlung der Kosten für Schädel-Hirn-Verletzungen für die gesamte Bundesrepublik erfordert Informationen über die Anzahl von SHT-Patienten pro Jahr. Da keine genaue Daten zur Prävalenz des Schädel-Hirn-Traumas vorliegen, werden die folgenden Betrachtungen auf Basis verschiedener Angaben durchgeführt. Die Angaben in der Literatur reichen von 200 000 Menschen (144) bis zu 300 000 Menschen (145) mit einem Schädel-Hirn-Trauma pro Jahr. Bezogen auf 200 000 SHT-Patienten würden Kosten in Höhe von zwischen rund 1,7 Mrd. € (bei leich-

Tabelle 171. Gegenüberstellung der Gesamtkosten aus der Gesellschaftsperspektive und der Kassenperspektive.

	Gesellschaftskosten	Kassenkosten
Direkte Kosten	34 534 976 €	34 438 942 €
Einweisungsverfahren	1 165 926 €	1 126 442 €
Notfall-Bildgebung	459 271 €	459 271 €
Zeit auf Intensivstation	3 915 423 €	3 915 423 €
Zeit auf Normalstation	7 592 744 €	7 592 744 €
Operationen	12 108 900 €	12 108 900 €
Rehabilitation	9 014 380 €	9 014 380 €
(davon stat. Frührehabilitation)	7 706 600 €	7 706 600 €
Verlegung in anderes Krankenhaus	182 298 €	182 298 €
Entlassung nach Hause	96 034 €	
Indirekte Kosten	67 735 756 €	1 166 124 €
Schul-/Arbeitsunfähigkeit	9 128 552 €	1 114 €
Krankenhausaufenthalt	2 059 638 €	
Verlegung in anderes Krankenhaus	105 675 €	
Rehabilitation	2 118 .200 €	1 165 010 €
Vorzeitiger Tod	54 323 691 €	
Gesamtkosten	102 270 732 €	35 605 066 €

ten operativen Eingriffen) und 1,9 Mrd. € (für komplexe Operationen) für Deutschland entstehen. Unter der Annahme von 300 000 Schädel-Hirn-Verletzten pro Jahr würden sich diese Kosten auf rund 2,5 Mrd. € bzw. rund 2,8 Mrd. € erhöhen.

6.13.5 Fazit

Auf Basis der vorliegenden Daten ist der Schluss zulässig, dass präventive Maßnahmen zur Vermeidung von Todesfällen aufgrund von Schädel-Hirn-Verletzungen für junge Menschen aus ökonomischer Sicht sinnvoller sind als bei älteren Menschen, da die gesamtgesellschaftlichen Kosten höher sind. Demgegenüber weisen die Verletzungen der Kinder anteilig einen geringeren Schweregrad auf als bei älteren Menschen und verursachen daher weniger direkte Kosten. Unter diesem Aspekt sind präventive Maßnahmen, die das Verletzungsrisiko und den Verletzungsgrad älterer Menschen senken, aus gesellschaftlicher und/oder Sozialversicherungsperspektive sinnvoll. Die untersuchte Patientengruppe stellt eine Bestandsaufnahme zur Versorgung von SHT-Patienten innerhalb eines definierten Zeitraums in einer definierten Region dar. Aufgrund fehlender umfassender Detailinformationen zu Versorgungsstrukturen, Unfallprofilen, SHT-Patienten und Kosten in Deutschland können an dieser Stelle die Ergebnisse trotz großer Fallzahlen nur mit einer gewissen Vorsicht für die gesamte Bundesrepublik als repräsentativ interpretiert werden.

6.14 Hochrechnung der wesentlichen Fakten auf die Bundesrepublik

Die Inzidenz von 332 Schädel-Hirn-Traumen pro 100 000 Einwohnern in der Studienregion (siehe 6.1.1) deutet zugleich auch eine stationäre Aufnahme von 256 Patienten pro 100 000 und eine Aufnahme in einer Rehabilitationsklinik von 13 Patienten pro 100 000 Einwohnern an.

Anschaulicher werden diese Zahlen, wenn man den Bedarf an einer Versorgung nach einem Schädel-Hirn-Trauma auf die Bundesrepublik

Deutschland hochrechnet. Bei einer Bevölkerung von 82 259 540 Einwohnern (Statistisches Bundesamt 2002 für Quartal IV 2000) muss von ca. 273 000 Schädel-Hirn-Verletzungen aller Schweregrade pro Jahr ausgegangen werden. Damit werden die bisherigen Angaben des Statistischen Bundesamtes für ICD S06 im Jahr 2000 von 228 652 Verunfallten um immerhin ca. 40 000 Patienten deutlich übertroffen. Hiermit stellt sich sicherlich auch die Frage nach der Genauigkeit der Abbildung der Erkrankungen durch die ICD-Verschlüsselung prinzipiell. In Deutschland ist demnach mit jährlich mindestens 248 000 leichten, 11 000 mittleren und 14 000 schweren Schädel-Hirn-Verletzungen zu rechnen. Dies bedeutet jährlich 198 993 stationäre Aufnahmen und bei 9833 Patienten einen Aufenthalt nach dem Akutkrankenhaus in einer Rehabilitationsklinik.

Pro Jahr sind ca. 2750 Tote nach Schädel-Hirn-Trauma zu beklagen (3,3 pro 100 000 Einwohner), wobei hier nur die Todesfälle nach dem Eintreffen in den Kliniken vermerkt worden sind. Neuere Untersuchungen von *Wirth* in 2004 gehen weiterhin davon aus, dass mindestens 20 % aller schweren Schädel-Hirn-Verletzten am Unfallort bzw. vor dem Eintreffen in eine Klinik versterben (39). Bei den hochgerechneten ca. 14 000 schweren Schädel-Hirn-Verletzungen würde dies zusätzlich ca. 3500 Tote pro Jahr bedeuten. Dementsprechend muss also von insgesamt ca. 6000 Toten durch Schädel-Hirn-Verletzungen pro Jahr in Deutschland ausgegangen werden.

Die Bedeutung des Schädel-Hirn-Traumas wird auch deutlich, wenn diese Zahlen im Vergleich mit anderen Erkrankungen gesehen werden. Hiermit ist das Schädel-Hirn-Trauma in der Statistik des Bundesamtes für Statistik in der Rangfolge der Ursachen für eine Krankenhausaufnahme bei Männern an fünfter Stelle und bei Frauen an Platz zehn. Bei 6783 Schädel-Hirn-Verletzungen in der Studienregion muss mit einer Inzidenz von 332/100 000 Einwohner und damit von 273 102 Patienten pro Jahr in Deutschland ausgegangen werden. Ausgehend von den Ergebnissen der vorliegenden Untersuchung erhalten diese mehr als ca. 270 000 Patienten ca. 210 000 Röntgenaufnahmen des Schädels und es werden ca.

50 000 Computertomographien notfallmäßig durchgeführt.

Ferner müssen ca. 200 000 Patienten (242/100 000 Einwohner) als Notfälle aufgenommen werden und ca. 30 000 Intensivstationsplätze (37/100 000) kurzfristig vorhanden sein.

Nach der unmittelbaren Versorgung im Aufnahmekrankenhaus erfolgt bei ca. 171 000 Patienten pro Jahr eine weitere Versorgung: Für ca. 2700 Patienten (3/100 000) muss ein Frührehabilitationsplatz vorhanden sein und für ca. 7000 (9/100 000) Patienten ein Platz in einer anderen Rehabilitationsmaßnahme oder einer Anschluss-heilbehandlung. Nahezu 4400 Pflegeheimplätze (5/100 000) werden benötigt, ca. 725 Patienten werden in der Vollpflege zu Hause versorgt und ca. 3300 Patienten werden in anderen Akutkliniken behandelt.

Unabhängig von dem persönlichen Leid, das der Einzelne oder die Familie zu tragen hat, und unabhängig von den medizinischen Versorgungsproblemen spiegelt sich die Bedeutung des Schädel-Hirn-Traumas auch in dem jährlichen, der Gesellschaft entstehenden finanziellen Aufwand wider (siehe 6.13.4), der sich auf ca. 2,5 Mrd. € beläuft.

7 Zusammenfassung und Ausblick

Die Datensammlungen des Bundesgesundheitsministeriums, des Statistischen Bundesamtes, der Versicherungen und Verbände werfen nur unzureichende Schlaglichter auf das uneinheitliche Bild der akuten Schädel-Hirn-Verletzung (SHV) und der damit verbundenen sozialen Folgekosten. Weltweit gibt es nachweislich bisher keine verlässlichen Angaben zur tatsächlichen Häufigkeit von SHV und ihrer unterschiedlichen Schweregrade und Komplikationshäufigkeiten aufgrund prospektiver, kontrollierter Studien. Insbesondere fehlen gesicherte Angaben zu den mittelschweren und leichten Schädel-Hirn-Verletzungen in Deutschland, wobei gerade die so genannten leichten SHT in das Zentrum allgemeinen sozialmedizinischen Interesses gerückt sind, da sie, nicht selten fehlerhaft eingeschätzt, die betroffenen Patienten ohne ausreichende ärztliche und vor allem neuropsychologische Betreuung und Behandlung belassen mit bisher nur zu ahnenden, nicht wiedergutzumachenden Folgeschäden. Die in der vorliegenden Studie zusammengestellten Zahlen zum frühen Outcome und zu der Patientensituation ein Jahr nach dem SHT machen diese Probleme deutlich.

Solche Daten sind aber Voraussetzung für die Analyse der bestehenden Strukturen und Prozessabläufe im (Qualitäts)Management von Prävention, akutmedizinischer Behandlung und so genannter holistischer, also ganzheitlicher, funktioneller Neurorehabilitation nach SHV mit dem Ziel der funktionellen Wiederherstellung von Körperschäden und posttraumatischen Hirnleistungsstörungen als Voraussetzung der angestrebten sozialen Wiedereingliederung und einer für alle Betroffenen akzeptablen Lebensqualität des Verunfallten.

Die hier vorgestellte Studie hilft anhand gesicherter Daten, Fragen zur Epidemiologie und zum Qualitätsmanagement von Patienten zu beantworten, die am Beginn des neuen Jahrtausends wegen einer akuten Schädel-Hirn-Verletzung in ein Krankenhaus eingewiesen und dort nach den Regeln der Kunst untersucht, diagnostiziert, ärztlich beraten und behandelt wurden. Hierbei wurden die Versorgungsabläufe im Einzelnen analysiert und die Effizienz der bestehenden, gesetzlich vorgeschriebenen Unfallverhütungsmaßnahmen ebenso wie die besonderen Vorzüge des deutschen Unfallrettungssystems und der strukturellen, krankenhausmedizinischen, flächendeckenden Versorgung von Hirnverletzten in den betrachteten repräsentativen Regionen deutlich. Gleiches gilt für die Bereiche der neurochirurgischen Frührehabilitation sowie für die subakute Neurorehabilitation.

Unklar hingegen bleiben weiterhin die Behandlung und die Verläufe für die überwiegende Mehrzahl der nach primärer, notfallmäßiger Krankenhausbehandlung unmittelbar in die ambulante Betreuung nach Hause entlassenen Unfallopfer.

Schon in den ersten Überlegungen wurde klar, dass eine bundesweite Studie zur Beantwortung dieser Fragen organisatorisch nicht durchführbar und nicht finanzierbar ist. Es wurde deshalb versucht, in zwei definierten Regionen eine repräsentative Analyse durchzuführen (siehe Kapitel 3 „Methodik").

Berücksichtigt wurden alle Patienten, die eine akute Kopfverletzung angaben, ICD-10-Diagnoseschlüssel S02–S09, und mindestens zwei der nachfolgenden Krankheitssymptome aufwiesen:

Benommenheit oder Erbrechen, retrograde oder anterograde Amnesie, jede Veränderung der Bewusstseinslage, eine röntgenologisch gesicherte Schädelfraktur, fokale neurologische Funktionsstörungen. Hiernach wurden insgesamt 6873 Patienten im einjährigen Untersuchungszeitraum komplett dokumentiert und in die Studie aufgenommen.

Epidemiologie

- Aus der Zahl der insgesamt ermittelten SHV (siehe 6.1.1) errechnet sich eine Inzidenz von 332 pro 100 000 Einwohner. Diese entspricht etwa den Daten von *Meyer* und *Wiechers* von 1993 (123) mit 300,19 SHV pro 100 000 mit 4,2 % schweren SHV und ziemlich exakt den Angaben aus dem Jahr 1992 mit 320 pro 100 000 SHV in dem Gutachten für das Land NRW (4, 118), das die Grundlage war für die Einrichtung der neurologischen-neurochirurgischen Frührehabilitation in NRW und nachfolgend im ganzen Bundesgebiet (111, 116, 120, 121). Eine Abschätzung für die Bundesrepublik mit einer Bevölkerung von ca. 82 Millionen Einwohnern ergibt ca. 273 000 Schädel-Hirn-Verletzte pro Jahr.

- Die Schwere einer SHV, heute allgemein international mit der GCS klassifiziert, wird in der vorliegenden Studie – wie in anderen internationalen Untersuchungen gleichfalls festgestellt – jedoch nur bei 55 % bis 60 % aller SHV korrekt eingeschätzt und dokumentiert. Das ist ein unerwartetes Ergebnis, da die Initiatoren dieser Studie davon ausgegangen sind, dass die Richtlinien zur Behandlung der akuten SHV allgemein befolgt werden würden, die eine Klassifikation nach der GCS vorschreiben, zumal auch in Vorbereitung der Studie entsprechende Informationen verteilt wurden.

- Auch wenn Ärzte am Unfallort behandeln, wird die primäre Dokumentation mittels der Glasgow Coma Scale nur in 55 % aller SHV erhoben. Damit musste das Patientenkontingent für die schweregrad-korrelierte – international vergleichbaren – Auswertungen um den nicht erfassten Patientenanteil reduziert werden. Hiernach ergaben sich die nachfolgenden (erwarteten) Schweregradverteilun-

gen während der initialen Notfallversorgung in der Akutklinik:

  – 90,9 % (302/100 000) leichte Schädel-Hirn-Verletzungen

  – 3,9 % (13/100 000) mittlerschwere Schädel-Hirn-Verletzungen

  – 5,2 % (17/100 000) schwere Schädel-Hirn-Verletzungen.

- Bezüglich Epidemiologie und (Qualitäts)Management von Schädelverletzungen bestehen allgemein keine statistisch signifikanten Unterschiede zwischen den beiden Studienregionen (Hannover und Münster), abgesehen von einigen erwarteten, charakteristischen Einzeldaten zur Frührehabilitation, die das Konzept der neurochirurgischen Frührehabilitation nach SHV belegen.

- Die Geschlechterverteilung zeigt deutlicher als in internationalen Statistiken eine zahlenmäßige Annäherung der weiblichen Verunfallten mit 41,6 % an die männlichen mit 58,4 %.

- Eine weitere Auffälligkeit ist der hohe Anteil von Kindern unter 16 Jahren mit 28 %.

Unfalltyp

- Nur 15,0 % der Schädel-Hirn-Verletzungen sind Arbeitsunfälle (inklusive Schulunfälle). Diese treten in der Tat häufiger am Montag (19,1 %) als am Freitag (13,6 %) auf.

- Hauptursache der Schädel-Hirn-Verletzungen ist im Gegensatz zu fast allen anderen Ländern nicht mehr der Verkehrsunfall mit 26,4 %, sondern mit 52,5 % der Sturz.

- 73,1 % aller Verletzten weisen zusätzliche Verletzungen auf; erwartungsgemäß in der Mehrzahl Gesichtsschädelverletzungen.

(Akut)Versorgung

- Während alle Leitlinien die frühzeitige Intubation bewusstloser Patienten am Unfallort bei schweren Traumen empfehlen, wird eine Intubation in dieser Untersuchung nur bei der Hälfte aller in Frage kommenden Patienten durchgeführt.

- Immerhin 37,1 % aller Patienten gelangen mit Arztbegleitung (Hubschrauber oder Notarztwagen) in die Klinik.

- Nur in 0,2 % aller Fälle waren Kliniken gezwungen, die Notaufnahme abzulehnen. Der immer wieder beklagte Intensivbetten-Notstand lässt sich so nicht abbilden.

- Nahezu ein Viertel (23 %) der 6783 Patienten mit akuter SHV können im Anschluss an die ambulante Versorgung aus dem Krankenhaus sofort entlassen werden.

- Die restlichen 5221 Patienten (77 %) werden stationär behandelt.

- Von den 5221 stationär versorgten SHT werden 84,1 % akut direkt auf eine Normalstation aufgenommen, während die anderen 15,9 % zuerst auf der Intensivstation behandelt werden. 1,7 % der Verletzten werden nach der ersten stationären Versorgung in ein anderes Krankenhaus verlegt. Nur 0,2 % der Patienten werden dabei nach einer Notfalloperation weiterverlegt.

- Insgesamt werden 4,4 % aller SHV notfallmäßig operativ versorgt.

- Bei 67,8 % der Schädel-Hirn-Verletzten wird ein Facharztkonsil während Primärdiagnostik und Akutbehandlung erforderlich.

- 82 % aller Patienten erhalten akut eine Schädel-Röntgenaufnahme.

- Nur bei ca. 20 % wird eine CCT (kraniale Computertomographie) durchgeführt.

- Ein Drittel der stationär behandelten Patienten (35 %) kann bereits innerhalb der ersten 24 Stunden, die Mehrheit der Patienten (~ 65 %) innerhalb der ersten drei Tage entlassen werden. Nur 18,4 % der Verunfallten verweilen länger als eine Woche im Krankenhaus. Eine Therapieempfehlung erhalten 76 % bei ihrer Entlassung aus dem Krankenhaus.

- Ungeachtet des nahezu 90 %igen Anteils von Patienten mit einem so genannten leichten SHV und einer überwiegend nur kurzen Verweildauer im Krankenhaus werden 55,1 % aller stationär versorgten Patienten bei ihrer Entlassung aus dem Krankenhaus als arbeits- bzw. schulunfähig eingestuft.

Rehabilitation

- Nur insgesamt 258 Patienten erhalten eine stationäre Rehabilitationsmaßnahme, die für die Hälfte der Patienten innerhalb der ersten zwei Wochen begonnen wird.

- Nur 258 Patienten (40 % leichte SHV), das sind weniger als 4 % aller SHV, erhalten eine stationäre Neurorehabilitation, hiervon 185 Patienten (72 % des Kollektivs) eine posttraumatische Frührehabilitation (Phase B), nach deren Abschluss 100 Patienten jedoch ohne weitere stationäre Rehabilitationsmaßnahmen entlassen werden. Diese Tatsache zeigt, dass die Notwendigkeit für eine posttraumatische Neurorehabilitation und die damit verbundenen einzigartigen Möglichkeiten und strukturellen Gegebenheiten für eine qualifizierte Frühförderung im Sinne des Gesetzgebers von den behandelnden Ärzten bisher noch nicht ausreichend erkannt sind und daher nicht wahrgenommen werden. Das betrifft nicht nur die ca. 650 mittleren und schweren, sondern auch gerade die leichten SHV im Gesamtkollektiv

- Die vorliegenden Daten zeigen die postulierten kurzen Übernahmezeiten von der Intensivstation in die Frührehabilitationseinrichtungen (57 % innerhalb der ersten zehn Tage und 95 % innerhalb der ersten drei Wochen), heimatnah und für Patienten aller Altersstufen (6,5 % jünger als 16 Jahre und 18,5 % älter als 65 Jahre), wodurch der dringend benötigte Raum auf den neurochirurgischen Intensiveinheiten geschaffen wird und zugleich auch ältere Menschen und Patienten mit nur leichter Hirnschädigung die Chance für eine Frühförderung gewährt wird, wie sie in dem Pilotprojekt der Landesregierung NRW 1992 vorgesehen war.

- Das frühe Outcome nach stationärer Rehabilitation zeigt für die Frührehabilitation ein sehr gutes Behandlungsergebnis und im Vergleich mit dem Ergebnis nach einem Jahr die erwartete Dynamik der funktionellen Erholung, sodass hier eine intensive rehabilitative Nachbehandlung über die Monate auch durchgeführt werden müsste, die tatsächlich nur bei einem kleinen Prozentsatz der bedürftigen Patienten nachweisbar ist; bei drei Apallikern, 38 Patienten mit schwersten, 63 mit mäßigen und 69 SHT-Patienten mit minimalen oder keinen klinisch nach der GOS fassbaren Behinderungen. Anzumerken ist hierbei das allgemeine Fehlen mental-kognitiver und verhaltensneurologisch qualifizierter Einschätzung im Krankheitsverlauf.

– Für Deutschland und Europa wird in der Literatur die jährliche Inzidenz für das posttraumatische apallische Syndrom mit 0,5 bis 2 pro 100 000 Einwohner angegeben (27). Die strukturellen Voraussetzungen für eine optimale Behandlung auch dieser schwerst hirngeschädigten Patienten sind in der Bundesrepublik Deutschland gegeben.

– Abschließend ist festzustellen, dass die zur neurologisch-neurochirurgischen Frührehabilitation erhobenen Daten bezüglich Struktur-, Prozess- und Ergebnisqualität unter den von uns gewählten unterschiedlichen Aspekten in jeder Beziehung den Vorgaben der Arbeitsgemeinschaft entsprechen und die Richtigkeit des Konzeptes bestätigen (120, 146). Darüber hinaus werden die Vorzüge deutlich, die eine Intensivbehandlung in einer neurochirurgischen Frührehabilitation bietet, die, eingebunden in eine neurochirurgische Klinik an einem Krankenhaus der Maximalversorgung, sämtliche Möglichkeiten zur Mitbehandlung der häufig diagnostizierten Mehrfachverletzungen und Sekundärkomplikationen bietet im Vergleich mit einer wohnortfernen Rehabilitation in entsprechenden Spezialkliniken oder Abteilungen ohne Möglichkeit inter- bzw. multidisziplinärer Mitbehandlung.

– Knapp 1 % aller Patienten verstirbt an den Folgen des SHT, von ihnen 63,6 % innerhalb der ersten 24 Stunden.

Langzeitergebnisse (Nachbefragung ein Jahr nach dem Unfall)

– Ein Jahr nach dem Unfall – die Patienten werden schriftlich und bei Nichtantwort telefonisch mit einem Fragebogen zum Befinden befragt – kann für 4307 schädelhirnverletzte

Patienten (63,5 %) eine Aussage zum subjektiven Beschwerdebild erfasst werden.

– Ein Jahr nach dem Unfall geben 94 % der Patienten an, in Schule oder Beruf so zurecht zu kommen, wie vor dem Unfall. Andererseits erhalten aber noch ca. 45 % aller Befragten wegen der Unfallfolgen im ersten Jahr nach dem Unfall ärztliche Behandlung.

– Über die tatsächlich wiedererreichte Lebensqualität nach SHV sagen unsere Angaben jedoch wenig aus. Das erfordert vielmehr ein ausschließlich auf die SHV abgestimmtes Einschätzungsverfahren wie z. B. QOLIBRI, ein Messinstrument für die Lebensqualität nach Hirntrauma (**Q**uality **of L**ife after **B**rain **I**njury), das inzwischen weltweit in mehrere Sprachen übersetzt, auch in Deutsch, zur Verfügung steht und erstmals die Lebensqualität aus der Perspektive des Patienten in allen wichtigen Bereichen erfasst (100).

Ressourcen/Kosten

– Dies verursacht ca. 200 000 nicht planbare stationäre Aufnahmen und Bedarf an ca. 30 000 Intensivbehandlungsplätzen sowie 20 Betten pro einer Million Einwohner für die neurochirurgische/neurologische Frührehabilitation. Dabei können ca. 220 000 Röntgenaufnahmen und 50 000 notfallmäßige CT-Aufnahmen zur Diagnostik über 24 Stunden an sieben Tage der Woche angefordert werden.

– Hochgerechnet versterben in Deutschland mehr als 2700 Patienten an den Folgen einer Schädel-Hirn-Verletzung im Krankenhaus. Mindestens die gleiche Anzahl der Patienten verstirbt unmittelbar nach dem Unfall noch vor der Einlieferung.

– Die geschätzten Gesamtkosten zur (Qualitäts)Versorgung der Schädel-Hirn-Verletzten in Deutschland und den nachfolgenden indirekten Kosten belaufen sich für die Gesellschaft jährlich auf ca. 2,5 Milliarden Euro.

Positive Veränderungen dieser noch immer erschreckenden Zahlen werden sich nur ergeben, wenn in Präventionsmaßnahmen investiert wird, die Ausbildung medizinischen Personals weiter verbessert wird und die Behandlungsregime standardisiert werden. Freiwillige und gesetzliche Qualitätssicherungsmaßnahmen als Ergänzung zu einem prozessorientierten Qualitätsmanagement (einrichtungs- und sektorenübergreifend) sind unerlässliche Hilfen zur Verbesserung des Versorgungsmanagements auch und gerade bei Schädel-Hirn-Verletzten aller Schweregrade.

Es wird aber im Hinblick auf die gesellschaftlichen Kosten und den individuellen Heilungserfolg (= Lebensqualität der Hirnverletzten) notwendig sein, alle Möglichkeiten für eine holistische Neurorehabilitation, die eigentlich bereits am Unfallort beginnen sollte, auszunutzen und zugleich die diesem Behandlungsziel entgegenlaufenden Partikularinteressen der Kostenträger zurückzustellen, um in der Zukunft gemeinsam mit allen Beteiligten das hier auf den Prüfstand gestellte Gesamtkonzept zu überprüfen und den Bedürfnissen weit vorausschauend anzupassen.

Wenn diese Studie mit den in ihr gesammelten und vorgestellten Daten zu einer solchen konzertierten Aktion und weiterer Verbesserung der Prävention, Behandlung und sozialen Wiedereingliederung von Hirnverletzten beiträgt, haben die Projektmitglieder, die alle an dieser prospektiven, multizentrischen und kontrollierten Untersuchungsreihe über mehr als sieben Jahre beteiligt waren, ihre Aufgabe erfüllt, das funktionelle Outcome der Patienten nach akuten Schädel-Hirn-Verletzungen weiter zu verbessern.

8   Abkürzungsverzeichnis

AANS	American Association of Neurosurgeons
AG	Arbeitsgemeinschaft
ARDS	Acute Resperatory Distress Syndrome (Atemnotsyndrom)
AWMF	Arbeitsgemeinschaft Wissenschaftlicher Medizinischer Fachgesellschaften
BAR	Bundesarbeitsgemeinschaft medizinisch beruflicher Rehabilitationseinrichtungen
BDH	Bundesverband für Rehabilitation und Interessenvertretung Behinderter e.V.
BG-Fall	Fall nach dem Berufsgenossenschaftlichen Verfahren
CCT	Craniale Computertomographie
CDC	Centers for Disease Control and Prevention
CT	Computertomographie
DGNKN	Deutsche Gesellschaft für Neurotraumatologie und klinische Neurorehabilitation
DGNR	Deutsche Gesellschaft für Neurologische Rehabilitation
DIVI	Deutsche Interdisziplinäre Vereinigung für Intensivmedizin
DRS	Disability Rating Scale
EBIC	European Brain Injury Consortium
EbM	Evidence-based Medicine
EEG	Elektro-Enzephalographie/Enzephalogramm
EFNS	European Federation of Neurological Societies
eGK	Elektronische Gesundheitskarte
FIM	Funktionaler Selbstständigkeitsindex
FOT	Fazio-orale Therapie
FRBI	Frühreha-Barthel-Index
GCS	Glasgow Coma Scale
GKS	Glasgow-Koma-Skala
GKV	Gesetzliche Krankenversicherung
GOS	Glasgow-Outcome-Skala
HNO	Hals-Nasen-Ohren
ICD	International Statistical Classification of Diseases and Related Health Problems

ICD-8	International Statistical Classification of Diseases and Related Health Problems Version 8
ICD-9	International Statistical Classification of Diseases and Related Health Problems Version 9
ICD-10	International Statistical Classification of Diseases and Related Health Problems Version 10
ISS	Injury Severity Score
IT	Informationstechnologie
J18.9	Pneumonie, nicht näher bezeichnet (ICD-Codierung)
J46.9	Status asthmaticus (ICD-Codierung)
KRS	Koma-Remissions-Skala
KTW	Krankentransportwagen
LKW	Lastkraftwagen
MAGS	Ministerium für Arbeit, Gesundheit und Soziales (in NRW)
MRT	Magnetresonanztomographie
NAW	Notarztwagen
NEF	Notarzteinsatzfahrzeug
NMR	Nukleare Magnetresonanz (Spektrographie)
NNFR	Neurologisch-neurochirurgische Frührehabilitation
NRW	Nordrhein-Westfalen
PEG	Perkutane endoskopische Gastrostomie
PKW	Personenkraftwagen
PTS	Polytraumaschlüssel
QOLIBRI	Quality of Life after Brain Injury (Messinstrument für die Lebensqualität nach Schädel-Hirn-Trauma)
REA	Reanimation
RTH	Rettungshubschrauber
RTS	Revised Trauma Score
RTW	Rettungswagen
SGR	Berechneter SHT-Schweregrad
SHT	Schädel-Hirn-Trauma
SHV	Schädel-Hirn-Verletzung
SUVA	Schweizerische Unfallversicherungsanstalt
VESKA	Vereinigte Schweizerische Krankenhäuser
VDR	Verband der Rehabilitationseinrichtungen
VS	Vegetative State
ZNS	Zentrales Nervensystem

9 Literatur

1 Cortbus F, Steudel W I (2002) Epidemiology of head injuries in Germany. In: Potapov A, Likhterman L, von Wild KRH (eds) Neurotrauma. The N. N. Burdenko Neurosurgery Institute, Moscow, pp 69–82

2 Steudel WI, Cortbus F, Schwerdtfeger K (2005) Epidemiology and prevention of fatal head injuries in Germany – trends and the impact of the reunification. Acta Neurochir 147: 231

3 Kirchberger S, Wingenfeld K. Gutachten zur Versorgung von Patienten mit schweren Schädel-Hirn-Verletzungen in nordrhein-westfälischen Krankenhäusern.

4 Janzik H-H, von Wild K, Hömberg V (1992) Gutachten zu den Standards der neurologischen Rehabilitation und unter besonderer Berücksichtigung der Frührehabilitation und der Nachsorge und Verwirklichungs-Möglichkeiten im bestehenden Versicherungssystem. In: MAGS (ed) Hilfen zur Versorgung Schädel-Hirn-Verletzter. Partner Druck, Ahlen

5 Neugebauer E et al (1994) Scoring systems – to what purpose? Unfallchirurg 97: 172–176

6 Öestern et al (1994) Comparison of different trauma scoring systems – a review. Unfallchirurg 97: 177–184

7 Voss A, Gobiet W, von Wild K et al (2003) Frührehabilitation, Rehabilitation von Kindern und Jugendlichen. In: von Wild K (ed) Spektrum der Neurorehabilitation. Zuckschwerdt, München Wien New York, pp 112–120

8 Jenny Berg (2004) Economic evidence in trauma: a review. Eur J Health Econom (suppl 1): 84–91

9 Murray GD, Teasdale GM, Braakman R et al on behalf of the European Brain Injury Consortium (1999) The European Brain Injury Consortium Survey of Head Injuries. Acta Neurochir 141: 223–236

10 Brain Trauma Foundation, Inc. (ed) (1995) Guidelines for the Management of Severe Head Injury. A joint initiative of the American Association of Neurological Surgeons and the Brain Trauma Foundation.

11 Miller JD (1993) Head injury. J Neurol Neurosurg Psychiatr 56 (5): 440–447

12 Wenzlaff P (2002) Vorteile der Zusammenführung peri- und neonataler Daten. Vortrag 20. Münchner Konferenz für Qualitätssicherung in Geburtshilfe – Neonatologie – operativer Gynäkologie.

13 Sens B (2004) Gesundheitspolitische Aspekte flächendeckender medizinischer Qualitätssicherungsverfahren am Beispiel der Niedersächsischen Perinatal- und Neonatalerhebung: Sehr kleine Frühgeborene. Dissertation

14 Teasdale G, Jennett B (1974) Assessment of coma and impaired consciousness: practical scale. Lancet 2: 81–84

15 Baker SP, Fowler C, Li GH, Warner M, Dannenberg Al (1994) Head-injuries incurred by children and young adults during informal recreation. Am J Public Health 84 (4): 649–652

16 Hall K, Cope DN, Rappaport M (1985) Glasgow Outcome Scale and Disability Rating Scale – comparative usefulness in following recovery in traumatic head-injury. Arch Physical Med Rehab 66 (1): 35–37

17 Fleming JM, Maas F (1994) Prognosis of rehabilitation outcome in head-injury using the Disability Rating Scale. Arch Physical Med Rehab 75(2): 156–163

18 Sens B, Rauskolb R (1997) Qualitätssicherung in der Geburtshilfe nach Einführung von Fallpauschalen – Anforderungen und neue Perspektiven. Geburtsh Frauenheilk 57: M123–M1227

19 Sens B (1996) Qualitätssicherung in der Neonatologie – „alter Hut" oder zukunftsträchtiges Modell? Pädiatrie 6: 469–475

20 Wenzlaff P (2003) Zehn-Jahres-Rückblick auf die Qualitätsziele der Niedersächsischen Perinatal- und Neonatalerhebung. Nieders Ärztebl 4: 21–22

21 Stern M, Sens B, Wiedemann B, Busse O, Damm G, Wenzlaff P (2004) Qualitätssicherung Mukoviszidose. Überblick über den Gesundheitszustand der Patienten in Deutschland 2003 und 2004. Mukoviszidose e.V, Bonn und Zentrum für

Qualität und Management im Gesundheitswesen, Hannover

22 von Wild K, Gerstenbrand F and the Task Force members (2006) EFNS Guidelines on Quality Management of Apallic Syndrome/Vegetative State. Report of an EFNS Task Force on Quality Management of Apallic Syndrome (Vegetative State). Eur J Neurology: eingereicht

23 Shewmon DA (2004) A critical analysis of conceptual domains of the vegetative state: Sorting fact from fancy. NeuroRehab 19: 343–347

24 Wilson B, Gracey F, Bainbridge K (2001) Cognitive recovery from "persistent vegetative state": Psychological and personal perspectives. Brain Injury 15: 1083–1092

25 Jennett B (1999) Personal communication

26 Jennett B (2002) The vegetative state – medical facts, ethical and legal dilemmas. Cambridge University Press, Cambridge, UK

27 Stepan Ch, Haidiger G, Binder H (2004) Problems of clinical assessment of patients with apallic syndrome/vegetative state represented by rehabilitation scores – a survey. J Neurol Neurochir Psychiatr 5 (3): 14–22

28 Winslade W (1998) Confronting traumatic brain injury: devastation, hope, and healing. Yale University Press

29 CDC (2003) Traumatic Brain injury in the United States: A Report to Congress. www.cdc.gov/doc. do/id/0900f3ec800101e6.

30 Durkin MS, Olsen S, Barlow B et al (1998) The epidemiology of urban pediatric neurological trauma: evaluation of, and implications for, injury prevention programs. Neurosurgery 42: 300–310

31 Zhang J, Jiang J, Zhang T, Yu M, Zhu C (2001) Outcome of 2,284 cases with acute traumatic brain injury. Chin J Traumatol 4(3): 152–155

32 Chiu WT, Yeh KH, Li YH, Gan YH, Chen HY, Hung CC (1997) Traumatic brain injury register in Taiwan. Neurol Res 19: 261–264

33 Servadei F, Antonelli V et al (2002) Regional brain injury epidemiology as the basis for planning brain injury treatment. The Romagna (Italy) experience. J Neurosurg Sci 46(3–4): 111–119

34 Engberg AW, Teasdale TW (2001) Traumatic brain injury in Denmark 1979–1996. A national study of incidence and mortality. Eur J Epidemiol 17(5): 437–442

35 Andersson EH, Bjorklund R, Emanuelson I, Stahlhammer D (2003) Epidemiology of traumatic brain injury: a poulation based study in Western Sweden. Acta Neuol Scand 107(4): 256–259

36 Bouillon B, Raum M et al (1999) The incidence and outcome of severe brain trauma – design and first results of an epidemiological study in an urban area. Restor Neurol Neurosci 14(2–3): 85–92

37 Kraus JF, Black MA, Hessol et al (1984) The incidence of acute brain injury and serious impairment an a defined population. Am J Epidemiol 119: 186–201

38 Tiret L, Hausherr E, Thicoipe M et al (1990) The epidemiology of head trauma in Aquitaine (France) 1986: a community-based study of hospital admission and deaths. Int J Epidemiol 19: 133–140

39 Wirth A, Baethmann A, Schlesinger-Raab A et al (2004) Prospective documentation and analysis of the pre- and early clinical management in severe head injury in Southern Bavaria at a population based level. Acta Neurochir 89 (suppl): 119–123

40 Schootman M, Fuortes LJ (2000) Ambulatory care for traumatic brain injuries in the US, 1995–1997. Brain Injury 14(4): 373–381

41 Jager TE, Weiss HB, Coben JH, Pepe PE (2000) Traumatic brain injuries elevated in U.S. emergency departments, 1992–1994. Acad Emerg Med 7(2): 134–140

42 Santos ME, De Sousa L, Castro-Caldas A (2003) (In Process Citation) Acta Med Port 16(2): 71–76

43 Langlois JA, Kegler SR, Butler JA, Gotsch KE, Johnson RL, Reichard AA, Webb KW, Coronado VG, Selassie AW, Thurman DJ (2003) Traumatic brain injury-related hospital discharges. Results from a 14-state surveillance system, 1997. MMWR Surveill Summ 52(4): 1–20

44 Nell V, Brown DS (1991) Epidemiology of traumatic brain injury in Johannesburg-II. Morbidity, mortality and etiology. Soc Sci Med 33(3): 289–296

45 Hillier SL, Hiller JE, Metzer J (1997) Epidemiology of traumatic brain injury in South Australia. Brain Injury 11(9): 649–659

46 Rowley G, Fielding K (1991) Reliability and accuracy of the Glasgow Coma Scale with experienced and inexperienced users. Comment. Lancet 337 (8748): 1042–1043

47 Braakman R, Avezaat CJ, Maas AI, Roel M, Schouten HJ (1977) Interobserver agreement in the assessment of the motor response of the Glasgow "coma" scale. Clin Neurol Neurosurg 80 (2): 100–106

48 Marshall LF, Gautille T, Klauber MR et al (1991) The outcome of severe closed head injury. J Neurosurg 75: S28

49 Marion DW, Carlier PM (1994) Problems with initial Glasgow Coma Scale asssessment caused by prehospital treatment of patients with head injuries: results of a national survey. J Trauma 36 (1): 89–95

50 Masson F, Thicoipe M et al (2001) Epidemiology of severe brain injuries: a prospective population-based study. J Trauma 51(3): 481–489

51 Narayan RK, Michel ME and the Clinical Trials in Head Injury Study Group (2002) Clinical trial in head injury. J Neurotrauma 19(5): 503–557

52 Bruns J Jr, Hauser W A (2003) The epidemiology of traumatic brain injury: A review. Epilepsia 44 (suppl 10): 2–10

53 Mosenthal AC, Lavery RF, Addis M, Kaul S, Ross S, Marburger R, Deitch EA, Livingston DH (2002) Isolated traumatic brain injury: age is an independent predictor of mortality and early outcome. J Trauma 52(5): 907–911

54 Hukkelhoven CW, Steyerberg EW, Rampen AJ, Farace E, Habbema JD, Marshall LF, Murray GD, Maas Al (2003) Patient age and outcome following severe traumatic brain injury: an analysis of 5600 patients. J Neurosurg 99(4): 666–673

55 Baldo V, Marcolongo A et al (2003) Epidemiological aspect of traumatic brain injury in Northeast Italy. Eur J Epidemiol 18(11): 1059–1063

56 Cunningham RM, Maio RF, Hill EM, Zink BJ (2002) The effects of alcohol on head injury in the motor vehicle crash victim. Alcohol 37 (3): 236–240

57 Spain DA, Mellvoy LH, Fix SE, Carillo EH, Boaz PW, Harping JE, Raque GH, Miller FB (1998) Effect of a clinical pathway for severe traumatic brain injury on resource utilisation. J Trauma 45: 101–104

58 von Wild KRH (1999) Was ist gesichert in der Neurotraumatologie? Acta Chir Austriaca 31 (suppl 156): 23–27

59 Kwasny O, Trimmel H, Fialka Ch, Kemetzhofer P (1998) Leitlinien zur Primärversorgung von Patienten mit Schädelhirntraumen. Derzeitiger Stand der Therapie in Österreich anhand des Patientengutes der Christopherushubschrauber. Chirurgie 2: 23–28

60 Voss A, von Wild K et al (1993) Empfehlungen der Arbeitsgemeinschaft Neurologische-Neurochirurgische Frührehabilitation (1993) Bundesarbeitsgemeinschaft medizinisch-beruflicher Rehabilitations-Zentren, Heft II. Bonn

61 Leitlinien zur Primärversorgung von Patienten mit Schädel-Hirn-Trauma (Sektion Traumatologie und neurochirurgische Intensivtherapie der Deutschen Gesellschaft für Neurochirurgie, Wissenschaftlicher Arbeitskreis Neuroanästhesie der Deutschen Gesellschaft für Anästhesiologie und Intensivmedizin, 1997)

62 Klinischer Algorithmus der Behandlung des Schädel-Hirn-Traumas durch die Deutsche Gesellschaft für Neurochirurgie (AWMF-Online-Leitlinie Neurochirurgie Schädel-Hirn-Trauma). www.uni-duesseldorf.de/WWW/AWMF/ II/nchir001

63 Empfehlungen zur (Erst)Versorgung der polytraumatisierten Patienten mit Schädel-Hirn-Verletzung (Arbeitsgemeinschaft Intensivmedizin/ Neurotraumatologie der Deutschen Gesellschaft für Neurochirurgie, Wissenschaftlicher Arbeitskreis Neuroanästhesie der Deutschen Gesellschaft für Anästhesiologie und Intensivmedizin,

Sektion Rettungswesen der Deutschen Interdisziplinären Vereinigung für Intensiv- und Notfallmedizin, Deutsche Gesellschaft für Unfallchirurgie, Deutsche Gesellschaft für Chirurgie, Fachgesellschaften für Ophthalmologie, Urologie, Hals-Nasen-Ohren-Heilkunde und Mund-, Kiefer- und Gesichtschirurgie, 1997

64 Maas AIR, Dearden M, Teasdale GM et al on behalf of the European Brain Injury Consortium (1997) EBIC-Guidelines for Management of Severe Head Injury in Adults. Acta Neurochir 139: 286–294

65 AANS (2000) Management and prognosis of severe traumatic brain injury. J Neurotrauma 17: 449–597; www.braintrauma.org/index

66 Singbartl G (1985) Relevance of preclinical emergency care for patients with severe head injury. Anästhesiol Intensivther Notfallmed 20 (5): 251–260

67 Winchell RJ, Hoyt D B (1997) Endotracheal intubation in the field improves survival in patients with severe head injury. Trauma Research and Education Foundation of San Diego. Arch Surg 132(6): 592–597

68 Trentz O (2004) Spezielle Aspekte der Diagnostik und Therapieplanung. In: Rüter A, Trentz O, Wagner M (eds) Unfallchirurgie, 2. Aufl. Urban & Fischer, München Jena, pp 23 ff

69 Thomas SH, Orf J et al (2002) Hyperventilation in traumatic brain inury patients: inconsistency between consensus and clinical practice. J Trauma 52: 47–52

70 Hesdorffer DC, Ghajar J, Ianoco L (2002) Predictors of compliance with evidence-based guidelines for traumatic brain injury: a survey of United States trauma centers. J Trauma 52: 1202–1209

71 Dolce G, Sazbon L (2002) The post-traumatic vegetative state. Thieme, Stuttgart New York

72 Andrews K (1996) International Working Party on the Management of the Vegetative State: Summary Report. Brain Injury 10(11): 797–806

73 Siegrist et al (2001) Verletzungen und deren Folgen – Prävention als ärztliche Aufgabe. In: Texte und Materialien der Bundesärztekammer zur Fortbildung und Weiterbildung. Bd. 23, 1. Aufl.

74 Bellach BM (1999) Der Bundesgesundheitssurvey 1998 – Erfahrungen, Ergebnisse, Perspektiven. Editorial. Gesundheitswesen, Sonderheft 2: 55–222

75 Henter A (1995) Heim- und Freizeitunfälle in Deutschland. Schriftenreihe der Bundesanstalt für Arbeitsschutz, Dortmund, Sonderschriften S 29 und S 39

76 Schlude I, Zeifang K (1998) Untersuchungen von Geräteunfällen in Heim und Freizeit, Schriftenreihe der Bundesanstalt für Arbeitsschutz und Arbeitsmedizin, Dortmund/Berlin, Sonderschrift S 51

77 Casper W (2000) Verletzungen und Vergiftungen. Ergebnisse aus dem Bundesgesundheitssurvey 1998. Bundesgesundheitsblatt 6: 407–414

78 Statistisches Bundesamt Deutschland, http://www.destatis.de

79 Hubacher M (1994) Das Unfallgeschehen bei Kindern im Alter von 0–16 Jahren. Schweizerische Beratungsstelle für Unfallverhütung, bfu, Bern, Report 24

80 MacPershon A, Robert I, Pless IB (1998) Children's exposure to traffic and pedestrian injuries. Am J Public Health 88: 1840–1845

81 Schulze H (1999) Lebensstil, Freizeitstil und Verkehrsverhalten 18- bis 34-jähriger Verkehrsteilnehmer. Bundesanstalt für Straßenwesen, BASt. Berichte der Bundesanstalt für Straßenwesen, Unterreihe „Mensch und Sicherheit", Heft M 103

82 Rivara FP, Thompson RS (2000) Bicycle helmets: it's time to use them. Br Med J 321: 1035–1036

83 Thompson DC, Rivara FP, Thompson RS (1996) Effectiveness of bicycle safety helmets in preventing head injuries – a case control study. JAMA: 276(24): 1968–1973

84 Zenter J, Franken H, Lobbecke G (1998) Head injuries from bicycle accidents. Clin Neurol Neurosurg 98(4): 281–285

85 Anonymus (1971) Severity I. Rating the severity of tissue damage I. The abbreviated scale. JAMA 215: 277–280

86 Anonymus (1972) Severity II. Rating the severity II. The comprehensive scale. JAMA 220: 717–720

87 Lechleuthner A, Emerman C et al (1994) Evolution of rescue systems: a comparison between Cologne and Cleveland. Prehospital Disaster Med 9(3): 193–197

88 Mac Nicholl BP (1994) The golden hour and prehospital trauma care. Injury 25(4): 251–254

89 Schmidt U, Frame SB et al (1992) On-scene helicopter transport of patients with multiple injuries – comparison of a German and an American system. J Trauma 33(4): 548–53; discussion 553–555

90 Baxt W G, Moody P (1987) The impact of advanced prehospital emergency care on the mortality of severely brain-injured patients. J Trauma 27(4): 365–369

91 Stocchetti N, Furlan A, Volta F (1996) Hypoxemia and arterial hypotension at the accident scene in head injury. J Trauma 40: 764–767

92 Piek J. (2002) Decompressive surgery in the treatment of traumatic brain injury. Curr Opin Crit Care 8(2): 134–138

93 The Brain Trauma Foundation. The American Association of Neurological Surgeons. The Joint Section on Neurotrauma and Critical Care (2000) Resuscitation of blood pressure and oxygenation. J Neurotrauma 17(6–7): 471–478

94 Gurkin SA, Parikshak M, Kralovich KA, Horst HM, Agarwal V, Payne N (2002) Indicators for tracheostomy in patients with traumatic brain injury. Am Surg 68(4): 324–328; discussion 328–329

95 Chesnut RM, Marshall SB, Piek J, Blunt BA, Klauber MR, Marshall LF (1993) Early and late systemic hypotension as a frequent and fundamental source of cerebral ischemia following severe brain injury in the Traumatic Coma Data Bank. Acta Neurochir 59 (suppl): 121–125

96 zitiert aus: Total quality management (1994) Vorstand des Klinikums der Rupprecht-Karls-Universität Heidelberg (eds)

97 von Wild K (1999) Neurotraumatologische Frührehabilitation (mit ausführlicher Literatur). In: Frommelt P, Grötzbach H (eds) Neuro-Rehabilitation. Blackwell, Berlin Wien, pp 419 –434

98 Ortega-Suhrkamp E, von Wild KRH (2002) Standards of neurological-neurosurgical rehabilitation. In: von Wild KRH (ed) Functional rehabilitation in neurosurgery and neurotraumatology. Acta Neurochir (suppl 79): 11–19

99 Bond MR, Jennett WB, Brooks DN, McKinlay (1979) The nature of physical, mental and social deficits contributing to the categories of good recovery, moderate and severe disability in the Glasgow Global Outcome Scale. Acta Neurochir (suppl 28): 126–127

100 von Steinbüchel N et al (2005) Health related quality of life following traumatic brain injury (QUOLIBRI). Acta Neurochir (suppl 93)

101 von Wild KRH (2000) Perioperative management of severe head injuries in adults. Chapter 4. In: Schmidek H (ed) Schmidek & Sweet operative neurosurgical techniques: Indications, methods, and results, 4th ed. Saunders, Philadelphia, pp 45–60

102 Foerster O (1936) Übungstherapie. In: Bumke O, Foerster O (eds) Handbuch der Neurologie, Bd 8. Springer, Berlin Heidelberg New York, pp 316–414

103 Goldstein K (1919) Die Behandlung, Fürsorge und Begutachtung der Hirnverletzten. FCW Vogel, Leipzig

104 Schürmann K (1968) In: Schriftenreihe Arbeitsmedizin, Sozialmedizin, Arbeitshygiene, Bd 26. Gentner, Stuttgart, pp 519– 526

105 World Congress for Rehabilitation 1986, Postgraduate Course on Head Injury Rehabilitation, Session 1, Manila, Phillipines, 21.02.1986: Developing interagency cooperation for long term care of the traumatic brain injured by Larry Cervelli, O.T.R. Program Director, Head Injury Centre, Pioneer Valley Northamton, Mass. USA; Diagnostic and management issues in coma and the persistent vegetative state by Sheldon Berrol, M.D. Chief, Rehabilitation Medicine Services, San Francisco General Hospital, Professor for Physical Medicine and Rehabilitation, University of California School of Medicine, San Francisco, USA; Effect of centrally acting drugs on the acute traumatically

brain injured by Klaus von Wild, M.D.-Ph.D, Head Neurosurgical Department Clemenshospital, Medical Faculty University of Münster, Münster, Germany; Multifactorial analysis of factors influencing vocational outcome of craniocerebral injured patients by Zeev Groswasser, M-.D.PhD, Chief, Head Injury Services, Louwenstein Hospital Rehabilitation Centre, Tel Aviv University Medical School, Tel Aviv, Israel

106 Christensen A-L, Uzzell B P (eds) (1987) Neuro-psychological rehabilitation, proceedings of the Conference on Rehabilitation of Brain Damaged People: Current knowledge and future directions. Copenhagen, June 15–16, 1987. Kluwer Academic Publishers, Boston

107 Christensen A-L, Uzzell B P (2000) International handbook of neuropsychological rehabilitation. Kluwer Academic/Plenum Publishers, New York

108 Prigatano GP, Schacter DL (1991) Awareness of deficit after brain injury: clinical and theoretical issues. Oxford University Press, New York

109 Pittrich W, Brune G, von Wild K, Bauer F (1990) Medizinische Rehabilitation neurologischer Störungen. Modell einer geplanten Kooperation zwischen Universität und Versorgungskrankenhaus. In: von Wild K, Janzik HH (eds) Neurologische Frührehabilitation. Zuckschwerdt, München Wien New York, p 296

110 Voss A, von Wild KRH, Prosiegel M (2000) Qualitätsmanagement in der neurologischen und neurochirurgischen Frührehabilitation. Zuckschwerdt, München Wien New York

111 Niggemann S (1993) Neurologische Frührehabilitation. In: von Wild K (ed) Spektrum der Neurorehabilitation. Zuckschwerdt, München Wien New York, pp 287–292

112 von Wild KRH (2001) New development in neurorehabilitation – the neurosurgeon's experience and results. In: The Society for Treatment of Coma Volume 10. Horie T, Kanno T (eds) Neuron Publishing Co Ltd., Tokyo, pp 3 –23

113 von Wild KRH (2002) Neuro-Rehabilitation – a challenge for neurosurgeons in the 21st century. Concepts and visions of the WFNS committee on neurosurgical rehabilitation. In: von Wild KRH (ed) Functional rehabilitation in neurosurgery and neurotraumatology. Acta Neurochir (suppl 79): 3 –23

114 Kemper B, von Wild K (2002) Requirements of team effectiveness in neurosurgical rehabilitation. In: von Wild KRH (ed) Functional rehabilitation in neurosurgery and Neurotraumatology. Acta Neurochir (suppl 79): 37–39

115 Kemper B, von Wild K (1999) Neuropsychologische Aspekte in der Frührehabilitation schädelhirnverletzter Patienten. In: P Frommelt, H Grötzbach (eds) Neuro-Rehabilitation. Blackwell Wissenschafts-Verlag, Berlin Wien, pp 434–439

116 Beiträge von Janzik HH, p 283, Voß K, pp 284, Wille G pp 288, Pittrich W et al, pp 296, aus Kapitel IX: Versicherungs- und Sozialmedizin. In: von Wild K, Janzik HH (eds) Neurologische Frührehabilitation. Zuckschwerdt, München Wien New York

117 von Wild K, Janzik HH (eds) (1990) Neurologische Frührehabilitation. Zuckschwerdt, München Wien New York; mit weiterführenden Literaturhinweisen speziell zur Neuropsychologie bei Brooks N, pp 253 und Christensen A-L, p 257

118 Kirchberger S (1993) Probleme der Rehabilitation Schädelhirnverletzter in der Bundesrepublik Deutschland. In: von Wild K (ed) Spektrum der Neurorehabilitation. Zuckschwerdt, München Wien New York, pp 91–93

119 Prigatano GP et al (1986) Neuropsychological rehabilitation after brain injury. The Johns Hopkins University Press, Baltimore

120 Bundesarbeitsgemeinschaft medizinisch-beruflicher Rehabilitations-Zentren (ed) (1993) Phase II, Empfehlungen der Arbeitsgemeinschaft Neurologisch- Neurochirurgische Frührehabilitation, Heft 8, März 1993

121 Wullen Th, Karbe H (letztgenannter Autor ist Mitglied der AG BNNFR) (1999) Verbesserte Therapiemöglichkeiten durch neurologisch-neurochirurgische Frührehabilitation. Dt Ärztebl 96 (44): B 2264–2268

122 Ortega-Suhrkamp E (2001) Early functional outcome in isolated (TBI) and combined traumatic (CTBI) brain injury. Acta Neurochir (suppl): 31–32

123 Mayer K, Wiechers R (1993) Zur Epidemiologie der Hirnverletzungen und Hirngefäßerkrankungen. In: von Wild K (ed) Spektrum der Neurorehabilitation. Zuckschwerdt, München Wien New York, pp 87–90

124 Paehge Th, Sprenkel Th, von Wild K (2002) Vigilance enhancing effect of Botulinum toxin A (Btx A) after local application in vegetative patients with severe spasticity following traumatic brain injury (TBI). In: von Wild KRH (ed) Functional rehabilitation in neurosurgery and neurotraumatology. Acta Neurochir (suppl 79): 140

125 von Wild KRH (2003) New development of functional neurorehabilitation in neurosurgery. In: Neurosurgical re-engineering of the damaged brain and spinal cord. Acta Neurochir (suppl 87): 43–47

126 Hoffmann B, Düwecke C, von Wild KRH (2001) Neurological and social long-term outcome after early rehabilitation following traumatic brain injury. 5 year report on 240 TBI patients. Acta Neurochir (suppl 79)

127 Pagni CA, Lo Russo GM, Benna P, Paglia G, Naddeo M (1993) Posttraumatic epilepsy. In: von Wild K (ed) Spektrum der Neurorehabilitation. Zuckschwerdt, München Wien New York, pp 71–78

128 Meya F, Ritz A (1993) Antikonvulsive Therapie und Verlauf posttraumatischer Epilepsien. In: von Wild K (ed) Spektrum der Neurorehabilitation. Zuckschwerdt, München Wien New York, pp 79–83

129 Temkin NR, Haglund M, Winn H (1996) Posttraumatic seizures Chapter 42. In: Narayan RK, Wilberger JE Jr, Povlishock JT (eds) Neurotrauma. McGraw-Hill Companies Inc., New York

130 von Wild KRH, Terwey S (2001) Diagnostic confusion in mild traumatic brain injury (TBI). Lessons from clinical practice and EFNS-inquiry. Brain Injury 15 (3): 273–277

131 Hoffmann B, von Wild KRH (2001) Incidence and management of complications during posttraumatic early rehabilitation. Acta Neurochir (suppl 79)

132 Vos PE, Battistin L unter Mitarbeit von v Wild K (2002) EFNS Guideline on mild traumatic brain injury: reprort of an EFNS task force. Eur J Neurology 9: 207–219

133 Annegers JF, Kurland LT (1980) The incidence, causes, and secular trends of head trauma in Olmsted country. Neurology 30: 912–919

134 Reid S R, Roesler JS et al (2001) The epidemiology of pediatric traumatic brain injury in Minnesota. Arch Pediatr Adolesc Med 155(7): 784–789

135 Keenan HT, Runyan DK et al (2003) A population-based study of inflicted traumatic brain injury in young children. JAMA 290(5): 621–626

136 Gesundheitsberichterstattung-des-Bundes (2000). www.gbe-bund.de/cgi-express.

137 Schöffski O (2000): Einführung. In: Schöffski O, Schulenburg J-M Graf v d (eds) Gesundheitsökonomische Evaluationen, 2. Aufl. Springer, Berlin Heidelberg

138 Schulenburg JM Graf v d (2000) Die Entwicklung der Gesundheitsökonomie und ihre methodischen Ansätze. In: Schöffski O, Schulenburg J-M Graf v d (eds) Gesundheitsökonomische Evaluationen, 2. Aufl. Springer, Berlin Heidelberg

139 Kobelt D (2002) Health economics: An introduction to economic evaluation, 2nd ed. Office of Health Economics, London

140 Leidl R (2003) Der Effizienz auf der Spur: Eine Einführung in die ökonomische Evaluation. In: Schwartz FW, Badura B, Leidl R, Raspe H, Siegrist J (eds) Das Public-Health-Buch, 2. Aufl. Urban und Fischer, München Jena, pp 461–484

141 Oevretveit J (2002) Evaluation gesundheitsbezogener Interventionen. Hans Huber, Bern

142 Greiner W, Schöffski O (2000) Grundprinzipien einer Wirtschaftlichkeitsuntersuchung. In: Schöffski O, Schulenburg J-M Graf v d (eds) Gesundheitsökonomische Evaluationen, 2. Aufl. Springer, Berlin Heidelberg

143 Greiner W (2000) Die Berechnung von Kosten und Nutzen im Gesundheitswesen. In: Schöffski O, Schulenburg J-M Graf v d (eds) Gesundheitsökonomische Evaluationen, 2. Aufl. Springer, Berlin Heidelberg

144 Unterberg A, Sarrafzadeh A, Kiening K (2003) Therapie des Schädel-Hirn-Traumas. Akt Neurol 30: 59–70

145 Thomas A, Berlinghof HG, Bock KH, Lampi L (2000) Outcome-Faktoren des schweren Schädel-Hirn-Traumas. Anästhesiol Intensivmed Notfallmed Schmerzther 35: 91–97

146 Bundesarbeitsgemeinschaft für Rehabilitation (ed) Empfehlungen zur Neurologischen Rehabilitation von Patienten mit schweren und schwersten Hirnschädigungen in den Phasen B und C vom 2. November 1995. Frankfurt am Main, überarbeitete Ausgabe 1999

10 Stichwortverzeichnis

Anhang

Anhang A: Erhebungsinstrumente/Dokumentationsbögen

1 Dokumentation „Initialversorgung" (Vorderseite)

Analyse der Versorgung von Schädel-Hirn-Verletzten

Initialversorgung

Klinik-Nr. ☐ / ☐☐☐☐ ausfüllende Fach-/Abteilung ☐☐ lt. Schlüssel ABTL

Codierung ☐☐ ☐☐ ☐ ☐☐ ☐☐ ☐☐
Unfall TT MM Geschl. Geb. TT MM Initialen (Vorn./Nachn.)

Am Unfallort

01 Reanimation (ja) nein 02 Intubation (ja) nein

Patient/in _____

03 Volumensubstitution (ja) ☐☐☐ ml nein ⟨unbek.⟩

04 Bewußtseinslage
orientiert (ja) nein
getrübt (ja) nein
bewußtlos (ja) nein
narkotisiert (ja) nein

05 Extremitätenbewegung
normal (re) (li)
leicht vermindert (re) (li)
stark vermindert (re) (li)
nicht geprüft (re) (li)

06 Lichtreaktion
positiv (re) (li)
negativ (re) (li)
fraglich (re) (li)

07 Pupillen
eng (re) (li)
mittel (re) (li)
weit (re) (li)
entrundet (re) (li)

08 Neurologie auffällig ◯ unauffällig ◯ nicht geprüft ◯

09 Glasgow-Koma-Skala am Unfallort ☐ Summe Erwachsener
nicht erhoben ◯ ☐ Summe Kind

Allgemein

10 Geschlecht [M] (W) 11 Alter ☐☐ Jahre
12 Unfalldatum/-zeit ☐☐ TT ☐☐ MM ☐:☐ Uhr
13 Abfahrt Notarzt (Dt./Zt.) ☐☐ TT ☐☐ MM ☐:☐ Uhr

Einlieferung

14 Einweisungsmodus
RTH ◯
(Haus-)Arzt ◯
NEF/RTW ◯
selbst ◯
Krankentransport ◯
Sonstiges ◯

15 Gründe für die Klinikwahl
Patientenwunsch ◯
Vorgabe Rettungsleitstelle ◯
geplante Verlegung ◯
andere Klinik belegt ◯
Einweisung med. Personal ◯
Sonstiges ◯
unbekannt ◯

16 Untersuchungsbeginn ☐☐ TT ☐☐ MM ☐:☐ Uhr

In der Klinik

17 Erstversorgung in der Klinik durch die Fachrichtung
Chirurgie ◯
Kinderchirurgie ◯
Innere Medizin ◯
Pädiatrie ◯
Neurochirurgie ◯
Neurologie ◯
Urologie ◯
HNO ◯
Kieferchirurgie ◯
Sonstiges ◯

18 Trauma stumpf ◯ penetrierend ◯

19 Unfalltyp
Arbeitsunfall ◯
Verkehrsunfall ◯
Freizeitunfall ◯
häuslicher Unfall ◯

20 Unfallmechanismus ☐☐ lt. Schlüssel MECH
21 ISS ☐☐ nicht erhoben ◯
22 Akute Intoxikation mit Alkohol ◯ Drogen ◯
23 Amnesie keine ◯ anterograd ◯ retrograd ◯
Dauer Amnesie ☐☐ Std. ☐☐ Min. unbekannt ◯
24 Hypoxie (ja) nein ⟨fraglich⟩
25 Atmung spontan ◯ intubiert ◯
26 Atemtyp regelrecht ◯ auffällig ◯

27 Meßwerte keine vorhanden ◯
Kerntemperatur ☐☐,☐ °C
RR ☐☐☐ mmHg
Puls ☐☐☐ /min
Atemfrequenz ☐☐ /min
Fi O$_2$ ☐,☐☐
pO$_2$ ☐☐☐ mmHg
pCO$_2$ ☐☐☐ mmHg
Hb ☐☐,☐ g/dl
Quick ☐☐☐ %
BE ☐☐☐

28 Zusätzliche Verletzungen im Bereich
Gesichtsschädel ◯
Halswirbelsäule ◯
Wirbelsäule ◯
Thorax ◯
Abdomen ◯
Becken ◯
Extremitäten ◯
keine dieser Art ◯

29 Bewußtseinslage
orientiert (ja) nein
getrübt (ja) nein
bewußtlos (ja) nein
narkotisiert (ja) nein

30 Extremitätenbewegung
normal (re) (li)
leicht vermindert (re) (li)
stark vermindert (re) (li)
nicht geprüft (re) (li)

31 Lichtreaktion
positiv (re) (li)
negativ (re) (li)
fraglich (re) (li)

32 Pupillen
eng (re) (li)
mittel (re) (li)
weit (re) (li)
entrundet (re) (li)

33 Neurologie auffällig ◯ unauffällig ◯ nicht geprüft ◯

34 Glasgow-Koma-Skala in der Klinik ☐ Summe Erwachsener
nicht erhoben ◯ ☐ Summe Kind

35 Erstes CCT ☐☐ TT ☐☐ MM ☐:☐ Uhr nicht erhoben ◯

36 Notfall - Bildgebung
Rö Schädel ◯
Rö HWS ◯
CCT ◯
cran. MRT ◯
CT Körperstamm ◯
Sonstige ◯
keine ◯

37 Durchgeführte Konsile im Bereich
Unfallchirurgie ◯
Viszeralchirurgie ◯
Pädiatrie ◯
Neurochirurgie ◯
Neurologie ◯
Urologie ◯
HNO ◯
Kieferchirurgie ◯
Augenheilkunde ◯
Sonstiges ◯

Abschluß der Initialversorgung

38 Weiteres Vorgehen
stat. Aufn. (diese Klinik) ◯
sofort OP u. stat. Aufn. ◯
Verleg. in andere Klinik ◯
sofort OP u. anschl. Verleg. ◯
Entl. in amb. Versorgung ◯
Entl. ohne Therapiebedarf ◯

40 Arbeits-/schulunfähig durch dieses SHT (ja) nein
41 BG-Fall (ja) nein ⟨fraglich⟩
42 Patient/-in verstorben (ja) nein
Todesursache nach ICD-10 ☐☐.☐ O/G V/A/Z R/L/B

39 Akute Diagnosen ICD-10 (nach Priorität)
1. ☐☐☐☐ O/G V/A/Z R/L/B 2. ☐☐☐☐ O/G V/A/Z R/L/B
3. ☐☐☐☐ O/G V/A/Z R/L/B 4. ☐☐☐☐ O/G V/A/Z R/L/B

Todesdatum/-zeit ☐☐ TT ☐☐ MM ☐:☐ Uhr
Sterbeort ☐☐ lt. Schlüssel ORT

Dieses Blatt in separaten Projektordner heften.

Paginiernummer

Version 01/2000

© Zentrum für Qualitätsmanagement im Gesundheitswesen · Postfach 47 49 · 30047 Hannover

1 Dokumentation „Initialversorgung" (Rückseite)

Patientencodierung

Bitte tragen Sie immer die Patientenidentifikationsnummer ein. Diese ergibt sich aus der Aufzählung von:
1. Unfalltag
2. Unfallmonat (ohne Jahresangabe)
3. Geschlecht
4. Geburtstag des Patienten
5. Geburtsmonat des Patienten (ohne Jahresangabe)
6. Initialen des Patienten (erster Buchstabe des <u>ersten Vornamens</u>, erster Buchstabe des <u>ersten Nachnamens</u>, ohne Beachtung von Titeln)

Beispiel:
Frau Dora Maria van Lindmann-Müller verunfallt am 13.12.1999 und erleidet ein leichtes Schädel-Hirn-Trauma. Sie ist am 15. Februar 1965 geboren. Die Codierung lautet nun

1 3	1 2	W	1 5	0 2	D L
Unfall TT MM		Geschl.	Geb. TT MM		Initialen (Vorn./Nachn.)

Einschlußkriterien

Ein Patient mit der Angabe bzw. dem Befund einer akuten Kopfverletzung ist dann in die Studie einzuschließen, wenn

1. mindestens eines der folgenden **Symptome** zutrifft:

- Übelkeit und/oder Erbrechen
- Kopfschmerzen
- Bewußtlosigkeit mit anterograder/retrograder Amnesie
- Bewußtseinstrübung bzw. Beeinträchtigung der Bewußtseinslage
- Gesichts- und/oder Schädelfraktur
- Fokales neurologisches Symptom

und/oder

2. ein **Diagnoseschlüssel nach ICD-10** aus folgenden Gruppen vorliegt:

- S02 (Fraktur des Schädels und der Gesichtsschädelknochens) ohne S02.5 (Zahnfraktur)
- S04 (Verletzung von Hirnnerven)
- S06 (intracranielle Verletzungen)
- S07 (traumatische Amputationen von Teilen des Kopfes)
- S09 (Sonstige und nicht näher bezeichnete Verletzungen des Kopfes)

Glasgow-Koma-Skala

für Erwachsene, von 3 bis 15 Punkten

Augenöffnung		Verbale Antwort		Motorische Antwort	
				Aufforderung	6
		orientiert	5	gezielt (Schmerz)	5
spontan	4	verwirrt	4	ungezielt (Schmerz)	4
Aufforderung	3	inadäquat	3	Beugenkrämpfe	3
auf Schmerz	2	unverständlich	2	Streckkrämpfe	2
keine	1	keine	1	keine	1

☐ + ☐ + ☐ = ☐☐ GCS Summe Erwachsener

für Kinder, von 3 bis 19 Punkten

Augenöffnung		Augensymptome		Verbale Antwort				Motorische Antwort	
				1 - 24 Monate		**> 24 Monate**		greift auf Anforderung	6
				fixiert, verfolgt, erkennt	5	spricht verständlich	5	gezielt (Schmerz)	5
spontan	4	konjugierte Augenbeweg., Lichtreaktion auslösbar	4	fixiert, verfolgt inkonstant, erkennt unsicher	4	ist verwirrt desorientiert	4	ungezielt (Schmerz)	4
auf Anruf	3	Puppenaugenphänomen auslösbar	3	trinkt und ißt nicht	3	Wortsalat	3	Beugebewegungen, Strecktendenzen	3
auf Schmerz	2	Divergenz der Bulbi	2	motorisch unruhig, nicht erweckbar	2	unverständliche Laute	2	Extension aller vier Extremitäten	2
keine	1	keine spontane Bewegung, lichtstarre Pupillen	1	tief komatös	1	keine Äußerungen	1	keine	1

☐ + ☐ + ☐ + ☐ = ☐☐ GCS Summe Kind

Schlüssel

Schlüssel ABTL (zu ausf. Fachabteilung)

ACH	Allgemeine- /Viszeralchirurgie
ANA	Anästhesie
AUG	Augenheilkunde
HNO	Hals-Nasen-Ohren-Heilkunde
HTG	Herz-Thorax-Gefäß-Chirurgie
MKG	Mund-Kiefer-Gesichts-Chirurgie
NCH	Neurochirurgie
NEU	Neurologie
PAE	Pädiatrie
UCH	Unfallchirurgie
URO	Urologie

Schlüssel ORT (zu Zeile 42 unten)

01	auf dem Transport zur Klinik
02	im Notfall-/Schockraum
03	sonstiger Ort
04	unbekannt

Schlüssel MECH (zu Zeile 20)

09	Mechanismus unbekannt
11	Verkehrsunfall als Fußgänger
12	Verkehrsunfall als Fahrradfahrer **mit** Helm
13	Verkehrsunfall als Fahrradfahrer **ohne** Helm
14	Verkehrsunfall als Kraftrad(bei)fahrer (z.B. Motorrad, Moped) **mit** Helm
15	Verkehrsunfall als Kraftrad(bei)fahrer (z.B. Motorrad, Moped) **ohne** Helm
16	Verkehrsunfall als PKW-(Bei)Fahrer oder -Insasse
17	Verkehrsunfall als LKW-(Bei)Fahrer oder -Insasse
18	Verkehrsunfall, Sonstiges
19	Verkehrsunfall, Details zum Mechanismus nicht näher bekannt
20	Sportunfall
21	Sportunfall als Skater
30	Trauma durch Sturz
40	Trauma durch äußere Gewalt
50	Suizid

SCHÄDEL-HIRN-VERLETZUNG

2 Dokumentation „Stationäre Versorgung, Akutklinik" (Vorderseite)

Analyse der Versorgung von Schädel-Hirn-Verletzten

Stationärer Verlauf, Akutklinik

Klinik-Nr. ☐ / ☐☐☐☐ ausfüllende Fach-/Abteilung ☐☐ lt. Schlüssel ABTL

Codierung ☐☐☐☐ ☐ ☐☐☐☐☐ ☐☐
Unfall TT MM   Geschl.   Geb. TT MM   Initialen (Vorn./Nachn.)

Intensivstation

01 Aufnahme Intensivstation ☐☐ TT ☐☐ MM ☐☐ : ☐☐ Uhr

02 Hypoxie (ja) (nein) ⟨fraglich⟩

03 Reanimation (ja) (nein)

04 Erste Intubation (ja) (nein) ☐☐ TT ☐☐ MM ☐☐ : ☐☐ Uhr
Reintubation(en) (ja) (nein)
letzte Extubation am ☐☐ TT ☐☐ MM ☐☐ : ☐☐ Uhr

05 Tracheotomie (ja) (nein) ☐☐ TT ☐☐ MM

06 Bewußtseinslage
orientiert (ja) (nein)
getrübt (ja) (nein)
bewußtlos (ja) (nein)
narkotisiert (ja) (nein)

07 Extremitätenbewegung
normal (re) (li)
leicht vermindert (re) (li)
stark vermindert (re) (li)
nicht geprüft (re) (li)

08 Lichtreaktion
positiv (re) (li)
negativ (re) (li)
fraglich (re) (li)

09 Pupillen
eng (re) (li)
mittel (re) (li)
weit (re) (li)
entrundet (re) (li)

10 Neurologie auffällig ○ unauffällig ○ nicht geprüft ○

11 Glasgow-Koma-Skala bei Aufnahme ☐ Summe Erwachsener
nicht erhoben ○ ☐ Summe Kind

Patient/in _____

Allgemein

12 Geschlecht Ⓜ Ⓦ **13** Alter ☐☐ Jahre

14 Unfalldatum/-zeit ☐☐ TT ☐☐ MM ☐☐ : ☐☐ Uhr

Normalstation

15 Aufnahme Normalstation ☐☐ TT ☐☐ MM ☐☐ : ☐☐ Uhr

16 Bewußtseinslage
orientiert (ja) (nein)
getrübt (ja) (nein)
bewußtlos (ja) (nein)
narkotisiert (ja) (nein)

17 Extremitätenbewegung
normal (re) (li)
leicht vermindert (re) (li)
stark vermindert (re) (li)
nicht geprüft (re) (li)

18 Lichtreaktion
positiv (re) (li)
negativ (re) (li)
fraglich (re) (li)

19 Pupillen
eng (re) (li)
mittel (re) (li)
weit (re) (li)
entrundet (re) (li)

20 Neurologie auffällig ○ unauffällig ○ nicht geprüft ○

21 Glasgow-Koma-Skala bei Aufnahme ☐ Summe Erwachsener
nicht erhoben ○ ☐ Summe Kind

22 Bildgebung
Anzahl CCT ☐☐
Erstes CCT nach Aufnahme ☐☐ TT ☐☐ MM ☐☐ : ☐☐ Uhr
letztes CCT ☐☐ TT ☐☐ MM ☐☐ : ☐☐ Uhr

23 CT andere Regionen (ja) (nein)

24 Komplikationen im gesamten stationären Verlauf
keine ○ Pneumonie ○
ARDS ○ Lokalinfektion ○
Multiorganversagen ○ Hirnschwellung ○
Akutes Nierenversagen ○ Sonstiges ○

25 Durchgeführte Konsile im Bereich
Unfallchirurgie ○ Urologie ○
Viszeralchirurgie ○ Gynäkologie ○
Neurochirurgie ○ HNO ○
Neurologie ○ Kieferchirurgie ○
Innere Medizin ○ Augenheilkunde ○
Pädiatrie ○ Sonstiges ○
Mikrobiol./Bakteriologie ○

26 Krankengymnastik (ja) (nein)
27 Logopädie (ja) (nein)
28 Ergotherapie (ja) (nein)

29 Narkosezeiten bei operativer Versorgung (chronologisch ab Trauma) keine Narkosen ○ lt. Schlüssel ORGAN

1. Narkose	am ☐☐ TT ☐☐ MM	Dauer ☐☐☐ Min.	Organbereich(e) ☐☐
2. Narkose	am ☐☐ TT ☐☐ MM	Dauer ☐☐☐ Min.	Organbereich(e) ☐☐
3. Narkose	am ☐☐ TT ☐☐ MM	Dauer ☐☐☐ Min.	Organbereich(e) ☐☐
4. Narkose	am ☐☐ TT ☐☐ MM	Dauer ☐☐☐ Min.	Organbereich(e) ☐☐

Entlassung/Verlegung oder Tod **30** am ☐☐ TT ☐☐ MM ☐☐ : ☐☐ Uhr

31 Neurologische Störungen
Sehen (ja) (nein) ⟨unbek.⟩ festgestellt durch Facharzt ○
Hören (ja) (nein) ⟨unbek.⟩ festgestellt durch Facharzt ○
Schlucken (ja) (nein) ⟨unbek.⟩ festgestellt durch Facharzt ○
Schwindel (ja) (nein) ⟨unbek.⟩ festgestellt durch Facharzt ○
Krampfanfälle (ja) (nein) ⟨unbek.⟩ festgestellt durch Facharzt ○

32 Kognitiv orientiert (ja) (nein)

33 Glasgow-Koma-Skala bei Entlassung ☐ Summe Erwachsener
nicht erhoben ○ ☐ Summe Kind

34 Koma-Remissions-Skala ☐ nicht erhoben ○

35 FIM (Selbständigkeits-Index) ☐ nicht erhoben ○

36 Lähmung(en) Extremitäten
keine ○
oben (re) (li) oben
unten (re) (li) unten

37 Mobilisierung voll ○ teilweise ○ gar nicht ○

38 Entlassung
nach Hause mit Therapieempfehlungen ○
nach Hause ohne Therapieempfehlungen ○
in die Frührehabilitation ○
in eine Anschlußheilbehandlung/Rehabilitationsklinik ○
in eine andere Klinik (nicht Rehabilitation) ○
in ein Heim/eine Pflegeeinrichtung ○
in die häusliche Pflege (Vollpflege) ○

39 Hilfsmittelempfehlung (ja) (nein)

40 Arbeits-/schulunfähig durch dieses SHT (ja) (nein)

41 BG-Fall (ja) (nein) ⟨fraglich⟩

42 Patient/in verstorben (ja) (nein)
Todesursache nach ICD10 ☐☐☐ . ☐
O/G V/A/Z R/L/B

Dieses Blatt in separaten Projektordner heften.

Paginiernummer

Version 01/2000

© Zentrum für Qualitätsmanagement im Gesundheitswesen · Postfach 47 49 · 30047 Hannover

SCHÄDEL-HIRN-VERLETZUNG

2 Dokumentation „Stationäre Versorgung, Akutklinik" (Rückseite)

Patientencodierung

Bitte tragen Sie immer die Patientenidentifikationsnummer ein. Diese ergibt sich aus der Aufzählung von:

1. Unfalltag
2. Unfallmonat (ohne Jahresangabe)
3. Geschlecht
4. Geburtstag des Patienten
5. Geburtsmonat des Patienten (ohne Jahresangabe)
6. Initialen des Patienten (erster Buchstabe des ersten Vornamens, erster Buchstabe des ersten Nachnamens, ohne Beachtung von Titeln)

Beispiel:

Frau Dora Maria van Lindmann-Müller verunfallt am 13.12.1999 und erleidet ein leichtes Schädel-Hirn-Trauma. Sie ist am 15. Februar 1965 geboren. Die Codierung lautet nun

1 3 1 2	W	1 5 0 2	D L
Unfall TT MM	Geschl.	Geb. TT MM	Initialen (Vorn./Nachn.)

Einschlußkriterien

Ein Patient **mit der Angabe bzw. dem Befund einer akuten Kopfverletzung** ist dann in die Studie einzuschließen, wenn

1. mindestens eines der folgenden **Symptome** zutrifft:

- Übelkeit und/oder Erbrechen
- Kopfschmerzen
- Bewußtlosigkeit mit anterograder/retrograder Amnesie
- Bewußtseinstrübung bzw. Beeinträchtigung der Bewußtseinslage
- Gesichts- und/oder Schädelfraktur
- Fokales neurologisches Symptom

und/oder

2. ein **Diagnoseschlüssel nach ICD-10** aus folgenden Gruppen vorliegt:

- S02 (Fraktur des Schädels und der Gesichtsschädelknochen) ohne S02.5 (Zahnfraktur)
- S04 (Verletzung von Hirnnerven)
- S06 (intracranielle Verletzungen)
- S07 (traumatische Amputationen von Teilen des Kopfes)
- S09 (Sonstige und nicht näher bezeichnete Verletzungen des Kopfes)

Glasgow-Koma-Skala

für Erwachsene, von 3 bis 15 Punkten

Augenöffnung		Verbale Antwort		Motorische Antwort	
				Aufforderung	6
		orientiert	5	gezielt (Schmerz)	5
spontan	4	verwirrt	4	ungezielt (Schmerz)	4
Aufforderung	3	inadäquat	3	Beugenkrämpfe	3
auf Schmerz	2	unverständlich	2	Streckkrämpfe	2
keine	1	keine	1	keine	1

☐ + ☐ + ☐ = ☐☐ GCS Summe Erwachsener

für Kinder, von 3 bis 19 Punkten

Augenöffnung		Augensymptome		Verbale Antwort				Motorische Antwort	
				1 - 24 Monate		**> 24 Monate**		greift auf Anforderung	6
				fixiert, verfolgt, erkennt	5	spricht verständlich	5	gezielt (Schmerz)	5
spontan	4	konjugierte Augenbeweg., Lichtreaktion auslösbar	4	fixiert, verfolgt inkonstant, erkennt unsicher	4	ist verwirrt desorientiert	4	ungezielt (Schmerz)	4
auf Anruf	3	Puppenaugenphänomen auslösbar	3	trinkt und ißt nicht	3	Wortsalat	3	Beugebewegungen, Strecktendenzen	3
auf Schmerz	2	Divergenz der Bulbi	2	motorisch unruhig, nicht erweckbar	2	unverständliche Laute	2	Extension aller vier Extremitäten	2
keine	1	keine spontane Bewegung, lichtstarre Pupillen	1	tief komatös	1	keine Äußerungen	1	keine	1

☐ + ☐ + ☐ + ☐ = ☐☐ GCS Summe Kind

Schlüssel

Schlüssel ABTL (zu ausf. Fachabteilung)

ACH	Allgemeine- /Viszeralchirurgie
ANA	Anästhesie
AUG	Augenheilkunde
HNO	Hals-Nasen-Ohren-Heilkunde
HTG	Herz-Thorax-Gefäß-Chirurgie
MKG	Mund-Kiefer-Gesichts-Chirurgie
NCH	Neurochirurgie
NEU	Neurologie
PAE	Pädiatrie
UCH	Unfallchirurgie
URO	Urologie

Schlüssel ORGAN (zu Zeile 29)

01	Gesichtsschädel
02	Halswirbelsäule
03	Wirbelsäule
04	Thorax
05	Abdomen
06	Becken
07	Extremitäten
08	Sonstiges

3 Dokumentation „Rehabilitation" (Vorderseite)

Analyse der Versorgung von Schädel-Hirn-Verletzten

Rehabilitation

Klinik-Nr. ☐ / ☐☐☐☐

Codierung ☐☐☐☐ ☐ ☐☐☐☐ ☐☐☐☐
Unfall TT MM   Geschl.   Geb. TT MM   Initialen (Vorn./Nachn.)

Daten bei der Aufnahme [01] ☐☐ TT ☐☐ MM ☐☐ : ☐☐ Uhr

[02] Aufnahme aus		
Akutklinik ○	Rehabilitationsklinik ○	
Frührehabilitation ○	Heim ○	
	Häuslichem Bereich ○	

[03] Polytrauma (ja) (nein)

[04] Spinales Trauma (ja) (nein)

[05] Atemtyp regelrecht ○ auffällig ○

[06] Fieber (ja) (nein)

[07] Vegetative Störungen
Schwitzen ○
Schluckstörung ○
Speichelfluß ○

[08] Trachealkanüle
Stoma ohne Kanüle ○
Dauer-/Sprechkanüle ○
kein (offenes) Stoma ○

[09] Magensonde (ja) (nein)

[10] Blasenkatheter (ja) (nein)

[11] Dekubitus einfach ○ mehrfach ○ keine ○

[12] Pathol. Keimnachweis (ja) (nein)

[13] Spastik (ja) (nein)

[14] Kontrakturen (ja) (nein)

[15] EEG durchgeführt (ja) (nein)
Krampfpotentiale im EEG (ja) (nein)

[16] CT/MNR <1 Wo. vorh. (ja) (nein)

[17] Meßwerte keine vorhanden ○
RR ☐☐ / ☐☐ mmHg pO₂ ☐☐ mmHg
Puls ☐☐ /min pCO₂ ☐☐ mmHg

Patient/in _____

_____

_____

_____

Allgemein

[18] Geschlecht ☐ M ○ W ☐

[19] Alter ☐☐ Jahre

[20] Unfalldatum/-zeit ☐☐ TT ☐☐ MM ☐☐ : ☐☐ Uhr

Scores bei der Aufnahme

[21] Glasgow-Koma-Skala nicht erhoben ○ | Summe Erwachsener ☐
Summe Kind ☐

[22] Koma-Remissions-Skala ☐ / ☐ nicht erhoben ○

[23] Frühreha-Barthel-Index ☐ nicht erhoben ○

[24] FIM (Selbständigkeits-Index) ☐ nicht erhoben ○

Daten im Verlauf der Rehabilitation

[25] Intervalldauer
Versorgung Intensivstation ☐☐ Tage
Frührehabilitation, Phase B ☐☐ Tage
Phase C ☐☐ Tage
Phase D ☐☐ Tage
Phase F ☐☐ Tage

[26] Durchgeführte Konsile im Bereich

Unfallchirurgie ○	Urologie ○
Viszeralchirurgie ○	Gynäkologie ○
Neurochirurgie ○	HNO ○
Neurologie ○	Kieferchirurgie ○
Innere Medizin ○	Augenheilkunde ○
Pädiatrie ○	Sonstiges ○
Mikrobiol./Bakteriologie ○	

[27] Komplikationen im Bereich 1. ☐ 2. ☐ 3. ☐ lt. Schl. KOMPL

[28] Verlegung innerhalb des Hauses (ja) (nein)

[29] Verlegung nach außerhalb (ja) (nein)

[30] Therapieform Einzeltherapie ○ integrative Kleingruppe ○

[31] Durchführung der Therapie
Krankenstation ○ externe Therapieräume ○

[32] Therapie

Krankengymnastik ○	aktivierende Pflege ○
Ergotherapie ○	Arbeitstherapie ○
Logopädie ○	Freizeittherapie ○
Neuropädagogik ○	Musiktherapie ○
Neuropsychologie ○	Hippotherapie ○

[33] Therapiedichte wochentags ○ auch Wochenende ○

[34] ☐☐ TT ☐☐ MM ☐☐ : ☐☐ Uhr

Status bei Entlassung

[35] EEG durchgeführt (ja) (nein)
Krampfpotentiale im EEG (ja) (nein)

[36] Glasgow-Outcome-Skala nicht erhoben ○

[37] DRS bei Entlassung nicht erhoben ○

[38] Frühreha-Barthel-Index ☐ nicht erhoben ○

[39] FIM (Selbständigkeits-Index) nicht erhoben ○

[40] Dekubitus einfach ○ mehrfach ○ keine ○

[41] Kontrakturen (ja) (nein)

[42] Lähmung(en) Extremitäten
(re) (li) oben
(re) (li) unten
keine ○

[43] Kognitiv orientiert (ja) (nein)

[44] Sensomot. Sprachstör. (ja) (nein)

[45] Visuelle Störungen (ja) (nein)

[46] Erblindung (<0,1 Dpt) (re) (li) (bds)

[47] Ertaubung (re) (li) (bds)

[48] Anfallsprophylaxe (ja) (nein)

[49] Mobilisierung (ja) (nein)

[50] Hilfsmittelversorgung (ja) (nein)

[51] Therapieempfehlungen für ambulante Einzelbehandlungen

Krankengymnastik ○	Neuropädagogik ○
Ergotherapie ○	Neuropsychologie ○
Logopädie ○	computergest. Training ○

[52] Empfehlung Belastungserprobung (ja) (nein)

[53] Empfehlung Berufliche Förderung (ja) (nein)

[54] Berentet infolge des SHT (ja) (nein)

[55] Soziale Versorgung
Verlegung ins Heim ○
Verlegung in and. Klinik ○
In die häusliche Pflege ○
Werkstatt für Behinderte ○
Selbstversorgung ○
Sonstiges ○

[56] Prognose der Wiedereingliederung ☐ lt. Schlüssel PROGN

[57] Patient/in verstorben (ja) (nein)

Todesursache nach ICD-10 ☐☐☐.☐ O/G V/A/Z R/L/B

Todesdatum/-zeit ☐☐ TT ☐☐ MM ☐☐ : ☐☐ Uhr

Dieses Blatt in separaten Projektordner heften.

Paginiernummer

3 Dokumentation „Rehabilitation" (Rückseite)

Patientencodierung

Bitte tragen Sie immer die Patientenidentifikationsnummer ein. Diese ergibt sich aus der Aufzählung von:

1. Unfalltag
2. Unfallmonat (ohne Jahresangabe)
3. Geschlecht
4. Geburtstag des Patienten
5. Geburtsmonat des Patienten (ohne Jahresangabe)
6. Initialen des Patienten (erster Buchstabe des ersten Vornamens, erster Buchstabe des ersten Nachnamens, ohne Beachtung von Titeln)

Beispiel:
Frau Dora Maria van Lindmann-Müller verunfallt am 13.12.1999 und erleidet ein leichtes Schädel-Hirn-Trauma. Sie ist am 15. Februar 1965 geboren. Die Codierung lautet nun

1 3 1 2	W	1 5 0 2	D L
Unfall TT MM	Geschl.	Geb. TT MM	Initialen (Vorn./Nachn.)

Einschlußkriterien

Ein Patient **mit der Angabe bzw. dem Befund einer akuten Kopfverletzung** ist dann in die Studie einzuschließen, wenn
1. mindestens eines der folgenden **Symptome** zutrifft:

- Übelkeit und/oder Erbrechen
- Kopfschmerzen
- Bewußtlosigkeit mit anterograder/retrograder Amnesie
- Bewußtseinstrübung bzw. Beeinträchtigung der Bewußtseinslage
- Gesichts- und/oder Schädelfraktur
- Fokales neurologisches Symptom

und/oder

2. ein **Diagnoseschlüssel nach ICD-10** aus folgenden Gruppen vorliegt:

- S02 (Fraktur des Schädels und der Gesichtsschädelknochens) ohne S02.5 (Zahnfraktur)
- S04 (Verletzung von Hirnnerven)
- S06 (intracranielle Verletzungen)
- S07 (traumatische Amputationen von Teilen des Kopfes)
- S09 (Sonstige und nicht näher bezeichnete Verletzungen des Kopfes)

Schlüssel

Schlüssel KOMPL (zu Zeile 27)

Neurologisch/neurochirurgisch

10	Krampfanfälle
11	Liquorfistel
12	Hydrocephalus
13	Meningitis
14	Meningoencephalitis
15	Epidurale Blutung
16	Subduraler Erguß
17	Hirnabzeß
18	Periphere Nervenkompression (z.B. durch Lagerung)
19	Sonstige zentrale/neurochirurgische Komplikation

Atemwege

20	Aspiration
21	Pneumonie
22	Pleuraerguß
23	Dystelektasen
24	Trachealstenose
25	Sonstige bronchopulmonale Komplikation

Herz-Kreislauf-Gefäß-System

30	Herzinfarkt
31	Herzrhythmusstörungen
32	Herzinsuffizienz
33	Thrombose
34	Thromboembolie
35	Sonstige Komplikation im Herz-Kreislauf-System

Magen-Darm-Trakt

40	Diarrhoe
41	Peritonitis bei PEG
42	Darmperforation bei PEG
43	Ileus
44	Sonstige Komplikation im Magen-Darm-Trakt

Andere internistische Komplikationen

71	Komplikationen im Bereich der Leber
72	Komplikationen im Bereich der Niere
73	Pathologische Glucosetoleranz
74	Zentrale Elektrolytstörung
75	Infektion mit resistentem Keim
76	Sonstige internistische Komplikation

Urogenital

51	Harnwegsinfekt
52	Urosepsis
53	Blutung(en) bei suprapubischem Katheter
54	Sonstige urogenitale Komplikation

Ophthalmologisch

61	Glaskörperblutung
62	Entzündung
63	Notwendigkeit zur Tarsorraphie
64	Operative Intervention bei Fehlstellung
65	Sonstige ophthalmologische Komplikation

Sonstiges

71	Dekubitus
72	Osteomyelitis als Folge eines chirurgischen Eingriffs
73	Sepsis als Folge eines chirurgischen Eingriffs
74	Sonstige Komplikation, die nicht hier aufgeführt ist

Schlüssel PROGN (zu Zeile 56)

09	Prognose der Wiedereingliederung in Beruf/Schule ist unbekannt
11	Patient(in) ist berufsfähig wie vor dem SHT
12	Patient(in) ist berufsfähig mit Fördermaßnahme
13	Patient(in) ist eingeschränkt berufsfähig
14	Patient(in) ist berufs**un**fähig
15	Patient(in) ist erwerbsunfähig
16	Nicht zutreffend, da Patient(in) vor SHT berentet
17	Nicht zutreffend, da Patient(in) nicht berufstätig
21	Kind ist wieder schulfähig wie vor dem Schädel-Hirn-Trauma
22	Kind ist schulfähig, aber mit Wiederholung der Klasse
23	Kind ist schulfähig bei Sonderförderung
24	Kind ist schul**un**fähig
25	Nicht zutreffend, da Kind nicht schulpflichtig

SCHÄDEL-HIRN-VERLETZUNG

4 Dokumentation „Patientennachbefragung" (schriftlich, telefonisch) (Vor- und Rückseite)

Patientenfragebogen

Sehr geehrte Patientin, sehr geehrter Patient,
Sie wurden vor ca. einem Jahr aufgrund eines Unfalles oder einer Verletzung am Kopf in unserer Klinik versorgt. Da im Bereich der Schädelverletzungen vieles noch nicht ausreichend bekannt oder erforscht ist, wollen wir wissen, ob die Behandlungen Ihre damaligen Beschwerden langfristig beheben konnten. Deshalb interessiert uns, wie es Ihnen heute geht und ob Sie vom damaligen Ereignis noch Beschwerden zurückbehalten haben. Diese Daten werden für die medizinische Forschung und Qualitätssicherung benutzt und von einer Datenzentrale an der Ärztekammer Niedersachsen anonym ausgewertet, d.h. Ihr Name und Ihre Adresse werden nicht weitergeleitet.
Wir möchten Sie bitten, diesen Bogen auszufüllen, damit die Ergebnisse helfen können, die Patientenversorgung ständig zu verbessern. Bitte beantworten Sie die folgenden Fragen möglichst spontan. Kreuzen Sie ($\boxtimes$) dazu bei jeder Frage die Antwort an, die aus Ihrer Sicht am besten zutrifft.

1. Füllen Sie als ehemalige(r) Patientin/Patient diesen Bogen selbstständig aus?

Nein .... ☐   Ja................ ☐

(Angehörige/Bekannte etc. füllen aus)

2. Haben Sie noch Beschwerden, die vom Unfall herrühren?

Nein .... ☐   Ja................ ☐

Wenn ja, welche?

Kopfschmerzen.................................... ☐   Sehstörungen .... ☐

Schwindelgefühle................................. ☐   Hörstörungen.. ☐

Konzentrationsstörungen..................... ☐   Riechstörungen .... ☐

Bewegungsstörungen........................... ☐   Andere Beschwerden .... ☐

Sprachstörungen.................................. ☐   _ _ _ _ _ _ _ _ _ _ _ _ _ _ _ _ _ _ _

3. Hat sich Ihre Wohnsituation durch den Unfall verändert?

Nein .... ☐   Ja................ ☐

Wenn ja, wo leben Sie jetzt?

Im Heim/in einer Pflegeeinrichtung ... ☐   Allein/selbstständig .... ☐

In betreutem Wohnen........................... ☐   Sonstiges .... ☐

Mit Angehörigen / Partnern .... ☐   _ _ _ _ _ _ _ _ _ _ _ _ _ _ _ _ _ _ _

4. Kommen Sie in Ihrem täglichen Leben genauso zurecht wie vor dem Unfall?

Im Alltagsleben (Einkauf, Körperpflege etc.)?   Nein ☐   Ja ☐

Teils/teils

Im Familienkreis?	Nein ☐	Ja ☐	Teils/teils ☐
Im Freundeskreis?	Nein ☐	Ja ☐	Teils/teils ☐
Im gesellschaftlichen Leben?	Nein ☐	Ja ☐	Teils/teils ☐
In der Ausbildung/Schule/im Beruf?	Nein ☐	Ja ☐	Teils/teils ☐

5. Mussten Sie aufgrund des Unfalls ...

Ihre Schulausbildung verändern/abbrechen? Nein ☐   Ja ☐

Ihren Beruf verändern/aufgeben?   Nein ☐   Ja ☐

Haben Sie vor dem Unfall gearbeitet?   Nein ☐   Vollzeit ☐   Teilzeit ☐

Arbeiten Sie jetzt im alten Beruf?   Nein ☐   Vollzeit ☐   Teilzeit ☐

Arbeiten Sie jetzt in einem neuen Beruf?   Nein ☐   Vollzeit ☐   Teilzeit ☐

---

6. Hatten/haben Sie aufgrund des Unfalls nach der Entlassung aus dem Krankenhaus /aus der Rehabilitation zusätzliche Behandlungen erhalten?

Nein .... ☐   Ja .... ☐

Wenn ja, welche ?

Ärztliche Behandlung .... ☐   Ergotherapie .... ☐

Fachärztliche Behandlung .... ☐   Arbeitstherapie .... ☐

Logopädische Therapie .... ☐   Sonstige .... ☐

Krankengymnastik .... ☐   _

Psychologische Therapie .... ☐

---

7. War ein weiterer Krankenhausaufenthalt aufgrund des Unfalls notwendig?

Nein .... ☐   Ja .... ☐

Wenn ja, war dieser ...

Stationär? .... ☐   Teilstationär? .... ☐

8. Haben Sie nach dem Unfall Hilfsmittel erhalten (z.B. Hörgerät, Rollstuhl, Gehhilfen, o.ä.)?

Nein .... ☐   Ja .... ☐

9. Haben Sie aufgrund des Unfalls einen Schwerbehindertenausweis bzw. einen beantragt?

Nein .... ☐   Ja .... ☐

---

10. Sind Sie aufgrund des Unfalls berentet?

Nein .... ☐   Ja .... ☐

11. Wie bewerten Sie Ihre (Lebens)Situation ca. 1 Jahr nach dem Unfall im Vergleich zu der Situation vor dem Unfall?

stark verschlechtert ☐   verschlechtert ☐   unverändert ☐

12. Nutzen Sie bitte die nachfolgenden Zeilen für weitere Kommentare bzw.
Informationen.
Besonders sind wir daran interessiert, ob und wie sich Ihr Leben durch und nach
dem Unfall verändert hat.

_____

_____

_____

_____

_____

_____

_____

_____

Bitte senden Sie den ausgefüllten Bogen **ohne Angabe Ihrer Adresse** in dem
beiliegenden Umschlag zurück.

Wir danken Ihnen sehr herzlich für Ihre Mitarbeit.

Anhang B: Skalen- und Scoresysteme

1   Glasgow-Koma-Skala (GKS; engl. Glasgow Coma Scale, GCS) (14)

Glasgow Koma Skala

Erwachsene
von 3 bis 15 Punkte

Augenöffnung		Verbale Antwort		Motorische Antwort	
		orientiert	5	Aufforderung	6
				gezielt (Schmerz)	5
spontan	4	verwirrt	4	ungezielt (Schmerz)	4
Aufforderung	3	inadäquat	3	Beugekrämpfe	3
auf Schmerz	2	unverständlich	2	Streckkrämpfe	2
	1	keine	1	keine	1

☐ **+** ☐ **+** ☐ **=** ☐☐ GCS

Kinder
maximal 19 Punkten

Augenöffnung		Augensymptome		Verbale Antwort				Motorische Antwort	
				1–24 Monate		>24 Monate		greift auf Anforderung	6
				fixiert, verfolgt, erkennt	5	spricht verständlich	5	gezielt (Schmerz)	5
spontan	4	Konjugierte Augenbewegung, Lichtreaktion auslösbar	4	fixiert, verfolgt inkonstant, erkennt unsicher	4	ist verwirrt, desorientiert	4	ungezielt (Schmerz)	4
auf Anruf	3	Puppenaugenphänomen auslösbar	3	trinkt und isst nicht	3	Wortsalat	3	Beugebewegungen, Strecktendenzen	3
auf Schmerz	2	Divergenz der Bulbi	2	motorisch unruhig, nicht erweckbar	2	unverständliche Laute	2	Extension aller vier Extremitäten	2
keine	1	keine spontane Bewegung, lichtstarre Pupillen	1	tief komatös	1	keine Äußerungen	1	keine	1

☐ **+** ☐ **+** ☐ **+** ☐ **=** ☐☐ GCS

2 Injury Severity Score (ISS) (15)

Bewertungen von 1 bis 5 je Körperregion:
1 = geringfügige Verletzung (z. B. Kopfschmerzen, Kontusionen, Lazerationen)
2 = moderate Verletzung (z. B. Bewusstlosigkeit < 1 Std., Lefort-I-Fraktur, Sternumfraktur)
3 = schwere, nicht lebensbedrohliche Verletzung (z. B. Beckenfraktur, Lungenkontusion)
4 = schwere, lebensbedrohliche Verletzung (z. B. Bewusstlosigkeit 6–24 Std., Tracheariss)
5 = kritische Verletzung mit fraglichen Überlebenschancen (z. B. Aortenruptur)

Berechnungsschema:

Körperregion	AIS	Quadrat
Kopf/Hals		
Gesicht		
Thorax		
Abdomen/Becken		
Extremitäten		
Haut		
ISS (Summe der Quadrate der drei schwersten Verletzungen)		

3   Koma-Remissions-Skala (KRS)

Koma-Remissions-Skala (KRS)

1. Erweckbarkeit/Aufmerksamkeit
(auf beliebigen Reiz)

Aufmerksamkeit für 1 Minute oder länger	5	Patient kann seine Aufmerksamkeit über mindestens 1 Min. auf einen interessanten Reiz richten (wahrnehmbar über Sehen, Hören oder Berühren; Reiz: Personen, Gegenstände, Geräusche, Musik, Stimmen etc.) ohne durch Störreize abgelenkt zu werden.
Verweilen am Reiz (länger als 5 Sek.)	4	Verharren an einem Reiz für einen erkennbaren Moment (Fixieren mit den Augen, Ergreifen und Ertasten oder „Ohrenspitzen"), wird aber leicht abgelenkt oder „schaltet ab".
Hinwendung zum Reiz	3	Hinwendung zur Reizquelle durch Augen-, Kopf oder Körperdrehung/ -bewegung, der Patient verfolgt bewegte Objekte. Auch vegetative Reaktionen sollten beachtet werden (Patient kann nur vegetativ reagieren).
Augenöffnen spontan	2	Spontanes Öffnen der Augen ohne äußeren Reiz, z.B. im Rahmen eines Schlaf-Wach-Rhythmus.
Augenöffnen auf Schmerzreize	1	
Keine	0	

---

2. Motorische Antwort
(6 Punkte von der Gesamtsumme abziehen, falls tetraplegisch)

Spontanes Greifen (auch im Liegen)	6	Spontanes Greifen vorgehaltener Alltagsgegenstände (bei vorhandener Sehfunktion, sonst auf den Handrücken legen) ODER kann solche Gesten mit Aufforderungscharakter wegen vorhandener Lähmungen bzw. Kontraktur nur verspätet oder inkonstant, aber adäquat befolgen. Anmerkung zu den folgenden Punkten (Anwendung von Schmerzreizen): Die Schmerzreize müssen an den verschiedenen Extremitäten und am Körperstamm gesetzt werden, da regionale Wahrnehmungsstörungen bestehen können; Schmerzreiz z.B. durch kräftiges Drehen einer Hautfalte, Drücken eines Nagelfalz oder Kitzeln an der Nase.
Gezielte Abwehr auf Schmerzreize	5	Wehrt Schmerzreize auf vorherige Lokalisation hin ab, und zwar gezielt und adäquat mit Wegdrängen, Wegwischen etc.
Körper-Haltereaktion erkennbar	4	Der Patient sollte aufgesetzt werden; durch leichte Schwerpunktverlagerung Prüfung der Gleichgewichts- und/oder Haltereaktion (Ausgleichsbewegungen von Rumpf und Extremitäten)
Ungezielte Abwehr auf Schmerzreize (vegetatives oder spastisches Muster)	3	Ungezieltes Wegziehen auf Schmerzreiz oder nur vegetative Reaktionen (Tachykardie, Tachypnoe, Unruhe) oder Zunahme des spastischen Musters
Beugesynergismen	2	Starke, kaum auflösbare Beugung besonders an den Armen/Ellbogengelenken. Beine können strecken.
Strecksynergismen	1	Typische „Dezerebrationsstarre" mit spastischer Streckung in allen Extremitäten, oft Opisthotonus (Überstreckung im Rücken/Hohlkreuz).
keine	0	

3. Reaktion auf akustischen Reiz (z.B. Knackfrosch)
(3 Punkte von der Gesamtsumme abziehen, falls taub)

Prüfung grundsätzlich außerhalb des Gesichtsfelds des Patienten

Erkennt vertraute Stimme, Musik etc.	3	Kann Stimmen oder Musik erkennen, d.h. entweder benennen oder differenziert darauf reagieren (bei bestimmten Musikstücken oder Personen z.B. freudige oder abwehrende Reaktion).
Augenöffnen, Kopfwenden, evtl. Lächeln	2	Nur Augenöffnen Fixieren oder Hinwendungsreaktion mit dem Kopf, z.T. begleitet von emotionalen Äußerungen wie Lächeln; Weinen...
Vegetative (Schreck-) Reaktion (atartis)	1	Puls- oder Blutdruckanstieg, Schwitzen oder Unruhe, übermäßiges Zusammenzucken am Körper, leichtes Auslösen von Augenblinzeln Anmerkung: Ähnlich wie bei der Überprüfung motorischer Reaktionen mittels Setzen von Schmerzreizen bietet sich ein Knackfroschgeräusch direkt vor dem jeweiligen Ohr (bei beidseitiger Prüfung) als relativ stärkster nicht verletzender Reiz zu Punkt 1 und 2 an; bei erfolgter Reaktion kann orientierend von Hörvermögen ausgegangen und die Reize vielfältiger gestaltet werden.
Keine	0	

☐

4. Reaktion auf visuellen Reiz
(4 Punkte von der Gesamtsumme abziehen, falls blind)

muss ohne sprachlichen oder sonstigen Kommentar dargeboten werden

Erkennt Bilder, Personen, Gegenstände	4	Erkennen von Abbildungen, Gegenständen, Portrait bekannter Person
Verfolgt gezielt Bilder, Personen oder Gegenstände	3	Verfolgt Bilder etc. ohne Hinweis auf Erkennen bzw. fragliches, inkonstantes Erkennen (emotionale oder vegetative Reaktionen, wie z.B. Lächeln, Atmungs-/Herzfrequenzzunahme möglich.)
Fixiert Bilder, Personen oder Gegenstände	2	Fixiert, ohne mit dem Blick bewegten Objekten oder Personen nachzufolgen bzw. bei Verlassen des Gesichtsfeldes sich um eine Hinwendung zu bemühen.
Gelegentliches, zufälliges Anschauen	1	
keine	0	

☐

5. Reaktion auf taktile Reize

Erkennt durch Betasten/Fühlen	3	Kann Gegenstände, Hände anderer Personen, etc. betasten und erkennen, auch wenn die Sehfunktion ausgefallen sein sollte und man die Dinge auf die Haut oder in die Hände legen muss; adäquate Reaktion auf Reize im Mund-/Gesichtsbereich (essbar/nicht essbar, z.B. auf Kuss).
Tastet spontan greift gezielt (wenn „blind"); jedoch ohne Sinnverständnis	2	Tastet, fühlt und greift gezielt, aber ohne adäquate Reaktion.
Auf passive Berührung nur vegetativ	1	Unspezifische Reation auf Streicheln und Berührung (vegetative Zeichen wie Unruhe, Pulserhöhung).
Keine	0	

☐

6. Sprechmotorische Antwort
(Trachealkanülenträger = 3, wenn über Lippenmotorik Sprachlaute/„Buchstaben" erkennbar)

Prüfung grundsätzlich außerhalb des Gesichtsfelds des Patienten

Min. ein verständlich artikuliertes Einzelwort	3	Patient ist in der Lage, ein verständliches Wort auszudrücken, wenn auch nicht sinn- oder situationsbezogen. Auch Namen zählen.
Unverständliche (unartikulierte) Äußerungen (Laute)	2	Patient äußert sich unverständlich, z.B. verwaschen, auch Silbenwiederholungen, o.ä. („ma-ma", „au " ...).
Stöhnen Schreien, Husten (emot., vegetativ, gestört)	1	
Keine Phonation oder Artikulation hör-/erkennbar	0	

Zusammensetzung des Scores

2. Motorische Antwort		**Gesamtpunktzahl ist 24 Punkte**
3. Reaktion auf akustischen Reiz		**minus 6 Punkte, falls tetraplegisch**
4. Reaktion auf visuellen Reiz		**minus 3 Punkte, falls taub**
5. Reaktion auf taktile Reize		**minus 3 Punkte, falls blind**
6. Sprechmotorische Antwort		
	____ **Punkte**	**von** ____ **Punkten**

Auf der linken Spalte tragen Sie unter 1. bis 6. die jeweiligen Zwischensummen ein und addieren diese zu einer Summe, z.B. 14 Punkte. In der rechten Spalte der Tabelle legen Sie die Gesamtpunktzahl fest, die der individuelle Patient erreichen könnte (z.B. maximal 18 bei Tetraplegie).

4   Funktionaler Selbstständigkeitsindex
(engl. Functional Independence Measure, FIM)

 ## Funktionaler Selbstständigkeitsindex (FIM)

1 = totale Hilfestellung, Patient erbringt weniger als 25% der Leistung selber
2 = ausgeprägte Hilfestellung, Patient erbringt 25%-50% der Leistung selbst
3 = mäßige Hilfestellung, Patient erbringt 50%-75% der Leistung selbst
4 = Kontakthilfe erforderlich, Patient erbringt 75% der Leistung selbst
5 = Supervision oder Vorbereitung erfoderlich
6 = eingeschränkte Selbständigkeit
7 = völlige Selbständigkeit

Selbstversorgung

A	Essen	1	2	3	4	5	6	7
B	Körperpflege	1	2	3	4	5	6	7
C	Waschen/Duschen/Baden	1	2	3	4	5	6	7
D	Ankleiden oben	1	2	3	4	5	6	7
E	Ankleiden unten	1	2	3	4	5	6	7
F	Initimhygiene	1	2	3	4	5	6	7

Kontinenz

G	Blasenkontrolle	1	2	3	4	5	6	7
H	Darmkontrolle	1	2	3	4	5	6	7

Transfers

I	Bett/Stuhl/Rollstuhl	1	2	3	4	5	6	7
J	Toilettensitz	1	2	3	4	5	6	7
K	Duschen/Badewanne	1	2	3	4	5	6	7

Fortbewegung

L	Gehen/Rollstuhl	1	2	3	4	5	6	7
M	Treppensteigen	1	2	3	4	5	6	7

Kommunikation

N	Verstehen akustisch visuell	1	2	3	4	5	6	7
O	Ausdruck verbal nonverbal	1	2	3	4	5	6	7

Kognitive Fähigkeiten

P	Soziales Verhalten	1	2	3	4	5	6	7
O	Problemlösung	1	2	3	4	5	6	7
R	Gedächtnis	1	2	3	4	5	6	7

5   Frühreha-Barthel-Index (FRB)

Frühreha-Barthel-Index (FRB)

1. Frühreha-Index

intensivmedizinisch überwachungspflichtiger Zustand (z.B. veg. Krisen...)	ja:	50	nein:	0
absaugpflichtiges Tracheostoma	ja:	50	nein:	0
intermittierende Beatmung	ja:	50	nein:	0
beaufsichtigungspflichtige Orientierungsstörung (Verwirrtheit)	ja:	50	nein:	0
beaufsichtigungspflichtige Verhaltensstörung (mit Eigen- und/oder Fremdgefährdung)	ja:	50	nein:	0
schwere Verständigungsstörung	ja:	25	nein:	0
beaufsichtigungspflichtige Schluckstörung	ja:	50	nein:	0

Summe
FR-Index   - [ ][ ][ ]

2. Barthel-Index

1. Essen und Trinken („mit Unterstützung", wenn Speisen vor dem Essen zurechtgeschnitten werden)	nicht möglich	0
	mit Unterstützung	5
	selbstständig	10
2. Umsteigen aus dem Rollstuhl ins Bett und umgekehrt (einschl. Aufsitzen im Bett)	nicht möglich	0
	mit Unterstützung	5
	selbstständig	15
3. Persönliche Pflege (Gesichtwaschen, Kämmen, Rasieren, Zähneputzen)	nicht möglich	0
	mit Unterstützung	0
	selbstständig	5
4. Benutzung der Toilette (An- und Auskleiden, Körperreinigung, Wasserspülung)	nicht möglich	0
	mit Unterstützung	5
	selbstständig	10
5. Baden/Duschen	nicht möglich	0
	mit Unterstützung	0
	selbstständig	5
6. Gehen auf ebenem Untergrund	nicht möglich	0
	mit Unterstützung	10
	selbstständig	15
6a. Fortbewegung mit dem Rollstuhl auf ebenem Untergrund (falls das Item 6 mit „nicht möglich" bewertet wurde)	nicht möglich	0
	mit Unterstützung	0
	selbstständig	5
7. Treppen auf- und absteigen	nicht möglich	0
	mit Unterstützung	5
	selbstständig	10
8. An- und Ausziehen (einschließlich Schuhebinden, Knöpfe schließen)	nicht möglich	0
	mit Unterstützung	5
	selbstständig	10
9. Stuhlkontrolle	nicht möglich	0
	mit Unterstützung	5
	selbstständig	10
10. Harnkontrolle	nicht möglich	0
	mit Unterstützung	5
	selbstständig	10

Summe
Barthel-Index   [ ][ ][ ]

Index-Gesamtzahl

- [ ][ ][ ]   +   [ ][ ][ ]   =   +/- [ ][ ][ ]

Summe FR-Index   Summe Barthel-Index   GESAMTZAHL

6   Glasgow-Outcome-Skala (GOS) (16)

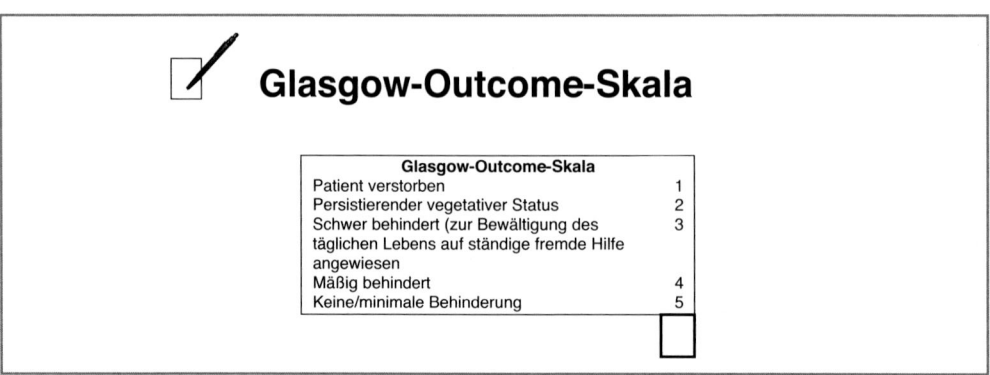

7 Disability Rating Scale (DRS) (16, 17)

Disability Rating Scale

1. Wachheit und Ansprechbarkeit
(mod. GCS)

Augenöffnung		Verbale Antwort		Motorische Antwort	
				Aufforderung	0
		orientiert	0	gezielt (Schmerz)	1
spontan	0	verwirrt	1	ungezielt (Schmerz)	2
Aufforderung	1	inadäquat	2	Beugekrämpfe	3
auf Schmerz	2	unverständlich	3	Streckkrämpfe	4
keine	3	keine	4	keine	5

☐ **+** ☐ **+** ☐   1. ☐☐

2. Kognitive Fähigkeit zur Selbstversorgung
(ohne motorische Defizite)

Ernährung		Körperpflege		Ankleiden	
komplett vorhanden	0	komplett vorhanden	0	komplett vorhanden	0
teilweise	1	teilweise	1	teilweise	1
minimal	2	minimal	2	minimal	2
nicht vorhanden	3	nicht vorhanden	3	nicht vorhanden	3

☐ **+** ☐ **+** ☐   2. ☐

3. Abhängigkeit von anderen

vollständige Unabhängigkeit	0
Unabhängigkeit in spezieller Umgebung	1
leichte Abhängigkeit (kontinuierliche Hilfe nicht nötig)	2
mittlere Abhängigkeit (benötigt bei einigen Tätigkeiten immer Hilfe)	3
schwere Abhängigkeit (benötigt bei allen wichtigen Aktivitäten immer Hilfe)	4
totale Abhängigkeit (24 Stunden Betreuung durch Pflegepersonal nötig)	5

☐   3. ☐

4. Arbeitsfähigkeit
(bzw. Schul-/Ausbildungsfähigkeit)

keine Einschränkungen	0
nur ausgewählte Beschäftigung möglich	1
starke Einschränkung der Beschäftigung, benötigt maximale Unterstützung	2
nicht arbeitsfähig	3

☐   4. ☐

Summe DRS ☐☐

Outcomekategorien des Disability Rating Scores

0 Punkte	keine Beeinträchtigung
1 Punkt	leichte Beeinträchtigung
2–3 Punkte	teilweise Beeinträchtigung
4–6 Punkte	moderate Beeinträchtigung
7–11 Punkte	moderat schwere Beeinträchtigung
12–16 Punkte	schwere Beeinträchtigung
17–21 Punkte	sehr schwere Beeinträchtigung
22–24 Punkte	vegetativer Status
25–29 Punkte	schwerer vegetativer Status
30 Punkte	Tod